DANGELO E FATTINI

ANATOMIA HUMANA BÁSICA

3ª edição
revista, atualizada e ampliada

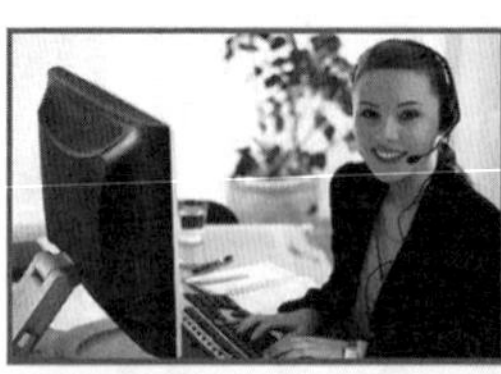

DANGELO E FATTINI

ANATOMIA HUMANA BÁSICA

3ª edição
revista, atualizada e ampliada

José Geraldo Dangelo

Professor do Departamento de Morfologia do Instituto de Ciências Biológicas da Universidade Federal de Minas Gerais

Carlo Américo Fattini

Professor do Departamento de Morfologia do Instituto de Ciências Biológicas da Universidade Federal de Minas Gerais. Professor da Escola de Medicina e Cirurgia da Universidade Federal de Uberlândia

Objetivos específicos com detalhamento das propostas didáticas
Roteiros para aulas práticas
Terminologia anatômica oficial
500 ilustrações a traço, tom, meio-tom e em cores

Atheneu
Rio de Janeiro • São Paulo
2025

EDITORA ATHENEU

São Paulo — Rua Maria Paula, 123 – 13º andar –
Conjuntos 133 e 134
Tel.: (11) 2858-8750
E-mail: atheneu@atheneu.com.br

Rio de Janeiro — Rua Bambina, 74
Tel.: (21) 3094-1295
E-mail: atheneu@atheneu.com.br

CAPA: Paulo Verardo

PRODUÇÃO EDITORIAL: Know-How Desenvolvimento Editorial

CIP-BRASIL. CATALOGAÇÃO NA PUBLICAÇÃO
SINDICATO NACIONAL DOS EDITORES DE LIVROS, RJ

D182a
3. ed.

Dangelo, José Geraldo
Anatomia humana básica / José Geraldo Dangelo, Carlo Américo Fattini. - 3. ed., rev., atual. e ampl. - Rio de Janeiro : Atheneu, 2025.
28 cm.

Inclui bibliografia e índice
ISBN 978-65-5586-859-3

1. Anatomia humana. I. Fattini, Carlo Américo. II. Título.

CDD: 611
24-94751 CDU: 611

Meri Gleice Rodrigues de Souza - Bibliotecária - CRB-7/6439
29/10/2024 30/10/2024

Dangelo JG, Fattini CA
Anatomia Humana Básica – 3ª edição

Nulla Medicina Sine Anatomia
Nula é a Medicina sem a Anatomia

Este livro é dedicado aos pais da Anatomia Brasileira:
Professores Doutores Afonso Bovero, Renato Locchi e Liberato J. A. Didio.
A dedicatória se estende a todos os professores e docentes
da Anatomia do século XXI, verdadeiros curadores da arte e do conhecimento
dessa fundamental Ciência da Saúde.

Prefácio à 3ª Edição

Este é um livro que atravessou e atravessará gerações de estudantes de graduação de Anatomia dos cursos de Ciências da Saúde.

As estruturas anatômicas são sempre as mesmas; dezenas de livros e atlas as descrevem com propriedade; entretanto, sujeitam-se ao progresso. Seu conhecimento amplia-se com o tempo, na medida em que novas técnicas de investigação e pesquisa surgem, particularmente as do diagnóstico de patologias.

O progresso traz, assim, inéditas visualizações com uso de novas tecnologias. Novos detalhamentos. Aperfeiçoam-se as descrições; as formas expositivas.

Desde o pai da Anatomia, Vesalius, em sua extraordinária publicação "De Humani Corporis Fabrica" (1543), até à contemporaneidade do século XXI, muitos e grandiosos avanços ocorreram. Ora, para vencer o conservadorismo anatômico, tornando mais atraente o seu estudo, devem-se superar as dificuldades de aprendizado – para muitos estudantes, a Anatomia é verdadeira "bête noir". A besta negra que assusta o neófito estudante. De fato, a melhor ferramenta sempre será a estratégia didática.

Anatomia Humana Básica, nesta 3ª edição, cumpre plenamente essas exigências, ao trazer as seguintes ferramentas:

1. Atualização da terminologia anatômica – corrige muitos termos usados pelos tratadistas. Consigna os termos da terminologia oficial.
2. Didática diferenciada – baseia-se na integração da teoria com a prática de sala de aula, o que se dá em três etapas:
   a) Objetivos específicos de capítulos – proposta do conteúdo.
   b) Texto teórico – linear, conciso, inteligente. Paragrafação curta. Generosas ilustrações: traço, tom, meio-tom e cores.
   c) Roteiro para aula prática; o aluno tem nas mãos as peças anatômicas e as visualizações das relações topográficas oferecidas pela dissecção e seus equivalentes na mídia em 3D. Serve a dois propósitos:
      c1) Consolidação da teoria e dos princípios teórico-conceituais.
      c2) Autoavaliação dos conhecimentos.

Anatomia Humana Básica, 3ª edição, é livro nacionalmente adotado. Dirige-se à disciplina de Introdução à Anatomia dos Mamíferos, aos cursos de Biomedicina, Biologia, Enfermagem, Farmácia, Reabilitação, Nutrição e aos demais das Ciências da Saúde. É também obra de adoção em cursos profissionalizantes: Técnico de Enfermagem e Farmácia.

Ao final, como últimas palavras, dirigimo-nos aos colegas anatomistas brasileiros – Professores, Docentes, Pesquisadores –, para que mais uma vez adotem a nossa Anatomia Humana Básica, como nos anos anteriores.

Agradecemos à boa receptividade de nosso livro.

Belo Horizonte, primavera 2024

J.G. Dangelo

C.A. Fattini

Prefácio à 1ª Edição

A reforma universitária veio trazer alterações fundamentais na Universidade Brasileira, uma das quais, e talvez a de maior importância, foi a criação dos Institutos Centrais. Na UFMG, a criação do Instituto de Ciências Biológicas (ICB), compreendendo todos os cursos básicos da área biológica, obrigou a uma reformulação do currículo, com a criação de novas disciplinas e supressão de outras, no sentido de se conseguir, numa primeira etapa, um ensino de integração horizontal objetivo e baseado em modernas técnicas pedagógicas. Logo chegou-se à conclusão de que, no atual estágio da Universidade Brasileira, não é mais possível, pelo menos no ciclo básico, contar com textos traduzidos que, afastados da realidade da reforma, não se prestam mais às necessidades surgidas com a criação dos Institutos Centrais.

Este livro-texto é a consequência dessa conclusão e foi amadurecido em três anos de experiência no ICB da UFMG. Não se trata, em hipótese alguma, de um tratado de Anatomia Sistêmica, no sentido tradicional do termo. É um livro didático, voltado para o estudante da área biológica, escrito para atender às necessidades de integração do ensino, integração essa que se faz com as disciplinas de Histologia Geral, Histologia Especial e Fisiologia Básica. Na UFMG, o livro é adotado na disciplina de Introdução à Anatomia dos Mamíferos, compreendendo aspectos da anatomia macroscópica dos sistemas orgânicos de mamíferos, com ênfase no homem. Em virtude dos seus próprios objetivos, este livro, acreditamos, serve também a inúmeros cursos nos quais uma visão geral da estruturação morfológica do homem, por sistemas, é um pré-requisito para outras disciplinas, como, por exemplo, a Fisiologia. Estabelecimentos de Ensino Isolado, Médicos ou Odontológicos, dele poder-se-ão valer com proveito, bem como os estudantes de Enfermagem, Farmácia e outros cursos da área biológica, incluindo os de Ciências Biológicas, em cujo currículo mínimo está a disciplina de Anatomia Humana. Por último, ele pode servir também de orientação a Professores de Ciências do curso médio. Por outro lado, este manual não é apenas um livro-texto, mas também o registro de uma técnica de ensino baseada na livre iniciativa do estudante e no autoaprendizado. Essa técnica tem sido aprimorada pelo Departamento de Morfologia do ICB – setor Anatomia – nos últimos dez anos, tendo começado muito antes da atual reforma universitária.

Para atender aos objetivos propostos, os capítulos estão, em geral, divididos em três partes:

a) o texto teórico;

b) o roteiro para a aula prática;

c) os objetivos específicos referentes ao assunto do capítulo.

Nesse sistema de ensino, a aula teórica, do tipo magistral, é suprimida. Os alunos se reúnem com o Professor, antes da aula prática, para um grupo de discussão coletiva, o que pressupõe o estudo prévio, por parte do aluno, da parte teórica do capítulo objeto da atenção. Segue-se a aula prática, quando o aluno, de posse do roteiro, identifica as estruturas anatômicas e complementa o estudo teórico sob a supervisão do Professor. O sucesso da parte prática depende muito das facilidades oferecidas ao estudante em termos de material, o qual deve ser adequado, suficiente e preparado de acordo com as exigências do roteiro. No término da aula prática, de posse dos objetivos específicos, o estudante pode fazer um teste-diagnóstico para avaliar o seu aproveitamento. Um dos pontos importantes nesse sistema de ensino refere-se à atuação do Professor. Os alunos, desde o início, devem estar avisados de que não receberão respostas diretas do Professor. A ele cabe, diante das perguntas dos alunos, investigar com eles a razão pela qual o grupo de estudo não resolveu o problema; isto é, ao Professor cabe descobrir a falha: se no texto, se nas peças, se no raciocínio dos alunos. Para cumprir essa missão, o Professor deve incentivar constantemente os alunos, convencendo-os de que o aprendizado da disciplina deve ser tomado como um desafio à sua capacidade intelectual.

É evidente que os autores não têm a pretensão de ter escrito um livro sem erros. Nesse sistema, a auto e heterocrítica devem ser constantes, e as falhas devem ser corrigidas imediatamente, sob pena de fracassar todo o processo.

Os capítulos referentes a ossos, junturas, músculos, vasos sanguíneos e sistema nervoso periférico tratam apenas das generalidades, sem exigir dos estudantes a identificação, por exemplo, de acidentes ósseos, nome dos músculos, artérias, veias, nervos etc. É que, no ICB da UFMG, esse estudo detalhado é feito em disciplinas específicas de certos cursos da área biológica, como, por exemplo, Medicina, Odontologia, Veterinária e Enfermagem.

Os capítulos 6 e 7, referentes ao SN autômo, foram escritos pelo Prof. Angelo B. M. Machado, coordenador dos cursos de Neuroanatomia do Departamento de Morfologia, e as ilustrações desses capítulos são as mesmas que aparecem no seu livro Neuranatomia Funcional, da Editora Atheneu.

As ilustrações do texto foram feitas, em sua maioria, por Jota Dangelo, mas houve também a contribuição esparsa, porém valiosa, de Fernando Val Moro, desenhista do Departamento de Morfologia, e de José Alemany.

Os autores agradecem à D. Gertrudes Voll pela datilografia dos originais.

Os Autores

Sumário

1 Introdução ao Estudo de Anatomia

Objetivos específicos

Após o estudo deste capítulo o aluno deverá ser capaz de:

1. Conceituar Anatomia em sentido amplo e em sentido restrito.
2. Citar os sistemas e os aparelhos do organismo.
3. Conceituar normal em Anatomia, variação anatômica, anomalia e monstruosidade.
4. Citar os fatores gerais de variação anatômica.
5. Definir biotipo.
6. Definir longilíneo, brevilíneo, mediolíneo e citar suas características morfológicas.
7. Definir Nomenclatura Anatômica.
8. Citar os princípios fundamentais da Nomenclatura Anatômica usados para designar estruturas do corpo humano, exemplificando.
9. Citar as abreviaturas utilizadas em Anatomia, para os termos gerais.
10. Citar as partes constituintes do corpo humano.
11. Descrever a "Posição de Descrição Anatômica" no homem e nos mamíferos quadrúpedes.
12. Descrever os "planos de delimitação e secção" do corpo humano e dos mamíferos quadrúpedes.
13. Citar os eixos do corpo humano descrevendo seu trajeto.
14. Definir os termos de posição e direção: medial, lateral, mediano, superior, inferior, anterior, posterior, ventral, dorsal, caudal, médio, intermédio, distal, proximal, interno, externo, cranial, superficial, profundo.
15. Definir os princípios de construção do corpo humano: estratificação, antimeria, metameria e paquimeria, e citar exemplos.
16. Demonstrar, com exemplos, que a simetria bilateral é apenas aparente.

Considerações gerais

No seu conceito mais amplo, a Anatomia é a ciência que estuda, macro e microscopicamente, a constituição e o desenvolvimento dos seres organizados. Com a descoberta do microscópio, desenvolveram-se ciências que, embora constituam especializações, são ramos da Anatomia, como a Citologia (estudo da célula), a Histologia (estudo dos tecidos e de como estes se organizam para a formação de órgãos) e a Embriologia (estudo do desenvolvimento do indivíduo). Passou-se a usar o termo "Morfologia" para englobar os aspectos macro e microscópicos da Anatomia.

Do mesmo modo, poder-se-ia ainda considerar várias formas de estudo anatômico. Algumas delas são as seguintes:

- **Anatomia sistêmica:** trata-se do estudo macroscópico, e analítico, dos sistemas orgânicos, como o sistema respiratório ou o sistema nervoso.
- **Anatomia topográfica:** consiste no estudo de territórios ou regiões do corpo, visando ao conhecimento das relações anatômicas entre as estruturas de todos os sistemas, superficiais ou profundas, de determinada área corpórea.
- **Anatomia aplicada:** compreende o estudo da aplicação prática dos dados anatômicos em todas as profissões da área da saúde. Particularmente para os estudantes de Medicina, a anatomia aplicada é um estímulo de inegável valor pedagógico. Didaticamente, é indispensável chamar a atenção para a importância de dados anatômicos no diagnóstico ou no tratamento de doenças, para que o estudante perceba que não se estuda anatomia apenas por questão de formalidade. A Anatomia não é apenas uma matéria fundamental para a formação médica, mas também a base de uma prática médica competente.
- **Anatomia radiológica:** consiste no estudo das estruturas anatômicas por meio das imagens produzidas pela ação dos raios X sobre o corpo humano. Nas últimas décadas, houve considerável avanço tecnológico na área radiológica. À obtenção de radiografias simples ou contrastadas, acrescentaram-se novos procedimentos como a **radioscopia** acoplada com a televisão, que permite o estudo de órgãos em função e movimento; a **seriografia**, na qual séries de imagens sucessivas dão ideia de movimento dos órgãos; a **cinerradiologia** (combinação de radiografia e vídeo); a **colangiografia operatória**, que é a radiografia das vias bilíferas durante o ato cirúrgico; a **ultrassonografia**, ou **ecografia**, que é a visualização de estruturas profundas do corpo pelo registro de reflexões, ou ecos, de pulsos de ondas ultrassônicas dirigidas aos tecidos e órgãos. Pode-se ainda mencionar a **tomografia computadorizada**, a **ressonância magnética**, as imagens registradas com injeção de substâncias de contraste nas **angiografias (de vasos)**, **angiocardiografias (do coração e de seus grandes vasos)**, **arteriografias (de artérias)**, **veno ou flebografias (de veias)**, **urografias (das vias urinárias)**, **artrografias (das articulações)**. Utilizando-se câmaras de cintilação, é possível obterem-se imagens bidimensionais da distribuição seletiva de radioatividade (radiação gama) em tecidos, após incorporação de radionuclídeo: é a **cintilografia**.
- **Anatomia antropológica:** trata-se da aplicação do conhecimento anatômico no estudo de grupos humanos atuais ou antigos, constituindo as bases da antropologia biológica.
- **Anatomia comparada:** relacionada ao estudo comparativo da anatomia dos órgãos e sistemas dos animais não humanos.

O estudo da Anatomia sempre exerceu, no decurso do tempo, um verdadeiro fascínio sobre o homem. Conhecer-se a si mesmo, nas entranhas, desvendando a intimidade de suas estruturas, foi, e será, sempre, algo que excita a curiosidade humana. Esse desejo de "conhecer-se" não é apenas morfológico: é também fisiológico. Conhecer a forma de um órgão é querer saber também como este funciona. Durante séculos, particularmente em virtude da grande influência da Igreja, a prática das dissecções humanas foi proibida. O corpo, nesse período, foi interditado e a abertura de corpos humanos sofreu grande restrição da Igreja. Muitas das descrições existentes, na verdade, reportavam-se a dissecações feitas em animais, como as feitas pelo fisiologista grego Galeno, que dissecou porcos e macacos no século II d.C. Foi só em 1539 que André Vesálio (1514-1564), nascido Andries van Wesel, um anatomista belga, demonstrou que as descrições anatômicas de Galeno não se referiam a dissecações feitas em pessoas. Para isso, dissecou corpos humanos e, com suas descrições, ajudou a corrigir noções equivocadas que prevaleciam desde a Antiguidade, tornando-se merecedor do epíteto pelo qual foi consagrado:

"pai da anatomia científica moderna". Sua obra mais importante, *De humani corporis fabrica*, publicada em 1543, em sete volumes, com ilustrações requintadas de Jan van Calcar, marcou época e simbolizou o fim do galenismo, dividindo a Anatomia em antes e depois do autor.

Após a publicação de seu livro, André Vesálio foi escolhido médico da família imperial de Carlos V, que lhe concedeu uma pensão vitalícia e o título de conde. Com a abdicação de Carlos V, seu filho, Felipe II, nomeou-o um de seus médicos, em 1559. Surpreendentemente, depois de vários anos na corte de Madrid, André Vesálio foi condenado à morte pela Inquisição, sob a alegação de que tinha dissecado corpos humanos. Para escapar à fogueira, sua pena foi substituída por uma peregrinação a Jerusalém, na Terra Santa. Na viagem de volta, adoeceu e morreu na ilha de Zante (ou Zacyn), na então república de Veneza, na costa da Grécia.

Especificamente, a Anatomia (do grego: *ana* = através de; *tomein* = cortar) macroscópica é estudada pela dissecação de peças previamente fixadas por soluções apropriadas. Dissecação, portanto, é o ato de cortar ordenadamente alguma coisa, no caso, o cadáver de um indivíduo da espécie humana, no intuito de conhecer a disposição das estruturas que o compõem. Com as dificuldades, cada vez maiores, de se conseguirem cadáveres para a dissecação, têm-se procurado alternativas didáticas pedagógicas, como o estudo em peças previamente dissecadas ou a utilização de meios audiovisuais. Entretanto, nenhum método de estudo da anatomia é capaz de substituir o aprendizado pela dissecação, único capaz de dar ao estudante a visão tridimensional das estruturas orgânicas. O mais completo atlas de anatomia continuará sendo uma representação bidimensional do corpo humano: ele não poderá indicar a profundidade em que se acha uma artéria, um nervo, uma veia, um linfonodo. Essa indispensável noção de profundidade exige a dissecação do corpo humano como método de escolha para o aprendizado da Anatomia.

Este livro, na sua primeira parte, refere-se aos dados anatômicos macroscópicos considerados fundamentais para o reconhecimento dos órgãos e dos sistemas por eles constituídos.

Sistemas orgânicos

As unidades morfológicas ou **células** se agrupam constituindo os **tecidos** que exibem determinadas funções gerais. Por sua vez, os tecidos se reúnem nos **órgãos** que estão envolvidos em funções mais variadas. Finalmente, determinados órgãos se organizam em **sistemas** com funções bem mais complexas. Um exemplo é o tecido muscular cardíaco, composto por células musculares cardíacas e que se organizam no coração, um órgão do sistema circulatório. Em conjunto, os sistemas constituem o **corpo humano**. Os sistemas que, em conjunto, compõem o organismo do indivíduo são os seguintes:

a) **Sistema esquelético:** compreende os ossos, que formam o arcabouço de sustentação do corpo, além de servir à fixação de músculos, delimitar cavidades para a proteção de órgãos nelas contidos e cumprir funções hematopoiéticas (formação de elementos figurados do sangue, além de se constituir em uma reserva de substâncias orgânicas e minerais).
b) **Sistema articular:** compreende as conexões (articulações) entre os ossos para permitir o movimento.
c) **Sistema muscular:** constituído pelos músculos, denominados "esqueléticos" por se fixarem nos ossos. Estão sujeitos à vontade, razão pela qual também são conhecidos como "músculos voluntários". Contudo, os músculos esqueléticos também atuam em movimentos involuntários, como nos reflexos profundos e superficiais. Assim como os ossos são **elementos passivos** do movimento, os músculos são os seus **elementos ativos**.
d) **Sistema circulatório:** compreende o conjunto de tubos, os vasos, condutores do sangue, acoplados a um órgão central, na verdade um vaso de paredes espessadas e muito modificado, o **coração**. Os vasos que levam o sangue, centrifugamente, do coração para as células, são as **artérias**; aqueles que, pelo contrário, levam o sangue das células para o coração são as **veias**.
e) **Sistema linfático:** trata-se de outro sistema de tubos, os **vasos linfáticos**, que conduzem a **linfa**, que, como o sangue, é um líquido que conduz nutrientes

e células de defesa. Ao sistema linfático, pertencem também os **órgãos linfáticos secundários**: **linfonodos**, órgãos ovoides situados no trajeto dos vasos linfáticos; o **baço**, o grande órgão linfoide do corpo; e o **anel linfático da faringe (tonsilas lingual, palatina, faríngea** e **tubária)**. Pertencem ainda ao sistema linfático os chamados **órgãos linfáticos primários**, que incluem a **medula óssea** e o **timo**. Antigamente os vasos e órgãos linfáticos eram incluídos no sistema circulatório. A Nomina Anatômica mais recente (1998-2000) reconhece um sistema linfático separado do sistema circulatório.

f) **Sistema respiratório:** como o nome indica, trata-se do conjunto de órgãos responsáveis pela ventilação. Entendemos como respiração um processo que se passa no interior de todas as células do organismo. Ao sistema, pertencem as **vias respiratórias** (tubos condutores de oxigênio e gás carbônico) e os **pulmões,** nos quais se verifica a troca dos gases entre o sangue e o ar.

g) **Sistema digestório:** constituído pelo **canal alimentar**, que se inicia na boca e termina no ânus. No seu trajeto, o tubo apresenta forma e estruturas diferentes, com grandes variações nas dimensões do seu lume. Entre os anexos do sistema digestório, incluem-se as **glândulas salivares**, o **fígado**, as **vias biliares** e o **pâncreas**.

h) **Sistema endócrino:** compreende o conjunto de **glândulas endócrinas**, isto é, sem ducto excretor, conhecidas também como **glândulas de secreção interna**. O sistema endócrino, na verdade, é constituído por órgãos muito diversos, sem conexão direta, tendo em comum a função de drenar suas secreções diretamente no sangue venoso. Estudos recentes, com tecnologias avançadas, inclusive a microscopia eletrônica, parecem demonstrar que o conceito de glândula endócrina pode ser consideravelmente ampliado, admitindo-se que todas as células têm alguma capacidade endócrina. A Terminologia Anatômica não considera um sistema endócrino, preferindo o nome genérico de **glândulas endócrinas**, nelas incluindo a **hipófise**, a **glândula pineal**, a **tireoide**, a **paratireoides**, a **suprarrenal** e as **ilhotas pancreáticas**.

i) **Sistema urinário:** é formado pelos dois **rins**, que produzem a urina, e pelas vias urinárias, que a conduzem ao meio exterior e incluem os **cálices maiores** e **menores**, a **pelve renal**, os **ureteres**, a **bexiga urinária** e a **uretra**.

j) **Sistema genital:** o feminino e o masculino estão relacionados à reprodução, embora estejam envolvidos com outras funções do organismo. Na mulher, o sistema genital compreende os **ovários**, as **tubas uterinas**, o **útero** e a **vagina**, considerados órgãos genitais **internos**; aos genitais externos, pertence o **pudendo feminino**. No homem, o sistema genital constitui-se dos órgãos genitais internos: **testículos** e **vias espermáticas** (**epidídimos**, **ductos deferentes** e **glândulas seminais**), além da **próstata** e das **glândulas bulbouretrais**; os órgãos genitais externos incluem o **pênis** e o **escroto**.

k) **Sistema sensorial:** constituído pelos órgãos dos sentidos, capazes de captar sensações gerais, como as captadas pela pele (táteis, térmicas e dolorosas), ou sensações específicas como as gustativas, olfatórias, auditivas e visuais. Assim como acontece com o sistema endócrino, a Terminologia Anatômica não considera um sistema sensorial, agrupando seus componentes sob a denominação **órgãos dos sentidos**.

l) **Sistema nervoso:** compreende uma parte central, uma parte periférica e uma divisão autônoma. Essas três partes têm sido impropriamente denominadas "sistemas nervosos central", periférico e autônomo. Na verdade, são subsistemas, visto que constituem, em conjunto, uma unidade funcional capaz de receber estímulos, interpretá-los e comandar reações a esses estímulos. Modernamente, o estudo do sistema nervoso tem merecido atenção especial, de tal modo que constitui uma disciplina à parte no currículo médico.

m) **Sistema tegumentar:** constitui o revestimento externo do corpo. A Terminologia Anatômica não consigna o termo "sistema", mas apenas o termo **tegumento comum**. Inclui a pele, os **cabelos** e outros **pelos**, **unhas** e **glândulas sudoríferas** e **sebáceas**, assim como as duas **glândulas mamárias**, diferenciações estruturais das glândulas.

Finalmente, o termo "sistema locomotor" engloba o estudo dos sistemas esquelético, articular e muscular.

Terminologia anatômica

Como ocorre em todas as ciências, a Anatomia tem uma linguagem própria, empregada na descrição das suas estruturas. Ao conjunto de termos empregados para designar e descrever o organismo ou suas partes, dá-se o nome de "Terminologia Anatômica". Com o extraordinário acúmulo de conhecimentos no final do século XIX, graças aos trabalhos de importantes "escolas anatômicas" (sobretudo na Itália, França, Inglaterra e Alemanha), as mesmas estruturas do corpo humano recebiam denominações diferentes nesses centros de estudos e pesquisas. Em razão dessa falta de metodologia e da existência de inevitáveis arbitrariedades, mais de 20 mil termos anatômicos chegaram a ser consignados. A primeira tentativa de uniformizar e criar uma nomenclatura anatômica internacional foi feita em 1895, na Basileia, por essa razão denominada "Basle Nomina Anatômica" (**BNA**). Embora houvessem ocorrido tentativas de atualizar a BNA em 1910 e 1930, isso só se efetuou em 1933, pela Anatomical Society of Great Britain and Ireland. Nos congressos internacionais de 1936 e 1950, não houve avanços significativos numa revisão da Terminologia Anatômica, o que acabou se concretizando no Congresso de Paris, em 1955, quando uma nova Nomina Anatômica foi aprovada oficialmente sob a sigla de **PNA** (Paris Nomina Anatômica). Revisões subsequentes foram feitas em 1960, 1965, 1970, 1975, 1980. Nesse último ano, o Congresso Federativo Internacional de Anatomia (**CFIA**) decidiu criar o Federative Commitee on Anatomical Terminology (**FCAT**) visto que a nomenclatura anatômica tem caráter dinâmico, podendo ser sempre criticada e modificada, desde que haja razões suficientes para as modificações e que estas sejam aprovadas em Congressos Internacionais de Anatomia, realizados a cada 5 anos. A partir de 1990, o **FCAT** passou a se reunir anualmente para revisar a nomenclatura anatômica. A última versão da Terminologia Anatômica foi aprovada em assembleia geral da Federação Internacional de Associações de Anatomistas em 2020. Essa versão está em vigor e é a que se utiliza neste livro.

Ao designar uma estrutura do organismo, a nomenclatura procura adotar termos que não se prestem à simples memorização, mas que tragam, também, alguma informação ou descrição sobre a referida estrutura. Com base nesse princípio, foram abolidos os epônimos (nomes de cientistas e de pesquisadores para designar as estruturas anatômicas) e os termos indicam: a forma (músculo trapézio); a sua posição ou situação (nervo mediano); o seu trajeto (artéria circunflexa da escápula); as suas conexões ou inter-relações (ligamento sacroilíaco); a sua relação com o esqueleto (artéria radial); a sua função (músculo levantador da escápula); critério misto, por exemplo, função e situação (músculo flexor superficial dos dedos). Entretanto, a Terminologia Anatômica conservou, ainda, nomes antigos de determinadas estruturas que foram consagrados pelo uso, como o fígado, um termo cuja origem é desconhecida.

Usam-se as seguintes abreviaturas para os termos gerais de anatomia:

A.: artéria; Aa.: artérias
Lig.: ligamento; Ligg.: ligamentos
M.: músculo; Mm.: músculos
N.: nervo; Nn.: nervos
R.: ramo; Rr.: ramos
V.: veia; Vv.: veias

Divisão do corpo humano

O corpo humano divide-se em **cabeça**, **pescoço**, **tronco** e **membros**. A cabeça corresponde à extremidade superior do corpo, estando unida ao tronco por uma parte estreitada, o pescoço. Dos membros, dois são **superiores** e dois, **inferiores**. As partes do corpo humano apresentam as seguintes subdivisões:

- **cabeça:** fronte (a testa); occipital (porção posterior e inferior da cabeça); têmpora (porção lateral, anterior à orelha); orelha e face (na qual se reconhecem o olho, a bochecha, o nariz, a boca e o mento);
- **pescoço;**
- **tronco:** tórax; abdome; pelve e dorso;

- **membro superior:** cíngulo do membro superior; axila; braço; cotovelo; antebraço e mão (carpo, metacarpo, palma, dorso da mão, dedos da mão);
- **membro inferior:** cíngulo do membro inferior; nádegas; quadril; coxa; joelho; perna (a parte posterior é chamada sura, conhecida também como panturrilha) e pé (tarso, calcanhar, metatarso, planta, dorso do pé, dedos do pé).

As **cavidades do corpo** compreendem as **cavidades do crânio**, **torácica** e **abdominopélvica**, distinguindo-se nesta uma cavidade abdominal e outra pélvica.

Conceitos de normalidade, de variação anatômica e de anomalia

No estudo da Anatomia Humana, comumente deparamo-nos com diferenças entre as estruturas identificadas nos cadáveres e as referências descritas nos livros. Isso se deve ao fato de que os padrões anatômicos apresentados nos livros se baseiam em uma média de casos encontrados em um número significativo de dissecções e, assim, não se consideram algumas diferenças pontuais encontradas. Em alguns textos mais especializados, contudo, os autores referem as variações mais comuns encontradas em cada região do corpo.

Normal e variação anatômica

Em Anatomia, o termo **normal** está relacionado à forma ou à disposição encontrada com mais frequência, nos cadáveres, tornando-se, assim, um padrão. Em outras palavras, o normal é o mais comum (mais frequente), sendo, portanto, um termo que se baseia em ocorrência estatística. Em contrapartida, as diferenças ocasionalmente encontradas no corpo humano que se distanciam desse padrão normal são designadas como **variação anatômica**, desde que não causem distúrbio ou disfunção nos indivíduos. No estudo da Anatomia Humana, temos de estar atentos, não apenas ao normal, mas, também, às variações que podem ocorrer.

Ao entender o normal como mais frequente, devemos ficar alertas quanto ao denominado "polimorfismo humano". Entende-se como polimorfismo a condição na qual uma população tem mais do que um alelo no mesmo lócus, com uma frequência acima de 5%. Um exemplo clássico é o sistema ABO do sangue. Se pedirmos, em uma sala de aula, que levantem a mão os alunos que tiverem o sangue do tipo AB, veremos que raros o farão. Isso significa que, embora o tipo AB seja de ocorrência mais rara, ele é considerado normal, pois os alelos A e B fazem parte do genoma humano, a despeito de se expressarem com frequências diferentes na população. Assim, o normal não pode ser associado, de forma absoluta, ao "mais frequente".

Um exemplo típico de variação do normal é a disposição observada quando se comparam os achados em dois cadáveres. Em um deles, a artéria braquial pode se dividir nas artérias radial e ulnar no nível do cotovelo (fossa cubital) e, no outro cadáver, essa divisão pode ocorrer na altura da axila.

Não devemos confundir, contudo, variação anatômica com a variabilidade humana, fruto de um complexo sistema de misturas de genes ao longo da história. As populações mestiças, ou seja, aquelas que sofreram grande mistura de genes (como a população brasileira), mostram maior grau de variabilidade morfológica e, assim, uma maior dificuldade de se estabelecerem padrões médios representativos. Essa variabilidade humana não deve ser confundida com "raça humana", pois os estudos atuais, empregando marcadores moleculares, mostram que o termo "raça" não deve mais ser empregado em relação à espécie humana, por falta de bases científicas que o sustentem. A espécie humana é politípica, ou seja, exibe elevado grau de variabilidade morfológica, como se pode ver comparando indivíduos em uma população mestiça. Essa variabilidade humana pode ser constatada entre os alunos em uma sala de aula.

Finalmente, não devemos também entender como variação as diferentes formas adotadas pelos órgãos, como se constata, por exemplo, com o estômago, que pode sofrer mudanças de posição e de forma, com o decúbito e com o estado de enchimento. Outro exemplo notável são a forma e a posição do coração que se alteram com as fases respiratórias e com o decúbito.

O termo **normal** em Medicina deve ser usado ainda com mais cautela, pois envolve um conceito complexo e de difícil definição que é o estado de saúde, entendendo-se, aqui, como saúde, um conjunto de fatores (biológicos, sociais e psíquicos), e não apenas a ausência de doença, e devem-se considerar, também, as inúmeras respostas adaptativas dos tecidos e dos órgãos ao estresse.

Anomalia

Na variação anatômica, não há prejuízo da função. Entretanto, podem ocorrer variações morfológicas que determinam perturbação funcional, como acontece nas más formações. Quando um desvio do padrão normal perturba a função, diz-se que se trata de uma anomalia, e não de uma variação. Mesmo nessas condições, a diferença não é muito simples, voltando, aqui, ao que se entende por doença. Por exemplo, se um indivíduo nasce com um dedo a mais ou a menos em sua mão, isso pode comprometer as suas atividades ou não, mesmo sendo considerado uma anomalia. Contudo, se essa alteração é entendida pelo portador como uma "deformidade" e ele procura esconder a mão sempre que está em companhia de outras pessoas, isso pode configurar um conceito de doença (comprometendo o bem-estar social).

Monstruosidade

Se a anomalia for tão acentuada de modo a deformar profundamente a construção do corpo do indivíduo, sendo, em geral, incompatível com a vida, denomina-se **monstruosidade**, por exemplo, a agenesia (não formação) do encéfalo. O estudo desse assunto é feito em Teratologia. Por um lado, os progressos da medicina cirúrgica têm conseguido corrigir deformações, aparentemente incompatíveis com a vida, de modo a permitir aos portadores dessas monstruosidades uma vida normal. Por outro lado, monstruosidades têm sido produzidas pela própria Medicina; nos anos 1960, a talidomida foi receitada pelos médicos para aliviar enjoos comuns na primeira gravidez. O medicamento, entretanto, como ficou comprovado posteriormente, causava monstruosidades ou graves anomalias, como a ausência de membros (amelia) ou da porção de um ou mais membros (focomelia) nos fetos.

Fatores gerais de variação

Às variações anatômicas ditas individuais, devem ser acrescentadas aquelas decorrentes do biotipo e de características populacionais. Estes são, em conjunto, denominados **fatores gerais de variação anatômica**.

- **Idade:** tempo decorrido ou duração da vida. Notáveis modificações anatômicas ocorrem nas fases da vida intra e extrauterina do mamífero, bem como nos principais períodos em que cada fase se subdivide. Em cada período o indivíduo recebe nome especial a saber:
  a) **Fase intrauterina:**
    1. **ovo:** 7 primeiros dias;
    2. **embrião:** até o fim do 2º mês;
    3. **feto:** até o 9º mês.

  b) **Fase extrauterina (adaptado de Gallahue, 1989)**[1]**:**
    1. vida pré-natal (concepção a 8 semanas de nascimento);
    2. primeira infância (1 a 24 meses do nascimento);
    3. segunda infância (2 a 10 anos);
    4. adolescência (entre 10 e 11 a 20 anos);
    5. adulto jovem (20 a 40 anos);
    6. adulto mais velho (40 a 60 anos);
    7. idoso (acima de 60 anos).
- **Sexo:** corresponde ao dimorfismo sexual da espécie humana. É possível estabelecer diferenças morfológicas entre homens e mulheres, mesmo fora da área genital. A quantidade de gordura na tela subcutâneo, por exemplo, é mais abundante e acumula-se em certas regiões do corpo da mulher, contribuindo para que o corpo feminino apresente curvas mais suaves dos que as do homem. A respiração dita **diafragmática**, em que predomina a contração do diafragma sobre a dos outros músculos respiratórios, é a do homem; na mulher, predomina a expansão da parte superior da cavidade torácica, conhecida como **respiração costal**.
- **Características populacionais:** denominação conferida a cada grupamento humano que apresenta caracteres físicos comuns, externa e internamente, pelos quais se distingue dos demais. Recentemente, com as pesquisas mais avançadas envolvendo marcadores moleculares, o conceito de raça, entre os humanos, perdeu o suporte científico.

[1] Gallahue, D. L. *Undertanding motor development: infants, children, adolescents.* 2. ed. Indianópolis: Brown & Benchmark Publishers, 1989.

Há características étnicas diferentes, mas a raça é uma só, a humana. Grupos humanos guardam características semelhantes e numerosas pesquisas mostram diferenças morfológicas internas e externas nesses grupos. Assim, por exemplo, a reação da pele a uma lesão ou a uma incisão cirúrgica é diferente nos indivíduos de pele negra e nos de pele branca. Nos indivíduos de pele negra, mais frequentemente, a cicatriz se eleva e é irregular em decorrência da formação de quantidade excessiva de tecido colágeno no derma durante o período de cicatrização. À cicatriz elevada e irregular, dá-se a designação **queloide**.

- **Biotipo:** resultante da soma dos caracteres herdados e dos caracteres adquiridos por influência do meio e da sua inter-relação. Os biotipos constitucionais existem em cada grupo étnico.

Na grande variabilidade morfológica humana, há possibilidade de se reconhecer o tipo médio e os tipos extremos, embora toda sorte de transição ocorra entre eles. Naturalmente, tipos mistos são, também, descritos.

Os dois tipos extremos são denominados **longilíneo** e **brevilíneo** e sua comparação denota melhor as diferenças, tanto nos caracteres morfológicos internos como nos externos, acarretando uma construção corpórea diversa.

Os **longilíneos** são indivíduos magros, em geral altos, com pescoço longo, tórax muito achatado anteroposteriormente, com membros longos em relação à altura do tronco. Um exemplo seria o da conhecida figura de D. Quixote (Figura 1.1).

Os **brevilíneos** são indivíduos atarracados, em geral baixos, com pescoço curto, tórax de grande diâmetro anteroposterior, membros curtos em relação à altura do tronco. A figura de Sancho Pança (Figura 1.2) representa a de um brevilíneo.

Os **mediolíneos** apresentam caracteres intermediários quanto aos dos tipos precedentes.

A Figura 1.3 representa, em A, o estômago mais frequentemente encontrado em um longilíneo (**estômago em J**). Já em B, a ilustração mostra o estômago encontrado com mais frequência nos brevilíneos (**estômago em chifre de novilho**).

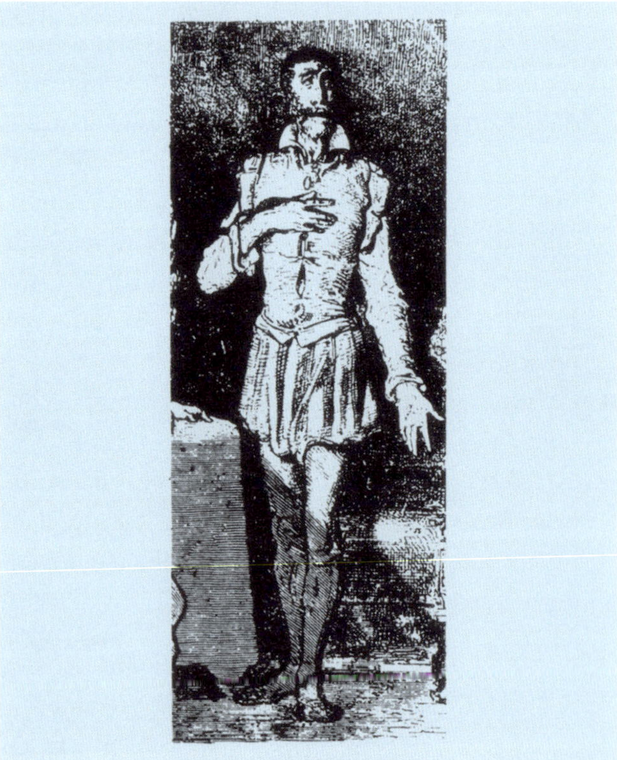

Figura 1.1 Dom Quixote.

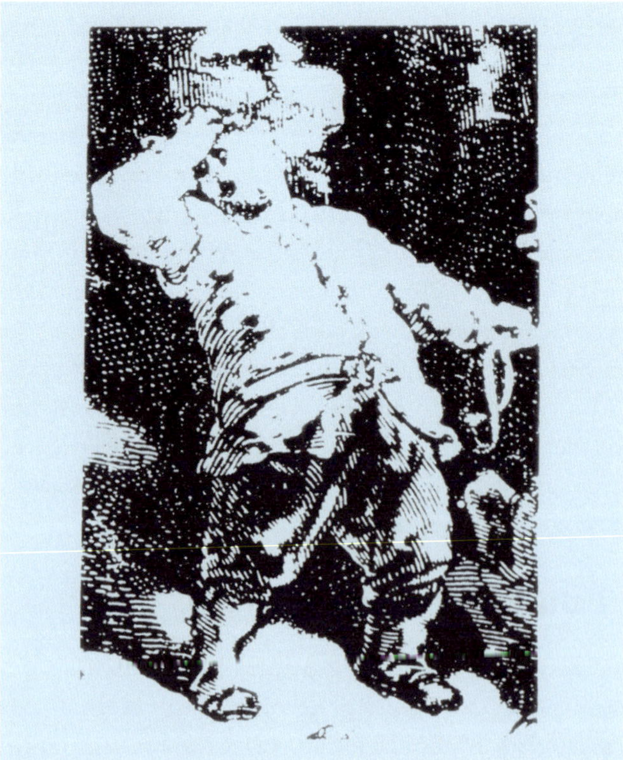

Figura 1.2 Sancho Pança, segundo Doré.

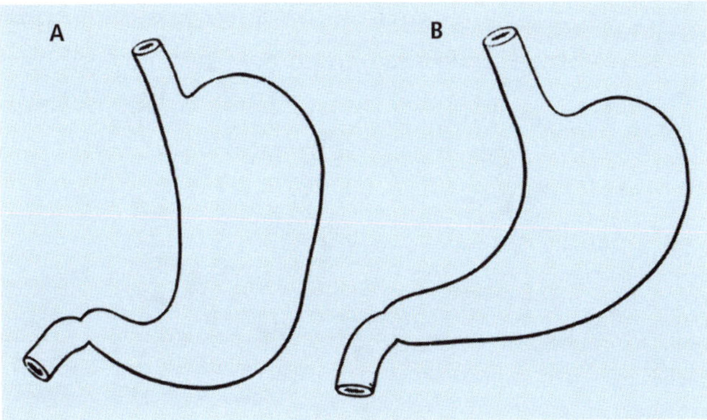

Figura 1.3 Variações anatômicas internas.

Posição de descrição anatômica

Para evitar que a posição das estruturas anatômicas seja descrita de forma variada pelos autores, instituiu-se uma posição padronizada do corpo, denominada **posição de descrição anatômica (posição anatômica)**. Desse modo, os anatomistas se referem ao objeto de descrição considerando o indivíduo na posição padronizada. A posição anatômica pode ser vista na Figura 1.4 e assemelha-se à **posição fundamental da Educação Física**: indivíduo em posição ereta (em pé, posição ortostática ou bípede), com a face voltada para a frente, o olhar dirigido para o horizonte, membros superiores estendidos, aplicados ao tronco e com as palmas voltadas para frente, membros inferiores unidos, com as pontas dos pés dirigidas para frente. Não importa, portanto, que o cadáver esteja sobre a mesa em decúbito dorsal (com o dorso acolado à mesa), decúbito ventral (com o ventre acolado à mesa) ou decúbito lateral (de lado) – as descrições anatômicas são feitas considerando-se o indivíduo em posição de descrição anatômica, de pé.

Planos de delimitação do corpo humano

Na posição anatômica, o corpo humano pode ser delimitado por planos tangentes à sua superfície, os quais, com suas intersecções, determinam a formação de um sólido geométrico, um paralelepípedo. A Figura 1.5 ilustra o fato. Têm-se, assim, para as faces desse sólido, os seguintes planos correspondentes:

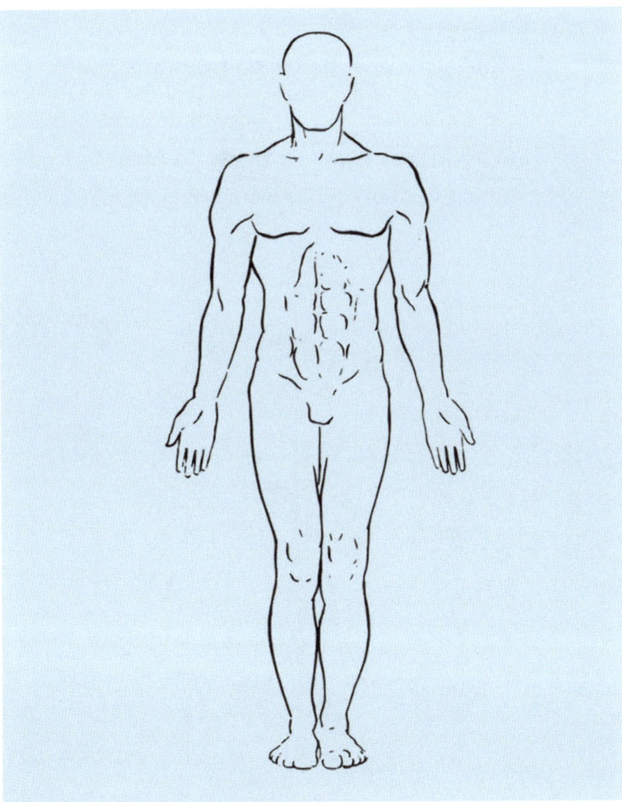

Figura 1.4 Posição de descrição anatômica.

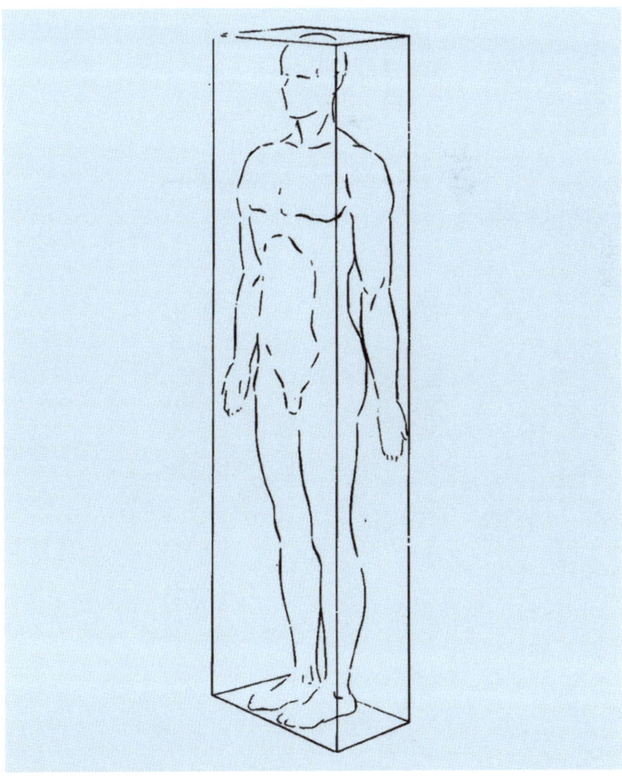

Figura 1.5 Indivíduo em posição de descrição anatômica dentro de um paralelepípedo.

a) Dois planos verticais, um tangente ao ventre: **plano ventral** ou **anterior** – e outro ao dorso: **plano dorsal** ou **posterior**. Estes e outros a eles paralelos são também designados **planos frontais** por serem paralelos à "fronte". Via de regra, as denominações **ventral** e **dorsal** são reservadas ao tronco; e **anterior** e **posterior**, aos membros (Figura 1.6). A terminologia anatômica atual tem evitado o uso dos termos "dorsal" e "ventral", preferindo os termos "posterior" e "anterior", respectivamente.
b) Dois planos verticais tangentes aos lados do corpo: **planos laterais direito e esquerdo** (Figura 1.7).
c) Dois planos horizontais, um tangente à cabeça: **plano cranial** ou **superior** – e outro à região plantar: **plano podálico** (de **podos** = pé) ou **inferior** (Figura 1.8).

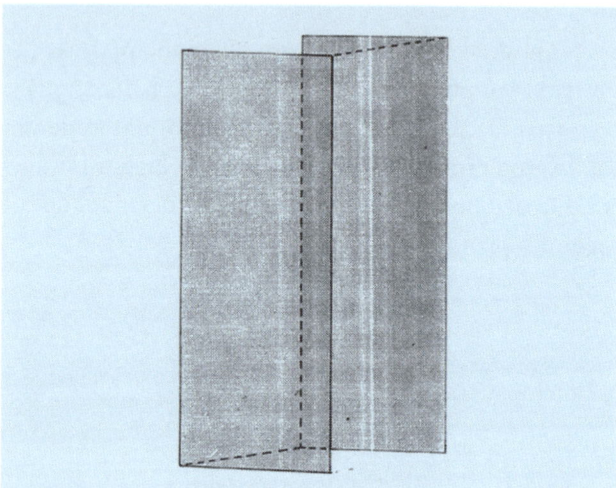

Figura 1.6 Planos anterior e posterior.

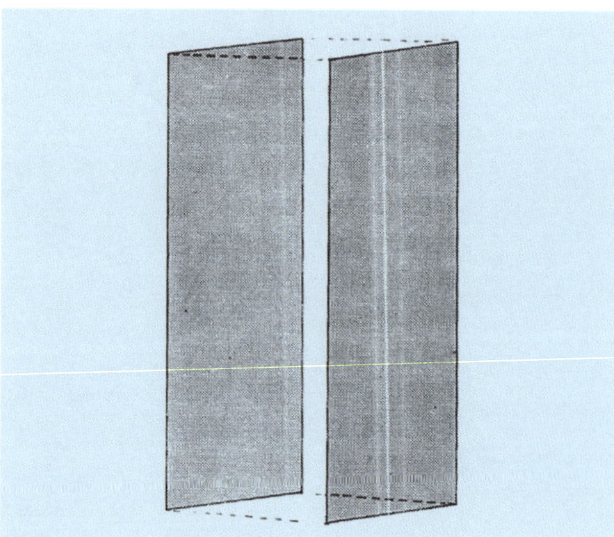

Figura 1.7 Planos laterais, direito e esquerdo.

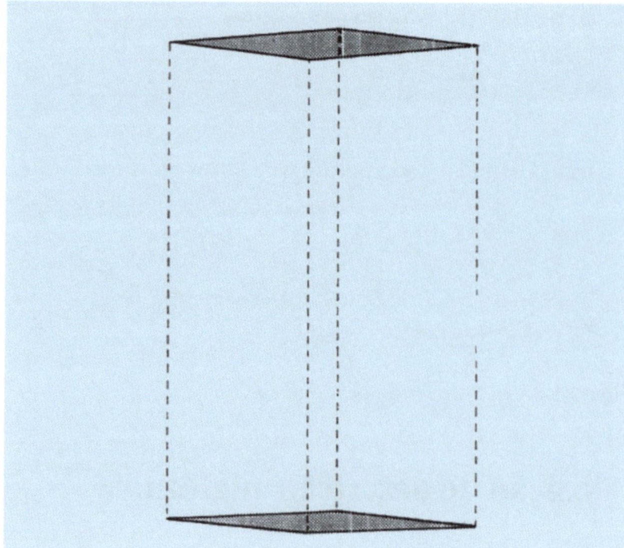

Figura 1.8 Planos superior (cranial) e inferior (podálico).

O tronco isolado é limitado, inferiormente, pelo plano horizontal que tangencia o vértice do cóccix, um osso análogo à parte da cauda de outros animais. Por essa razão, esse plano é denominado **caudal**.

Planos de secção do corpo humano

Além dos planos de delimitação, descrevem-se também os planos de secção do corpo humano:

a) O plano que divide o corpo humano em metades direita e esquerda é denominado **mediano** (Figura 1.9). Toda secção do corpo feita por planos paralelos

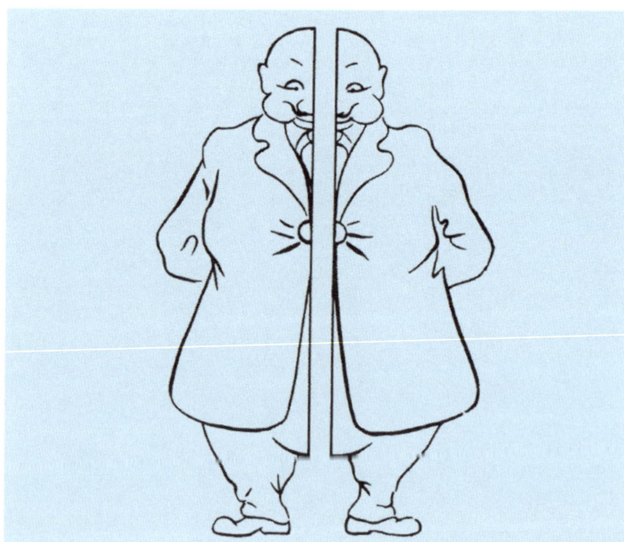

Figura 1.9 Plano mediano, que divide o corpo em duas metades.

ao mediano é uma **secção sagital** (corte sagital), e os planos de secção são também denominados **sagitais**. O nome deriva do fato de o plano mediano passar pela **sagitta** (que significa "seta") do crânio fetal, figura representada pelos espaços suturais medianos, de direção anteroposterior. A Figura 1.10 mostra um crânio de feto em vista superior para localizar a **sagitta**.

b) Os planos de secção paralelos aos planos anterior e posterior são ditos **frontais** e a secção é também denominada **frontal** (corte frontal). Como já assinalado, o plano anterior é tangente à fronte do indivíduo, donde o adjetivo – **frontal** (Figura 1.11).

c) Os planos de secção paralelos aos planos cranial e caudal são horizontais. A secção é denominada **transversal** (corte transversal), ilustrada na Figura 1.12.

Nos quadrúpedes, o plano ventral, na verdade, é inferior, ao passo que o dorsal é superior, em virtude da posição do animal. Quanto aos planos de secção, os cortes transversais que, no homem, são feitos por planos horizontais, nos quadrúpedes, são produzidos por planos verticais, paralelos aos planos cranial e caudal, e denominados **transversais** ou **frontais** (Figura 1.13). O plano frontal, no homem, guarda paralelismo com os planos ventral e dorsal; já, nos quadrúpedes, ele é paralelo aos planos cranial e caudal.

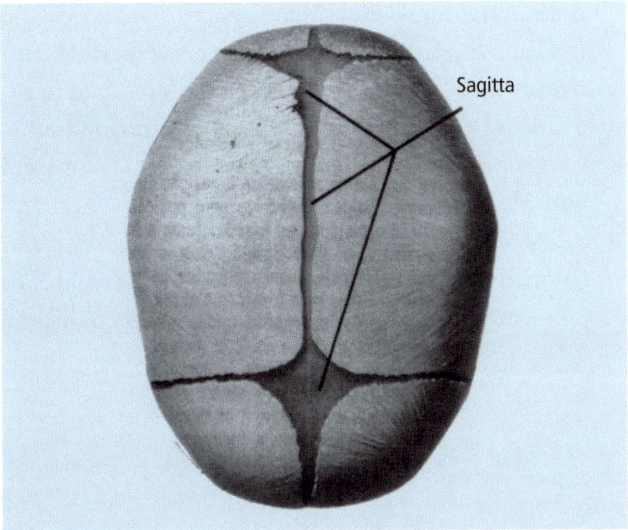

Figura 1.10 Sagitta (seta) no crânio de um recém-nascido.

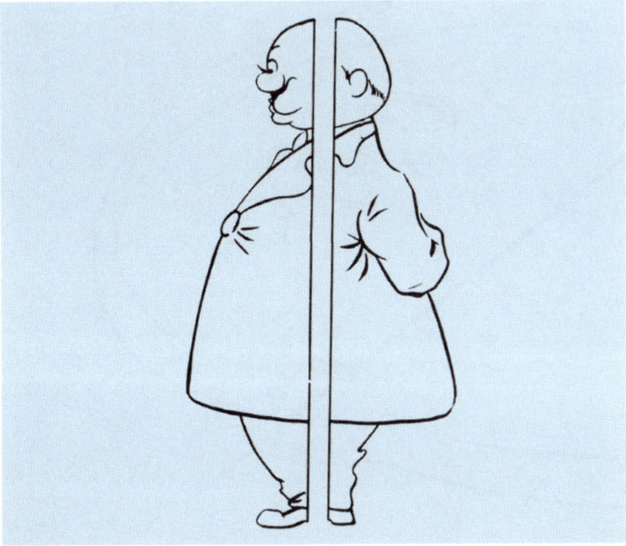

Figura 1.11 Plano de secção frontal.

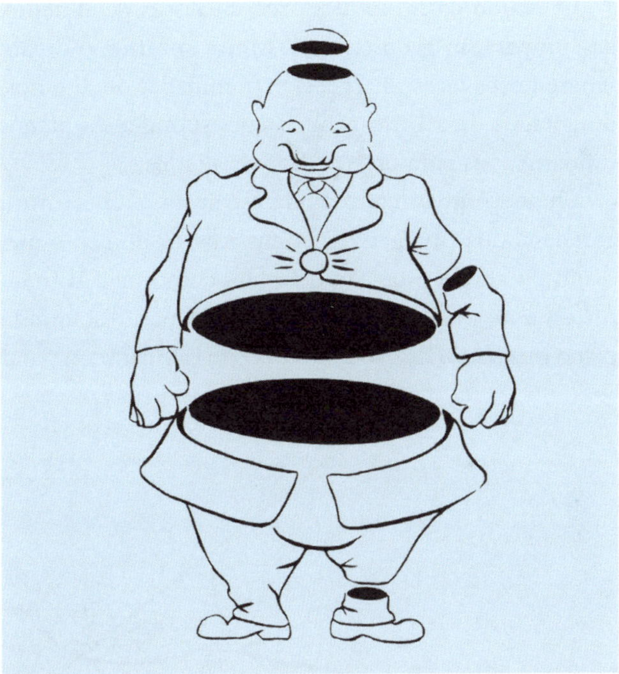

Figura 1.12 Plano de secção transversal.

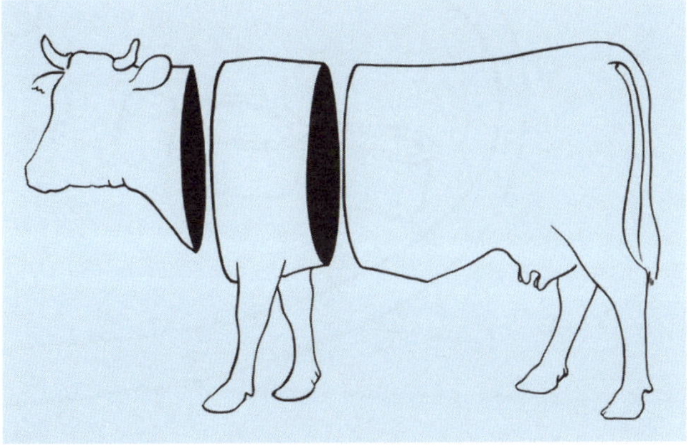

Figura 1.13 Planos de secção transversais (ou frontais) nos quadrúpedes.

Eixos do corpo humano

São linhas imaginárias traçadas no indivíduo considerado incluído no paralelepípedo. Os eixos principais seguem três direções ortogonais:

a) **Eixo anteroposterior**, projetando-se perpendicularmente ao plano frontal.
b) **Eixo craniocaudal (longitudinal)**, projetando-se perpendicularmente ao plano transversal.
c) **Eixo laterolateral (ou lateromedial nos membros)**, projetando-se perpendicularmente ao plano sagital.

Termos de posição de direção

O estudo da forma dos órgãos vale-se, geralmente, da comparação geométrica. Assim, conforme o órgão, são descritos faces, margens, extremidades ou ângulos, designados de acordo com os correspondentes planos fundamentais para os quais estão voltados.

Quando uma determinada estrutura, como o rim, apresenta duas margens dispostas a partir do plano mediano do corpo, estas são definidas como medial (mais próxima do plano mediano) e lateral (mais distante do plano mediano). Esse mesmo conceito vale para comparar a posição de duas estruturas distintas e paralelas, como se faz com os ligamentos colaterais medial e lateral do joelho, mais próximo e mais distante do plano mediano, respectivamente. A Figura 1.14 representa, de modo esquemático, um corte transversal no nível do tórax. Estruturas estão aí colocadas em posições diversas. O texto que se segue deve ser lido tendo como referência a Figura 1.14.

- A linha xy corresponde ao plano mediano. Estruturas situadas nesse plano são, por essa razão, denominadas **medianas**: **a**, **b** e **c**. Exemplos de estruturas medianas: a coluna vertebral; o nariz; a cicatriz umbilical.
- Das estruturas **d**, **e** e **f**, consideradas em conjunto, a estrutura **f** é a que se coloca mais próxima do plano mediano em relação a **d** e **e**, sendo denominada **medial**; a estrutura **d** está situada mais distante do plano mediano e, portanto, é **lateral**. Em contrapartida, a estrutura **e** fica localizada no meio das outras duas (**d** e **f**) e, assim, sua posição é denominada **intermédia**.

Os seguintes conceitos devem ser levados em consideração:

a) A estrutura que se situa mais próxima do plano mediano em relação a outra é dita **medial**. Por exemplo, o 5º dedo (mínimo) é medial em relação ao polegar.

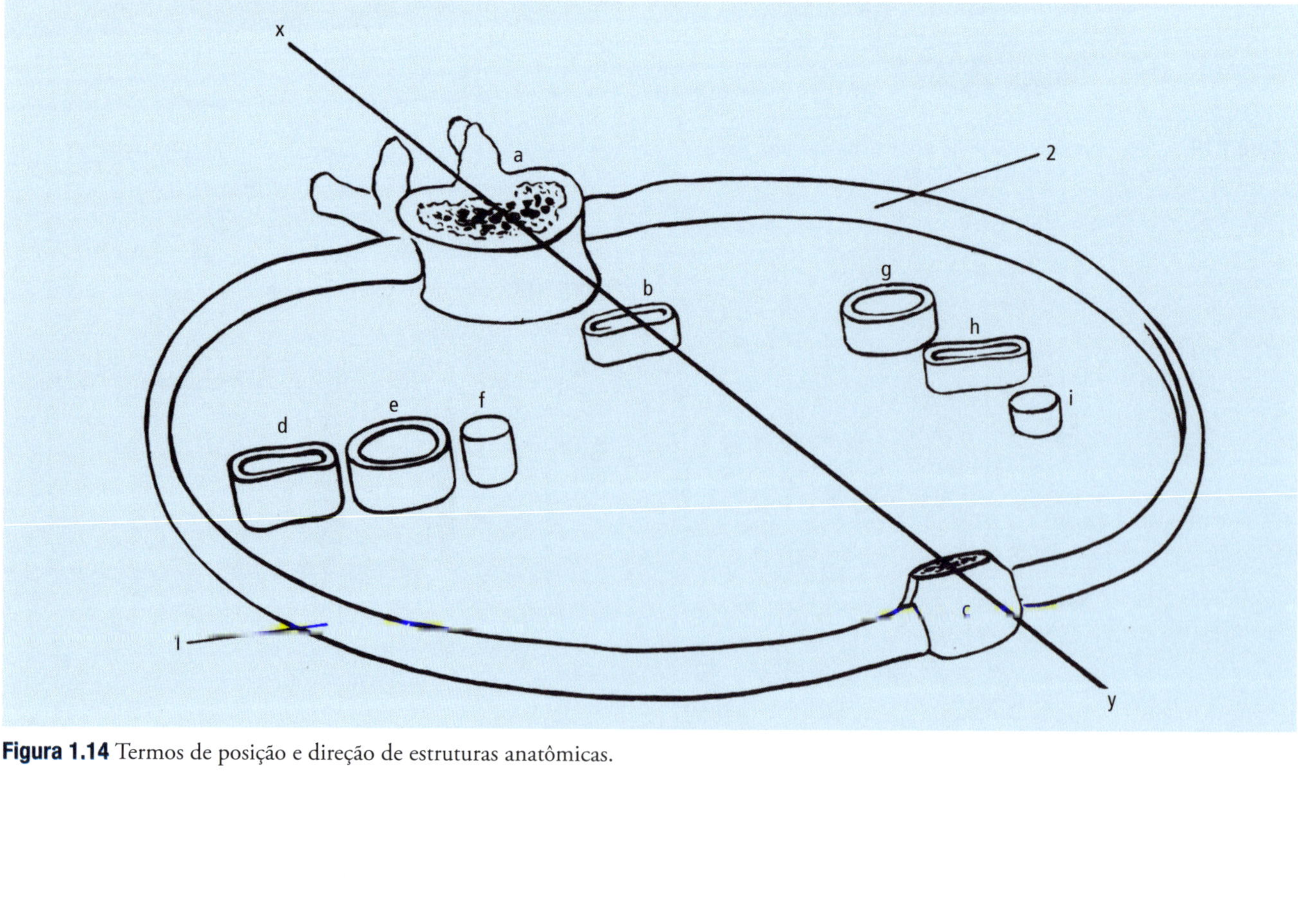

Figura 1.14 Termos de posição e direção de estruturas anatômicas.

b) A estrutura que se situa mais próxima do plano lateral (direito ou esquerdo) em relação a outra é dita **lateral**. Por exemplo, o polegar é lateral em relação ao 5º dedo.
c) A estrutura que se situa entre duas outras que são respectivamente medial e lateral em relação a ela é dita **intermédia**.

- Das estruturas **g**, **h** e **i**, consideradas em conjunto, a estrutura **i** é a que se coloca mais próxima do plano anterior, em relação às estruturas **g** e **h**, e é denominada "anterior"; **g** e **h** estão mais próximas do plano posterior e são denominados "posteriores" em relação a **i**. Por sua vez, a estrutura **h** está situada entre **i** (que é anterior) e **g** (que é posterior) sendo, por isso, considerada **média**.
  Registrem-se os conceitos:
  a) A estrutura que se situa mais próxima do plano anterior em relação a outra é dita "anterior". Por exemplo, o dorso do pé é posterior em relação à planta (essa inversão se deve à rotação do membro inferior na vida intrauterina). A palma é anterior em relação ao dorso da mão.
  b) A estrutura que se situa mais próxima do plano posterior em relação a outra é dita "posterior". Por exemplo, o dorso da mão é posterior em relação à palma.
  c) A estrutura que se situa entre duas outras que são, respectivamente, anterior e posterior é referida como **média**.
- A Figura 1.14 representa estruturas em alinhamento transversal (**d**, **e** e **f**) ou anteroposterior (**i**, **h** e **g**). Entretanto, as estruturas podem estar em um alinhamento longitudinal ou craniocaudal. Nesses casos, a estrutura mais próxima do plano cranial (ou superior) é dita **cranial** (ou superior) em relação a outra que lhe será **caudal** (ou inferior). Essa última estará mais próxima do plano caudal do que a primeira. Os termos "cranial" e "caudal", como foi dito, são empregados mais comumente para estruturas situadas no tronco.

  É possível que uma estrutura se situe entre as que são, respectivamente, cranial (ou superior) e caudal (ou inferior) em relação a ela. Nesse caso, ela será **média**. Por exemplo, o nariz é médio em relação aos olhos e aos lábios.
- Os adjetivos **interno** e **externo** são também utilizados como termos de posição, indicando a situação da parte voltada para o interior ou o exterior de uma cavidade. Por exemplo, a **face interna** de uma costela está voltada para a cavidade do tórax e a **face externa**, voltada para a pele e os músculos do tórax. Não devemos confundir os termos "interno" e "externo" com medial e lateral, respectivamente. Na Figura 1.14, os números 1 e 2 ilustram o exemplo. Eventualmente, pode haver uma estrutura situada entre outras duas que são, respectivamente, interna e externa em relação a ela. Nesse caso, ela será **média**.
- Nos membros, empregam-se termos especiais de posição, como os adjetivos **proximal** e **distal**, conforme a parte considerada se encontre mais próxima ou mais distante da raiz do membro. Por exemplo, a mão é **distal** em relação ao antebraço e este também o é em relação ao braço; o antebraço é **proximal** em relação à mão. As expressões "proximal" e "distal" são aplicadas também aos segmentos dos vasos em relação ao órgão central, ao coração, e dos nervos em relação ao denominado "neuroeixo", que inclui o encéfalo e a medula. Uma estrutura pode se situar entre duas outras que são respectivamente, proximal e distal a ela; nesse caso, será **média**. Por exemplo, nos dedos há três falanges: proximal; **média**; e distal. Assim, o termo **médio (média)** indica estruturas entre duas outras que podem ser anterior e posterior, cranial (superior) e caudal (inferior), interna e externa, proximal e distal em relação àquelas.

Princípios gerais de construção do corpo humano

O corpo humano é construído segundo alguns princípios fundamentais, que prevalecem para os vertebrados, elencados a seguir:

- **Antimeria:** o plano mediano divide o corpo do indivíduo em metades, direita e esquerda, como já vimos. Essas metades são denominadas **antímeros** e são semelhantes morfológica e funcionalmente. Daí surge um princípio de construção do corpo humano e que é observado, também, nos demais vertebrados, definido como "simetria bilateral". É construído segundo o princípio da **simetria bilateral**. Na realidade, não há simetria perfeita porque não existe correspondência exata de todos os órgãos. Ela é mais notável no início do desenvolvimento, um fato que poderá ser comprovado no estudo da Embriologia. Ao longo do desenvolvimento do indivíduo, essa simetria se torna cada vez menos acentuada, surgindo secundariamente a assimetria: as hemifaces de um mesmo indivíduo não são idênticas; há diferenças na altura dos ombros; o comprimento dos membros não é o mesmo à direita e à esquerda. Os órgãos profundos apresentam assimetrias ainda mais evidentes: o coração apresenta-se deslocado para a esquerda; o fígado quase todo está à direita e o baço pertence somente ao antímero esquerdo; o rim direito está em nível inferior ao esquerdo. Todos esses são exemplos de **assimetrias morfológicas**. Ao lado delas, existem as **assimetrias funcionais**, das quais um exemplo é o predomínio do uso do membro superior direito, na maioria dos indivíduos, conhecido como **destralidade**.

- **Metameria:** por "metameria", entende-se a superposição, no sentido longitudinal, de segmentos semelhantes, cada segmento correspondendo a um **metâmero**. Mais ainda que a antimeria, a metameria é evidente na fase embrionária, conservando-se no adulto apenas em algumas estruturas, como na coluna vertebral (superposição de vértebras) e caixa torácica (as costelas estão superpostas em série longitudinal deixando entre elas os chamados espaços intercostais).

Grande parte do exame clínico, especialmente envolvendo as áreas de Ortopedia e de Neurologia, baseia-se nos princípios da antimeria e da metameria. A força muscular deve ser testada de um lado comparando-o sempre ao lado oposto (antimeria) e o exame dos reflexos tendinosos testa a integridade dos diferentes segmentos da medula espinal (metameria).

- **Paquimeria:** princípio segundo o qual o segmento axial do corpo do indivíduo é constituído, esquematicamente, por dois tubos, como ilustra a Figura 1.15.

Os tubos, denominados **paquímeros**, são respectivamente **anterior**, ou **ventral**, e **posterior**, ou **dorsal**. O paquímero anterior, maior, contém a maioria das vísceras e, por essa razão, é também denominado **paquímero visceral**. O paquímero posterior compreende a cavidade craniana e o canal vertebral (situado dentro da coluna vertebral) e aloja a parte central do sistema nervoso: o encéfalo, na cavidade craniana, e a medula espinal, no canal vertebral; essa é a razão pela qual ele é também denominado **paquímero neural**.

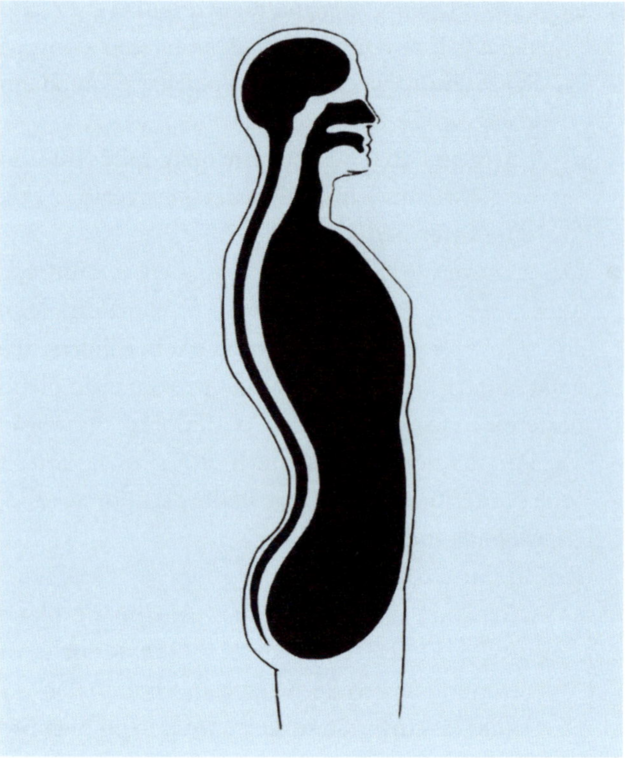

Figura 1.15 Paquímeros.

- **Estratificação:** a Figura 1.16 ilustra o princípio segundo o qual o corpo humano é construído por **camadas**, **estratos**, **telas** ou **túnicas**, que se superpõem, reconhecendo-se, portanto, uma **estratimeria** ou **estratificação**. Essa estratificação pode ser identificada tanto no nível macroscópico como no subcelular (visível ao microscópio eletrônico). Nas fases iniciais do desenvolvimento, por exemplo, são identificadas três camadas: **ectoderma** (externa); **mesoderma** (média); e **endoderma** (interna).

Na Figura 1.16, a pele (1) é a camada mais superficial, vindo a seguir a tela subcutânea (2), a fáscia muscular (3), os músculos (4) e os ossos (5). Pode haver vasos e nervos no nível da tela subcutânea (6), ou na profundidade, entre músculos (7). As estruturas que se situam fora da lâmina de envoltura dos músculos (fáscia muscular) são ditas **superficiais**; as que se situam para dentro dessa lâmina são **profundas**.

A estratigrafia ocorre também nos órgãos ocos, como o estômago. As paredes desses órgãos são constituídas por camadas superpostas, estudadas em Histologia.

- **Segmentação:** é possível considerar-se também a segmentação como um dos princípios de construção corpórea, definindo segmento como "o território de um órgão que possua irrigação e drenagem sanguínea independentes, separado dos demais ou separável e removível cirurgicamente e que seja identificado morfologicamente". É mais comum empregar-se a expressão "segmento anátomo-cirúrgico" do que apenas "segmento". As pesquisas mostraram a existência de segmentos anatomocirúrgicos nos rins (Figura 1.17), nos pulmões, nos rins, no fígado e no baço; estando em andamento novos estudos que poderão eventualmente comprovar sua existência em outros órgãos, como a próstata, a tireoide, o testículo e o ovário.

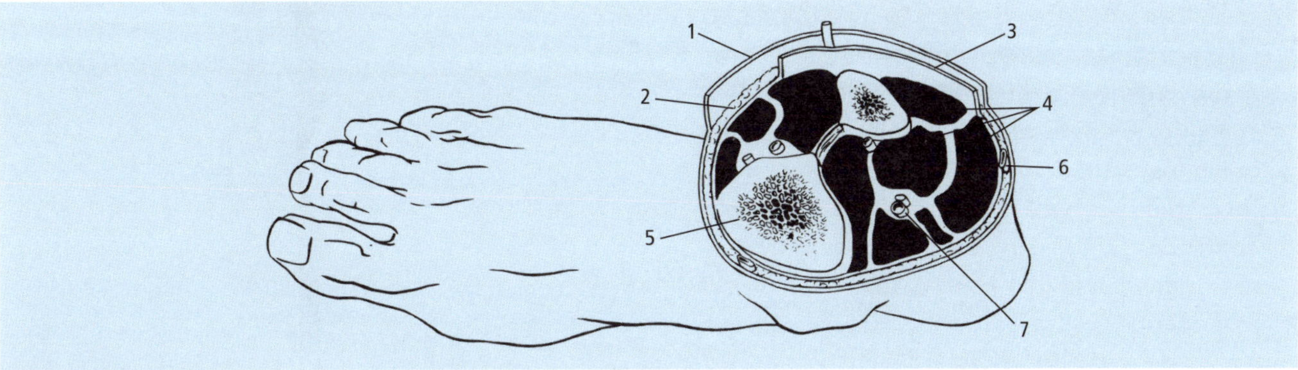

Figura 1.16 Estratigrafia de estruturas anatômicas.

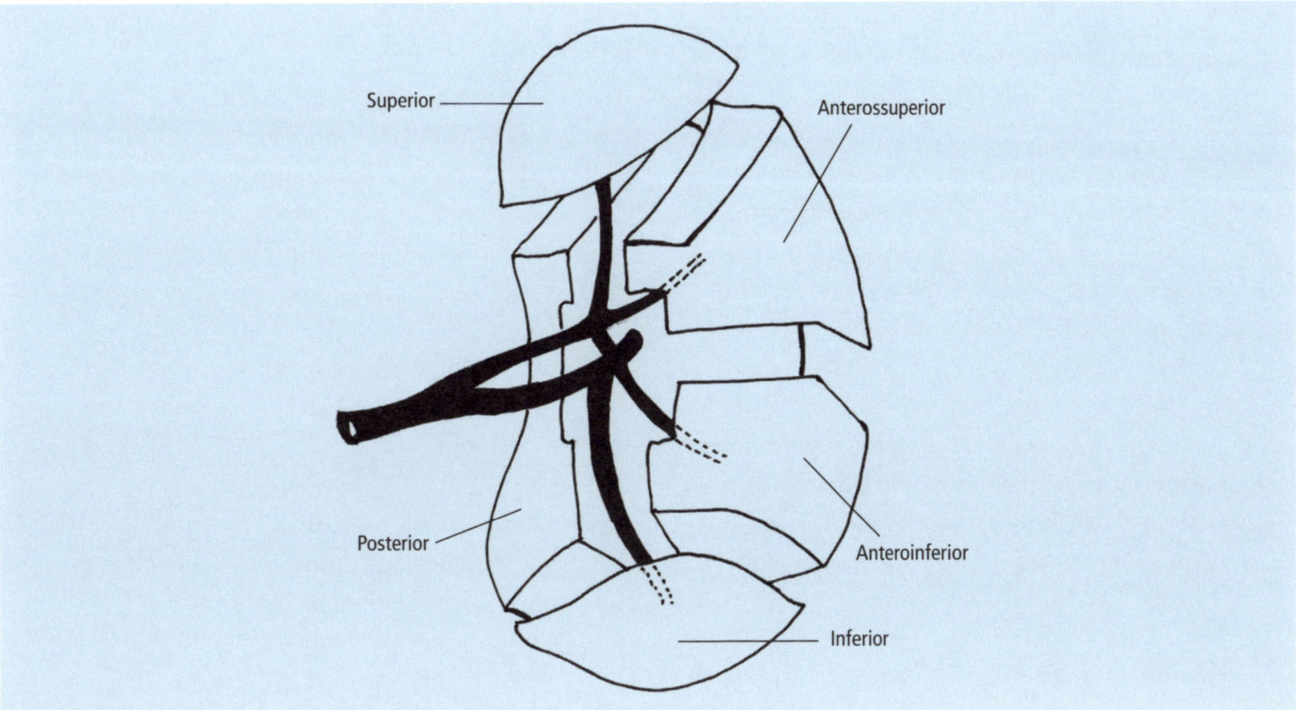

Figura 1.17 Segmentos do rim em uma visão anteromedial do rim esquerdo (Di Dio, 1956).

2 Sistema Esquelético

Objetivos específicos

Após o estudo deste capítulo o aluno deverá ser capaz de:

1. Conceituar esqueleto dos pontos de vista estrutural e funcional.
2. Citar as funções do esqueleto.
3. Citar os tipos de esqueleto e suas diferenças.
4. Citar os ossos que constituem os esqueletos axial, apendicular e as cinturas escapular e pélvica.
5. Citar os fatores que determinam as variações no número de ossos do esqueleto humano.
6. Dar exemplos de variações no número de ossos do esqueleto humano, decorrentes de fatores etários e individuais.
7. Citar e descrever os tipos de ossos do esqueleto.
8. Definir, do ponto de vista macroscópico, as substâncias ósseas compacta e esponjosa e o canal medular.
9. Citar a importância funcional dos elementos descritivos observáveis na superfície dos ossos.
10. Definir periósteo do ponto de vista macroscópico.
11. Citar os aspectos morfológicos mais importantes na nutrição dos ossos e justificar essa importância.
12. Citar a localização topográfica da medula óssea.
13. Definir cartilagem epifisial dos pontos de vista morfológico e funcional.
14. Citar as diferenças mais notáveis entre o esqueleto humano e o do quadrúpede, em relação ao tórax e à pelve.
15. Identificar os tipos de esqueleto.
16. Identificar os ossos que constituem os esqueletos axial, apendicular e as cinturas escapular e pélvica.
17. Identificar os tipos de ossos do esqueleto.
18. Identificar, macroscopicamente, as substâncias ósseas compacta e esponjosa, e o canal medular.
19. Identificar, macroscopicamente, o periósteo.
20. Identificar, macroscopicamente, a cartilagem epifisial, epífises, diáfise.
21. Observar *in vivo* os relevos produzidos por acidentes dos ossos e identificar esses acidentes no esqueleto.
22. Identificar, no esqueleto articulado, tipo e número de vértebras de cada região da coluna vertebral.
23. Observar as diferenças mais notáveis entre o esqueleto humano e o de um quadrúpede, no que se refere à caixa torácica, pelve, ossos do metacarpo e metatarso, e cintura escapular.

Conceito de esqueleto

Osteologia, em sentido restrito e etimologicamente, é o estudo dos ossos. Em um sentido mais amplo, inclui o estudo das formações intimamente ligadas ou relacionadas com os ossos, formando o **esqueleto**. O esqueleto não é simples reunião dos ossos, mas na realidade transcende esse sentido significando "arcabouço" (daí, **esqueleto fibroso** do coração, **esqueleto cartilagíneo** etc.). No sentido mais restrito, podemos definir o esqueleto como o conjunto de ossos e cartilagens que se interligam para formar o arcabouço de corpo do animal e desempenhar várias funções. Os ossos são definidos como estruturas resistentes, de número, coloração e forma variáveis, com origem, estrutura e função semelhantes e que, em conjunto, constituem o esqueleto.

Funções do sistema esquelético

Como funções importantes para o esqueleto, podemos destacar: proteção (para órgãos como o coração, os pulmões e a parte central do sistema nervoso); sustentação e conformação do corpo; local de armazenamento de substâncias orgânicas e minerais (durante a gravidez, a calcificação fetal se faz, em grande parte, pela reabsorção desses elementos armazenados no organismo materno); sistema de alavancas que, movimentadas pelos músculos, permite os movimentos do corpo; e, finalmente, local de produção dos elementos do sangue. O sistema esquelético, juntamente com o articular e muscular, constitui o sistema locomotor. Contudo, as funções dos ossos sofrem a ação direta dos demais sistemas do organismo, como o sistema circulatório (vascularização óssea), o nervoso (controle dos movimentos), e o digestivo (absorção de nutrientes necessários aos ossos, como cálcio e o fosfato) e das glândulas endócrinas (ação dos hormônios sobre o metabolismo ósseo), entre outros. O sistema locomotor sofre continuamente a ação do estresse mecânico das atividades físicas, tanto nos esportes como nas atividades laborativas e necessita, não apenas oferecer resistência às forças aplicadas, mas, ainda, adaptar sua estrutura às demandas mecânicas.

Tipos de esqueletos

Quando se percorre a escala zoológica, verifica-se interessante modificação na posição do arcabouço de sustentação dos organismos. Assim, vê-se entre os artrópodes que a base de sustentação é externa: há um **exosqueleto** e, a essa porção externa mais rígida, prendem-se as partes moles (Figura 2.1). Com a evolução, aparece um esqueleto interno, **endosqueleto**, que, pouco a pouco, substitui o exosqueleto (menos funcional para o tipo avançado de animal) (Figura 2.2). Nos peixes, nos tatus, nos quelônios, nos crocodilos, pode-se verificar a presença de um endosqueleto já bem desenvolvido, embora esteja ainda conservado um exosqueleto com graus de desenvolvimento muito variáveis (Figura 2.3). O homem tem um endosqueleto, podendo-se considerar a estratificação da epiderme e a corneificação de sua camada mais externa um vestígio filogenético.

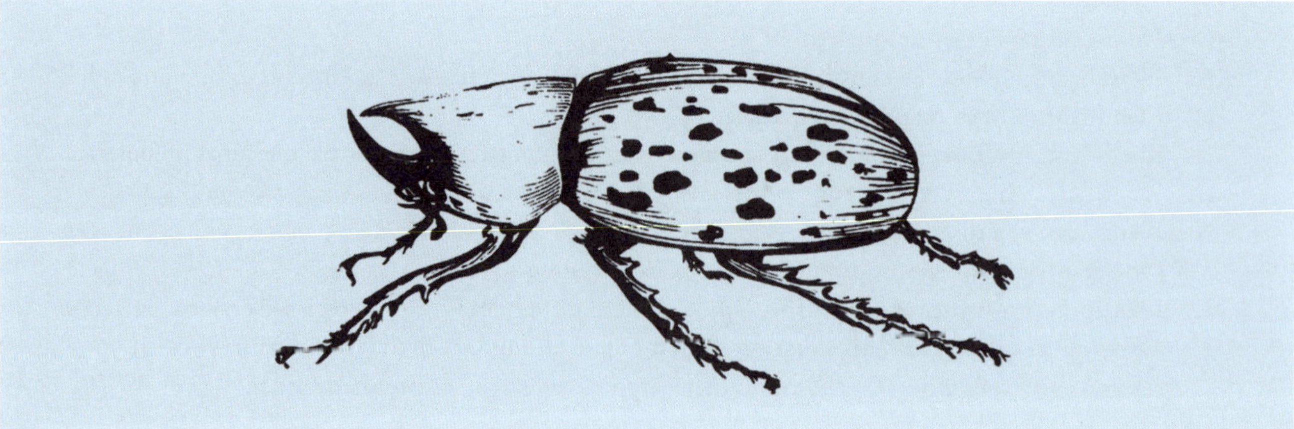

Figura 2.1 *Dynastes tityrus*, com seu exosqueleto.

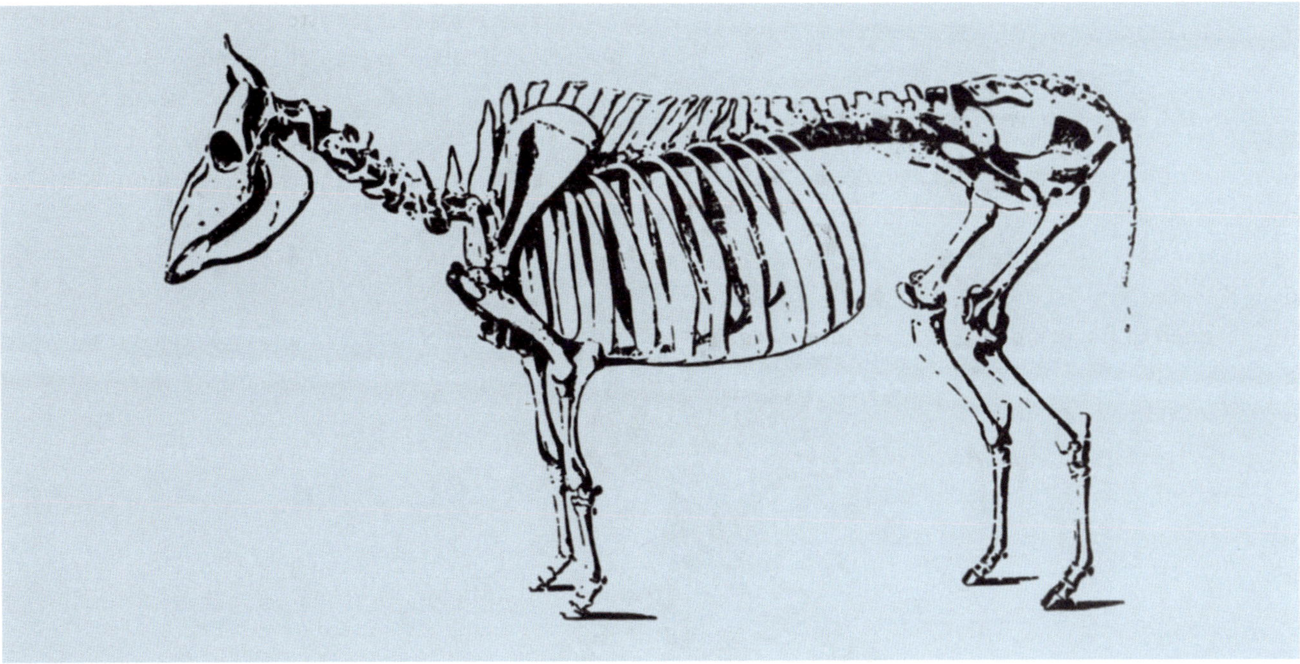

Figura 2.2 Endosqueleto de quadrúpede (bovino).

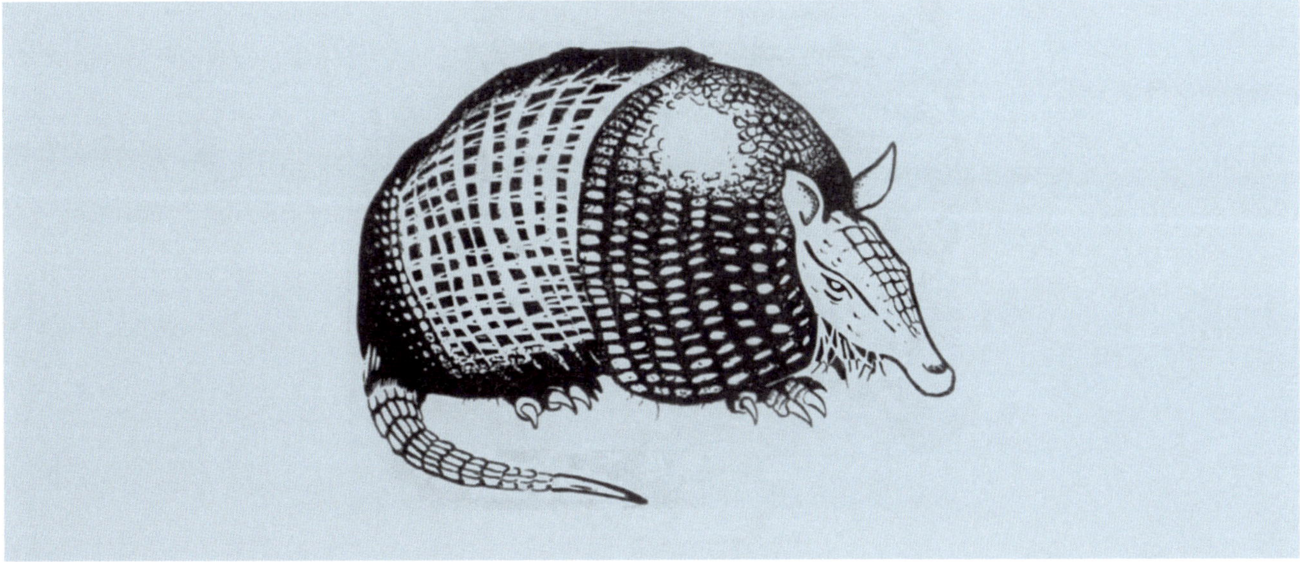

Figura 2.3 O tatu é um animal que apresenta endo e exosqueleto.

Divisão do esqueleto

O esqueleto pode ser dividido em duas grandes porções. Uma mediana, formando o eixo do corpo, e composta pelos ossos da cabeça, do pescoço e do tronco (tórax e abdome): o esqueleto **axial**; outra forma os membros que constituem o esqueleto **apendicular**. A união entre essas duas porções se faz por meio de **cíngulos:** o **cíngulo do membro superior** (ao qual pertencem a **escápula** e a **clavícula**) e o **cíngulo do membro inferior** (constituído pelo **osso do quadril**). As Figuras 2.4 a 2.13 representam os esqueletos axial, apendicular e os cíngulos do membro superior e do membro inferior, com os ossos que os constituem. A despeito de a Terminologia Anatômica indicar o sacro como parte do cíngulo do membro inferior, esse é um erro de conceito, pois o sacro é parte da coluna vertebral e, por isso, elemento do esqueleto axial.

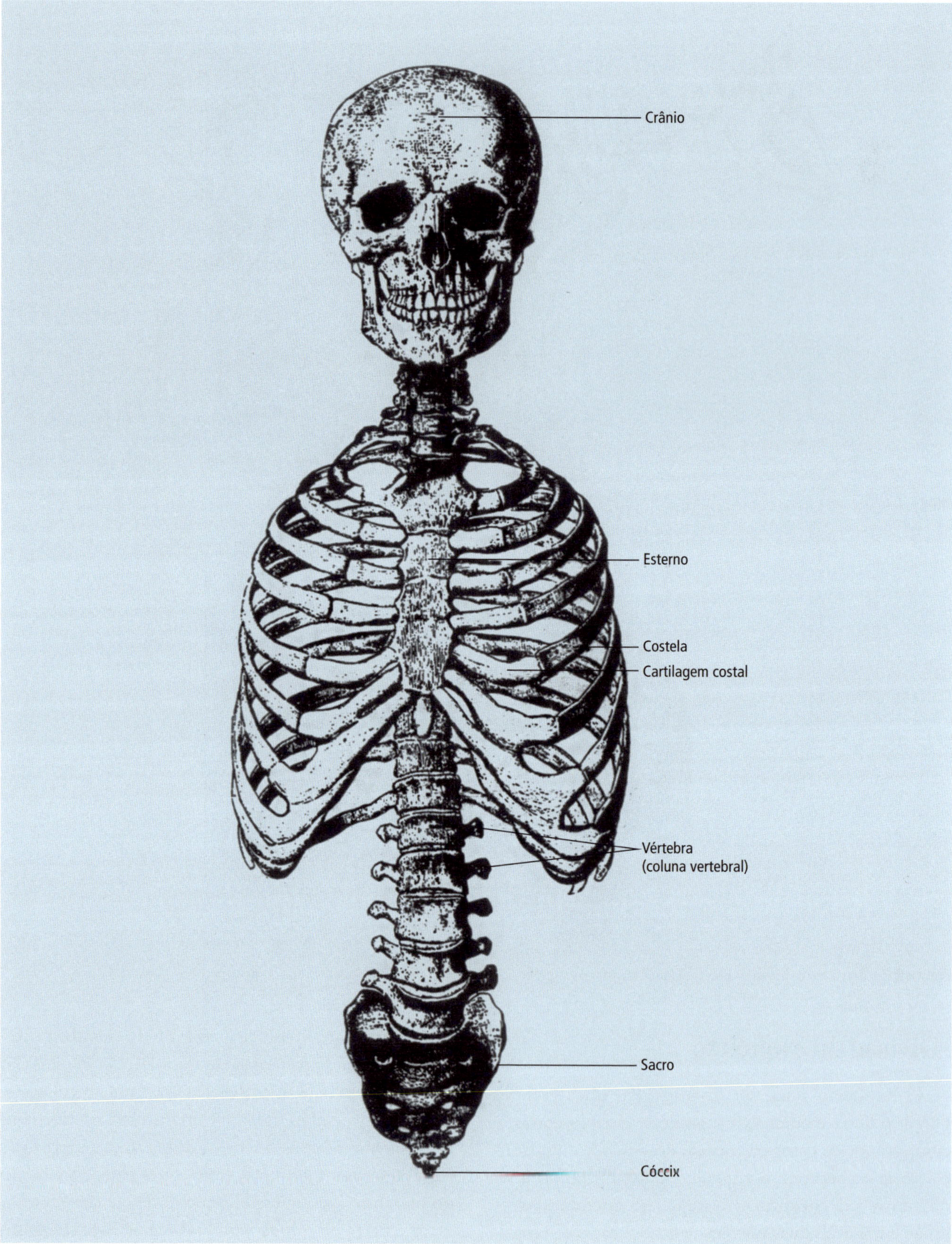

Figura 2.4 Esqueleto axial.

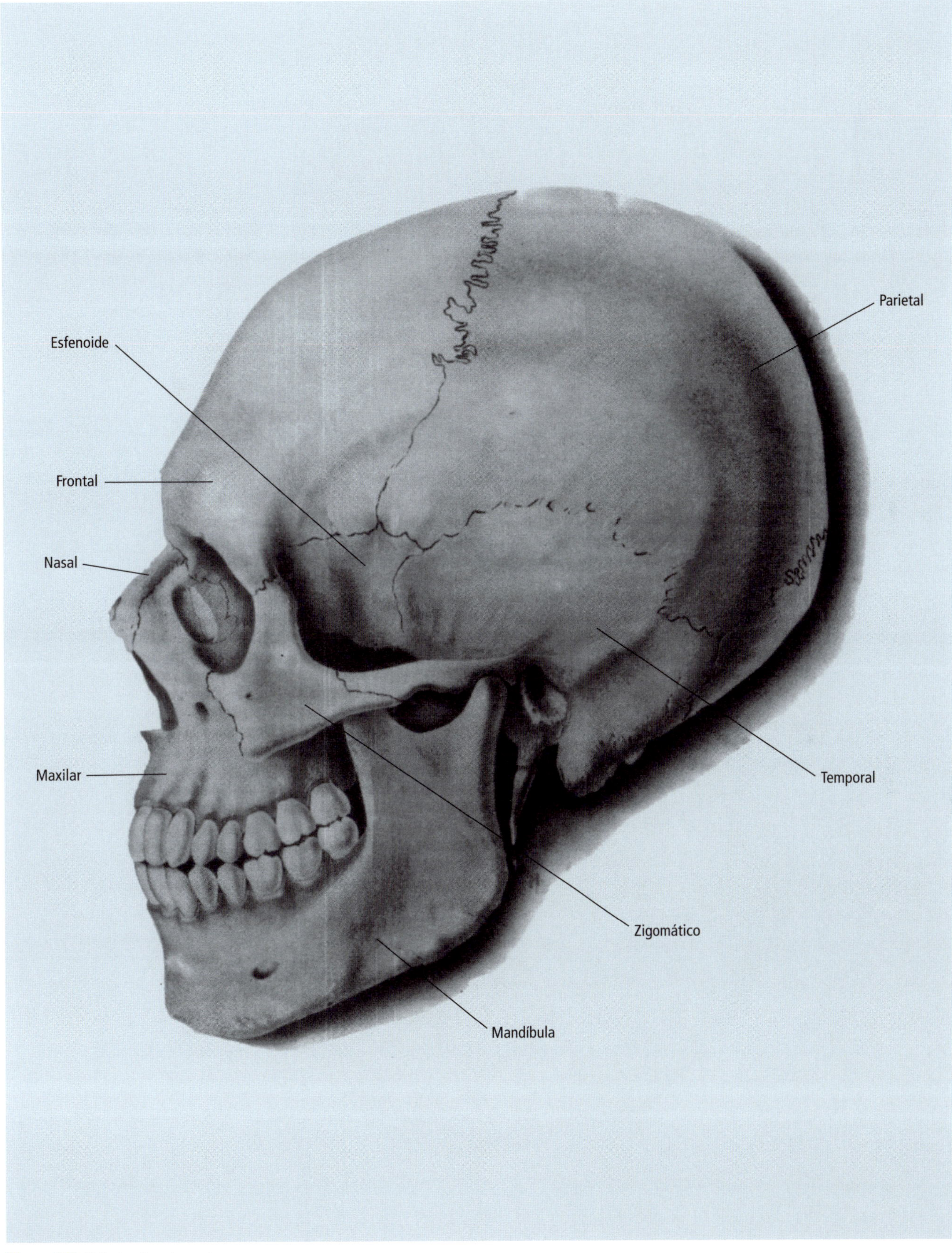

Figura 2.5 Crânio visto lateralmente.

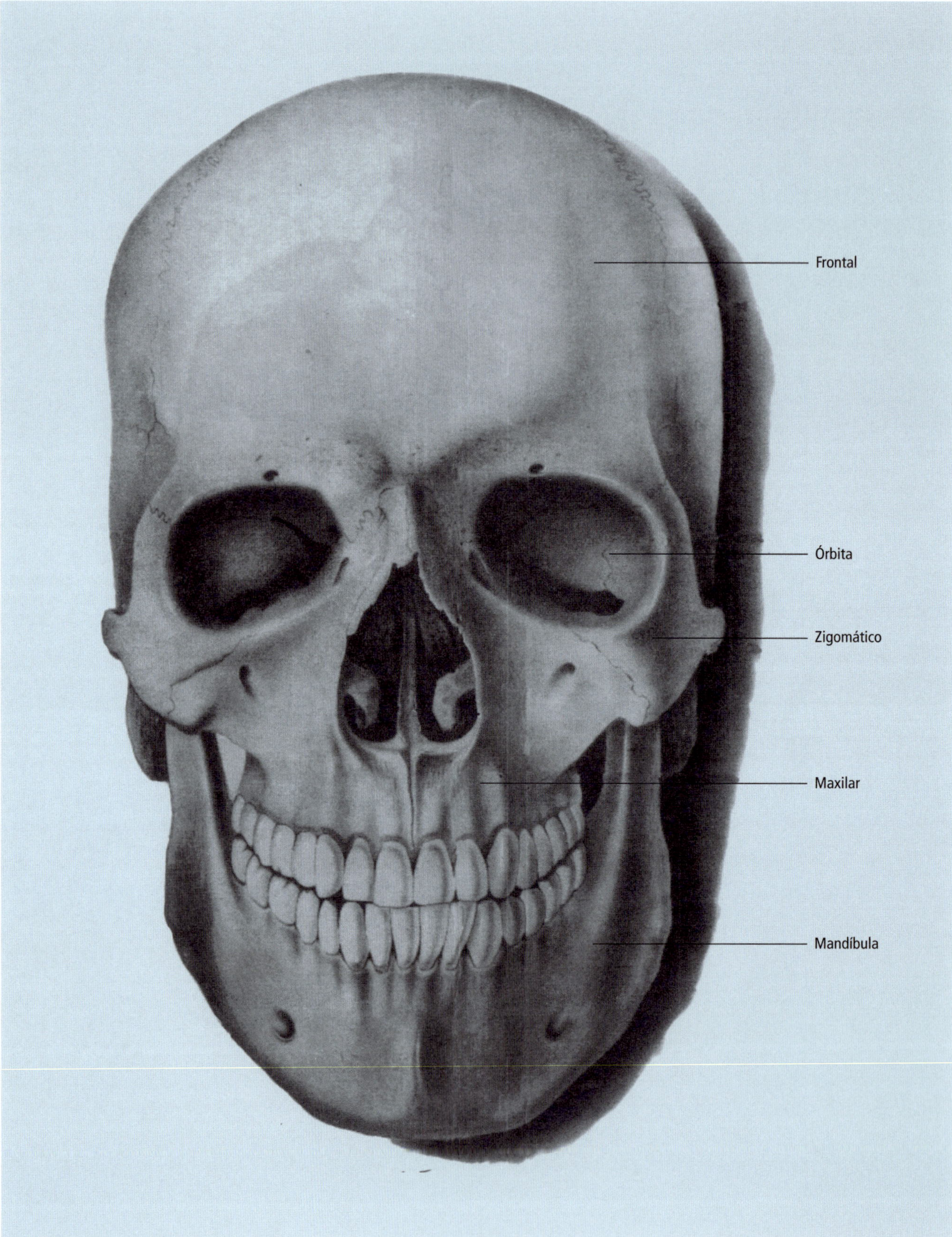

Figura 2.6 Crânio visto anteriormente.

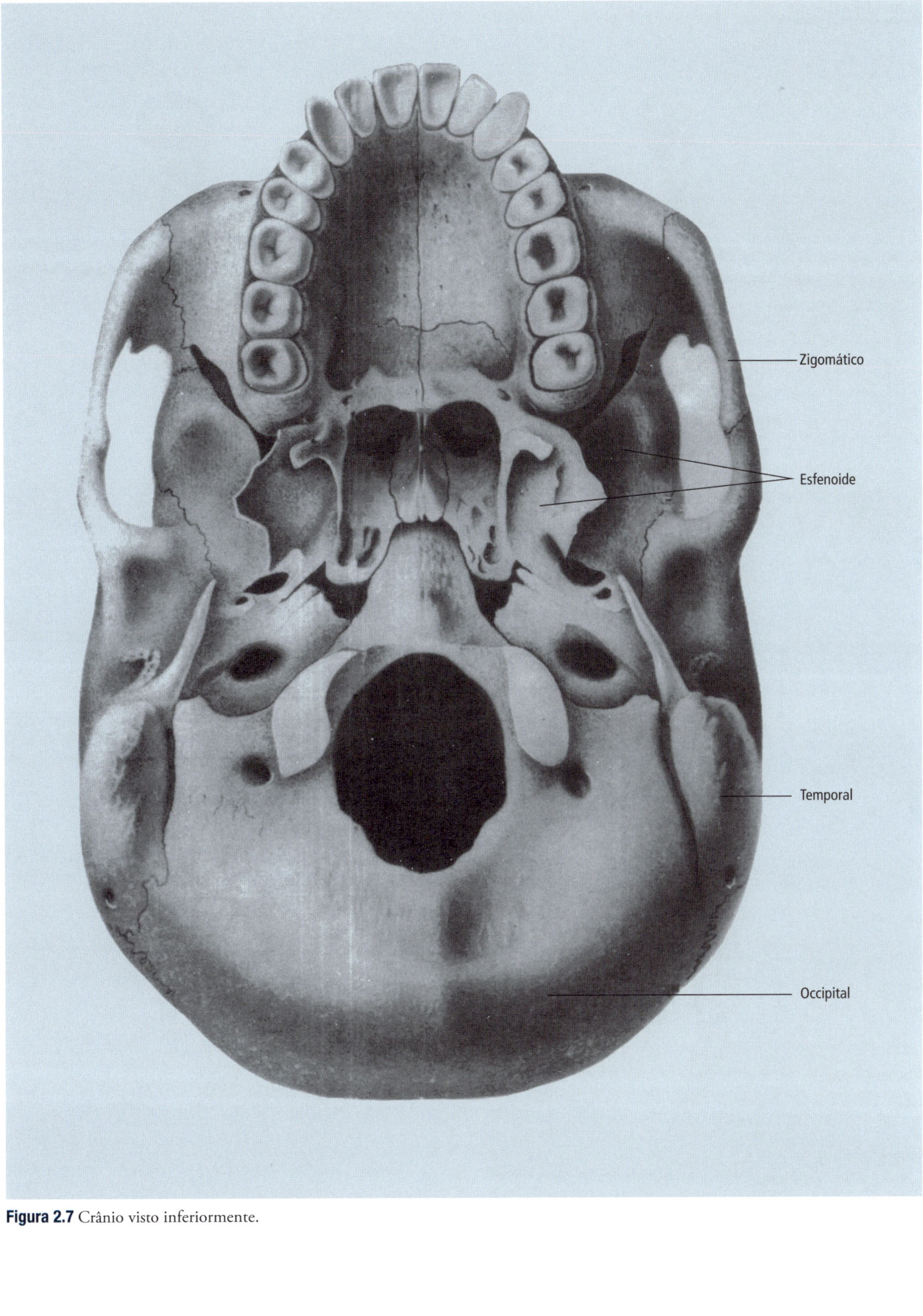

Figura 2.7 Crânio visto inferiormente.

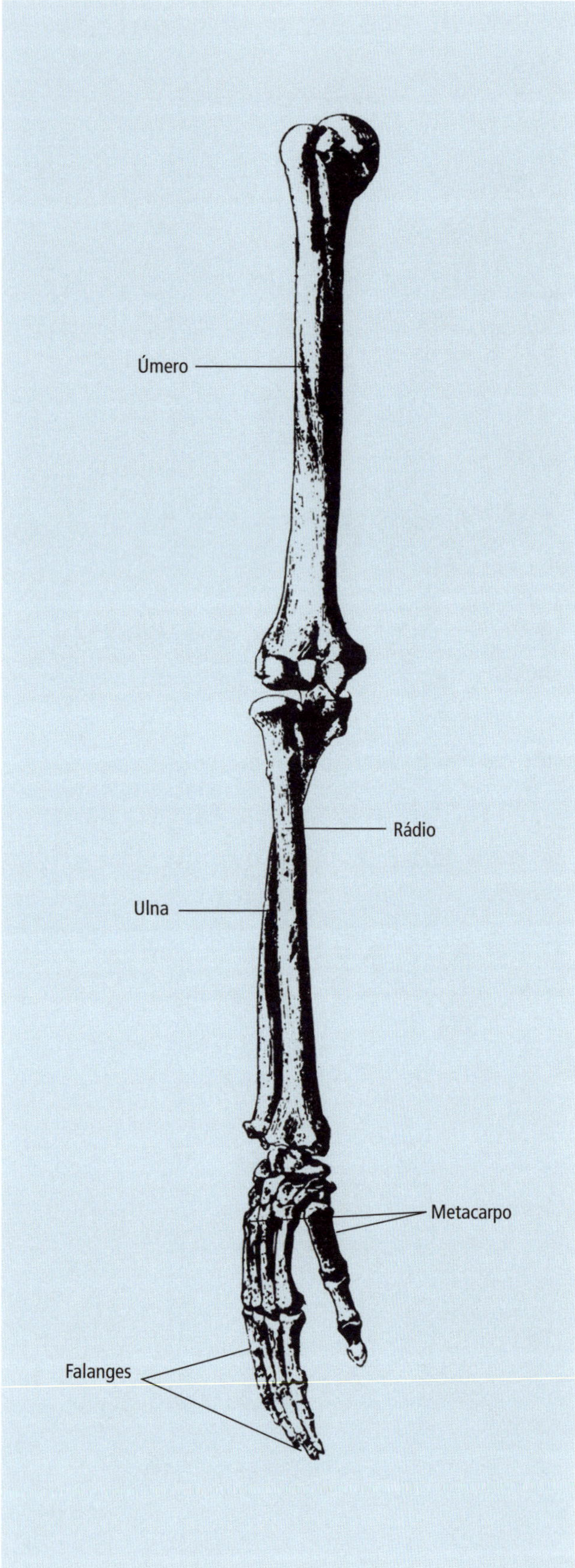

Figura 2.8 Esqueleto do membro superior visto anteriormente.

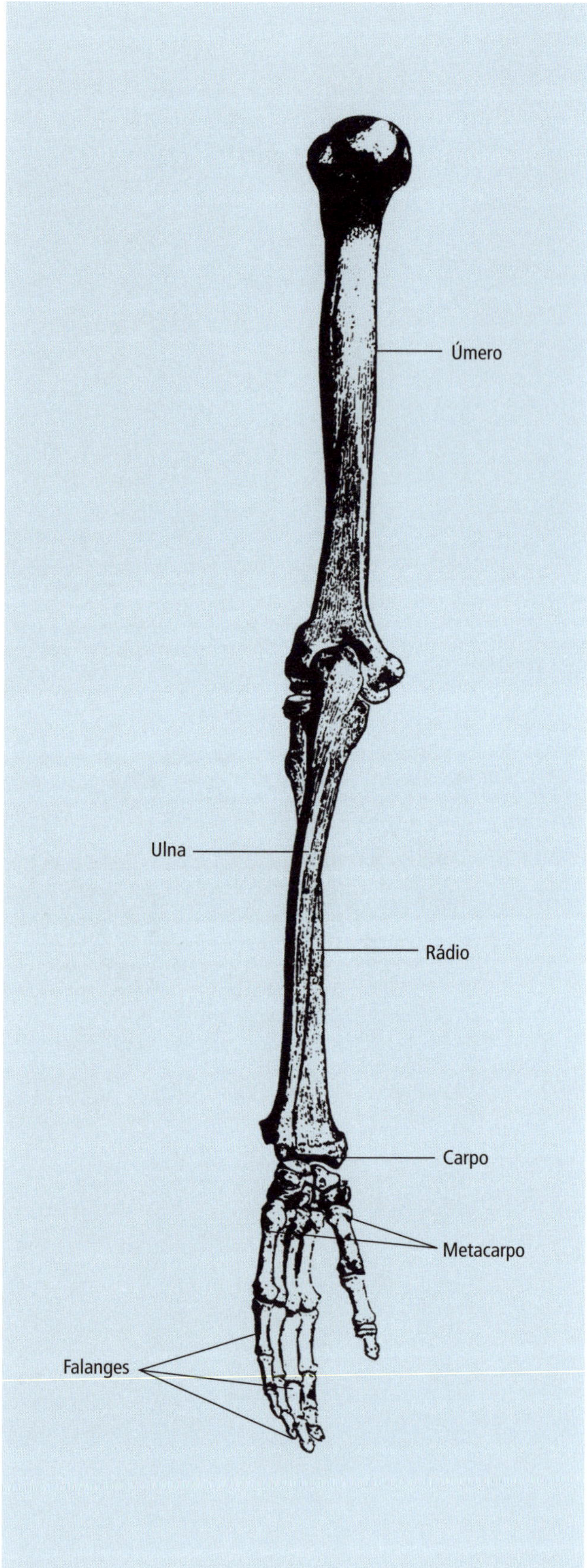

Figura 2.9 Esqueleto do membro superior visto posteriormente.

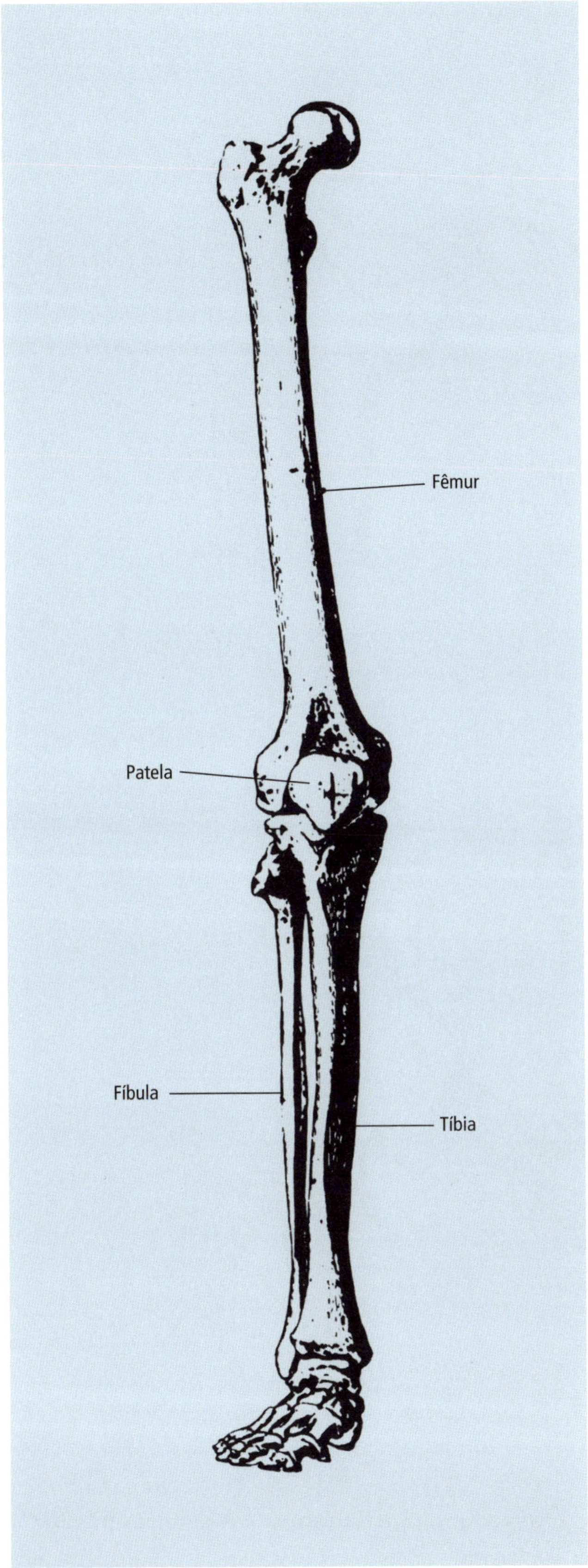

Figura 2.10 Esqueleto do membro inferior direito visto anteriormente.

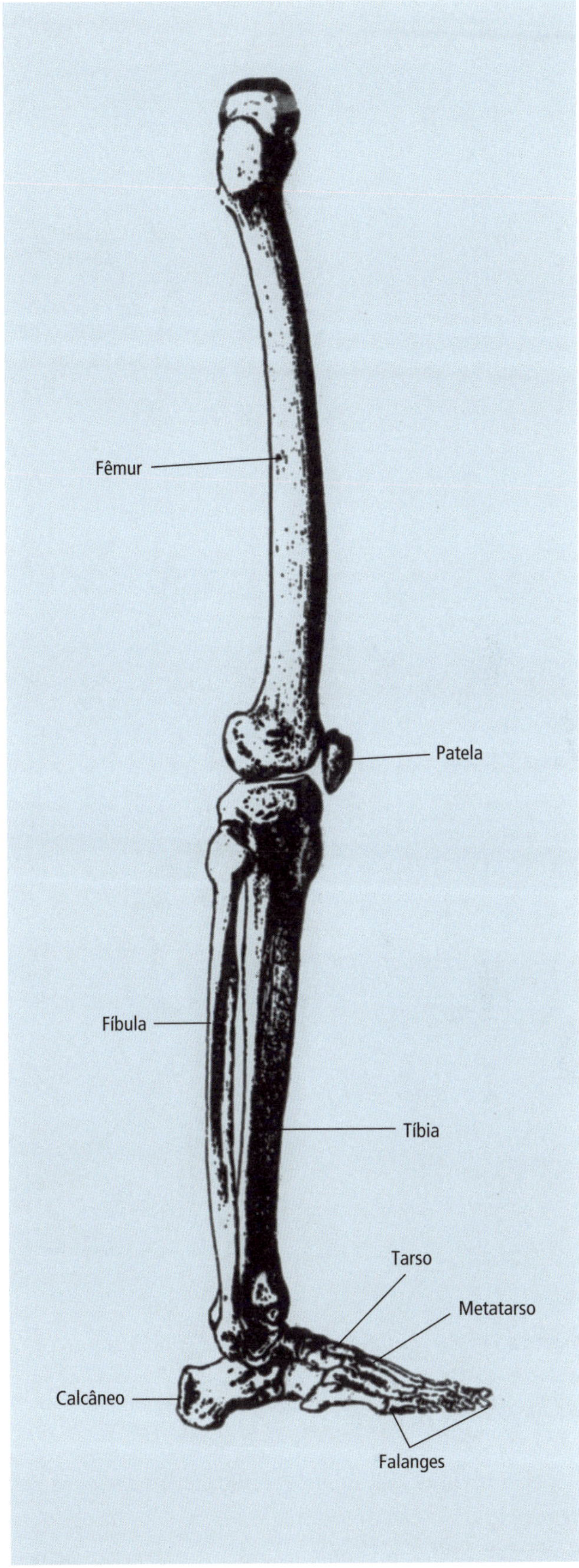

Figura 2.11 Esqueleto do membro inferior direito visto lateralmente.

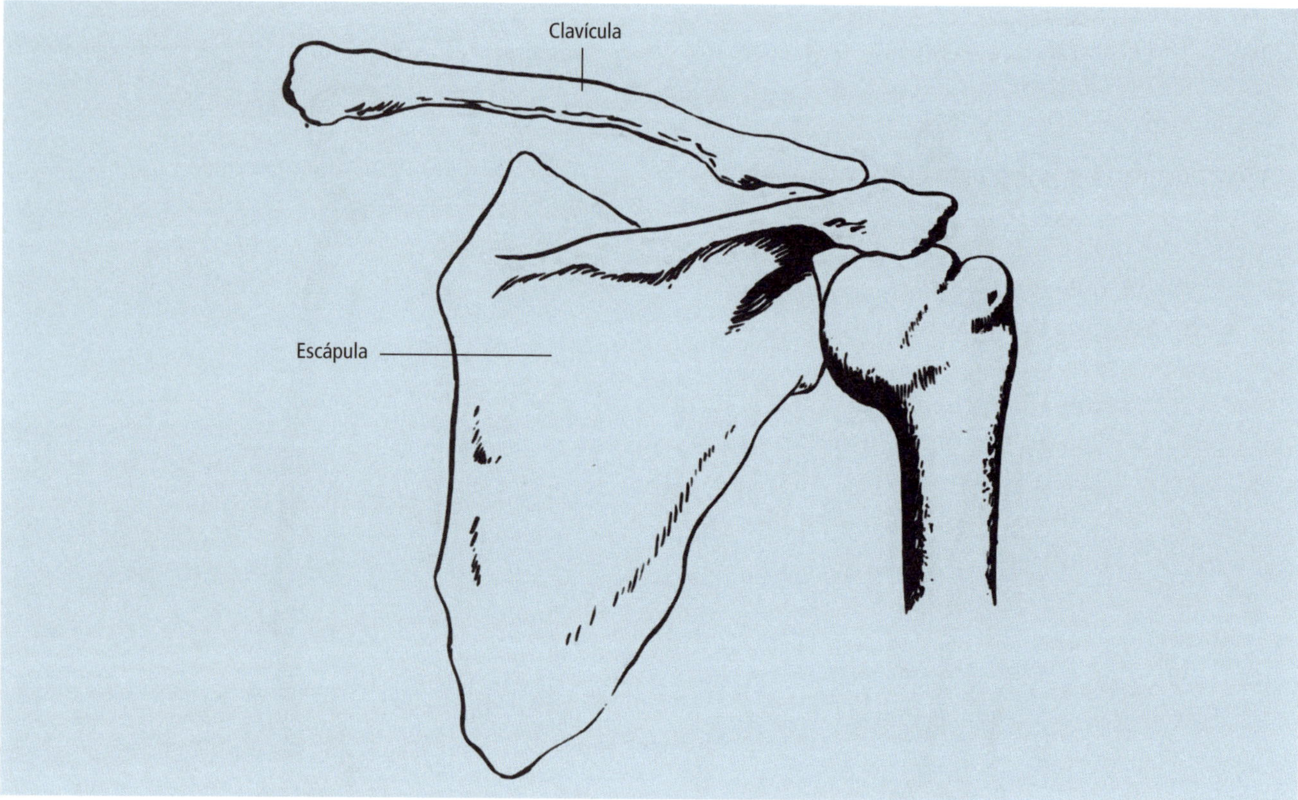

Figura 2.12 Ossos do cíngulo do membro superior direito associados ao úmero (vistos posteriormente).

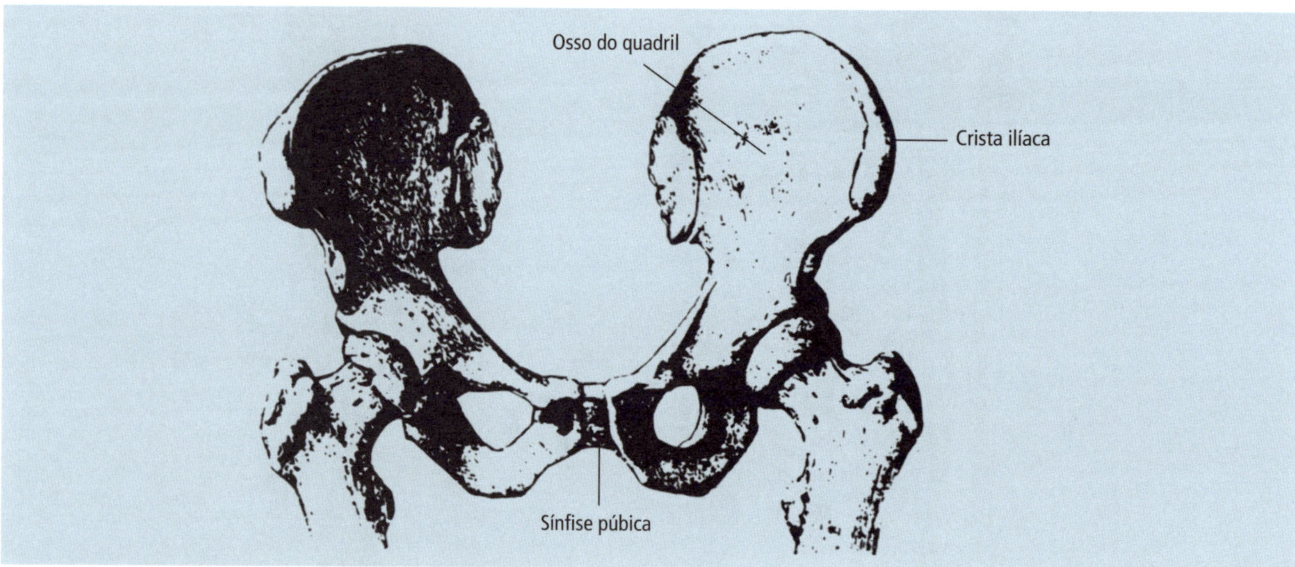

Figura 2.13 Ossos do quadril, do cíngulo do membro inferior, vistos anteriormente.

Número dos ossos

No indivíduo adulto, fase da vida na qual se considera concluído o desenvolvimento orgânico, o número de ossos é de 206. Esse número, todavia, varia se levarmos em consideração os seguintes fatores:

- **Fatores etários:** do nascimento à idade avançada, há uma diminuição do número de ossos. Isso se deve ao fato de que, certos ossos, no recém-nascido, são formados de partes ósseas que se unem durante o desenvolvimento do indivíduo para constituir um osso único no adulto. Assim, o osso frontal é formado por duas porções, separadas no plano mediano. A Figura 2.14 mostra um crânio de feto onde isso pode ser observado. O osso do quadril, no feto, é constituído de três partes, **ísquio**, **púbis** e **ílio**, que posteriormente se unem para formar um osso único no adulto (Figura 2.15). Por sua vez, nos indivíduos muito idosos, há tendência para a fusão de dois ou mais ossos, resultando em uma diminuição do seu número total. Este fato ocorre principalmente entre os ossos do crânio (sinostose), podendo transformar a calvária craniana em um único osso.

- **Fatores individuais:** em alguns indivíduos, pode haver persistência da divisão do osso frontal no adulto e ossos extranumerários podem estar presentes, determinando variação no número de ossos.

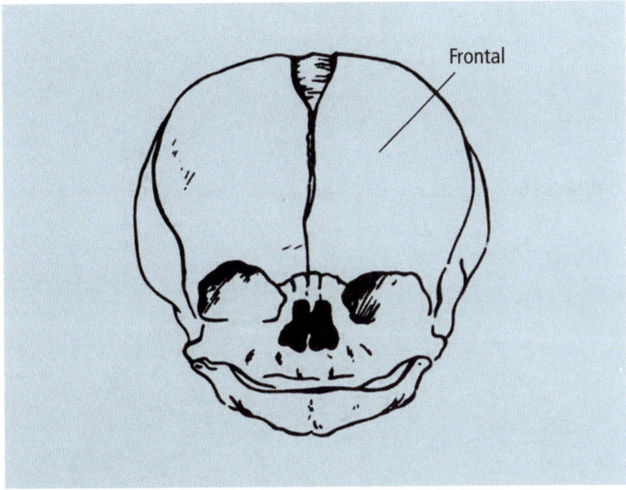

Figura 2.14 Crânio fetal visto anteriormente.

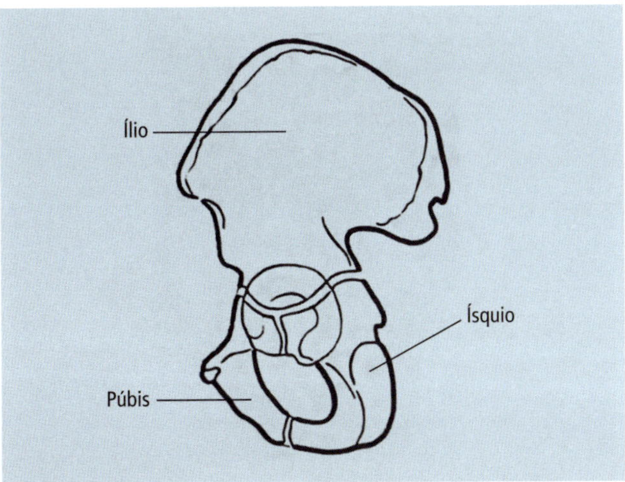

Figura 2.15 Osso do quadril, de feto e criança, do lado esquerdo com suas três porções.

- **Critérios de contagem:** os anatomistas utilizam ocasionalmente critérios muito pessoais para fazer a contagem do número de ossos do esqueleto e isso explica a divergência de resultados quando os comparamos. Assim, os ossos denominados "sesamoides" (inclusos em tendões musculares) são computados ou não na contagem global, segundo o autor. O mesmo vale para os ossículos da orelha média, ora computados, ora não.

Classificação dos ossos

Há várias maneiras de classificar os ossos. Eles podem, por exemplo, ser classificados pela sua posição topográfica, considerando **ossos axiais** (que pertencem ao esqueleto axial) e **apendiculares** (que fazem parte do esqueleto apendicular). Entretanto, a classificação mais difundida é aquela que leva em consideração a forma dos ossos, classificando-os segundo a predominância de uma das dimensões (comprimento, largura ou espessura) sobre as outras duas. Assim, temos:

- **Osso longo:** apresenta um comprimento consideravelmente maior que a largura e a espessura. Exemplos típicos são os ossos do esqueleto apendicular: fêmur, úmero, rádio, ulna, tíbia, fíbula, falanges. A Figura 2.16 representa um osso longo. O osso longo apresenta duas extremidades, denominadas **epífises** e um corpo, a **diáfise**. A diáfise tem, em seu interior, uma cavidade – cavidade medular (Figuras 2.24A e 2.24B) –, que aloja a **medula óssea amarela**. Por essa razão, os ossos longos são também denominados "**tubulares**". Nos ossos em que a ossificação ainda não se completou, é possível visualizar, entre a epífise e a diáfise, um disco cartilaginoso, a **cartilagem epifisial**, relacionado com o crescimento do osso em comprimento (Figura 2.24A). Alguns ossos, como a clavícula e as costelas, a despeito de apresentarem as relações de dimensão características de um osso longo, não são considerados nesse grupo em razão da ausência, em seu corpo, de uma cavidade medular. Alguns autores os consideram "ossos alongados".
- **Osso plano:** apresenta comprimento e largura equivalentes, predominando sobre a espessura. Ossos do crânio, como o parietal, frontal e occipital, e outros, como a escápula e o osso do quadril, são exemplos bem demonstrativos (Figuras 2.17 a 2.19).

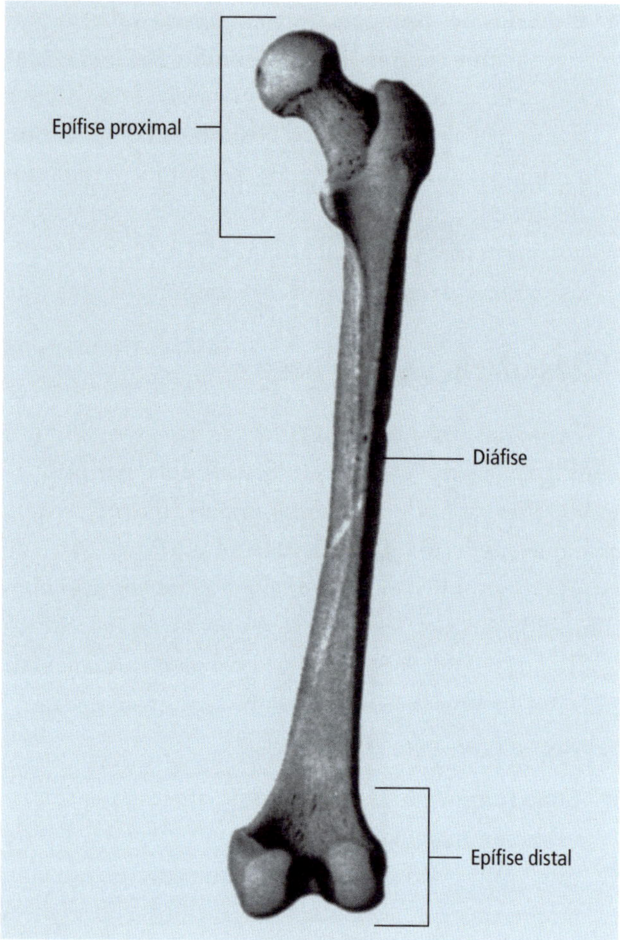

Figura 2.16 Fêmur esquerdo visto posteriormente.

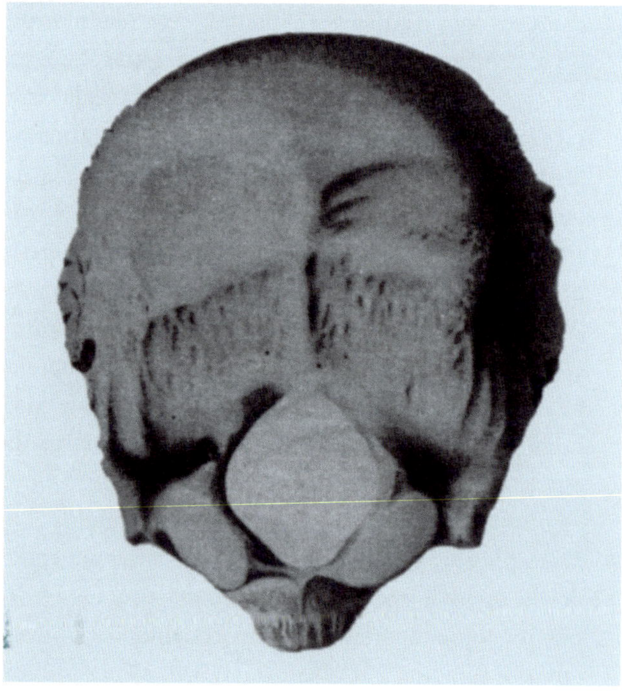

Figura 2.17 Occipital visto inferiormente.

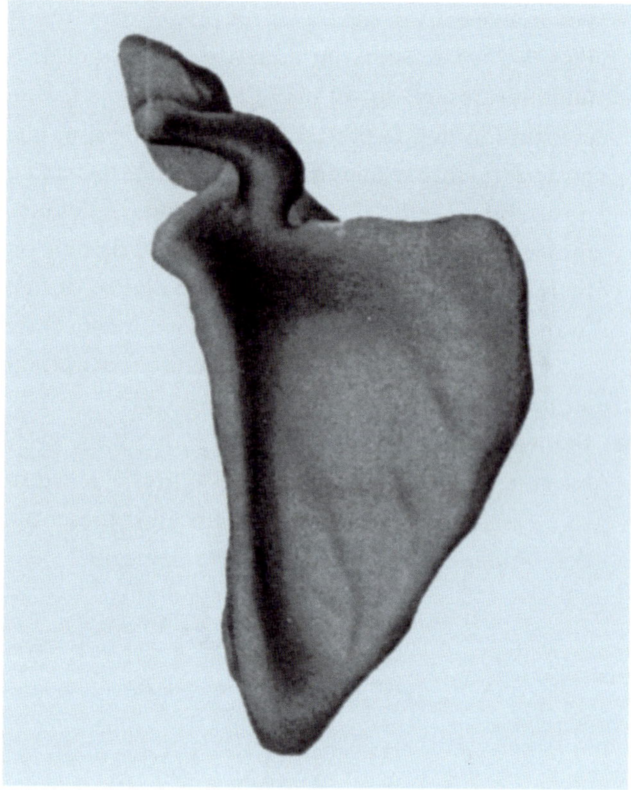

Figura 2.18 Escápula direita vista anteriormente.

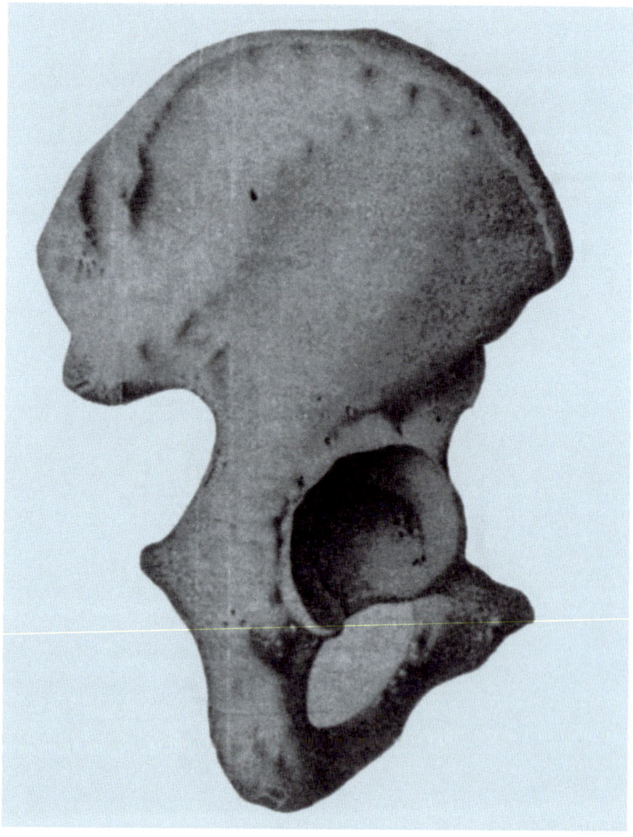

Figura 2.19 Osso do quadril do lado direito visto lateralmente.

- **Osso curto:** apresenta equivalência das três dimensões. Os ossos do carpo e do tarso são excelentes exemplos (Figuras 2.20 e 2.21).

Existem ossos que não podem ser classificados em nenhum dos tipos descritos e são, por essa razão e por características peculiares, colocados em uma das categorias citadas a seguir:

- **Osso irregular:** apresenta morfologia complexa que não encontra correspondência em formas geométricas conhecidas. As vértebras e o osso temporal são exemplos marcantes (Figuras 2.22A e 2.22B).
- **Osso pneumático:** apresenta uma ou mais cavidades, de volume variável, revestidas de mucosa e contendo ar. Essas cavidades denominam-se **seio**. Os ossos pneumáticos estão situados no crânio: frontal, maxilar, temporal, etmoide e esfenoide. A Figura 2.23 mostra o osso maxilar, visto medialmente, com a presença do **seio maxilar**.

Há ossos que, dadas suas peculiaridades morfológicas, são classificados em mais de um grupo: o frontal, por exemplo, é um osso laminar, mas também pneumático; o maxilar é irregular, mas também pneumático.

- **Ossos sesamoides:** desenvolvem-se na substância de certos tendões ou da cápsula fibrosa que envolve certas articulações. Os primeiros são denominados **intratendíneos** e os segundos, **periarticulares**. A **patela** é um exemplo típico de osso sesamoide intratendíneo (Figuras 2.10 e 2.11).

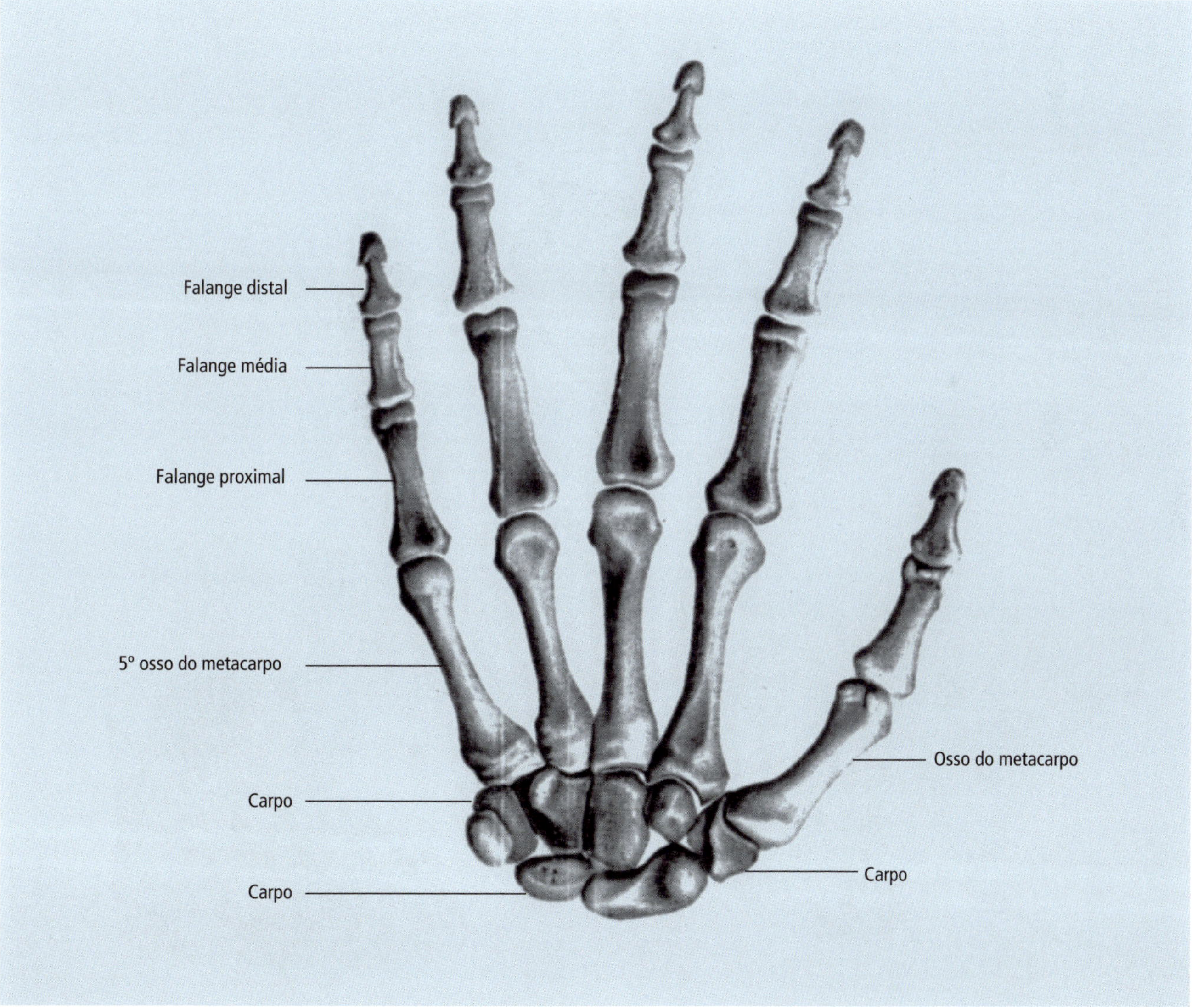

Figura 2.20 Esqueleto da mão, do lado direito, visto anteriormente.

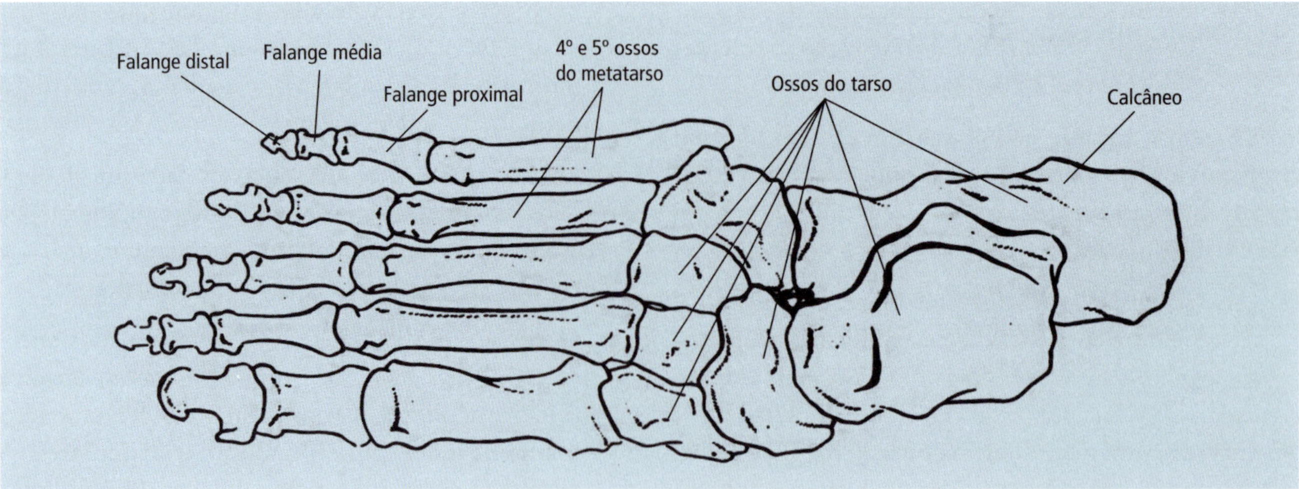

Figura 2.21 Esqueleto do pé, do lado direito, vista dorsal.

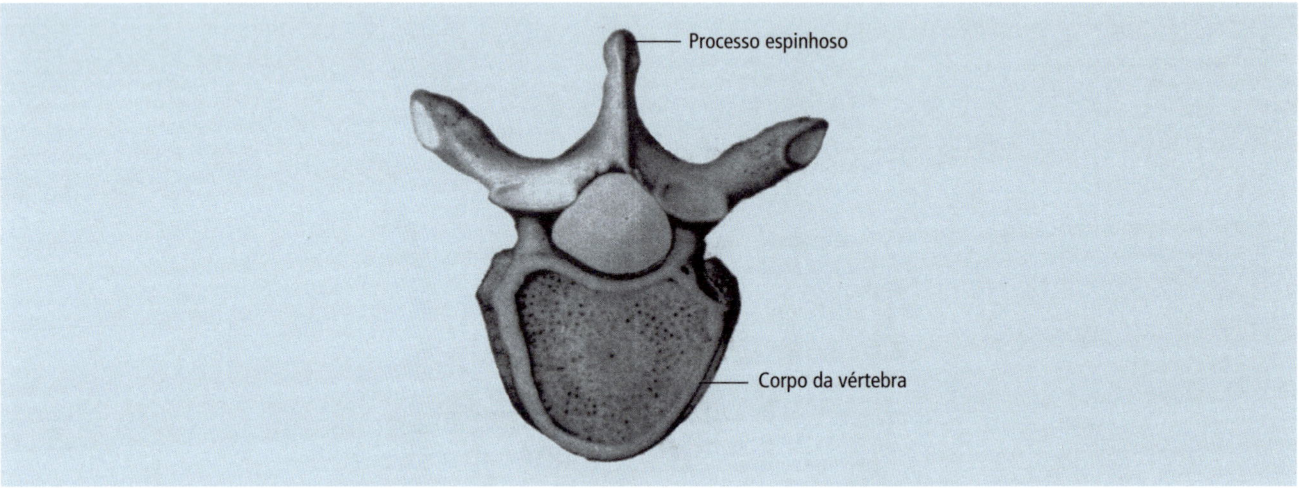

Figura 2.22A Vértebra torácica, vista superior.

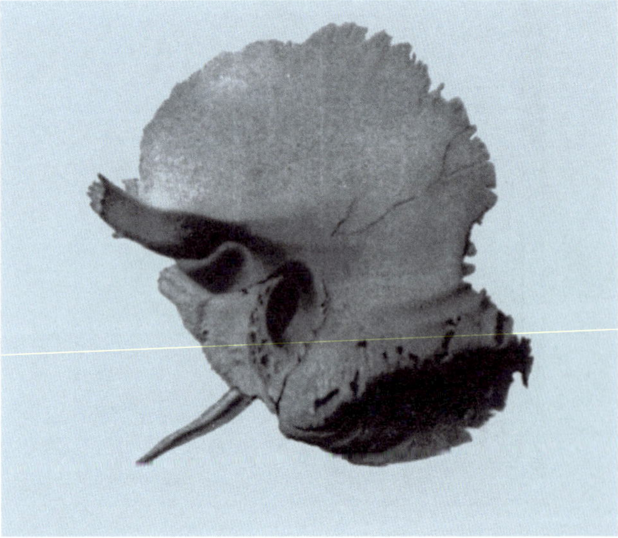

Figura 2.22B Temporal, vista lateral.

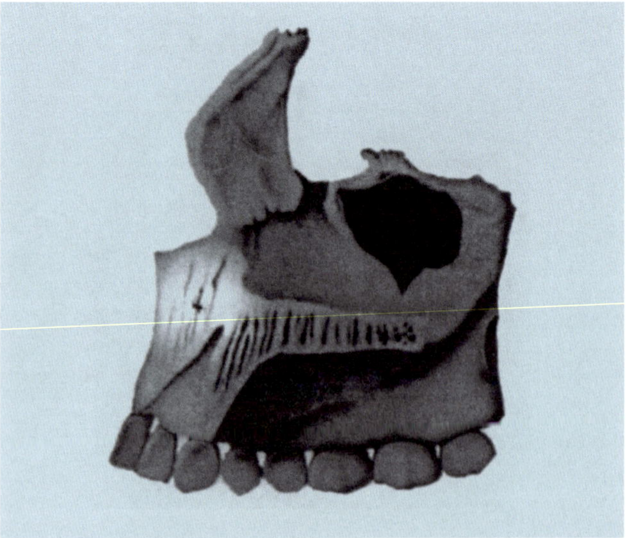

Figura 2.23 Maxilar, vista medial.

Tipos de substância óssea

Ao seccionarmos um osso, podemos identificar a sua estrutura interna. Nessa condição, vemos que há dois tipos de substância óssea: **compacta** (cortical); e **esponjosa** (trabecular). Embora os elementos constituintes sejam os mesmos nos dois tipos de substância óssea, eles se dispõem diferentemente conforme o tipo considerado, e seu aspecto macroscópico também difere. Na substância óssea compacta, as lamínulas de tecido ósseo encontram-se fortemente unidas umas às outras pelas suas faces, sem que haja espaço livre interposto. Por essa razão, esse tipo é mais denso e rijo. Na substância óssea esponjosa, as lamínulas ósseas, mais irregulares em forma e tamanho, arranjam-se de forma a deixar entre si espaços ou lacunas que se comunicam umas com as outras e são preenchidas pela medula óssea vermelha.

As Figuras 2.24A e 2.24B mostram os dois tipos de substância óssea num osso longo, em corte frontal e em corte transversal. Nas duas ilustrações, vê-se a presença da cavidade medular que aloja a medula óssea amarela, também encontrada nos espaços existentes entre as trabéculas de substância óssea esponjosa, como foi dito.

Nos ossos longos, o osso compacto predomina na diáfise; nas epífises, predomina o osso esponjoso, revestido por fina camada de osso compacto. Já os ossos planos são formados por duas camadas delgadas de osso compacto, contendo osso esponjoso que, nos ossos do crânio, recebe a denominação **díploe**.

Ao se examinar um paciente com evidente deformidade de um membro, podemos observar gotículas de gordura misturadas ao sangramento proveniente do foco de fratura, fato que evidencia a presença de uma fratura exposta com exteriorização da medula óssea.

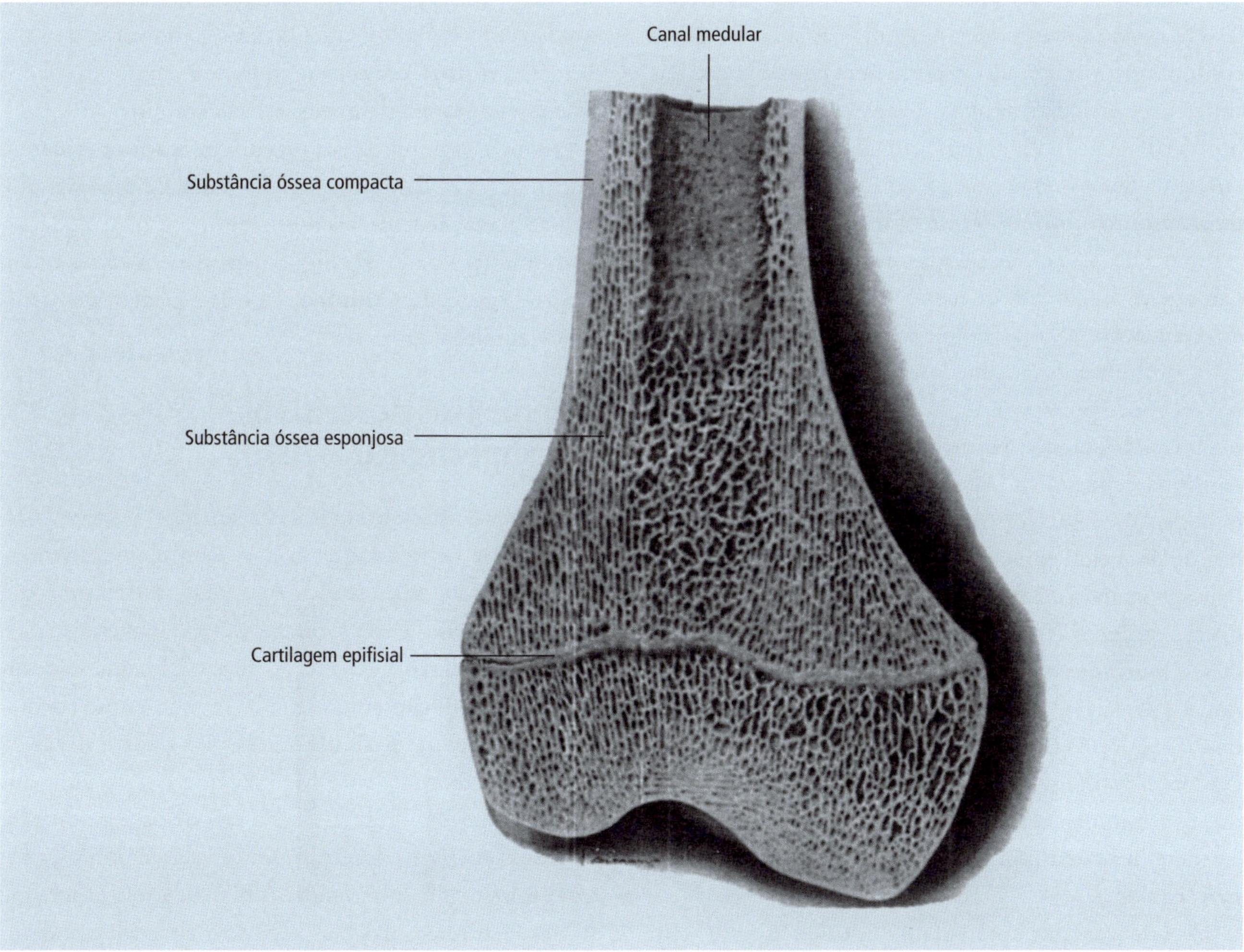

Figura 2.24A Corte frontal da extremidade de um osso longo.

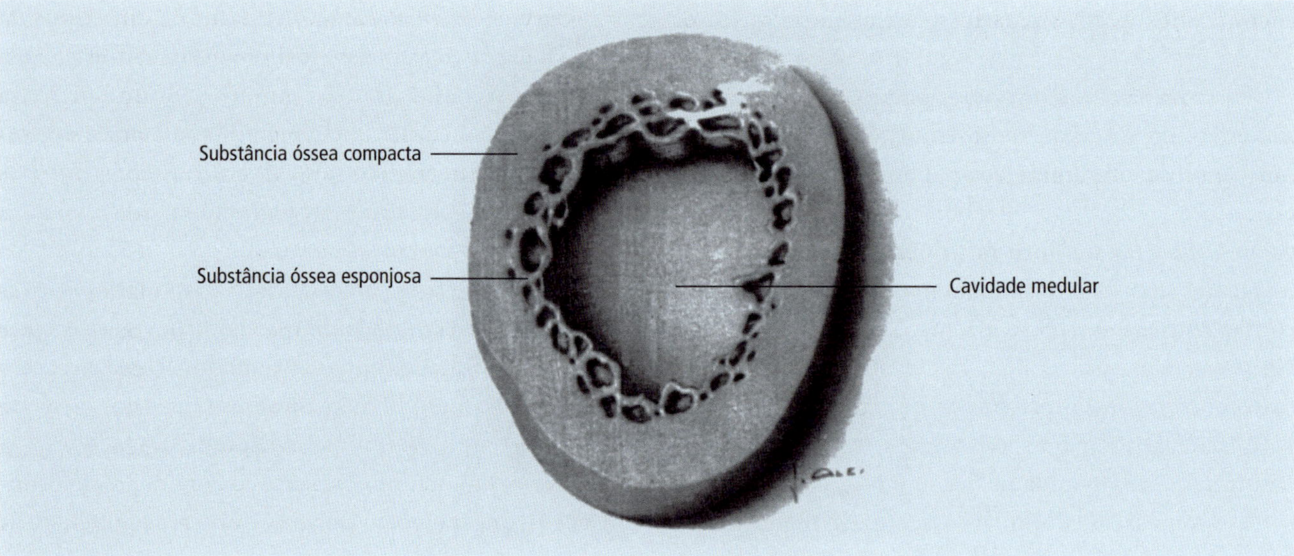

Figura 2.24B Corte transversal no nível da diáfise de um osso longo.

Periósteo

Os ossos são revestidos por uma camada de tecido conjuntivo especializado, o **periósteo**, com exceção das superfícies articulares, que são revestidas, geralmente, por cartilagem hialina, denominada **cartilagem articular**. O **periósteo** apresenta dois folhetos: um superficial; e outro profundo, este em contato direto com a superfície óssea. A camada profunda denomina-se **osteogênica** pelo fato de suas células se transformarem em células ósseas, que são incorporadas à superfície do osso, promovendo, assim, o seu espessamento. Assim, o osso cresce por aposição, ou seja, pela adição de osso neoformado sobre as superfícies livres. Existem, assim, contínua deposição e reabsorção do osso, permitindo a remodelação de sua forma. O tecido ósseo é uma especialização do tecido conectivo, com substância intercelular densa separando células ósseas (osteoblatos e osteocitos), fibras colágenas e substância fundamental impregnada de sais inorgânicos, principalmente fosfato de cálcio, carbonato de cálcio, traços de fluoreto de cálcio e fluoreto de magnésio. As fibras colágenas, na matriz calcificada, conferem resistência e elasticidade ao tecido, ao passo que os sais minerais são responsáveis pela rigidez do osso. Os detalhes estruturais do tecido ósseo são estudados na Histologia.

As crianças, por apresentam periósteo espesso, têm esqueleto com grande deformidade plástica. Assim, **fraturas em galho verde** (fratura na qual somente uma cortical se fratura e a outra permanece intacta, semelhante a quando tentamos quebrar um galho verde de uma árvore) e **fratura em tórus** (amassado em um dos lados ósseo, sem grande deformação) são comuns.

Alguns tumores ósseos produzem **reação periosteal** que pode ser evidenciada na radiografia. Como exemplo, cita-se a **reação em casca de cebola**, a qual pode ser vista no sarcoma de Ewing; o **aspecto em raios de sol e o triângulo de Codman**, os quais podem ser vistos no osteossarcoma.

Elementos descritivos da superfície dos ossos

Os ossos apresentam, na sua superfície, depressões, saliências e orifícios que constituem elementos descritivos para o seu estudo. As saliências servem para articular os ossos entre si ou para a fixação de músculos, ligamentos, cartilagens etc. As superfícies que se destinam à **articulação** com outra(s) peça(s) esquelética(s) são denominadas **articulares**; são lisas e revestidas de cartilagem, comumente hialina, que é destruída durante o processo de preparação dos ossos para estudo. Entre as saliências, destacam-se: cabeças; côndilos; cristas; eminências; tubérculos; tuberosidades; processos; linhas; espinhas, trócleas etc. As depressões podem, como as saliências, ser articulares ou não; e, entre elas, encontramos as fossas, as fossetas, as impressões, os sulcos, os recessos etc. Entre as aberturas, em geral destinadas à passagem de nervos ou vasos, encontram-se os forames, os meatos, os óstios, os poros etc. Impõe-se uma ressalva: os parâmetros para essas denominações nem sempre são criteriosos: muitas delas são conservadas pela consagração do uso.

Nutrição

Os ossos, em decorrência de sua função hematopoiética, ou pelo fato de se apresentarem com um desenvolvimento lento e contínuo, são altamente vascularizados. As artérias do periósteo penetram no osso, irrigando-o e distribuindo-se na medula óssea. Por essa razão, desprovido do seu periósteo, o osso deixa de ser nutrido e morre.

Algumas considerações

Os ossos, principalmente nos membros, são acometidos, com frequência, por traumatismos, resultando em **fraturas** de maior ou menor gravidade. Por sua vez, a deficiência de vitamina D pode causar o **raquitismo**, com o **retardo do crescimento**, que pode estar associado à falta de vitamina C. Já o excesso de hormônio do crescimento pela adeno-hipófise resulta no **gigantismo** ou na **acromegalia**.

A **osteoporose** é a doença óssea metabólica mais frequente, definida como a diminuição absoluta da quantidade de osso e desestruturação da sua microarquitetura, o que ocasiona um estado de fragilidade, podendo ocorrer fraturas após pequenos traumatizados. Até os 30 anos de idade, a quantidade de osso reabsorvido e reposto é igual. A partir daí, inicia-se um lento balanço negativo que vai provocar, ao fim de cada ativação das unidades de remodelação, uma discreta perda de massa óssea. Ao longo de suas vidas, as mulheres perderão cerca de 35% de osso compacto e 50% de osso esponjoso; nos homens, essa perda é de dois terços daquela quantidade. Por essa razão, é tão comum a osteoporose nas pessoas idosas, particularmente nas mulheres, uma condição conhecida como **osteoporose senil**. A situação é mais grave, e mais frequente, nas mulheres porque, além da condição etária, a perda de estrógeno, que ocorre com a idade, é também um fator predisponente.

O diagnóstico precoce de osteoporose pode ser feito facilmente pela **densitometria óssea**, capaz de detectar perdas ósseas mínimas. A radiologia, só consegue mostrar alterações inequívocas quando há perda de 30% da massa óssea. Essa é a razão pela qual se aconselha, particularmente às mulheres, um exame de densitometria óssea, regularmente, depois dos 40 anos de idade.

Contudo, a osteoporose pode acometer, também, indivíduos jovens, consequentemente ao desuso, como podemos observar na imobilização prolongada ou nas paralisias (imobilização de fraturas, cadeira de rodas, permanência prolongada no leito). Os astronautas, submetidos, durante um longo tempo, à diminuição ou ausência de gravidade, também experimentam grande perda óssea, o que exige que fiquem algum tempo em regime de quarentena quando retornam à Terra.

Exemplos de classificação das fraturas conforme a direção da linha de fratura: transversa; oblíqua; espiral; cominutiva; segmentada; impactada.

Considerações gerais sobre as aulas práticas

- ☐ Anatomia Macroscópica é uma disciplina essencialmente prática. É evidente que as conceituações teóricas fazem parte do seu estudo e, por esta razão, é inútil seguir os roteiros de prática sem a complementação da parte puramente teórica que os antecedem. Mesmo porque, neste livro, raras vezes encontraremos uma "parte puramente teórica".
- ☐ O estudo deve ser feito em grupo e os roteiros foram escritos para serem seguidos rigorosamente. Saltar parágrafos, ou mesmo frases, deixar de seguir estritamente as instruções, pode levar o grupo a perder a

logicidade da sequência, com prejuízos que se refletirão no momento da autoavaliação. O livro texto contém todas as ilustrações indispensáveis, o que não impede o emprego do Atlas de Anatomia ou ilustrações suplementares, à vontade do grupo.

- O material utilizado pelo grupo de estudo deve ser adequado e estar em boas condições de conservação. Entretanto, há peças que, pela dificuldade de obtenção ou preparação, não existem em grande número. Para resolver o problema, estas peças ficarão à disposição dos grupos em uma ou mais mesas, denominadas **neutras**. Se mencionadas nos roteiros, devem ser procuradas pelos componentes do grupo. Sendo de consulta coletiva, as peças das mesas neutras não devem ser transportadas para outras mesas.
- Nunca peça o auxílio do professor antes de tentar, dentro do seu grupo, com todas as informações e meios que tem a seu dispor, resolver a dificuldade. O aprendizado depende muito da sua capacidade de observar, raciocinar, comparar, discutir e deduzir, junto com seus colegas de grupo. Porque, além da Anatomia, há um objetivo maior que se deseja ver atingido: **aprender a aprender**.
- Estas considerações gerais são válidas para todas as aulas práticas, seja qual for o assunto. Método, rigor e ritmo de estudo, são condições essenciais para colher bons resultados.

Roteiro para aula prática de sistema esquelético

- Examine a estrutura a seguir. Observe como ela está constituída de partes articuladas entre si, artificialmente. Estas partes são os **ossos** e, no conjunto, a estrutura é denominada **esqueleto.**

  Identifique as partes que correspondem ao **esqueleto axial** e ao **esqueleto apendicular** (Figuras 2.4, 2.8 a 2.11). Repare que o esqueleto apendicular está apenso ao axial por ossos que constituem as **cinturas.** Localize as cinturas **escapular** e **pélvica** e identifique os ossos que delas fazem parte (Figuras 2.12 e 2.13).

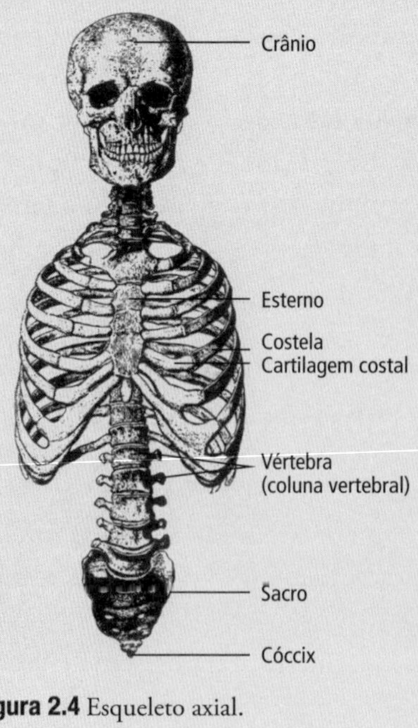

Figura 2.4 Esqueleto axial.

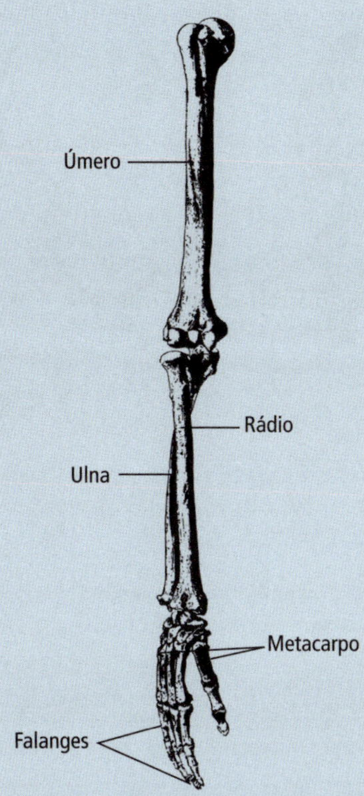

Figura 2.8 Esqueleto do membro superior visto anteriormente.

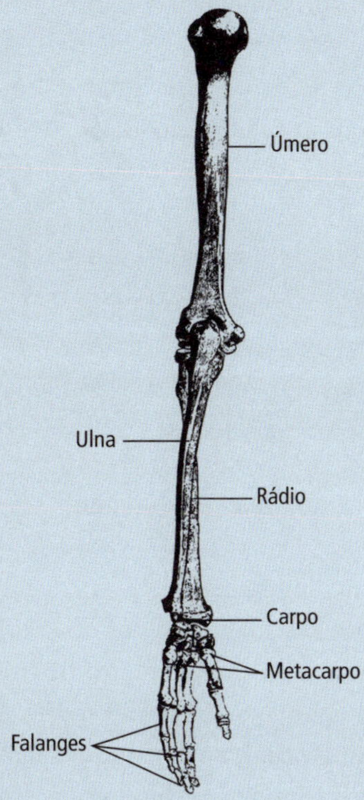

Figura 2.9 Esqueleto do membro superior visto posteriormente.

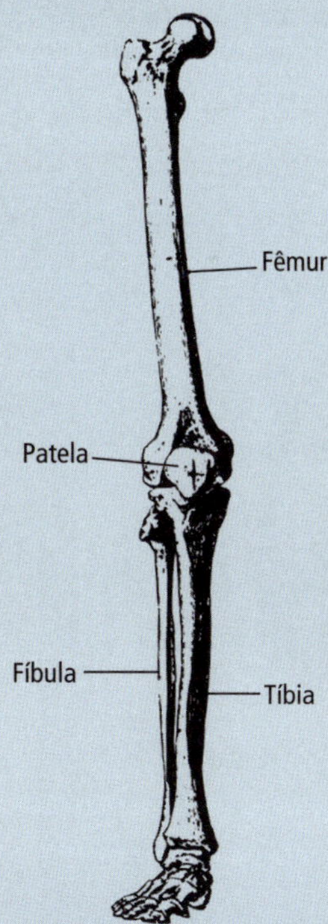

Figura 2.10 Esqueleto do membro inferior direito visto anteriormente.

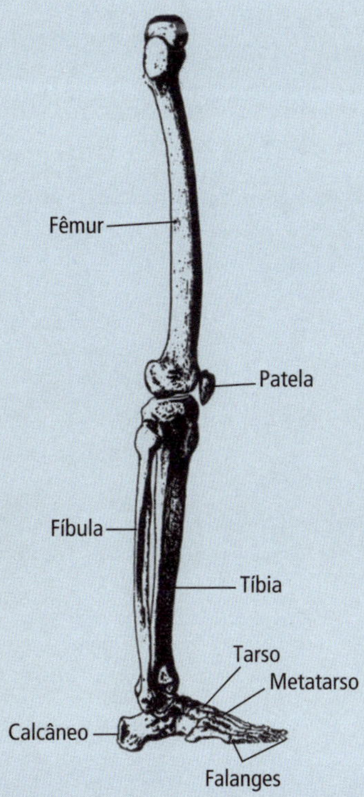

Figura 2.11 Esqueleto do membro inferior direito visto lateralmente.

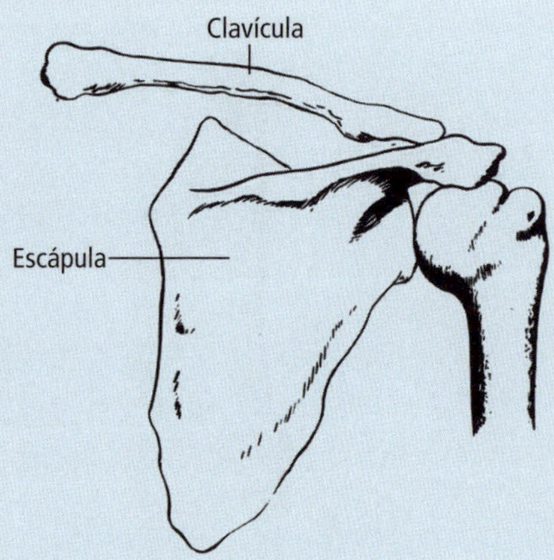

Figura 2.12 Ossos do cíngulo do membro superior direito associados ao úmero (vistos posteriormente).

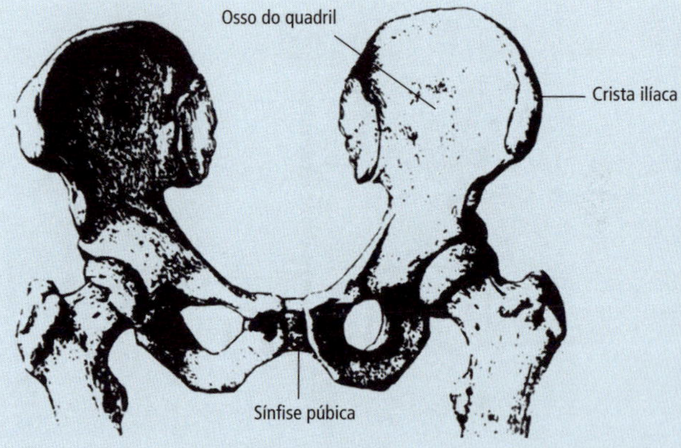

Figura 2.13 Ossos do quadril, do cíngulo do membro inferior, vistos anteriormente.

- □ Com o auxílio das Figuras 2.4, 2.8 a 2.13 você identificou muitos ossos do esqueleto axial e apendicular. Mas ainda não identificou os do crânio. Alguns ossos cranianos são frequentemente destruídos durante a preparação do material. Isto ocorre principalmente na órbita e cavidade nasal, mas, no momento, nenhum deles será objeto de estudo. Assim, com o auxílio das Figuras 2.5, 2.6 e 2.7 identifique os ossos seguintes: **frontal, nasal, zigomático, maxilar, mandíbula, parietal, temporal, esfenoide** e **occipital.**
- □ Os ossos já foram identificados. Peça então a um colega do grupo para despir o tórax. Escolha um que seja suficientemente magro para servir de modelo, pois vamos estudar um pouco de **Anatomia de Superfície.** Observe quais relevos aparecem na superfície do **corpo** do seu colega ao nível do **ombro, cotovelo, punho** e **mão.** Tente identificar no esqueleto quais ossos e que partes deles fazem estes relevos. Observe o relevo da **clavícula,** do **esterno** e das **costelas.** Examine estes ossos no esqueleto. Passe agora à **coluna vertebral**: note como as **vértebras,** no esqueleto, têm volume diferente embora sua forma seja, basicamente, semelhante. Elas podem ser separadas em três grupos: 7 **cervicais** (no pescoço), 12 **torácicas** (no tórax) e 5 **lombares** (correspondem ao abdome). Em outros animais, entretanto, o número de vértebras varia.

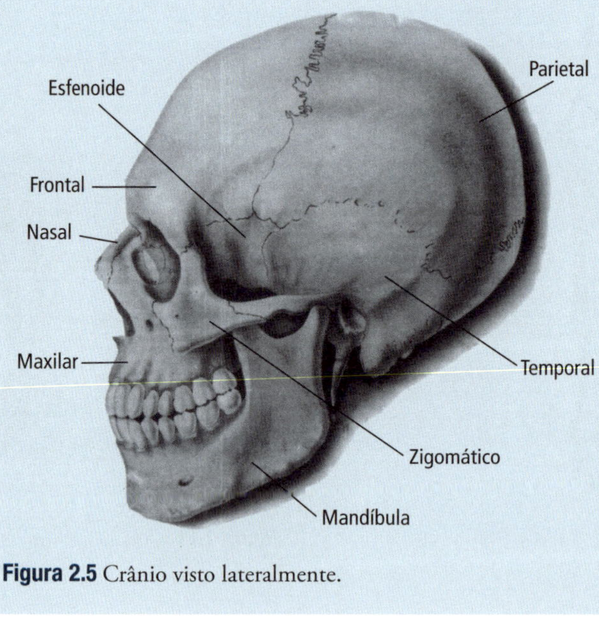

Figura 2.5 Crânio visto lateralmente.

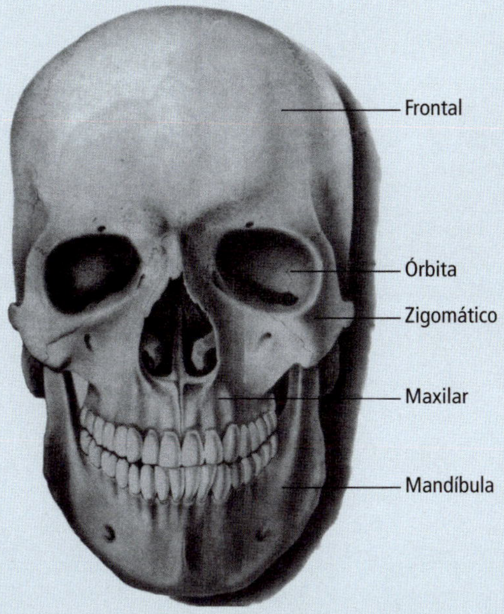

Figura 2.6 Crânio visto anteriormente.

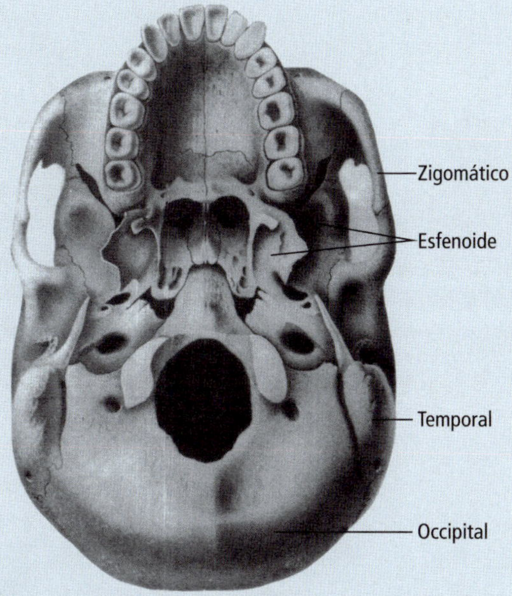

Figura 2.7 Crânio visto inferiormente.

No cavalo, há 18 torácicas e no boi 13. Em quase todos os mamíferos, todavia, incluindo a girafa, o número de vértebras cervicais é de 7. Observe como as vértebras de cada grupo têm características próprias e diferenciam-se das dos outros grupos. Que parte das vértebras pode ser palpada na coluna vertebral do seu colega? Confira sua resposta nas Figuras 2.22A e 2.22B. A Peça a ele para fletir o tórax, como se fosse apanhar um objeto no chão, sem dobrar as pernas, e repare como os relevos da coluna vertebral tornam-se muito mais nítidos. Guarde este conceito: relevos produzidos por ossos na superfície do corpo podem ser mais salientes na dependência do movimento realizado.

Agora, em você mesmo, palpe os ossos da **pelve,** principalmente a chamada **crista ilíaca** que pode ser identificada nas Figuras 2.13 e 2.17 a 2.19. Observe também os relevos produzidos ao nível do **joelho, tornozelo e pé.** Procure identificar no esqueleto quais ossos e que partes deles produzem estes relevos.

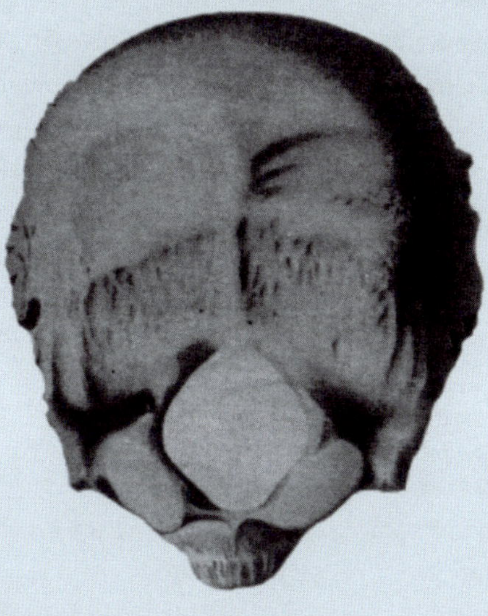

Figura 2.17 Occipital visto inferiormente.

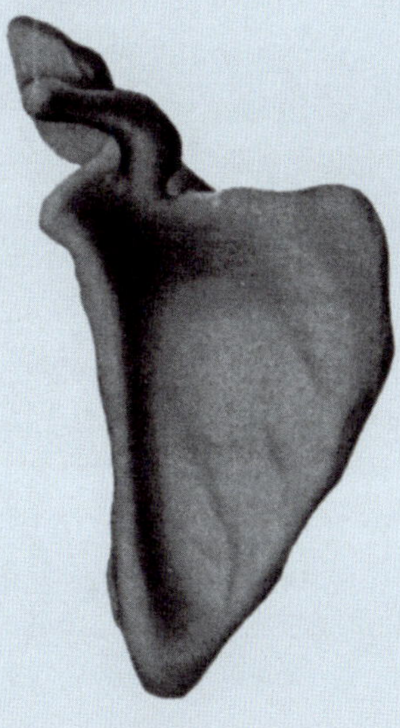

Figura 2.18 Escápula direita vista anteriormente.

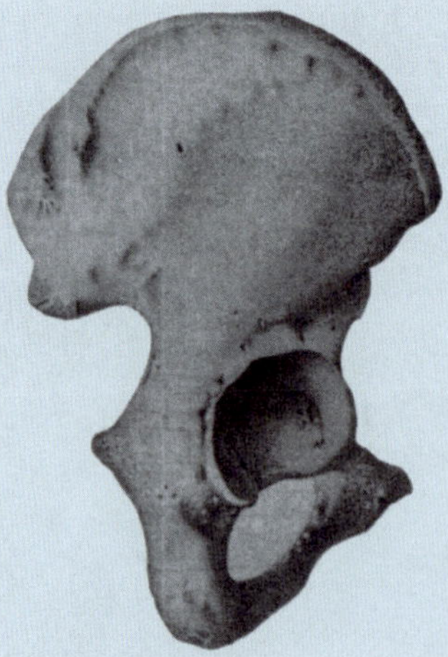

Figura 2.19 Osso do quadril do lado direito visto lateralmente.

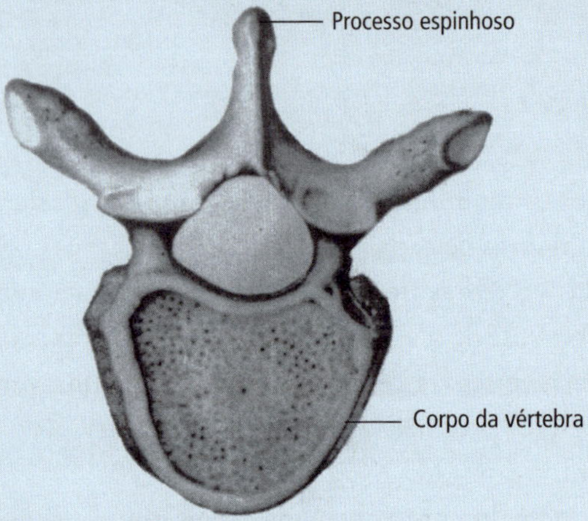

Figura 2.22A Vértebra torácica, vista superior.

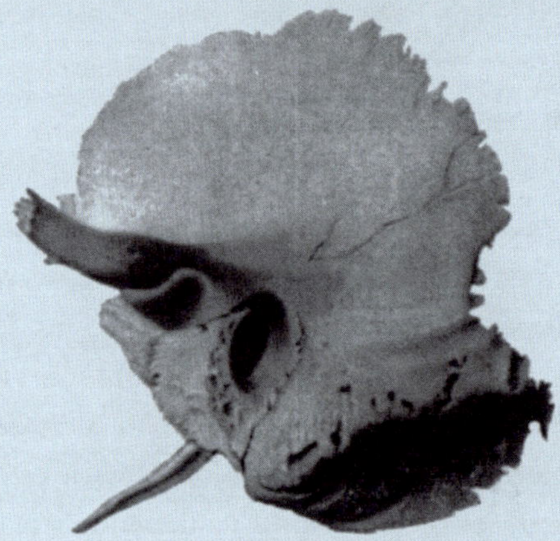

Figura 2.22B Temporal, vista lateral.

- Examine, atentamente, a construção da caixa torácica e da pelve de um esqueleto humano, e compare com as de um esqueleto de um quadrúpede (este último está na mesa neutra). Note que o tórax do quadrúpede é muito mais **elíptico** e que as costelas no seu terço dorsal não apresentam um ângulo tão pronunciado como aquele observado nas costelas do esqueleto humano. As figuras a seguir mostram a diferença.

  Esta particular conformação do tórax dos quadrúpedes faz com que os processos espinhosos das vértebras se tornem muito mais proeminentes, impedindo que aqueles animais possam deitar-se sobre o dorso.

  Observe a inclinação dos ossos do quadril nos quadrúpedes e no homem. À medida que o animal foi assumindo a posição bípede, a pelve passou a uma posição mais vertical, procurando adaptar-se às novas exigências de equilíbrio.
- Outro fato que deve ser observado nos quadrúpedes é o grande desenvolvimento dos ossos do metacarpo e metatarso em relação aos do homem. O número de dedos é bastante variável: um no cavalo, dois nos ruminantes (boi, carneiro, bode), quatro no porco, cinco no homem.
- Observe também a cintura escapular de um quadrúpede. Repare como a clavícula inexiste ou é rudimentar, enquanto que no homem é bem desenvolvida.

- ☐ Tome agora um osso isolado, como o fêmur, e observe como sua superfície é irregular, apresentando depressões, sulcos, forames (orifícios), saliências etc. Para que servem esses acidentes ósseos?
- ☐ Classifique morfologicamente os seguintes ossos: úmero, rádio, ossos do carpo, falanges, clavícula, escápula, temporal, frontal, mandíbula, costela, vértebra, osso do quadril, fêmur, fíbula, calcâneo, ossos do metatarso.
- ☐ Em um osso longo identifique as **epífises** e a **diáfise** (Figura 2.16).

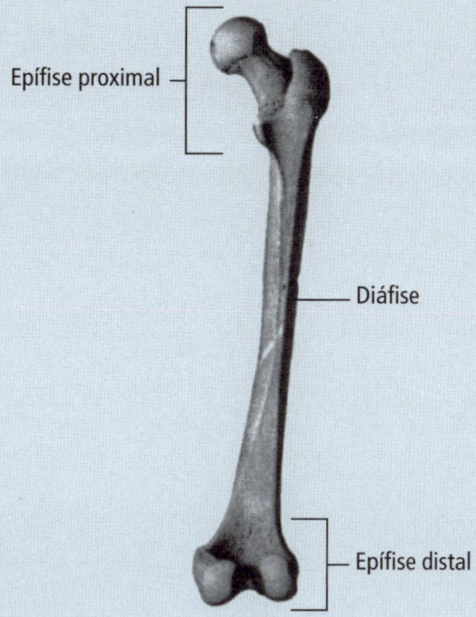

Figura 2.16 Fêmur esquerdo visto posteriormente.

- ☐ Observe um osso cortado frontalmente (Figuras 2.24A e 2.24B) e identifique a **substância óssea compacta** e **esponjosa**, bem como o canal medular. Estas estruturas também podem ser visualizadas em ossos cortados transversalmente.

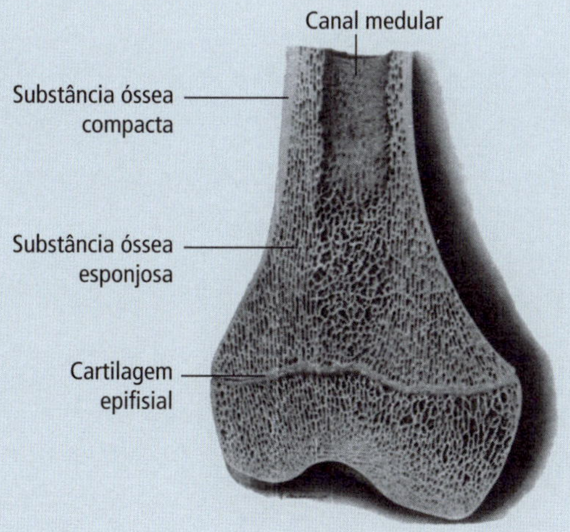

Figura 2.24A Corte frontal da extremidade de um osso longo.

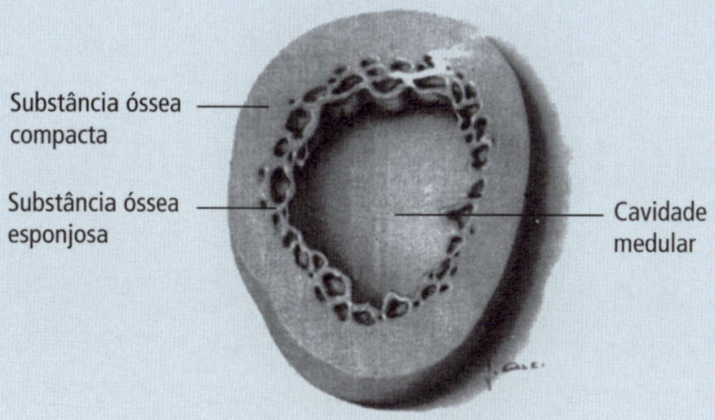

Figura 2.24B Corte transversal no nível da diáfise de um osso longo.

- ☐ Na mesa neutra há ossos frescos de animais em que o periósteo foi conservado. Observe-os e identifique o periósteo.
- ☐ Na mesa neutra foram colocados ossos de indivíduos jovens onde a **cartilagem epifisial** pode ser identificada. Um deles é o osso do quadril apresentando-se tripartido; identifique neste osso o **ílio**, **ísquio** e o **pube**.

3 Sistema Articular

Objetivos específicos

Após o estudo deste capítulo o aluno deverá ser capaz de:

1. Conceituar junturas.
2. Classificar as junturas de acordo com o elemento que se interpõe às peças que se articulam e definir cada tipo.
3. Citar exemplos de junturas fibrosas e cartilaginosas.
4. Identificar junturas fibrosas e cartilaginosas em peças preparadas.
5. Definir, morfológica e funcionalmente, fontanelas e identificá-las em crânios fetais.
6. Citar as características de uma juntura sinovial.
7. Definir juntura sinovial simples e composta, exemplificando.
8. Definir a cartilagem articular considerando o aspecto macroscópico e funções.
9. Identificar a cartilagem articular em peças preparadas.
10. Definir, morfológica e funcionalmente, discos e meniscos e identificá-los em peças preparadas.
11. Definir, morfológica e funcionalmente, a cápsula articular.
12. Citar os componentes da cápsula articular.
13. Citar as diferenças entre ligamentos capsulares, extracapsulares e intra-articulares.
14. Identificar cápsula articular e ligamentos extracapsulares e intra-articulares em peças preparadas.
15. Classificar, morfológica e funcionalmente, as junturas sinoviais, definindo cada tipo.
16. Classificar morfologicamente as junturas sinoviais do ombro, cotovelo, punho, quadril, joelho e tornozelo, observando um esqueleto articulado.
17. Definir eixo de movimento.
18. Definir os movimentos de flexão, extensão, abdução, adução, rotação, pronação, supinação e circundução.
19. Determinar a direção do eixo de movimento na: flexão do antebraço, abdução da mão, rotação do membro superior, extensão da perna, flexão da coxa, flexão do tronco, extensão da cabeça e flexão dorsal do pé, realizando esses movimentos.
20. Citar as razões da menor mobilidade da juntura do ombro (escápulo-umeral) dos quadrúpedes quando comparada com a do homem, baseando-se nos aspectos morfológicos e funcionais da mesma.

Conceito

Os ossos unem-se uns aos outros para constituir o esqueleto. Essa união não tem a finalidade exclusiva de colocar os ossos em contato, mas também a de permitir mobilidade, razão pela qual o sistema articular, com o esquelético e o muscular, constitui o sistema locomotor. Como essa união não se faz da mesma maneira entre todos os ossos, a maior ou menor possibilidade de movimento varia com o tipo de união. Para designar a conexão existente entre quaisquer partes rígidas do esqueleto, quer sejam ossos, quer sejam cartilagens, empregamos o termo **articulação**.

Classificação das articulações

Embora apresentem consideráveis variações entre si, as articulações têm certos aspectos estruturais e funcionais em comum que permitem classificá-las em três grandes grupos: **fibrosas**; **cartilagíneas**; e **sinoviais**. O critério para essa divisão é o da natureza do elemento que se interpõe às peças que se articulam.

Articulações fibrosas

As articulações, nas quais o elemento que se interpõe às peças que se articulam é o tecido conectivo fibroso, são denominadas "fibrosas", e a grande maioria delas se localiza no crânio. É evidente que a mobilidade nessas articulações é extremamente reduzida, embora o tecido conectivo interposto confira certa mobilidade ao crânio.

Há dois tipos de articulações fibrosas:

- **Sindesmoses:** apresentam uma grande quantidade de tecido conectivo que pode formar ligamento interósseo ou membrana interóssea. Exemplo típico de sindesmose é a **tibiofibular**, que se faz entre as extremidades distais da fíbula e da tíbia; a **sindesmose dentoalveolar**, que se faz entre os dentes; e os alvéolos dentários da maxila e da mandíbula, é denominada **gonfose**.
- **Suturas:** têm menos tecido conectivo do que as sindesmoses e são encontradas principalmente entre os ossos do crânio. A maneira pela qual as margens dos ossos articulados entram em contato é variável, identificando-se:

a) **Sutura plana:** união linear retilínea ou aproximadamente retilínea (Figura 3.1).
b) **Sutura escamosa:** união em bisel (Figura 3.2).
c) **Sutura serrátil:** união em linha "denteada" (Figura 3.3).

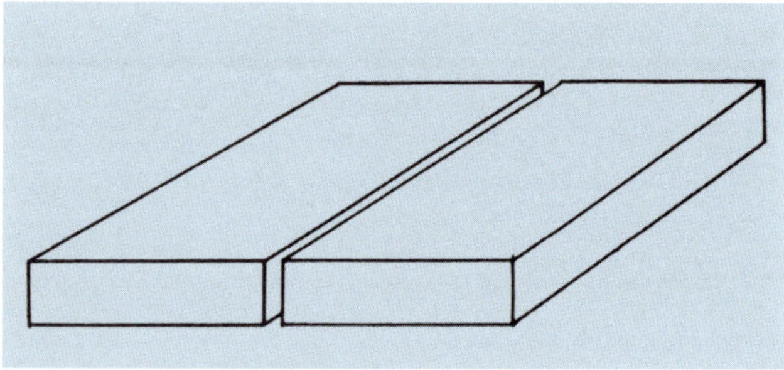

Figura 3.1 Sutura plana (esquemática).

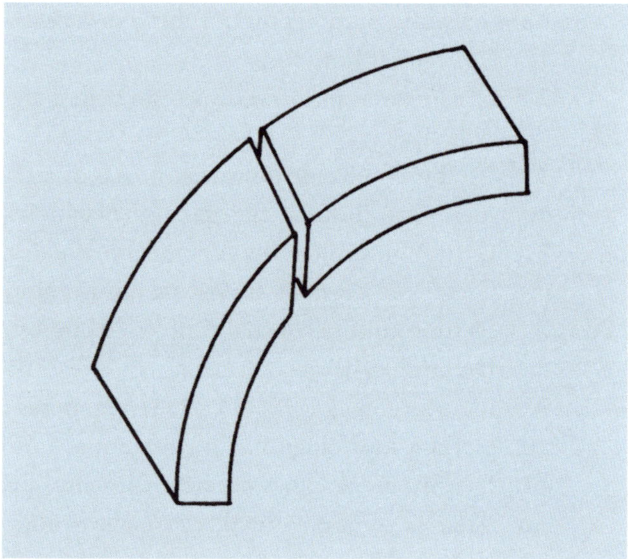

Figura 3.2 Sutura escamosa (esquemática).

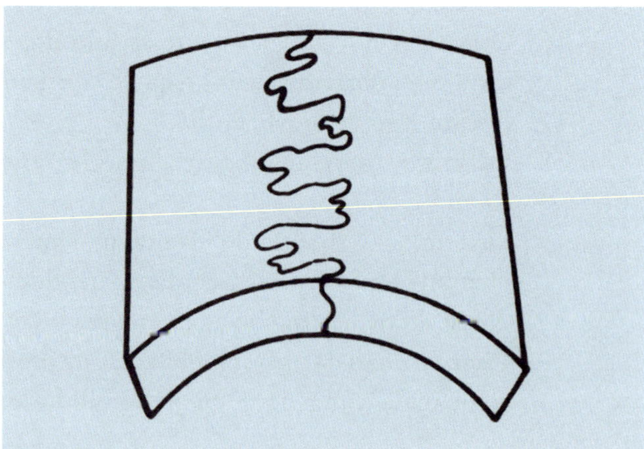

Figura 3.3 Sutura serrátil (esquemática).

d) **Esquindilese:** articulação que se verifica entre uma superfície em forma de crista de um osso, a qual se aloja em uma superfície em forma de uma fenda de outro osso (Figura 3.4).

No crânio, a articulação entre os ossos nasais é uma sutura plana; entre os parietais, sutura serrátil; entre o parietal e o temporal, escamosa. As Figuras 2.4 e 2.5 do Capítulo 2 – Sistema Esquelético mostram esses exemplos.

No crânio do feto e do recém-nascido, onde a ossificação ainda é incompleta, a quantidade de tecido conectivo fibroso interposto é muito maior, explicando a grande separação entre os ossos e uma maior mobilidade. É isso que permite, no momento do parto, uma redução bastante apreciável do volume da cabeça fetal pelo "cavalgamento", dos ossos do crânio. Essa redução de volume facilita a expulsão do feto. A Figura 3.5 representa um crânio de feto em vista superior: a separação entre os ossos resultada da presença de maior quantidade de tecido conectivo fibroso, existindo pontos, denominados **fontículos**, em que essa quantidade é ainda maior. São pontos fracos na estrutura do crânio, vulgarmente denominados "moleiras". Desaparecem quando se completa a ossificação dos ossos do crânio.

Na idade avançada, pode ocorrer ossificação do tecido interposto (**sinostose**) aos ossos do crânio, o que, pouco a pouco, elimina as suturas e, por consequência, a mobilidade da calvária craniana.

No exame físico de um recém-nascido correlacionado com as suturas cranianas, podem-se observar dois tipos de lesões traumáticas de parto na cabeça, a **bossa serossanguínea** (ou ***capput succedaneum***, acúmulo de sangue e secreção serosa no couro cabeludo, mal delimitada que cruza as suturas cranianas) e o **céfalo-hematoma** (hemorragia sob o periósteo, respeito suturas cranianas).

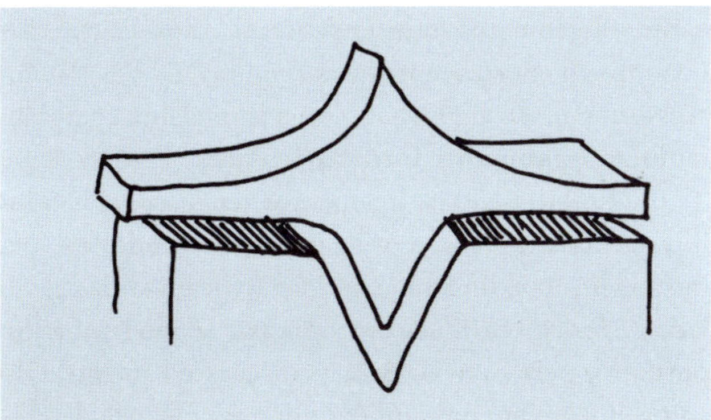

Figura 3.4 Esquindilese (esquemática).

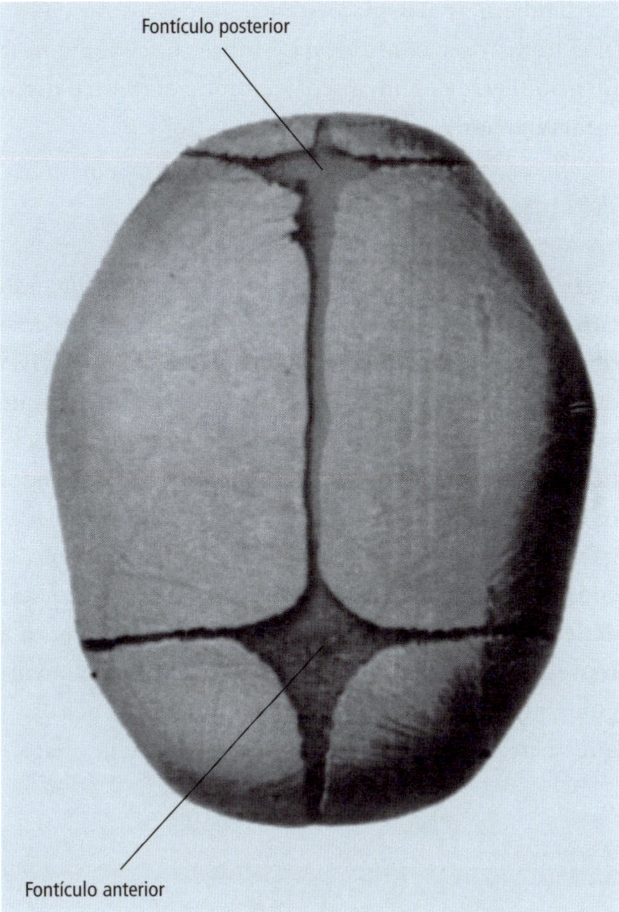

Figura 3.5 Crânio fetal, com indicação dos fontículos anterior e posterior, em vista superior.

Articulações cartilagíneas

Nesse grupo, as articulações entre ossos se fazem pela interposição de uma camada de cartilagem. Quando se trata de cartilagem hialina, temos as **sincondroses**; quando as superfícies ósseas, revestidas por fina camada de cartilagem hialina se articulam pela interposição de uma fibrocartilagem espessa, tem-se a **sínfise**. Em ambas, a mobilidade é reduzida. As sincondroses são raras e um exemplo mais típico é a **sincondrose esfenoccipital** que pode ser visualizada na base do crânio.

Exemplo de sínfise, encontramos na união, no plano mediano, entre as porções púbicas dos ossos do quadril, constituindo-se a **sínfise púbica** (Figura 2.13 do Capítulo 2 – Sistema Esquelético).

Também as articulações entre os corpos das vértebras podem ser consideradas sínfise, uma vez que se interpõe entre eles um disco de fibrocartilagem, o **disco intervertebral**.

Articulações sinoviais

A mobilidade exige livre deslizamento de uma superfície óssea contra outra e isso é impossível quando entre elas interpõe-se um meio de ligação, seja conectivo fibroso, seja cartilagíneo. Para que haja o grau desejável de movimento, em muitas articulações, o elemento que se interpõe às peças que se articulam é um líquido denominado **sinóvia**, ou **líquido sinovial**. Desse modo, os meios de união entre as peças esqueléticas articuladas não se prendem nas superfícies de articulação, como se constata nas articulações fibrosas e cartilagíneas: **nas articulações sinoviais, o principal meio de união é representado pela cápsula articular**, espécie de manguito que envolve a articulação, prendendo-se nos ossos que se articulam. As Figuras 3.6 e 3.7 ilustram o fato.

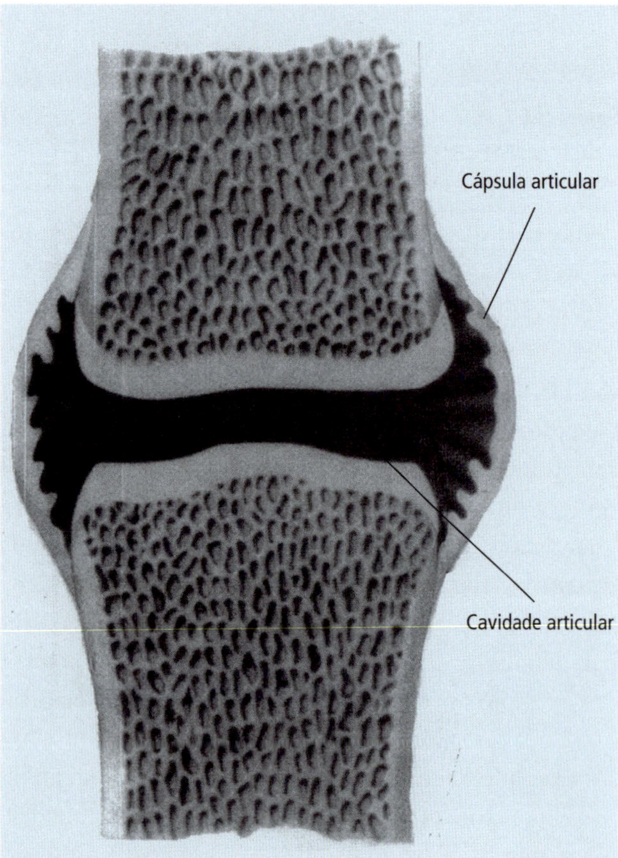

Figura 3.6 Cápsula articular em articulação sinovial (esquemático).

O corte frontal de uma articulação sinovial mostra a presença de uma cavidade articular (Figuras 3.6 e 3.8).

A cavidade articular é um espaço em forma de fenda onde se encontra a sinóvia. Esta é o lubrificante natural da articulação, que permite o deslizamento com um mínimo de atrito e desgaste.

A **cápsula articular**, a **cavidade articular** e a **sinóvia** são características da articulação sinovial. Nos tópicos seguintes, certas considerações são feitas com relação a esse importante tipo de articulação.

Superfícies articulares e seu revestimento

As superfícies articulares entram em contato numa determinada articulação sinovial. Essas superfícies são revestidas, em toda a sua extensão, por cartilagem hialina (**cartilagem articular**) que representa a porção do osso que não sofreu ossificação. Em virtude desse revestimento, as superfícies articulares se apresentam lisas, polidas e de cor esbranquiçada (Figura 3.9). São superfícies de movimento e, portanto, suas funções estão condicionadas a essa característica: a redução da mobilidade na articulação pode causar a fibrose da cartilagem articular, com **anquilose** da articulação (perda da mobilidade). A cartilagem articular é avascular e não tem também inervação. Sua nutrição, principalmente nas áreas mais centrais, é precária, o que torna a regeneração, em caso de lesões, mais difícil e lenta.

Cápsula articular

A cápsula articular é uma membrana conectiva que envolve a articulação sinovial como um manguito. Apresenta-se com duas camadas: a **membrana fibrosa** (externa); e a **membrana sinovial** (interna). A primeira é mais resistente e pode estar reforçada, em alguns pontos, por feixes, também fibrosos, que constituem os **ligamentos capsulares**, destinados a aumentar a sua resistência. Em muitas articulações sinoviais, todavia, existem ligamentos independentes da cápsula articular denominados **extracapsulares** (Figuras 3.9 e 3.10), ou acessórios; e, em algumas, como na do joelho, aparecem também **ligamentos intra-articulares** (Figuras 3.9 e 3.10). Embora alguns ligamentos sejam considerados intra-articulares (como os ligamentos cruzados do joelho), eles são extrassinoviais, isto é, ficam situados do lado de fora da cavidade articular, não sendo banhados, portanto, pela sinóvia. As articulações do joelho e do cotovelo apresentam também um músculo articular especial inserido na lâmina fibrosa da cápsula articular.

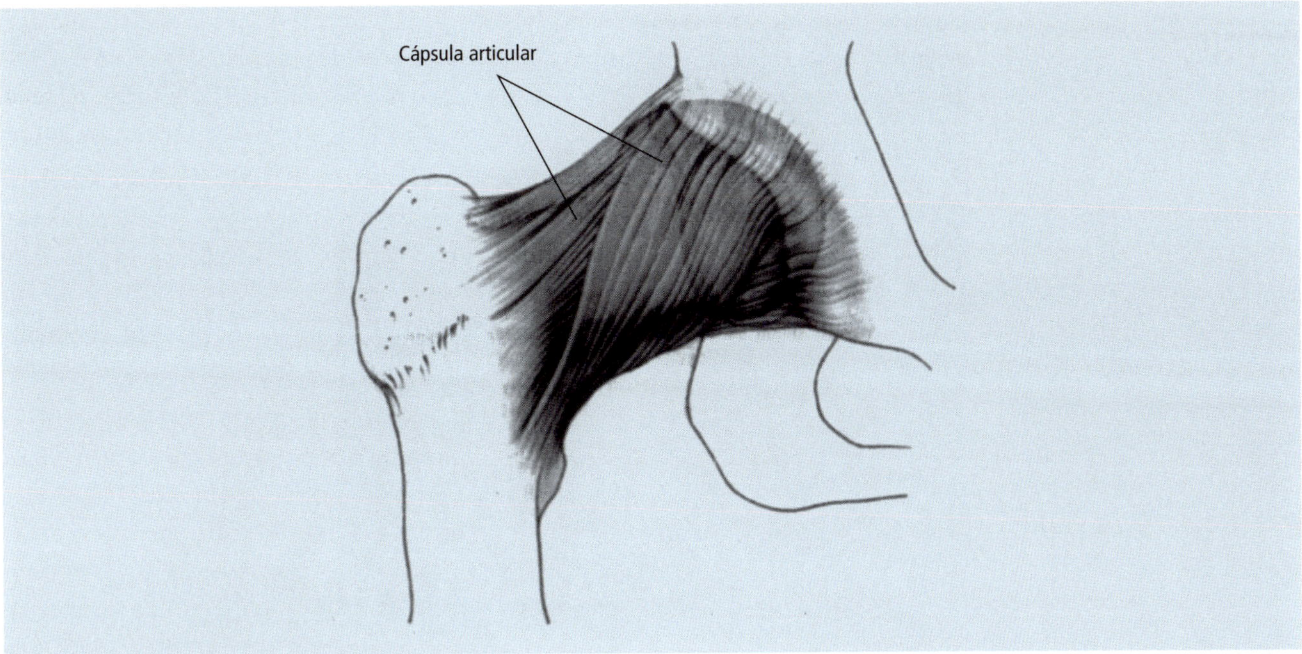

Figura 3.7 Cápsula articular da articulação do quadril.

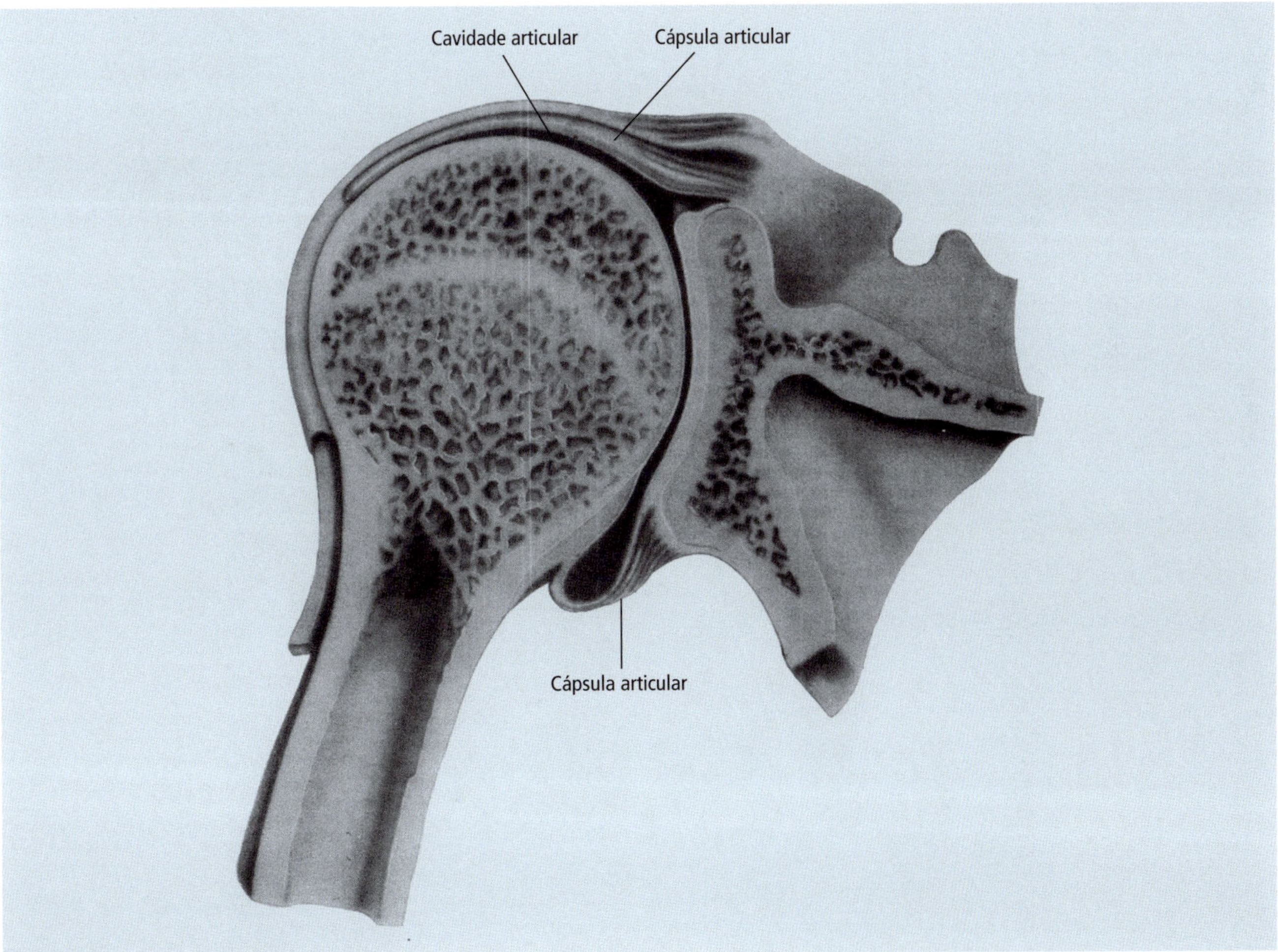

Figura 3.8 Corte frontal da articulação do ombro.

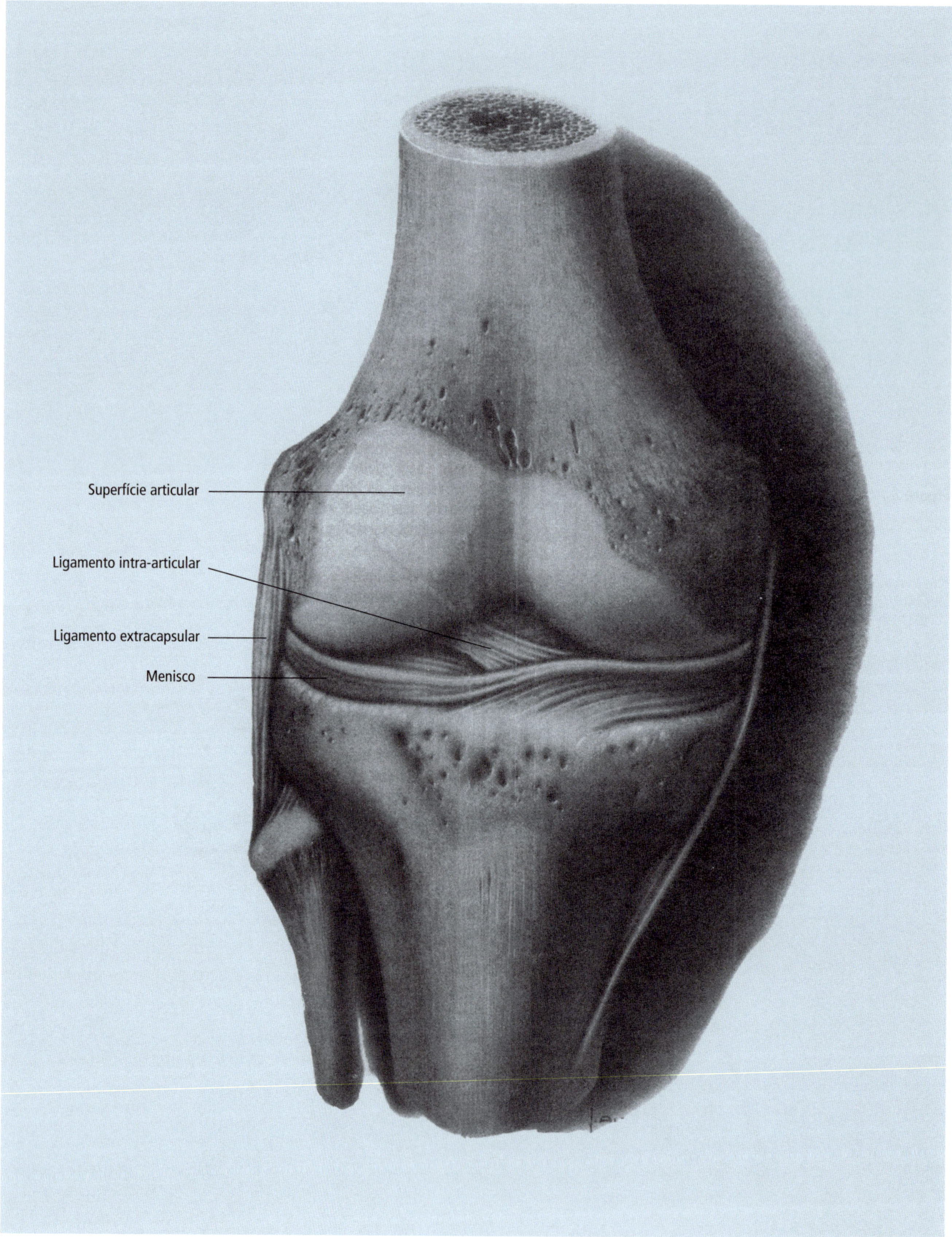

Figura 3.9 Articulação do joelho direito vista anteriormente; a cápsula articular foi retirada para visualizarem-se as demais estruturas.

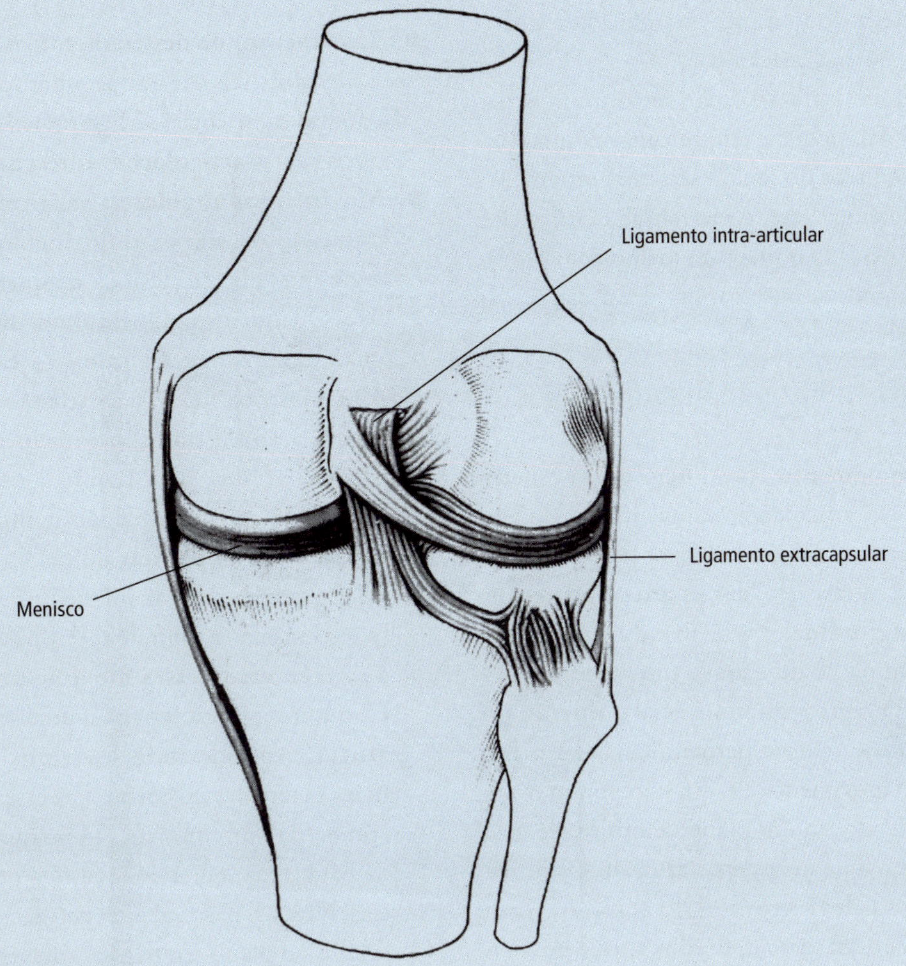

Figura 3.10 Articulação do joelho direito, vista posteriormente.

Ligamentos e cápsula articular têm por finalidade manter a união entre os ossos, mas, além disso, impedem o movimento em planos indesejáveis e limitam a amplitude dos movimentos considerados normais.

A membrana sinovial é a mais interna das camadas da cápsula articular. É abundantemente vascularizada e inervada, sendo encarregada da produção da sinóvia (líquido sinovial). Discute-se se a sinóvia é uma verdadeira secreção ou um ultrafiltrado do sangue, mas é certo que contém ácido hialurônico, que lhe confere a viscosidade necessária à sua função lubrificante.

Ao se examinar um derrame articular, por exemplo ao nível do joelho, podem-se observar o edema local e o chamado **sinal da tecla**.

Discos e meniscos

Em várias articulações sinoviais, interpostas às superfícies articulares, encontram-se formações fibrocartilagíneas, os **discos** e os **meniscos** que permitem uma melhor adaptação das superfícies que se articulam, tornando-as congruentes. Meniscos, com sua característica forma de meia-lua, são encontrados na articulação do joelho (Figuras 3.9 e 3.10).

Em determinadas articulações, como o ombro e o joelho, as superfícies em contato são incongruentes, ou seja, mostram diferentes graus de curvatura. Nessas condições, cria-se uma pequena área de contato entre os ossos articulados, produzindo grandes pressões de contato, somada à manutenção do estresse mecânico em uma região muito específica da cartilagem articular. Logo, o papel dos meniscos e dos discos é ampliar essa área de contato, reduzindo a pressão aplicada e distribuindo melhor o estresse mecânico.

Exemplo de disco intra-articular, encontramos nas articulações esternoclavicular e temporomandibular (Figura 3.11). Os meniscos do joelho são frequentemente lesados, sobretudo em atletas, e sua retirada cirúrgica é bastante comum. Ao se examinar um joelho com provável lesão meniscal, pode-se observar um ressalto articular durante a flexoextensão do joelho.

Principais movimentos realizados pelos segmentos do corpo

Os **eixos de movimento** constituem outro critério para a subdivisão das articulações sinoviais: elas podem não ter eixo, ou ter um, dois ou três eixos perpendiculares entre si, ou seja, os eixos podem ser **anteroposterior**, **laterolateral** e **longitudinal**. Na análise do movimento realizado, a determinação do eixo de movimento é feita obedecendo-se à regra segundo a qual a direção do eixo de movimento é sempre perpendicular ao plano em que se realiza o movimento em questão. Assim, todo movimento é realizado em um plano determinado e ao qual seu eixo de movimento é perpendicular. Os movimentos executados pelos segmentos do corpo recebem nomes específicos e aqui serão definidos apenas os mais importantes. Entre os **movimentos ativos** de uma articulação sinovial, podem ser identificados:

- **Movimentos de deslizamento:** presentes em articulações sinoviais em que as superfícies que entram em contato são planas ou ligeiramente curvas, como se observa nas **articulações intercuneiformes**, no pé.
- **Movimentos angulares:** nesses movimentos, há diminuição ou aumento do ângulo existente entre o segmento que se desloca e aquele que permanece fixo. Quando o ângulo diminui, diz-se que há **flexão**; quando aumenta, realizou-se a **extensão**. A Figura 3.12 mostra a flexão e a extensão do antebraço, e a Figura 3.13 ilustra os movimentos de flexão do pé. Quanto a estes, não usamos a expressão "extensão do pé": os movimentos são definidos como **flexão dorsal** e **flexão plantar** do pé.

Os movimentos angulares de flexão e extensão são feitos em plano sagital, anteroposterior e, seguindo a regra, **o eixo desses movimentos é laterolateral**. Contudo, a flexão envolve uma redução do ângulo articular considerando-se a aproximação das superfícies anteriores do corpo. Por essa razão, a flexão do antebraço é um movimento no qual a mão é projetada para frente e, na do joelho, o pé é projetado para trás. No caso particular da pelve, os movimentos realizados no plano sagital são: anteversão; e retroversão.

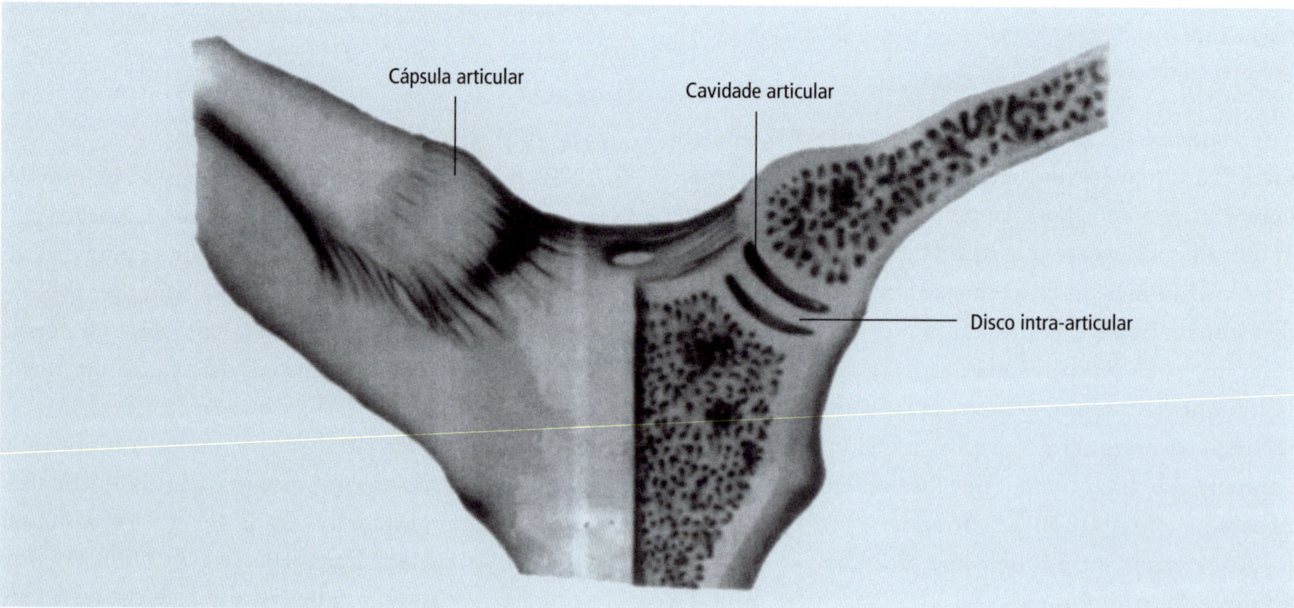

Figura 3.11 Articulação esternoclavicular; do lado esquerdo, foi feito um corte frontal para mostrar o disco intra-articular.

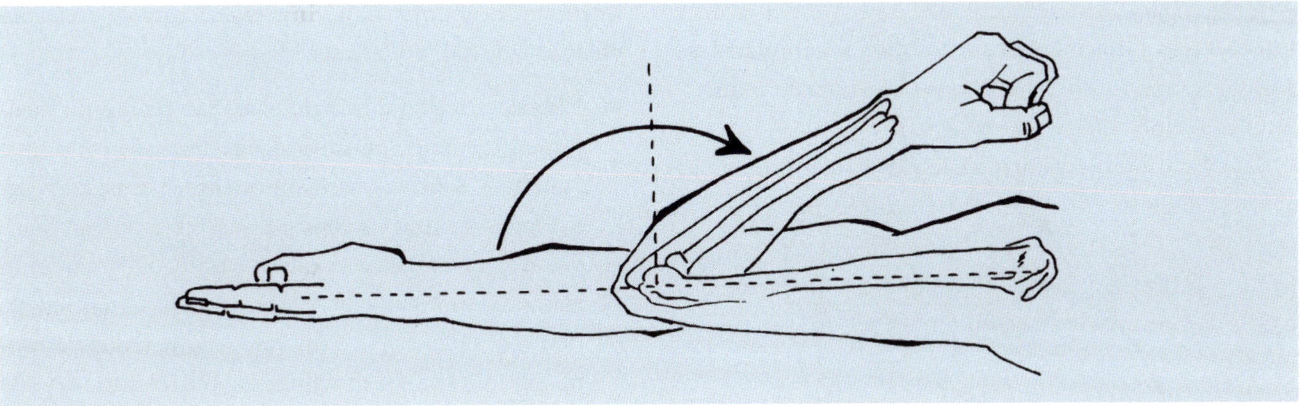

Figura 3.12 Flexão e extensão do antebraço.

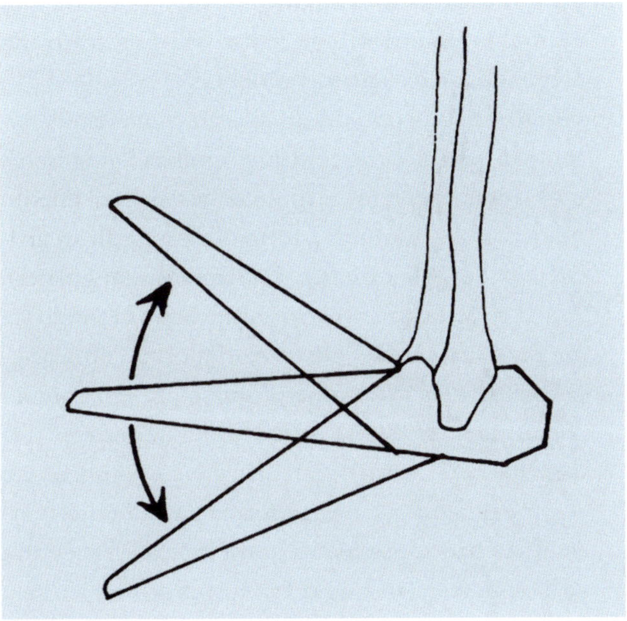

Figura 3.13 Flexão dorsal e plantar do pé.

Adução e **abdução** também são movimentos angulares. Nelas, o segmento é deslocado, respectivamente, em direção ao plano mediano ou em direção oposta, isto é, afastando-se dele. Para os dedos, prevalece o plano mediano da mão ou do pé.

Os movimentos da adução e abdução desenvolvem-se em plano frontal e seu eixo de movimento é **anteroposterior**. É preciso ter sempre em mente que a realização do movimento é feita levando-se em consideração a posição de descrição anatômica.

Os movimentos de abdução e de adução são exclusivos dos membros. No caso da coluna vertebral ou da pelve, usamos os termos "inclinação para a direita" e "inclinação para a esquerda".

- **Rotação:** movimento em que o segmento gira em torno de um **eixo longitudinal (vertical)**. Assim, nos membros, há uma **rotação medial**, quando a face anterior do membro gira no sentido plano mediano do corpo, e uma **rotação lateral**, no sentido oposto. A regra geral continua a ser obedecida, isto é, a rotação, considerada a posição de descrição anatômica, é feita em plano horizontal e o eixo de movimento, perpendicular a esse plano, é vertical.

  Os movimentos de rotação medial e lateral se referem aos membros. No caso da coluna vertebral e da pelve, os movimentos são denominados "rotação para a direita" e "rotação para a esquerda".
- **Circundução:** em alguns segmentos do corpo, especialmente nos membros, o movimento combinatório que inclui a adução, a extensão, a abdução e a flexão resulta na **circundução**. Nesse tipo de movimento, a extremidade distal do segmento descreve um círculo e o corpo do segmento, um cone, cujo vértice é representado pela articulação que se movimenta (Figura 3.14).

É possível considerar também, nas articulações sinoviais, **movimentos passivos**, produzidos por um examinador, que pode obter uma amplitude maior do que a do movimento ativo normal.

Classificação funcional das articulações sinoviais

O movimento nas articulações depende, essencialmente, da forma das superfícies que entram em contato e dos meios de união que podem limitá-lo. Na dependência desses fatores, as articulações podem realizar movimentos em torno de nenhum eixo, de um, dois

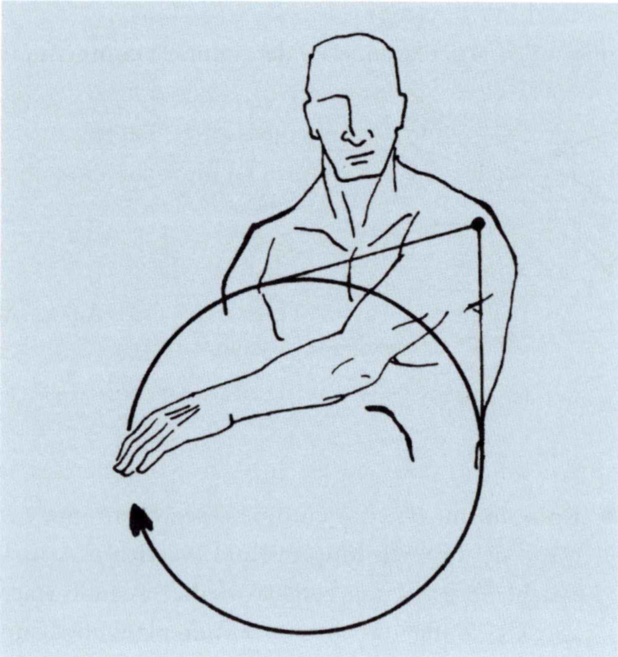

Figura 3.14 Circundução no membro superior.

ou três eixos, como já foi visto. **Esse é o critério adotado para classificá-las funcionalmente.** Quando uma articulação realiza movimentos apenas em torno de um eixo, diz-se que é **monoaxial** ou que tem um só grau de liberdade; será **biaxial** a que os realiza em torno de dois eixos (dois graus de liberdade); e **triaxial** se eles forem realizados em torno de três eixos (três graus de liberdade). Assim, as articulações que só permitem a flexão e extensão, como a do cotovelo, são monoaxiais; aquelas que realizam extensão, flexão, adução e abdução, como a radiocarpal são biaxiais; finalmente, as que, além de flexão, extensão, abdução e adução, permitem também a rotação são ditas triaxiais, cujos exemplos típicos são as articulações do ombro e do quadril.

Classificação morfológica das articulações sinoviais

O critério de base para a classificação morfológica das articulações sinoviais é a forma das superfícies articulares. Isso é tanto mais importante quando se sabe que a variedade e mesmo a amplitude dos movimentos realizáveis em uma articulação dependem do tipo de "encaixe ósseo", ou seja, da morfologia das superfícies que entram em contato. Há grandes divergências entre os autores quanto à nomenclatura a ser empregada nessa classificação. Nos tipos descritos a seguir, conservou-se a nomenclatura oficial, com as ressalvas que pareceram válidas:

a) **Plana:** as superfícies articulares são planas ou ligeiramente curvas, permitindo deslizamento de uma superfície sobre a outra em qualquer direção. A articulação sacroilíaca (entre o sacro e a porção ilíaca do osso do quadril) é um exemplo. Deslizamento existe em todas as articulações sinoviais, mas nas articulações planas ele é discreto, o que reduz bastante a amplitude do movimento. Entretanto, deve-se ressaltar que **pequenos deslizamentos entre vários ossos articulados permitem apreciável variedade e amplitude de movimento.** É isso que ocorre, por exemplo, nas articulações entre os ossos curtos do carpo, do tarso e entre as vértebras.
b) **Gínglimo:** esse tipo de articulação é também denominado "em dobradiça" (que significa "gínglimo") e os nomes referem-se muito mais ao movimento que ela realiza do que à forma das superfícies articulares: flexão e extensão (movimentos angulares). A articulação do cotovelo é um bom exemplo de gínglimo e a simples observação mostra como a superfície articular do úmero, que entra em contato com a ulna, apresenta-se em forma de carretel. Todavia, as articulações entre as falanges também são do tipo gínglimo, e nelas a forma das superfícies articulares não se assemelha a um carretel. Esse é um caso concreto em que o critério morfológico não foi rigorosamente obedecido. **Realizando apenas flexão e extensão, as articulações sinoviais de tipo gínglimo são monoaxiais.**
c) **Trocoidea:** nesse tipo, as superfícies articulares são segmentos de cilindro e, por essa razão, "cilindróideas" talvez fosse um termo mais apropriado para designá-las. Essas articulações permitem rotação e seu eixo de movimento, único, é vertical: são monoaxiais. Um exemplo típico é a articulação **radiulnar proximal** (entre o rádio e a ulna), responsável pelos movimentos de **pronação** e **supinação** do antebraço. Na pronação, ocorre uma rotação medial do rádio e, na supinação, rotação lateral. **Na posição de descrição anatômica, o antebraço está em supinação.**
d) **Elipsoidea:** caracteriza-se pelas superfícies articulares discordantes, ou seja, uma côncava e outra convexa,

com raios de curvatura desiguais. O contorno da articulação assemelha-se a uma elipse. Essas junturas permitem flexão, extensão, abdução e adução, mas não a rotação. Apresentam dois eixos de movimento, sendo, portanto, biaxiais. A articulação **radiocarpal** (entre o rádio e o carpo) é um exemplo. Outro é a articulação **temporomandibular** (entre o osso temporal e a mandíbula).

e) **Selar:** nesse tipo de articulação, a superfície articular de uma peça esquelética tem a forma de sela, apresentando concavidade num sentido e convexidade em outro, e encaixa-se numa segunda peça em que convexidade e concavidade apresentam-se no sentido inverso da primeira. A articulação **carpometacarpal do polegar** (entre o osso trapézio do carpo e o 1º osso do metacarpo) é exemplo típico. É interessante notar que essa articulação permite flexão, extensão, abdução, adução e rotação (consequentemente, também circundução), mas é classificada como biaxial. O fato é justificado porque a rotação isolada não pode ser realizada pelo polegar: ela só é possível com a combinação dos outros movimentos.

f) **Esferoide:** as articulações de tipo esferoide apresentam superfícies articulares que são segmentos de esferas e encaixam-se em receptáculos ocos. O suporte de uma caneta de mesa, que pode ser movimentado em qualquer direção, é um exemplo não anatômico de uma articulação esferoide. Esse tipo de articulação permite movimentos em torno de três eixos, sendo, portanto, triaxial. Assim, a articulação do ombro (entre o úmero e a escápula) e a do quadril (entre o osso do quadril e o fêmur) permitem movimentos de flexão, extensão, adução, abdução, rotação e circundução.

Esse tipo de associação entre a forma das superfícies e as possibilidades de movimento nem sempre pode ser feita. As articulações umerroradial e talonavicular são do tipo esferoide, mas não realizam todos os movimentos propostos, pois essas articulações são compostas e, assim, dependentes de articulações vizinhas que limitam a sua ampla mobilidade.

Articulações sinoviais simples e composta

Quando apenas dois ossos entram em contato numa juntura sinovial, diz-se que ela é **simples** (p. ex., a articulação do ombro); quando três ou mais ossos participam da articulação, ela é denominada **composta** (a articulação do cotovelo envolve três ossos: úmero; ulna; e rádio). Denomina-se **complexa** a articulação sinovial cuja cavidade articular está parcial ou totalmente dividida por um menisco ou por disco.

Vasos e nervos das articulações sinoviais

Artérias que alcançam as epífises dos ossos fornecem um suprimento sanguíneo superficial a cada articulação, penetrando no osso próximo à linha de inserção da cápsula articular e formando uma rede vascular periarticular. Particularmente rica em vascularização é a membrana sinovial, graças à rede capilar formada pelas artérias articulares. A membrana sinovial também é provida de um plexo linfático. A difusão entre a sinóvia e os capilares da rede é facilmente estabelecida, o que pode ocasionar, por exemplo, uma infecção generalizada (**sepse**) a partir de uma **artrite**, isto é, de uma infecção da articulação.

As veias seguem o trajeto das artérias.

Os nervos articulares contêm fibras sensitivas e autônomas, sendo as primeiras, em parte, proprioceptivas, e, em parte, terminações para a sensibilidade dolorosa.

Algumas considerações finais

Já foi dito que o movimento depende muito da forma das superfícies que se articulam, além de outros fatores. Quando examinamos o esqueleto de animais domésticos, é fácil perceber que há diferenças morfológicas apreciáveis no ponto de contato das peças esqueléticas quando comparadas ao esqueleto humano. A ausência ou presença rudimentar da clavícula naqueles animais limitam sobremaneira a possibilidade de movimentos da articulação do ombro. No homem, a variedade de movimentos da articulação do ombro está intimamente relacionada aos deslocamentos da escápula e esses deslocamentos exigem simultâneo movimento da articulação esternoclavicular (entre o esterno e a extremidade medial da clavícula). Nos animais sem clavícula ocorre, portanto, uma redução na amplitude dos movimentos realizados pela articulação entre a escápula e o úmero, embora ela seja, como no homem, esferoide e triaxial. Na verdade, os dois únicos movimentos importantes dessa articulação, naqueles animais, são a flexão e a extensão. Não será demais lembrar que os membros, nos quadrúpedes típicos, são destinados especialmente à sustentação e à locomoção. No homem, esse papel é desempenhado, principalmente, pelos membros inferiores, e, embora a articulação do quadril seja bastante móvel, a sua possibilidade de movimento é menor que a do ombro: os membros superiores, embora participando da deambulação (ato de caminhar, locomover-se), são destinados, principalmente, à apreensão dos alimentos e colocam o indivíduo em relação com o meio, pela gesticulação.

A artroscopia é o método de escolha para diagnosticar as lesões das articulações, mais eficiente do que a simples radiografia.

Roteiro para aula prática de junturas

- ☐ Comece examinando um crânio de adulto. Observe como as peças esqueléticas estão firmemente unidas umas às outras. Entretanto, há diferenças que podem ser notadas: repare a juntura entre os **ossos parietais** e compare-a com as que existem entre o **parietal** e **temporal** e entre os **ossos nasais**. Que denominação teria cada um destes tipos de suturas?
- ☐ Durante a preparação do crânio observado, o tecido conjuntivo que se interpunha aos ossos articulados foi destruído. Todavia, ele pode ser visto em crânios de fetos colocados na mesa neutra. Veja-os. Reparou como, no crânio fetal, há maior espaço entre os ossos e que este espaço está preenchido por tecido conjuntivo? Que importância tem este fato? Com o auxílio da Figura 3.5, localize as **fontanelas**. Descubra se há outras não indicadas na figura mencionada.

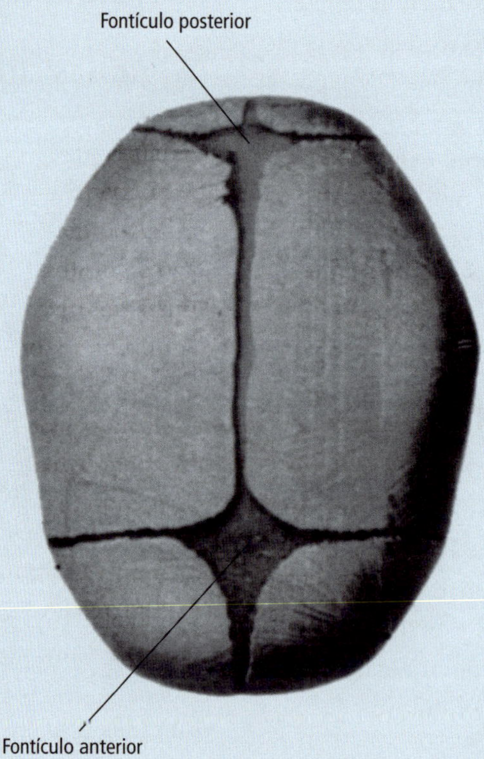

Figura 3.5 Crânio fetal, com indicação dos fontículos anterior e posterior, em vista superior.

- ☐ Localize, no esqueleto, a **sindesmose tibiofibular**.
- ☐ Examine agora uma pelve. Onde fica a **sínfise púbica?** Confira na Figura 2.13 do Capítulo 2 – Sistema Esquelético. Em que tipo de juntura pode ser classificada a sínfise púbica?

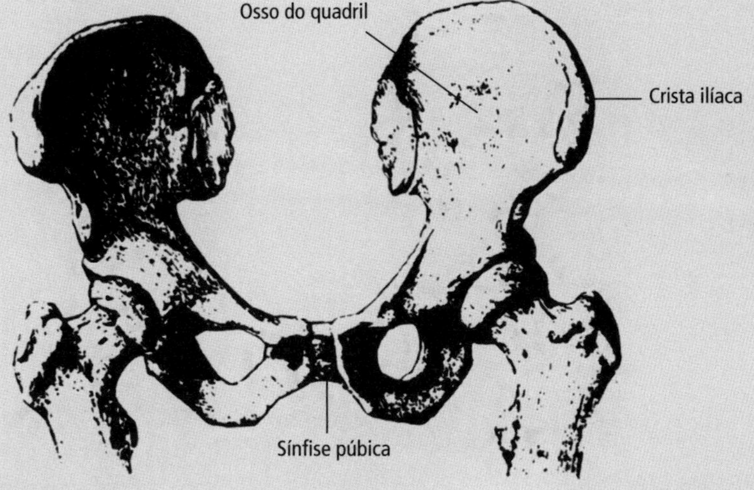

Figura 2.13 Ossos do quadril, do cíngulo do membro inferior, vistos anteriormente.

- ☐ Observe a coluna vertebral do esqueleto. Note como as porções mais ventrais das vértebras (**corpo da vértebra**, Figura 2.22A do Capítulo 2 – Sistema Esquelético) estão separadas por um **disco intervertebral**. Eventualmente no lugar dele pode existir um disco de feltro (ou outro material) aí colocado artificialmente. De que tipo são as junturas entre os corpos das vértebras?

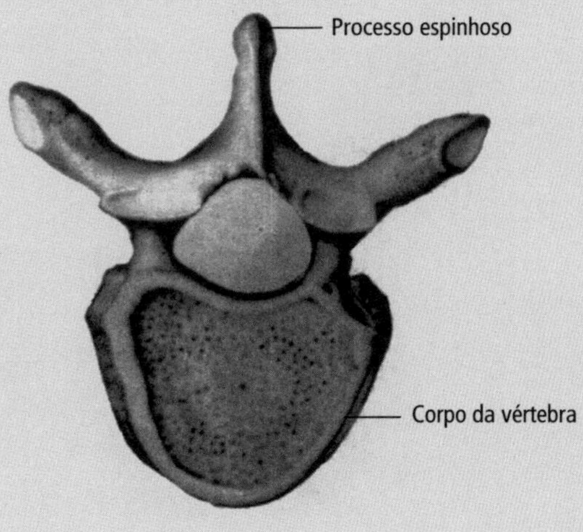

Figura 2.22A Vértebra torácica, vista superior.

- ☐ Sobre a sua mesa estão peças de **junturas sinoviais**. Em algumas a **cápsula articular** está íntegra. Identifique-a (Figuras 3.7 e 3.11). Em outras a cápsula foi seccionada para mostrar a **cavidade articular** (Figuras 3.8 e 3.11). Observe-a. Nessas mesmas peças, note como as superfícies dos ossos que entram em contato são esbranquiçadas, lisas e brilhantes. Por que razão? Como se denominam essas superfícies?

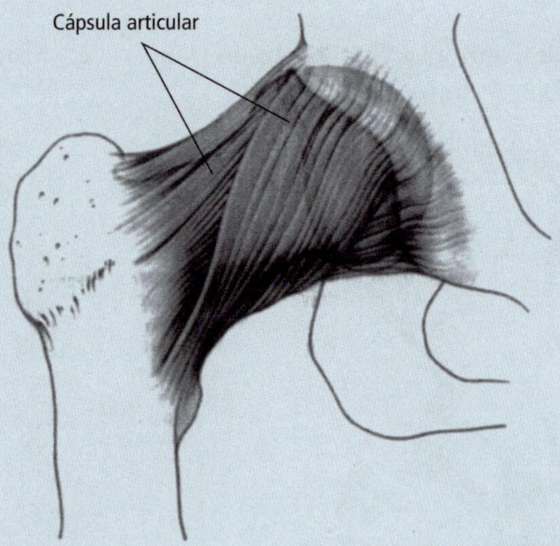

Figura 3.7 Cápsula articular da articulação do quadril.

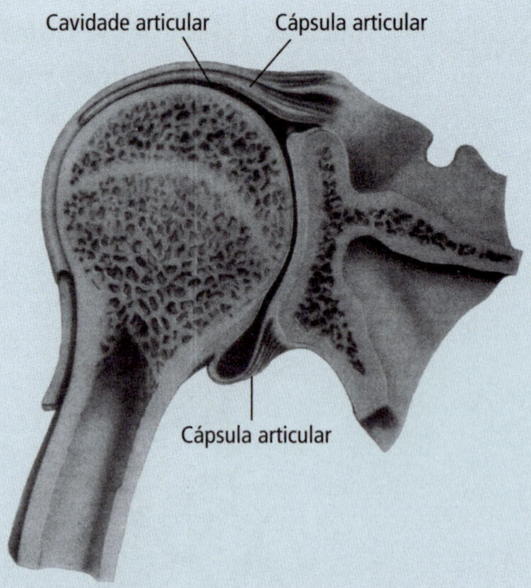

Figura 3.8 Corte frontal da articulação do ombro.

- ☐ Em peças de junturas sinoviais, identifique **ligamentos extracapsulares** e **intra-articulares** (Figura 3.9). Estes últimos devem ser procurados na articulação do joelho. Para que servem os ligamentos em uma articulação?
- ☐ Na articulação do joelho, identifique os **meniscos**, com sua característica forma de meia lua (Figuras 3.9 e 3.10). Na mesa neutra há peças de articulação **esterno-clavicular** e **temporomandibular** que mostram a presença do disco intra-articular. Que importância funcional têm essas estruturas? (Figura 3.11).

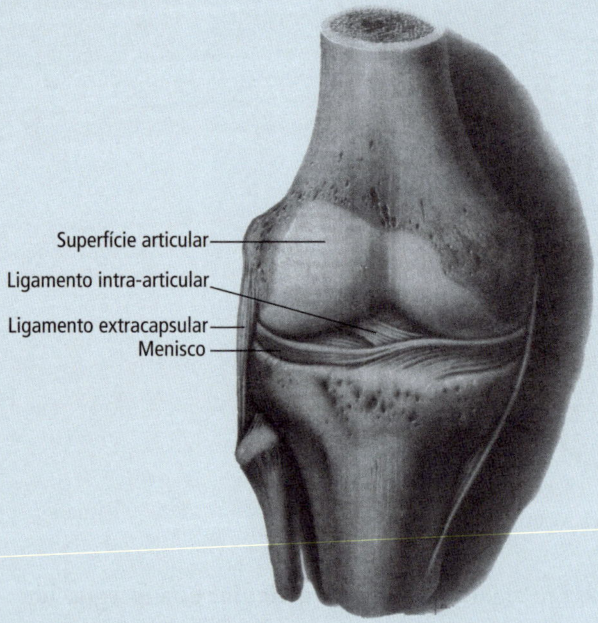

Figura 3.9 Articulação do joelho direito vista anteriormente; a cápsula articular foi retirada para visualizarem-se as demais estruturas.

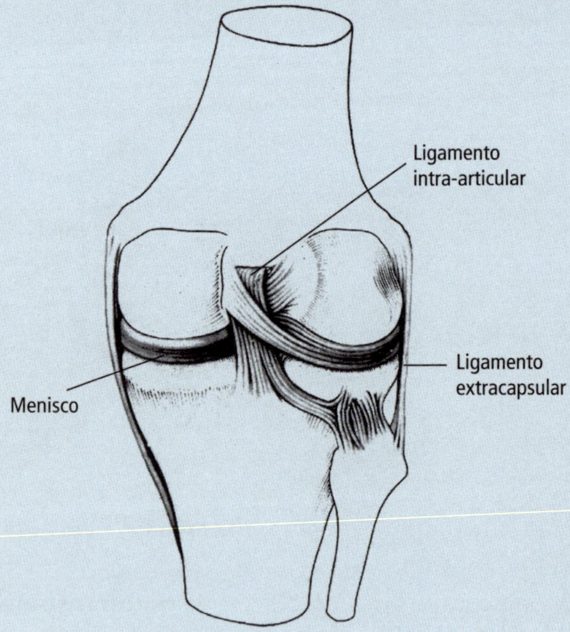

Figura 3.10 Articulação do joelho direito, vista posteriormente.

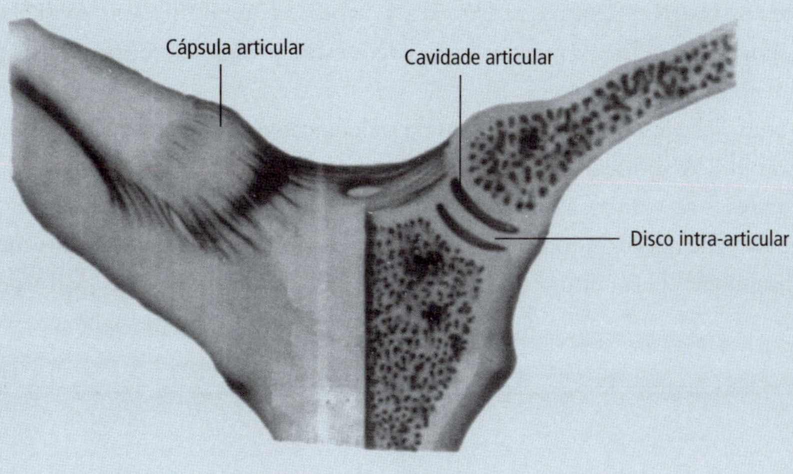

Figura 3.11 Articulação esternoclavicular; do lado esquerdo, foi feito um corte frontal para mostrar o disco intra-articular.

- ☐ Você conhece, teoricamente, os principais movimentos realizados pelos segmentos do corpo. Realize então os seguintes movimentos e determine a direção do **eixo de movimento** em cada um deles: rotação medial do braço; adução do braço; abdução do braço; flexão do braço; flexão e extensão do antebraço; flexão e extensão da mão; adução e abdução da mão; flexão do II dedo da mão (indicador); circundução do polegar; flexão e extensão da cabeça; flexão do tronco; adução e abdução da coxa; flexão e extensão da perna; flexão plantar e dorsal do pé.
- ☐ Classifique morfológica e funcionalmente as seguintes junturas: do ombro, do cotovelo, do punho, rádio-ulnar proximal, do quadril, do joelho. Para fazer a classificação observe atentamente a forma das superfícies que entram em contato em cada articulação e verifique que movimentos elas permitem. Aproveite para observar, no esqueleto, a forma das superfícies articulares de articulações citadas, como exemplos, na discussão teórica sobre a classificação morfológica das junturas.
- ☐ Volte a examinar a **cintura escapular** no esqueleto. Note que a escápula está presa às costelas, artificialmente. Tente elevar lateralmente o esqueleto do membro superior. O movimento será impossível além de uma certa amplitude porque a epífise proximal do úmero encontra uma projeção da escápula fixada, limitando o deslocamento. Peça a um colega seu para repetir o movimento com o próprio membro superior. Observe que ele o eleva completamente. No indivíduo, a escápula não está fixa às costelas, flutuando livremente no meio da musculatura do dorso. Por esta razão, quando a epífise proximal do úmero encontra a projeção da escápula, o deslocamento prossegue levando junto este osso.

  É fácil verificá-lo. Peça ao seu colega para repetir o movimento, mas coloque sua mão, lateralmente, no tórax, ao nível da axila. À medida que ele fizer o movimento note como é possível palpar a escápula que se desloca, lateralmente, junto com a elevação do membro superior. Se a escápula estivesse fixada às costelas, o movimento seria impossível. Volte a examinar a cintura escapular: a clavícula articula-se com a escápula e com o esterno. Se a escápula não está fixada às costelas conclui-se que o esqueleto do membro superior está preso ao tronco apenas pela articulação esterno-clavicular. Isso significa que a maior parte dos movimentos realizados na articulação do ombro envolve deslocamento do úmero e da escápula e os deslocamentos desta levam a movimentos na articulação esterno-clavicular. Comprove-o. Movimente a articulação do ombro direito realizando adução e abdução do braço, e, ao mesmo tempo, com a mão esquerda, palpe a clavícula. Note os deslocamentos dela.

Observe agora o esqueleto de um quadrúpede. Já sabemos que nesses animais a clavícula é rudimentar ou não existe e, portanto, neles, os membros torácicos estão presos ao tronco apenas por músculos. Duas consequências derivam desses fatos:

a) Sem contar com a clavícula, os movimentos da articulação do úmero com a escápula são menos amplos que os do homem. A abdução, a adução e a rotação são praticamente nulas.
b) Não estando presos ao tronco, a não ser por músculos, os membros torácicos não têm força de propulsão; são membros de apoio. A força de propulsão para a deambulação vem dos membros pélvicos que estão presos ao tronco pela cintura pélvica. O exame do esqueleto de um quadrúpede pode comprovar a afirmação.

4 Sistema Muscular

Objetivos específicos

Após o estudo deste capítulo o aluno deverá ser capaz de:

1. Definir, morfológica e funcionalmente, os músculos.
2. Conceituar, do ponto de vista funcional, os músculos nas suas variedades: estriado, liso e cardíaco.
3. Conceituar, do ponto de vista morfológico e funcional, os componentes anatômicos dos músculos estriados esqueléticos.
4. Definir fáscia muscular e citar suas funções.
5. Explicar a expressão: $T = F \times E$ em termos de mecânica muscular.
6. Definir origem e inserção de músculos estriados esqueléticos.
7. Classificar os músculos estriados esqueléticos segundo sua forma e arranjo de suas fibras e definir cada tipo.
8. Classificar os músculos estriados esqueléticos quanto à origem, inserção, número de ventres musculares e ação.
9. Conceituar ação muscular em termos de coordenação motora.
10. Classificar, do ponto de vista funcional, os músculos estriados esqueléticos e definir cada tipo.
11. Citar exemplos de músculos agonistas, antagonistas e sinergistas.
12. Identificar em peças preparadas: os componentes anatômicos dos músculos estriados esqueléticos, a fáscia muscular, origem e inserção de músculos estriados esqueléticos, músculos longos, largos, fusiformes, em leque, unipenados, bipenados, bíceps, tríceps, quadríceps, monocaudados, bicaudados, policaudados, digástricos e poligástricos.

Conceito

A capacidade de reagir em resposta a uma modificação do meio ambiente constitui uma das propriedades fundamentais do protoplasma animal. Assim, a ameba (unicelular) em contato com um agente irritante contrai-se no ponto de estímulo e emite um prolongamento do citoplasma no ponto oposto àquele que foi estimulado. Diz-se que a célula se contraiu ao ser estimulada, distanciando-se do agente de estímulo; em suma, o animal se movimentou. Porém, sendo unicelular, a ameba deve realizar, com uma única célula, um sem-número de atividades: respiração; absorção; excreção etc. Nos seres multicelulares, as células diferenciam-se para realizar funções específicas: algumas são apropriadas à respiração; outras, à absorção etc. **As chamadas células musculares especializam-se para a contração e o relaxamento**, mas também são suas propriedades a **irritabilidade**, a **condutividade**, a **extensibilidade** e a **elasticidade**. Essas células são alongadas, fusiformes e, por essa razão, denominadas **fibras**. As fibras agrupam-se em feixes para formar massas macroscópicas denominadas **músculos**. A força de contração muscular depende, não apenas do número de fibras que compõem o músculo, mas, sobretudo, do diâmetro de cada uma de suas fibras. Por exemplo, um músculo submetido à grande atividade física se torna mais forte, contendo, entretanto, o mesmo número de fibras em sua estrutura. Isso resulta do aumento do diâmetro (volume) de suas fibras (hipertrofia). Do mesmo modo, quanto maior o comprimento da fibra muscular, mais amplo o movimento realizado. Entende-se, portanto, que os movimentos produzidos por um músculo longo são mais amplos que os produzidos por um músculo curto. Os músculos acham-se fixados pelas suas extremidades. Assim, músculos são estruturas que movem os segmentos do corpo por encurtamento da distância entre suas extremidades fixadas, ou seja, por contração. Entretanto, também há músculos nas vísceras, e estes serão estudados na Esplancnologia. No sistema locomotor, constituído pelos ossos, pelas articulações e pelos músculos, esses últimos são **elementos ativos do movimento**; os ossos são **elementos passivos do movimento** (alavancas biológicas). Porém, a musculatura não assegura só a dinâmica, mas também a estática do corpo humano. Realmente, a musculatura não apenas torna possível o movimento, mas também mantém unidas as peças ósseas, determinando a posição e a postura do esqueleto.

Variedade de músculos: esquelético, liso e cardíaco

A célula muscular está normalmente sob o controle do sistema nervoso. Cada músculo tem o seu nervo motor, o qual se divide em muitos ramos para poder suprir todas as fibras do músculo. As divisões mais delicadas desses ramos (microscópicas) terminam em uma estrutura especializada conhecida como **placa motora**. Quando o impulso nervoso passa através do nervo, a placa motora transmite o impulso às células musculares, determinando a sua contração. Se o impulso para a contração resulta de um ato de vontade, diz-se que o ato é **voluntário**; se o impulso parte de uma porção do sistema nervoso sobre o qual o indivíduo não tem controle consciente, diz-se que o ato é **involuntário**. Histologicamente, as fibras musculares esqueléticas e cardíacas mostram uma estriação transversal em sua estrutura. Em contrapartida, nas fibras musculares lisas, essas estriações não estão presentes. Os termos "voluntário" e "involuntário" não se referem aos músculos, mas aos atos motores. Os músculos cardíaco e liso agem de forma involuntária (independente da vontade do indivíduo). Contudo, os músculos esqueléticos agem tanto em atos voluntários como em involuntários (reflexos). O diafragma é um tipo de músculo esquelético que, em geral, atua de forma involuntária, a despeito de poder ser recrutado na ventilação voluntária. Os músculos da faringe (e parte do esôfago), embora sejam esqueléticos, só atuam de forma reflexa (deglutição). A estrutura microscópica dos músculos é bastante complexa, particularmente nos músculos estriados, e seu estudo é feito em Histologia. Aqui, chama-se a atenção apenas para alguns aspectos: o delgado tecido conectivo que envolve cada fibra muscular é denominado **endomísio**; o que envolve muitas fibras musculares, agrupadas em fascículos, é o **perimísio**; a bainha conectiva que envolve grupos de fascículos, que, por sua vez, formam um músculo, é denominada **epimísio**.

Também é possível distinguir os músculos estriados dos lisos por meio da topografia: os primeiros são **esqueléticos**, isto é, estão fixados, pelo menos por uma das extremidades, ao esqueleto; os lisos são **viscerais**, isto é, são encontrados na parede das vísceras de diversos sistemas do organismo. Entretanto, músculos estriados são também encontrados em algumas vísceras.

Diz-se, pois, que os músculos lisos e o cardíaco são involuntários em relação à função, ao passo que os músculos esqueléticos podem ser voluntários, ou seja, atuando sob controle consciente. Os músculos cardíaco e liso (visceral) são inervados pela divisão autônoma do sistema nervoso, já o músculo esquelético é inervado pela parte central. Há músculos estriados, voluntários, esqueléticos, e que só estão sob o controle da vontade parcialmente. O diafragma e os músculos da respiração são exemplos: é possível, voluntariamente, suspender a respiração por algum tempo, mantendo o diafragma fixo, mas, esgotada a tolerância, as contrações do diafragma e as excursões respiratórias voltam ao normal. Treinamento exaustivo dos músculos esqueléticos pode permitir alto grau de controle voluntário sobre eles, o que permite que alguns indivíduos realizem contrações musculares inusitadas. Os atores da cidade de Bali, na Índia, são capazes de controlar os músculos da face, denominados "músculos dérmicos", "músculos mímicos" ou "músculos da fisionomia" ou, ainda, "músculos da expressão", de tal modo que uma hemiface mostra uma expressão fisionômica, o choro; e a outra hemiface, o oposto, o riso. Atletas podem apresentar uma condição denominada **hipertrofia**, que caracteriza o aumento de volume de determinado grupo de músculos nas diversas modalidades de atividade esportiva.

A maior parte das considerações que se seguem refere-se aos músculos estriados esqueléticos.

Componentes anatômicos dos músculos estriados esqueléticos

Um músculo esquelético típico apresenta uma porção média e extremidades. A porção média é carnosa, vermelha no vivente (vulgarmente denominada "carne") e recebe a designação **ventre muscular**. Nele, predominam as fibras musculares; é, portanto, a parte ativa do músculo, isto é, a parte contrátil. No indivíduo vivo, em repouso, o corpo muscular apresenta tônus, ou seja, certo grau de tensão em repouso. Quando as extremidades são cilindroides ou, então, têm forma de fita, denominam-se **tendões**; quando são laminares, recebem a denominação **aponeuroses**.

Tanto tendões como aponeuroses são esbranquiçadas e brilhantes, muito resistentes e praticamente inextensíveis, constituídos por tecido conectivo denso. Tendões e aponeuroses servem para fixar o músculo ao esqueleto (Figuras 4.1 e 4.2). Entretanto, tendões ou aponeuroses

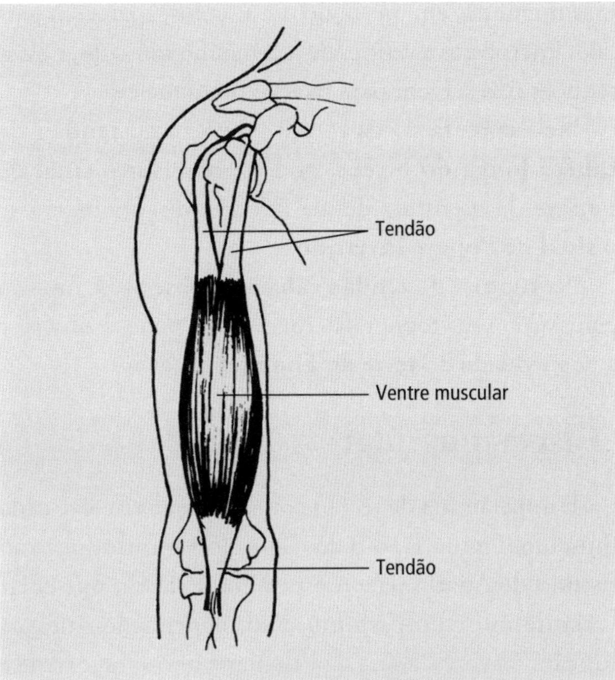

Figura 4.1 Músculo bíceps braquial: sua extremidade proximal tem dois tendões.

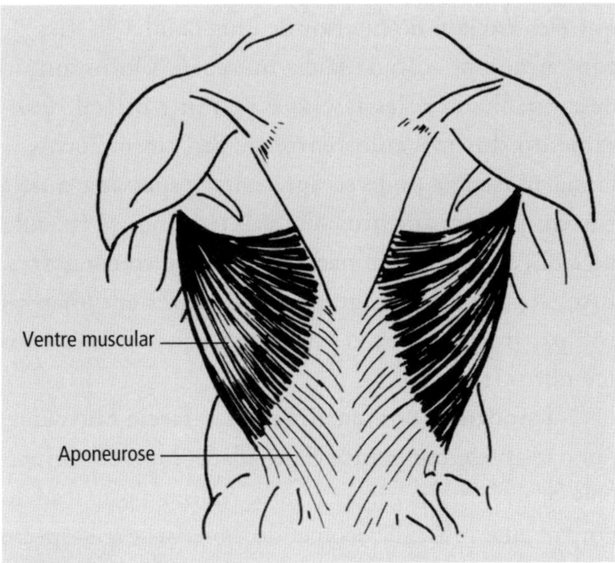

Figura 4.2 Músculo latíssimo do dorso e sua ampla aponeurose de fixação na coluna vertebral.

nem sempre se prendem ao esqueleto, podendo fazê-lo em outros elementos: cartilagem; cápsulas articulares; septos intermusculares; derme; tendão de outro músculo etc. Em certos músculos, as fibras dos tendões têm dimensões tão reduzidas que se tem a impressão de que o ventre muscular se prende diretamente no osso. Do mesmo modo, em uns poucos músculos, aparecem tendões interpostos a ventres de um mesmo músculo, e esses tendões não servem para fixação no esqueleto.

No exame físico da rotura proximal do **tendão da cabeça longa do bíceps**, pode-se observar o **sinal de Popeye**. Já na rotura de sua inserção distal, observa-se o **sinal de Popeye invertido**.

Na ruptura do **tendão calcâneo**, observa-se um *gap* palpável em sua topografia. Além disso, pode-se observar a positividade do **teste de Thompson**.

Fáscia muscular

É uma lâmina de tecido conectivo que envolve cada músculo (Figura 1.16-3 do Capítulo 1 – Introdução ao Estudo de Anatomia). A espessura da fáscia muscular varia de músculo para músculo, dependendo de sua função. Às vezes, a fáscia muscular é muito espessada e pode contribuir para prender o músculo ao esqueleto. Para que os músculos possam exercer eficientemente um trabalho de tração ao se contrair, é necessário que eles estejam no interior de uma bainha elástica de contenção por ação da fáscia muscular. Outra função desempenhada pelas fáscias é permitir o fácil deslizamento dos músculos entre si. Em certos locais, a fáscia muscular pode se apresentar espessada e dela partem prolongamentos que vão terminar se fixando no osso, sendo denominados **septos intermusculares**. Esses septos separam grupos musculares em lojas ou compartimentos e estão presentes frequentemente nos membros (Figura 4.3).

Na **síndrome compartimental**, a **fáscia muscular**, por não apresentar grande elasticidade, é um dos principais fatores em sua gênese e, ao se realizar a palpação do grupamento muscular acometido, observa-se seu aspecto extremamente tenso em virtude do grande aumento de pressão intracompartimental.

Na **doença de Dupuytren**, observam-se contratura e nodularidade na fáscia plantar da mão.

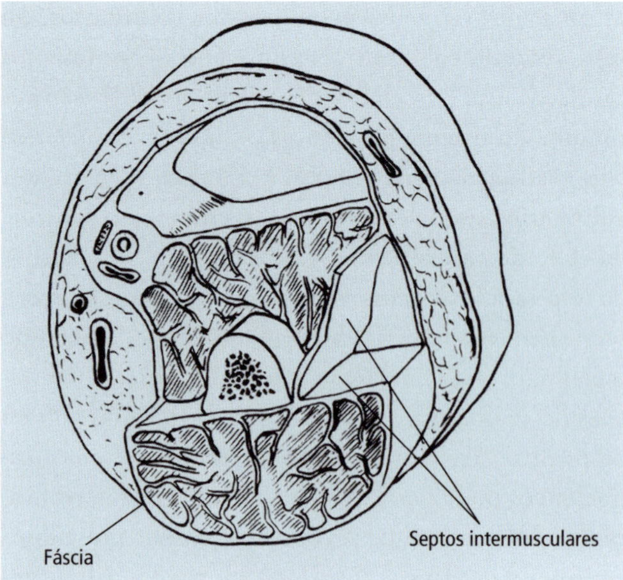

Figura 4.3 Septos intermusculares.

Mecânica muscular

A contração do ventre muscular vai produzir um trabalho mecânico, em geral representado pelo deslocamento de um segmento do corpo. É claro, pois, que não é o ventre muscular que se prende ao esqueleto, uma vez que ele precisa contrair livremente. As extremidades do músculo é que se prendem em pelo menos dois ossos, de maneira que o músculo cruza a articulação (Figura 4.4). Ao se contrair o ventre muscular, há um encurtamento do comprimento do músculo e consequente deslocamento da peça esquelética (Figura 4.5).

As fibras musculares podem reduzir o seu comprimento, em relação ao estado de repouso, de cerca de um terço

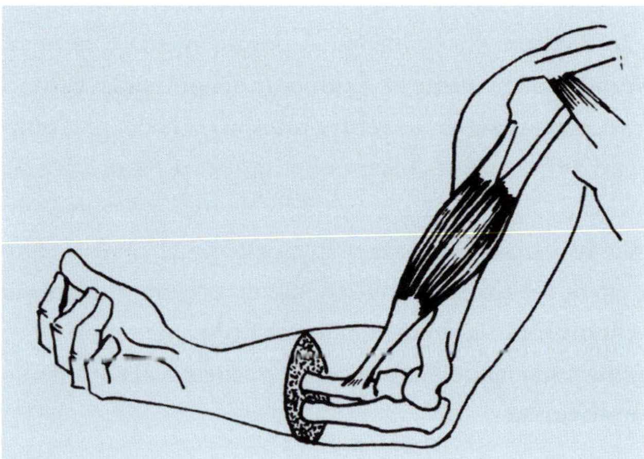

Figura 4.4 Mecânica muscular.

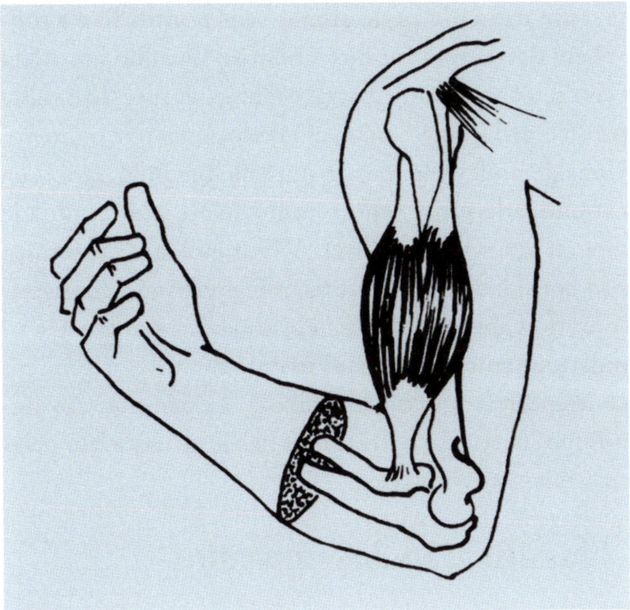

Figura 4.5 Mecânica muscular.

ou, até mesmo, metade. O trabalho (T) realizado por um músculo depende da potência (F) do músculo e da amplitude de contração (E) do mesmo: T = F × E. A potência (ou força) do músculo está diretamente relacionada com o número de fibras do ventre muscular e a amplitude de contração depende de seu grau de encurtamento. O aumento prolongado da intensidade do trabalho, como se constata, por exemplo, com atletas ou trabalhadores, produz aumento de volume das fibras, **hipertrofia**, nunca aumento do número delas (**hiperplasia**).

Como dito anteriormente, o trabalho do músculo se manifesta pelo deslocamento de um ou mais ossos. Os músculos agem sobre os ossos como potências sobre braços de alavancas. Em física, a depender da posição ocupada pela **resistência**, **o ponto de apoio** (**ou fulcro**) e a **potência**, são descritas três classes de alavancas. As da classe I são aquelas nas quais o ponto de apoio, **F**, situa-se entre a resistência, **R**, e a potência, **P** (Figura 4.6). É o que acontece com o crânio apoiado sobre a coluna vertebral: o ponto de apoio está entre a resistência, isto é, o maior peso da parte anterior do crânio, e a potência, representada pelos músculos que agem para manter a cabeça em equilíbrio. Exemplo de alavanca classe II encontra-se no pé: aqui, a resistência está situada entre o ponto de apoio e a potência (Figura 4.7). Na alavanca classe III, a potência é que está entre o ponto de apoio e a resistência (Figura 4.8).

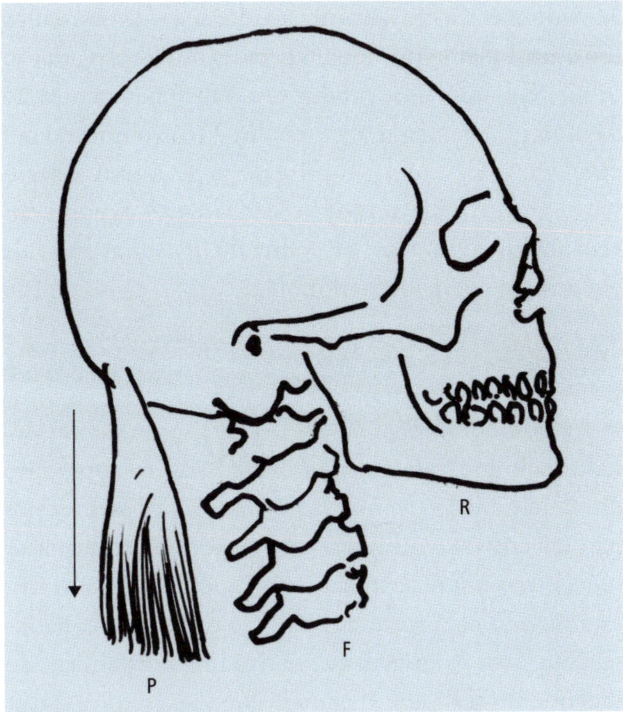

Figura 4.6 Alavanca do gênero I.

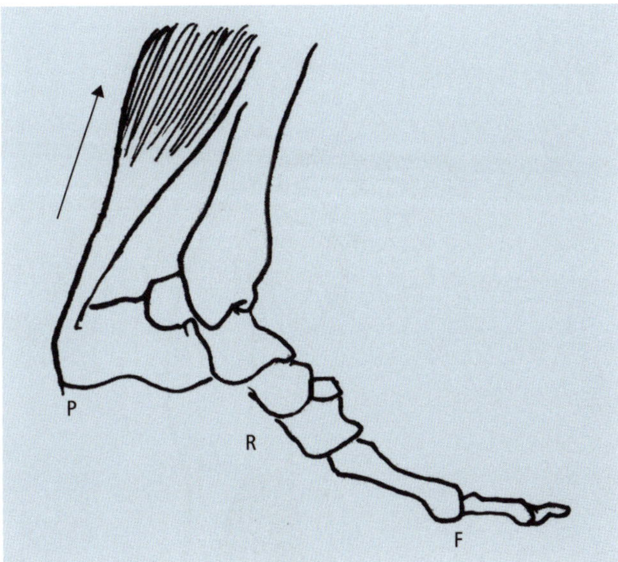

Figura 4.7 Alavanca do gênero II.

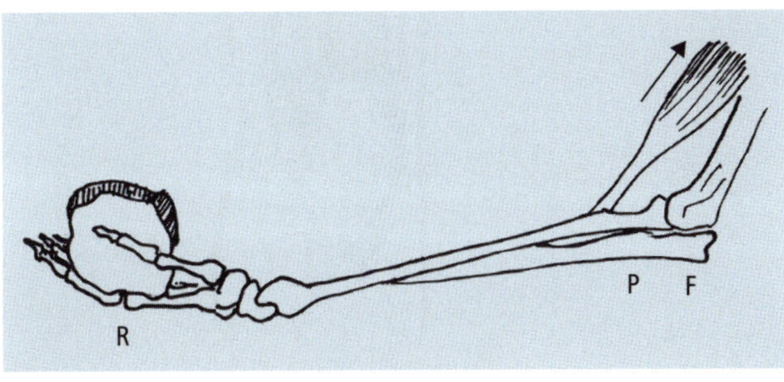

Figura 4.8 Alavanca do gênero III.

No caso da musculatura cardíaca e dos músculos lisos, geralmente situados nas paredes de vísceras ocas ou tubulares, também se produz um trabalho: a contração da musculatura desses órgãos reduz o seu volume ou seu diâmetro e, dessa forma, vai expelir ou impulsionar o seu conteúdo. É desse modo que o sangue é expulso dos ventrículos do coração, e o conteúdo intestinal progride em direção ao meio exterior.

Origem e inserção

O ponto proximal ou cranial de fixação de um determinado músculo é denominado "origem" e o ponto distal ou caudal é denominado "inserção". Esses termos não devem ser confundidos com ponto fixo e ponto móvel. Em um determinado movimento, o ponto fixo está situado na origem do músculo e, em outro, na inserção. Assim, a origem e a inserção não dependem do movimento realizado (Figura 4.9).

Nos membros, geralmente a origem de um músculo é proximal e a inserção, distal. Porém, convém ressalvar que **um músculo pode alterar seus pontos fixo e móvel em determinados movimentos**. Quando um atleta eleva seu corpo numa barra, é o braço que se flete sobre o antebraço e a peça óssea em deslocamento é o úmero. Considerando-se a ação do músculo braquial, agora sua extremidade ulnar será o ponto fixo e a extremidade umeral será o ponto móvel. A Terminologia Anatômica não considera o termo "origem", preferindo consignar o termo **cabeça**. Mas, feita a ressalva, os anatomistas, didaticamente, continuam usando o termo origem em contraposição à inserção, embora, a rigor, inserção signifique "fixação" e o músculo é fixado ao esqueleto pelas suas duas extremidades.

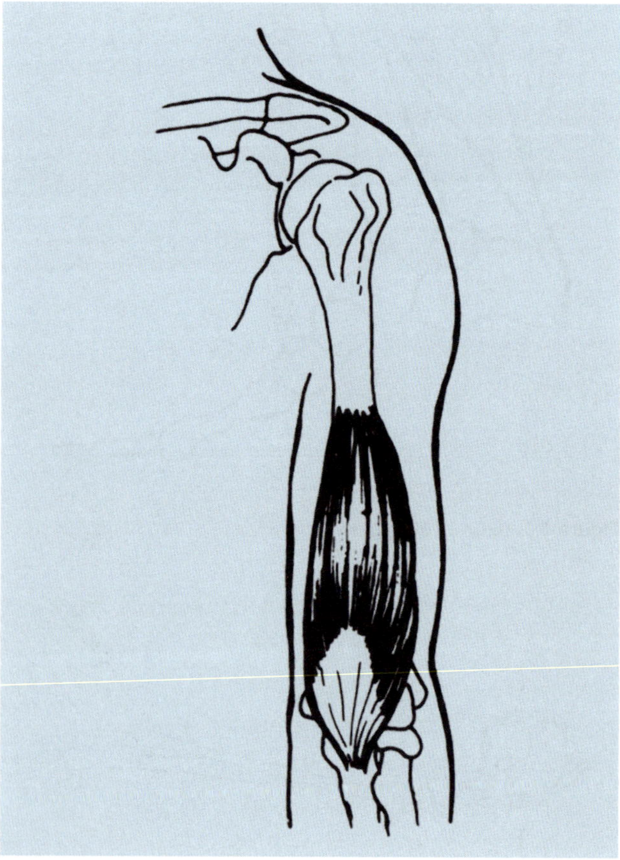

Figura 4.9 Músculo braquial.

Classificação dos músculos

Vários são os critérios adotados para classificá-los e nem sempre há consenso entre os anatomistas. A forma do músculo é extremamente variável e a nomenclatura se aproveita desse fato para designar vários músculos: músculo romboide maior, músculo trapézio, músculo piramidal, músculo redondo maior, músculo pronador quadrado etc. De maneira objetiva, sem entrar em discussão de conceitos ou escolas anatômicas, vamos abordar as diversas classificações.

Quanto à forma do músculo e ao arranjo de suas fibras

A função do músculo condiciona sua forma e o arranjo de suas fibras. As funções dos músculos são múltiplas e variadas e dependentes da sua morfologia e o arranjo de suas fibras. De modo geral e amplo, os músculos têm as fibras dispostas paralelas ou oblíquas à direção de tração exercida pelo músculo.

a) **Disposição paralela das fibras:** pode ser encontrada tanto em músculos nos quais predomina o comprimento – **músculos longos** (p. ex., músculo esternocleidomastoideo – Figura 4.10), como em músculos nos quais comprimento e largura se equivalem – **músculos largos** (p. ex., músculo glúteo máximo – Figura 4.11). Nos músculos longos, é muito comum haver uma convergência das fibras musculares em direção aos tendões de origem e inserção, de tal modo que, na parte média, o músculo tem maior diâmetro que nas extremidades e, por

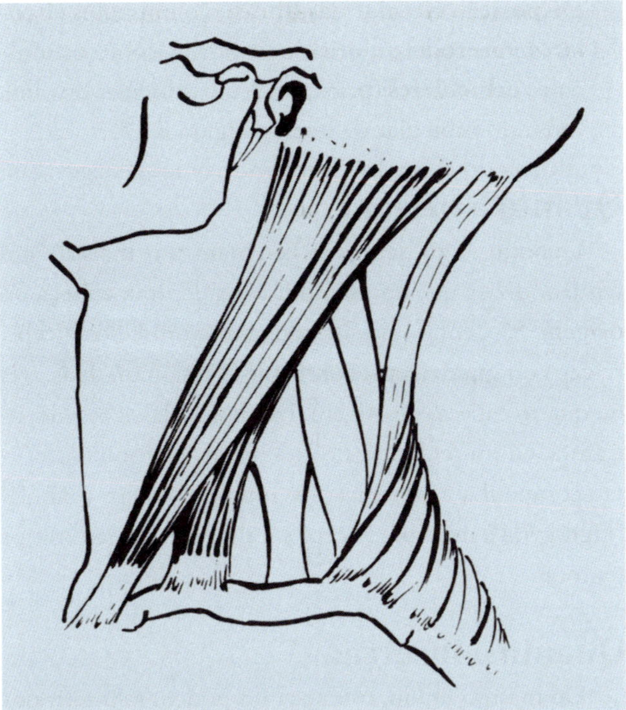

Figura 4.10 Músculo longo (músculo esternocleidomastoideo).

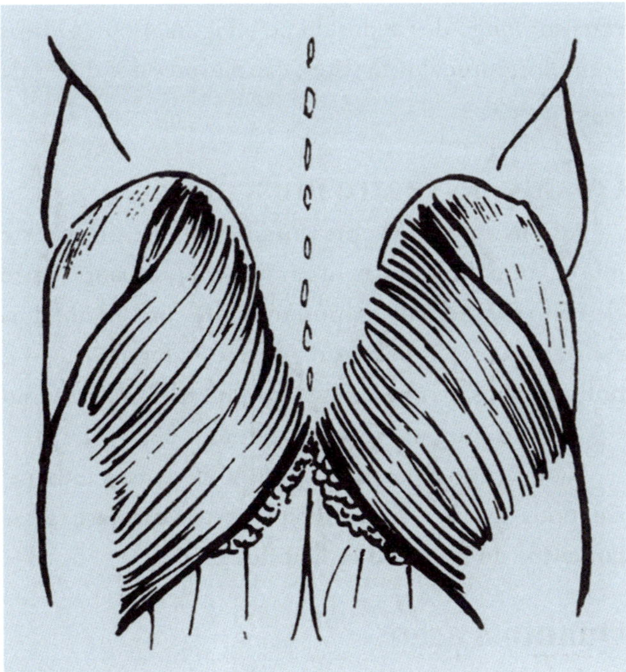

Figura 4.11 Músculo largo (músculo glúteo máximo).

seu aspecto característico, é denominado **fusiforme**. Músculos fusiformes são muito frequentes nos membros (p. ex., bíceps braquial – Figuras 4.1 e 4.4). Os músculos longos podem também ser **cônicos** ou **cilíndricos** (**redondos**). Por sua vez, os músculos largos podem ser **triangulares**, **quadrangulares** ou **romboides**. Nos músculos largos, as fibras podem convergir para um tendão em uma das extremidades, tomando o aspecto de leque (p. ex., músculo peitoral maior – Figura 4.12).

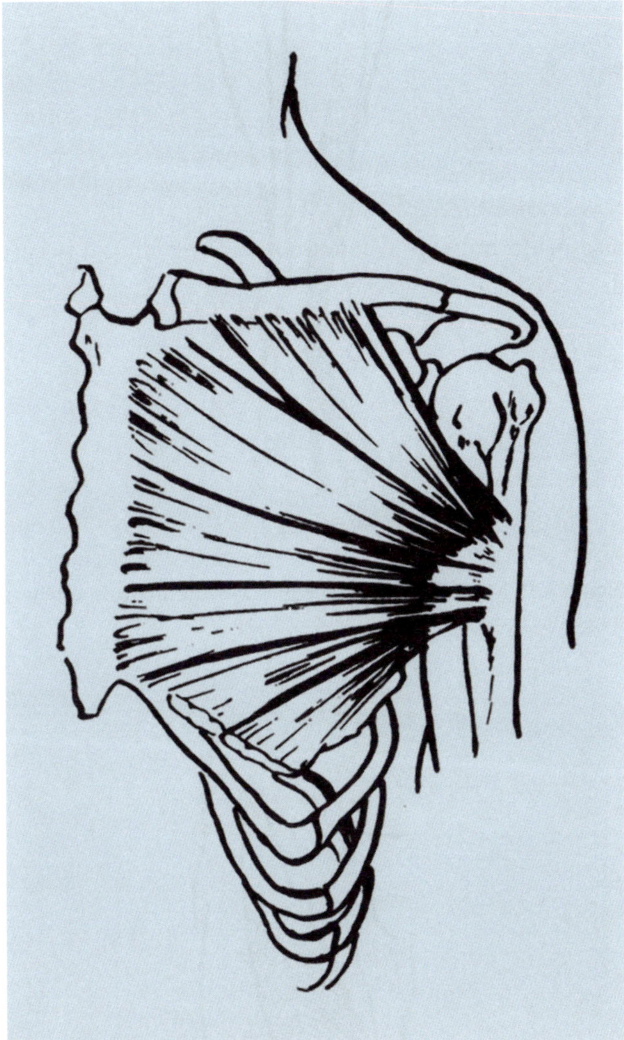

Figura 4.12 Músculo em leque (músculo peitoral maior).

b) **Disposição oblíqua das fibras:** músculos cujas fibras são oblíquas em relação aos tendões denominam-se **peniformes** porque essa disposição lembra a das barbas de uma pena. Se os feixes musculares se prendem apenas em uma margem do tendão, forma-se um músculo **unipenado** (p. ex., músculo extensor longo dos dedos do pé – Figura 4.13); se os feixes se prendem nas duas margens do tendão, será **bipenado** (p. ex., músculo reto da coxa – Figura 4.14).

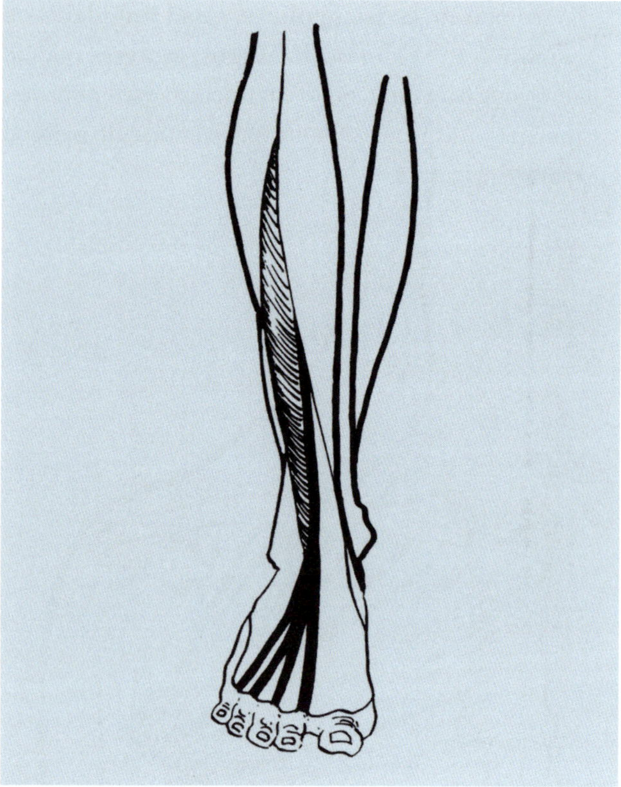

Figura 4.13 Músculo unipenado e policaudado (músculo extensor longo dos dedos).

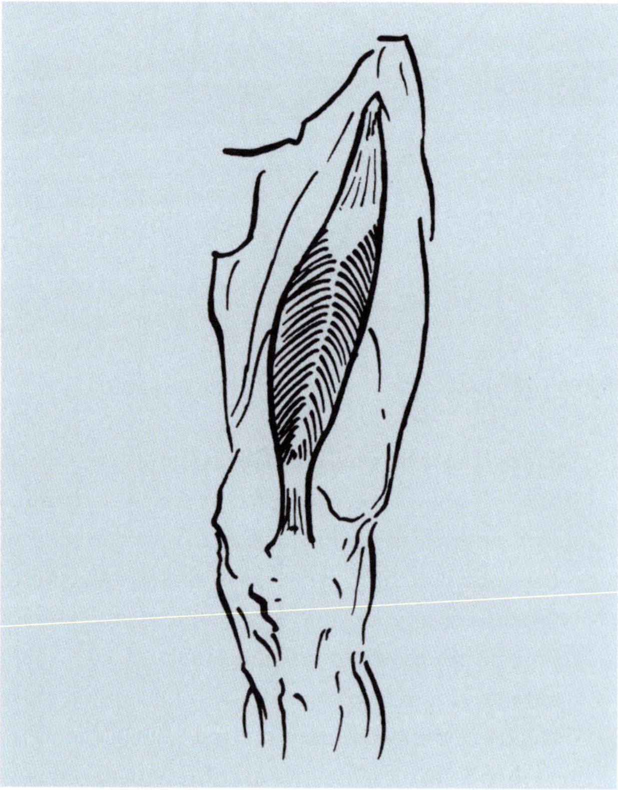

Figura 4.14 Músculo bipenado (músculo reto da coxa).

c) **Disposição circular das fibras:** são músculos **circulares**, que rodeiam orifícios e canais, como os músculos **orbiculares** (p. ex., músculo orbicular do olho, músculo orbicular da boca – Figura 4.15).

Quanto à origem

Quando os músculos se originam por mais de um tendão, diz-se que apresentam mais de uma **cabeça** ou **origem**. São, então, classificados como músculos **bíceps**, **tríceps** ou **quadríceps**, conforme apresentam duas, três ou quatro cabeças de origem. Exemplos clássicos, encontramos na musculatura dos membros e a nomenclatura acompanha a classificação: músculo bíceps braquial (Figura 4.4); músculo tríceps sural; músculo quadríceps femoral.

Quanto à inserção

Do mesmo modo, os músculos podem se inserir por mais de um tendão. Quando há dois tendões, são **bicaudados**; três ou mais, **policaudados** (p. ex., músculo extensor longo dos dedos do pé – Figura 4.13). Outros exemplos: músculos flexores; e extensores dos dedos da mão.

Quanto ao ventre muscular

Alguns músculos apresentam mais de um ventre muscular, com tendões intermediários situados entre eles. São **digástricos** os músculos que apresentam dois ventres (p. ex., músculo digástrico – Figura 4.16) e **poligástricos**, os que apresentam número maior, como é o caso do músculo reto do abdome (Figura 4.17).

Na inspeção e palpação anterior da parede abdominal, pode-se observar quando presente a **diástase (afastamento) do músculo reto abdominal**.

Quanto à ação

A depender da ação principal resultante da contração do músculo, este pode ser classificado como flexor, extensor, adutor, abdutor, rotador medial, rotador lateral, pronador, supinador, flexor plantar, flexor dorsal, depressores ou abaixadores, levantadores ou elevadores, orbiculares, esfíncteres, dilatadores, tensores, retratores ou protratores.

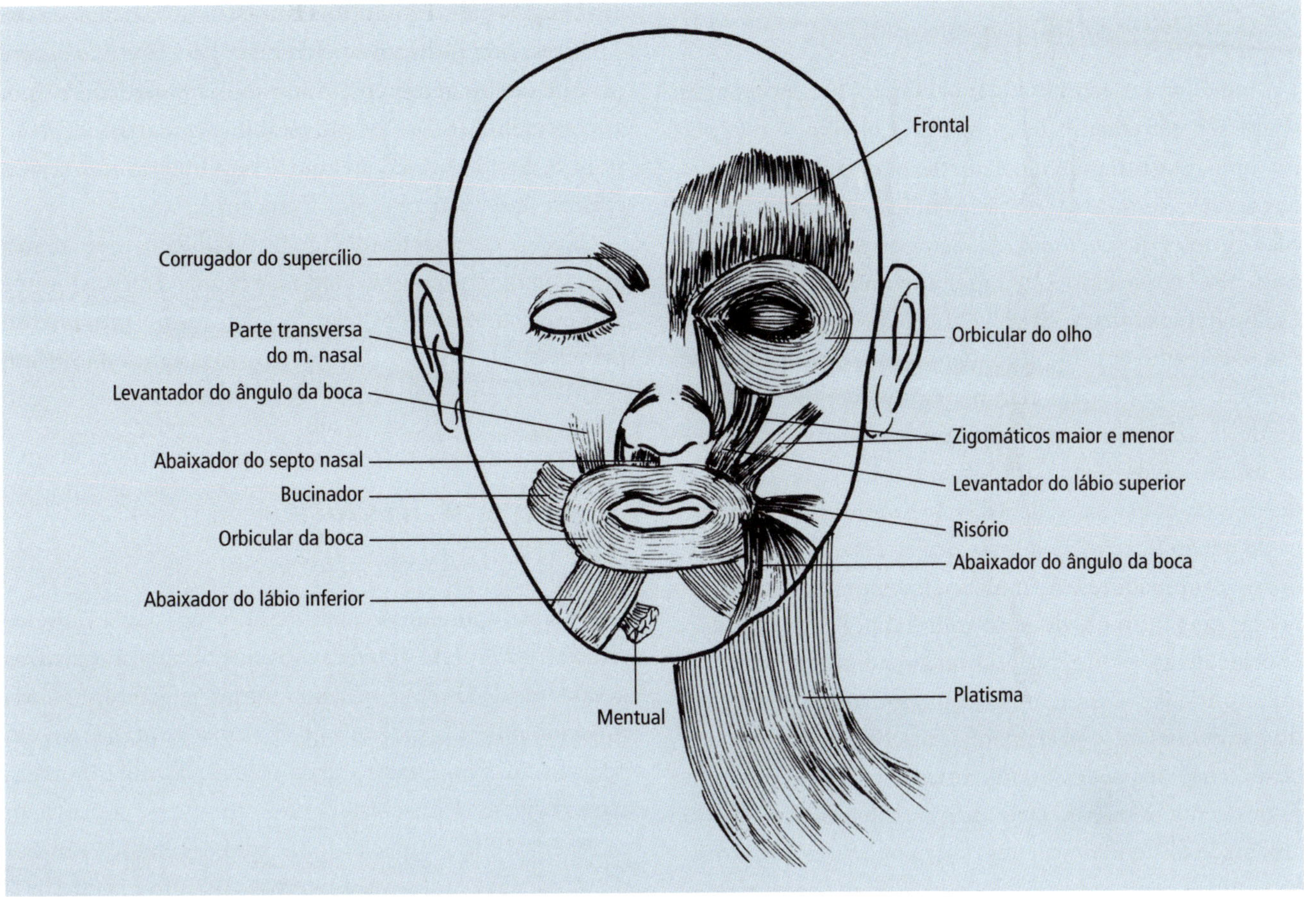

Figura 4.15 Músculos circulares (músculos orbicular do olho e orbicular da boca).

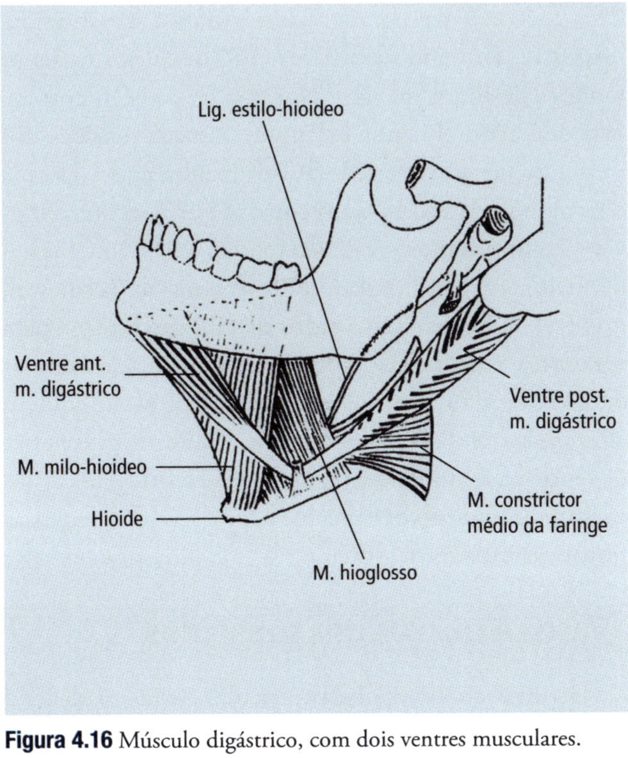

Figura 4.16 Músculo digástrico, com dois ventres musculares.

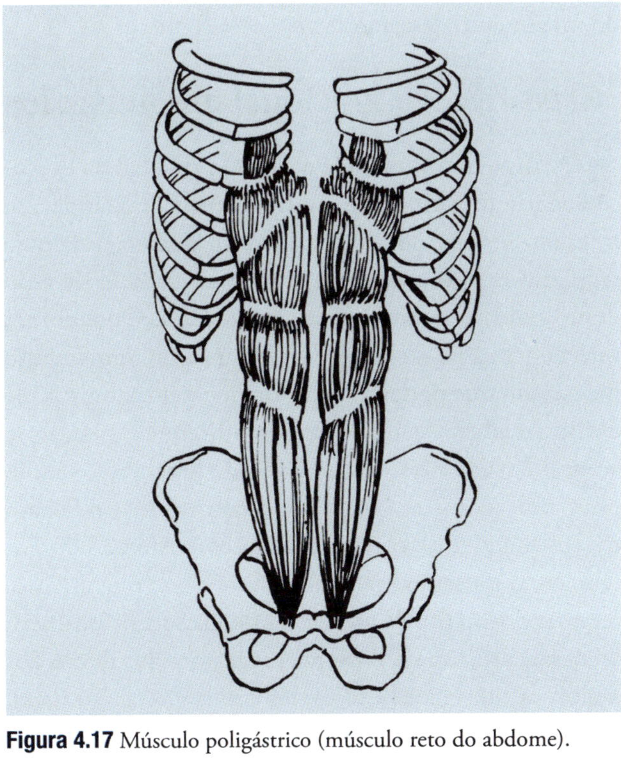

Figura 4.17 Músculo poligástrico (músculo reto do abdome).

Ação muscular

A análise de determinado movimento, mesmo os mais simples, é extremamente complexa. Quando se diz, por exemplo, que um músculo é um flexor do antebraço, apenas se está referindo à sua ação principal, primária, àquela mais simples de ser entendida, demonstrada e pela qual o músculo é conhecido. Qualquer movimento, como o do exemplo mencionado, envolve a ação de vários músculos. A esse trabalho em conjunto, denomina-se **coordenação motora**. Na prática, estudamos os grupamentos musculares de acordo com sua distribuição e respectivas funções: os músculos da região anteromedial do antebraço são flexores da mão ou dos dedos e pronadores, ao passo que os da região posterolateral são extensores da mão ou dos dedos e supinadores. Além disso, é sempre oportuno salientar que, num movimento voluntário, há um número enorme de ações musculares que são automáticas ou semiautomáticas. Por exemplo, se um indivíduo está sentado e movimenta-se para apanhar um objeto que caiu no chão, o uso dos dedos é o movimento principal desejado e consciente. Mas para fazer chegar os dedos ao objeto, o antebraço é estendido, alguns músculos estabilizam o ombro, outros agem sobre a coluna para estabilizar o tronco e ainda outros agem nos membros inferiores, tudo a fim de assegurar o equilíbrio e possibilitar a perfeita execução do movimento desejado.

Classificação funcional dos músculos

Quando um músculo é o agente principal na execução de um movimento, ele é um **agonista**: quando um músculo se opõe ao trabalho de um agonista, seja para regular a rapidez, seja para regular a potência de ação deste agonista, denomina-se **antagonista**. Quando um músculo atua no sentido de eliminar algum movimento indesejado que poderia ser produzido pelo agonista, ele é dito **fixador**. Assim, o músculo braquial quando se contrai é o agente ativo na flexão do antebraço, sendo, pois, um agonista. No momento em que o músculo tríceps braquial se contrai para fazer a extensão do antebraço, o músculo braquial opõe-se a esse movimento, retardando-o a fim de que ele não se execute bruscamente; nesse caso, atua como um antagonista. Na flexão dos dedos, os músculos flexores dos dedos são os agonistas. Como os tendões de inserção desses músculos cruzam a articulação radiocarpal (do punho), a tendência natural é provocar também a flexão da mão. Esse fato não ocorre porque outros músculos, como os extensores do carpo, se contraem e, dessa forma, estabilizam a articulação do punho. Assim, impedem aquele movimento indesejado e, nesse caso, atuam como fixadores.

No exemplo referido, do indivíduo que se abaixa para apanhar um objeto caído no chão, os músculos que não estão diretamente relacionados com o movimento principal (apreensão do objeto), mas que estabilizam as diversas partes do corpo para tornar possível a ação principal, denominam-se "fixadores" ou "posturais".

Estruturas acessórias do sistema muscular

Fáscias, aponeuroses, bainhas fibrosas e sinoviais dos tendões e as bolsas sinoviais são consideradas **estruturas acessórias** do sistema muscular. As fáscias envolvem cada músculo ou grupos de músculos, além de mantê-los em posição, mesmo quando se contraem. Também servem como origem ou inserção para os músculos, constituem retináculos e fitas especializadas para os tendões, são vias de passagem para vasos e nervos e permitem o deslizamento de estruturas adjacentes.

As bainhas fibrosas, constituídas de tecido conectivo denso, são forradas por bainhas sinoviais. Estão inseridas nos ossos formando canais osteofibrosos nos quais os tendões deslizam ou são mantidos na posição correta. É o que acontece, por exemplo, com os tendões dos músculos flexores dos dedos. Cada bainha sinovial forma dois cilindros concêntricos; entre os quais, existe a sinóvia. O cilindro interno aloja o tendão envolvido por seu peritendão. A continuidade entre as camadas da sinovial, no nível de sua reflexão a partir do cilindro interno para o externo, é estabelecida por uma estrutura denominada **mesotendão**, por meio da qual os vasos sanguíneos chegam ao tendão ou partem dele. **Nas cirurgias sobre os tendões, é fundamental manter-se a integridade do mesotendão:** é isso que previne a formação de aderências fibróticas capazes de dificultar os movimentos.

Vasos e nervos dos músculos

Já vimos que a atividade muscular é controlada pelo sistema nervoso. Nenhum músculo pode contrair se não receber estímulo através de um nervo. Se o nervo for seccionado, o músculo deixa de funcionar e, por essa razão, entra em **atrofia**. Essa não é a única causa de atrofia: a imobilização prolongada, por exemplo, por engessamento, no caso de tratamento de fratura, também pode resultar em atrofia, inclusive porque, além de impedir o movimento, também reduz o suprimento sanguíneo na musculatura. Para executar o seu trabalho mecânico, os músculos necessitam de considerável quantidade de energia. Em vista disso, os músculos recebem eficiente suprimento sanguíneo através de uma ou mais artérias, que neles penetram por uma das extremidades ou pelo meio de seu ventre. As artérias dividem-se em ramos cada vez menos calibrosos, dispondo-se no sentido das fibras musculares, e ramificam-se intensamente, formando um extenso leito capilar.

A drenagem do sangue é feita por veias que seguem, em geral, o tipo de distribuição arterial. A contração muscular é um fator preponderante para impulsionar o sangue e a linfa, pelas veias e pelos vasos linfáticos, em direção ao coração. Os troncos resultantes da confluência de numerosos ductos linfáticos, localizados no tecido interfascicular, dirigem-se para os espaços perimusculares e terminam drenando a linfa para os linfonodos regionais.

Cada músculo é inervado por um ou mais nervos que contêm fibras motoras, sensitivas, simpáticas e parassimpáticas. O impulso nervoso é transmitido pelas fibras motoras e é ele que mantém o tônus e determina as contrações musculares. As fibras sensitivas servem à sensibilidade muscular, ao passo que as fibras simpáticas e parassimpáticas respondem apenas pela vasomotricidade. Denomina-se **unidade motora** a estrutura que compreende um neurônio (dentritos, com pericário e seu axônio) e as fibras musculares inervadas. A força de um músculo depende da quantidade de unidades motoras em ação. Contudo, por um lado, a força de um músculo em determinado movimento depende, não apenas do número de unidades motoras em ação, mas também do tempo que essas unidades motoras são mantidas em contração (somação ou tetanização). Por outro lado, quanto mais precisos os movimentos de um músculo, menor é o número de fibras inervadas pelo mesmo neurônio.

A secção de um nervo, privando o músculo de sua inervação, resulta na atrofia muscular, como foi dito. Porém, se o nervo se regenerar é possível a recuperação da função muscular dentro de prazos variáveis, geralmente não inferiores a 1 ano. A avaliação e o reconhecimento da sequência e da cronologia da recuperação da função muscular podem ser acompanhados pelo reaparecimento dos movimentos.

Nervos e artérias penetram sempre pela face profunda do músculo, pois assim estão mais bem protegidos. O conhecimento dos pontos de origem e a penetração dos ramos musculares de um nervo são importantes nos casos de fratura, para maior precisão do diagnóstico da lesão, para escolha da melhor abordagem cirúrgica e para melhor previsão da recuperação e reabilitação.

Eletromiografia

O método utilizado para registrar os tipos de atividade elétrica muscular denomina-se **eletromiografia**. Os eletrodos são colocados no interior do músculo ou sobre a pele que os recobre.

Roteiro para aula prática de sistema muscular

- ☐ Examine inicialmente um coração, um segmento de intestino e a musculatura de um membro dissecado. Você observa diferenças entre os componentes dessas estruturas?
- ☐ Sabendo que a contração muscular produz um trabalho mecânico, raciocine quais serão os trabalhos produzidos no coração e no intestino pela contração de suas fibras musculares. Faça o mesmo com relação a um músculo do membro dissecado.
- ☐ Em membros dissecados, examine a musculatura e reconheça o **ventre muscular** e os **tendões**. Verifique as diferenças quanto ao aspecto e à coloração. Todos os músculos que você examinou possuem ventre e

tendões típicos? Veja se existe uma lâmina de tecido conjuntivo envolvendo ainda alguns dos músculos observados. Como é o nome desse envoltório e quais suas funções?

- ☐ Volte a observar como as extremidades dos músculos estão presas ao esqueleto. Qual é a **origem**? Qual é a **inserção**? Qual a **diferença funcional** existente entre origem e inserção?
- ☐ Passe agora a observar os músculos dissecados nas paredes do abdome e no dorso e repare como eles são diferentes daqueles dos membros. Na musculatura do abdome, dorso e região glútea repare a maneira de fixação das extremidades. Que diferença existe entre tendão e aponeurose? Identifique uma **aponeurose**.
- ☐ Identifique o **músculo reto do abdome** e veja que ele possui vários ventres separados por tendões intermediários. Como classificar músculos de vários ventres musculares?
- ☐ Agora que você já viu os componentes anatômicos dos músculos e já aprendeu os conceitos de origem e inserção, está apto a classificá-los de acordo com os vários critérios. Identifique nas peças pelo menos um músculo de cada tipo: **longo, largo, fusiforme, em leque, unipenado, bipenado, bíceps, tríceps, quadríceps, policaudado, digástrico, poligástrico**. Se tiver dúvidas, veja as figuras do capítulo.
- ☐ Faça agora algumas observações ***in vivo***. Peça a seu colega para fazer a flexão do antebraço contra resistência. Para isso, segure você mesmo o antebraço de seu colega e resista à flexão do segmento. Verifique como o **músculo bíceps** modifica o seu volume e faz uma projeção ao nível da face anterior do braço. Experiência semelhante pode ser feita, colocando-se a mão fechada debaixo do queixo (resistência) enquanto se faz a flexão da cabeça: repare como aparecem relevos musculares no pescoço. Faça a extensão forçada dos dedos da mão e verifique como os tendões de músculos extensores se tornam visíveis no dorso da mão. Você verá tendões de alguns músculos flexores na face anterior da extremidade distal do antebraço se fletir fortemente os dedos (punho cerrado).

Quando estamos assentados, podemos facilmente palpar nos limites medial e lateral da **fossa poplítea** (parte posterior da articulação do joelho) fortes tendões de músculos flexores da perna. No dorso do pé, você identifica os tendões dos extensores quando faz a extensão forçada dos dedos do pé.

Faça uma expiração forçada ao mesmo tempo que apalpa a parede do abdome e constate como esta se enrijece, demonstrando assim, que os músculos abdominais têm participação na expiração forçada. Este fato ocorre também no esforço, na tosse, na defecação.

Faça a abdução do braço esquerdo e com a mão direita apalpe o **músculo deltoide** (músculo que modela o ombro). Compare a resistência do músculo à palpação antes e durante o movimento: à medida que a abdução progride, o músculo fica mais rijo, isto é, aumenta seu **tônus.** Sempre que um músculo se contrai para executar um trabalho ocorre uma **hipertonia muscular** (aumento do tônus). O músculo deltoide é um dos músculos de escolha para aplicação de injeções intramusculares, que devem ser feitas com o músculo no seu tônus normal.

5 Sistema Nervoso

Objetivos específicos

Após o estudo deste capítulo o aluno deverá ser capaz de:

1. Conceituar sistema nervoso do ponto de vista funcional.
2. Citar os envoltórios do sistema nervoso central (SNC) e definir os espaços existentes entre eles.
3. Citar as partes constituintes do SNC.
4. Citar os ventrículos encefálicos e suas comunicações.
5. Definir líquor e citar onde ele é encontrado e produzido.
6. Citar a divisão anatômica do sistema nervoso.
7. Descrever a disposição das substâncias branca e cinzenta no SNC.
8. Citar as partes que se reconhecem na substância cinzenta da medula.
9. Definir núcleo, córtex, trato, fascículo e gânglio.
10. Citar e definir os componentes funcionais dos nervos.
11. Definir os elementos anatômicos constituintes do sistema nervoso periférico.
12. Citar os nervos cranianos.
13. Definir funcionalmente e classificar, de acordo com os componentes funcionais, cada um dos nervos cranianos.
14. Descrever a formação de um nervo espinhal.
15. Citar as diferenças entre nervos espinhais e cranianos.
16. Descrever a distribuição dos ramos ventral e dorsal dos nervos espinhais.
17. Definir plexo nervoso.
18. Identificar os envoltórios do SNC em peças preparadas.
19. Identificar em peças preparadas: hemisférios cerebrais, lobos cerebrais, sulcos lateral e central, fissura longitudinal do cérebro, corpo caloso, mesencéfalo, pedúnculos cerebrais, ponte, pedúnculos cerebelares médios, cerebelo, bulbo, sulco bulbopontino, medula, diencéfalo, fórnix, septo pelúcido, ventrículos laterais, forame interventricular, III ventrículo, sulco hipotalâmico, tálamo, hipotálamo, IV ventrículo, aqueduto do mesencéfalo.
20. Identificar em peças preparadas: córtex cerebral e cerebelar, núcleos da base, substância cinzenta da medula e substância branca da medula e do cérebro.
21. Identificar em peças preparadas os nervos cranianos: trigêmeo, facial, óptico e vago.
22. Identificar em peças preparadas: raízes dorsais dos nervos espinhais, plexo braquial, troncos do plexo braquial, nervos terminais do plexo braquial.

Conceito

As funções orgânicas, bem como a integração do animal ao meio ambiente, estão na dependência de um sistema especial denominado sistema nervoso (SN). Isso significa que esse sistema controla e coordena as funções de todos os sistemas do organismo e, ainda, recebendo estímulos aplicados à superfície do corpo, é capaz de interpretá-los e de desencadear, eventualmente, respostas adequadas a eles. Assim, muitas funções do SN dependem da vontade (acenar para uma pessoa que passa é um ato voluntário) e muitas outras ocorrem sem que delas tenhamos consciência (a secreção da saliva, por exemplo, ocorre independentemente de nossa vontade). É fácil verificar que, à medida que consideramos a evolução filogenética, a complexidade do SN aumenta, acompanhando a maior complexidade orgânica dos animais considerados. Seu máximo desenvolvimento é alcançado no homem, pois, nessa espécie zoológica, o SN responde também por fenômenos psíquicos altamente elaborados.

A importância do SN é de tal ordem que seu estudo constitui uma disciplina à parte no currículo da maioria das faculdades de Medicina, a Neuroanatomia. Por essa razão, neste capítulo, serão abordadas apenas as generalidades sobre esse sistema, fundamentais para que se tenha uma noção objetiva e básica sobre a sua importância anatômica, fisiológica e clínica. Na prática médica, a Neurologia e a Neurocirurgia ocupam-se do SN, assim como a Psiquiatria.

A unidade morfofuncional do SN é o neurônio. São células altamente excitáveis que se comunicam entre si ou com células efetuadoras (células musculares ou secretoras). Apesar da alta complexidade desse sistema na espécie humana, só existem três tipos de neurônios: o aferente (ou sensitivo) com a função de levar à porção central do sistema nervoso informações sobre as modificações ocorridas no meio externo ou no meio interno; o eferente, condutor do impulso nervoso ao órgão efetuador e que, nos mamíferos, é um músculo ou uma glândula, ou seja, o impulso eferente determina, assim, uma contração ou uma secreção; e o de associação, que faz a conexão entre os neurônios.

Os neurônios de associação constituem a grande maioria dos neurônios existentes no sistema nervoso central (SNC) dos vertebrados e, no homem, eles permitiram desenvolver as funções psíquicas superiores.

Durante a evolução, o corpo do neurônio sensitivo mudou de posição. Nos anelídeos, esse corpo está localizado no epitélio de revestimento, em contato com o meio externo (Figura 5.1A). Nos moluscos, o corpo do neurônio aferente está situado no interior do animal, mantendo um prolongamento que alcança a superfície (Figura 5.1B). Nos vertebrados, a quase totalidade dos neurônios aferentes tem seus corpos em gânglios sensitivos situados junto ao SNC, sem, entretanto, nele penetrar (Figura 5.1C). Obviamente, essa migração do corpo do neurônio para o interior do animal obedeceu à lei natural: situado na superfície, ele estava vulnerável, mais sujeito a lesões. Acrescente-se a isso o fato de o corpo do neurônio, se lesado, não se regenerar. Por sua vez, na extremidade periférica dos neurônios sensitivos, desenvolveram-se estruturas sofisticadas, os receptores (terminações nervosas), capazes de transformar os vários tipos de estímulos físicos ou químicos em impulsos nervosos conduzidos ao SNC pelo neurônio aferente.

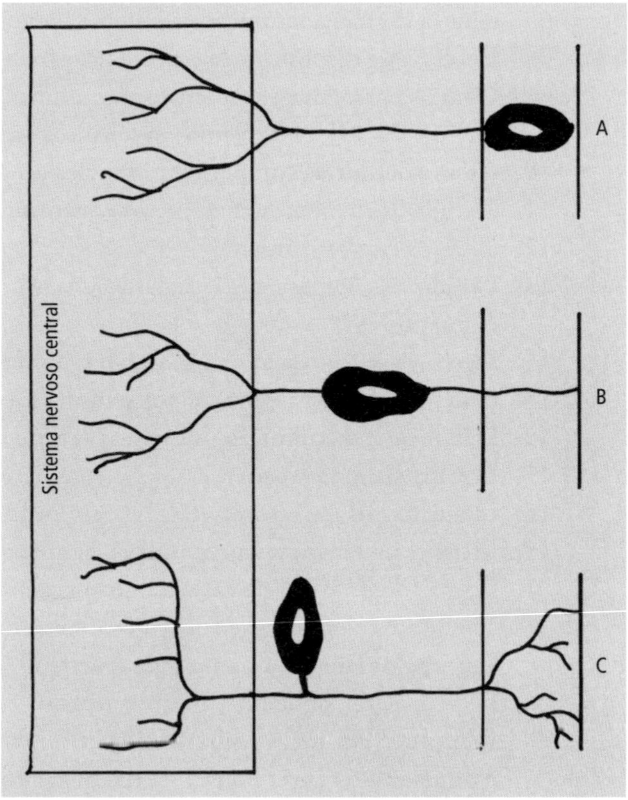

Figura 5.1 Esquema mostrando as modificações na posição dos neurônios sensitivos durante a evolução. **A.** Corpo na superfície. **B.** Corpo entre a superfície e o SNC. **C.** Corpo próximo ao SNC.

Tecido nervoso

O tecido nervoso é estudado em detalhes pela Histologia, mas algumas observações indispensáveis devem ser analisadas aqui. Basicamente, o tecido nervoso compreende dois tipos de células: os neurônios; e as células gliais, ou neuroglia. Essas últimas ocupam os espaços entre os neurônios, com funções de sustentação, revestimento ou isolamento, modulação da atividade neuronal e defesa.

Neurônio

Como foi referido, é a unidade morfofuncional do SN. A maioria dos neurônios tem três regiões responsáveis por funções especializadas (Figura 5.2): corpo celular, cujo citoplasma é chamado pericário, termo que muitos autores utilizam como sinônimo de corpo celular; dendritos; e axônio.

O corpo celular é o centro metabólico do neurônio, responsável pela síntese de todas as proteínas neuronais, bem como pela maioria dos processos de degradação e renovação de constituintes celulares.

Os dendritos, em geral, são curtos e ramificam-se profusamente como os galhos de uma árvore. A denominação "dendritos" vem da palavra grega *déndron*, que significa "árvore". São especializados em receber estímulos.

O axônio (do grego, *áxon* = eixo) da maioria dos neurônios é um prolongamento longo e delgado que se origina do corpo ou de um dendrito principal, numa região denominada "cone de implantação" (Figura 5.2). O axônio pode ter, na espécie humana, de alguns milímetros até mais de 1 m e, quando se ramifica, ele o faz em ângulo obtuso, originando colaterais. Geralmente, na sua terminação, sofre arborização, estabelecendo conexões com outros neurônios ou com células efetuadoras (Figura 5.2). Entretanto, alguns neurônios especializam-se em secreção e são denominados "neurônios neurossecretores". Exemplo típico são os neurônios encontrados na região do cérebro denominada "hipotálamo". Uma fibra nervosa compreende um axônio e, quando presentes, seus envoltórios. Destes, o principal é a bainha de mielina, que funciona como isolante elétrico (Figura 5.2). Quando envolvidos pela bainha de mielina, os axônios são fibras nervosas mielínicas. Aqueles nos quais ela está ausente denominam-se "fibras nervosas amielínicas". As fibras nervosas amielínicas conduzem o impulso nervoso mais lentamente. Os dois tipos, fibras mielínicas e amielínicas, estão presentes tanto no SNC como no periférico. Nesse último, a bainha de mielina é formada por células de Schwann (Figura 5.2) e, no SNC, pelos oligodendrócitos. No SNC, é possível distinguir, via macroscópica, as áreas contendo, basicamente, fibras nervosas mielínicas e neuroglia, daquelas onde estão concentrados os corpos dos neurônios e fibras amielínicas, além da neuroglia. As primeiras são denominadas "substância branca" e as últimas, "substância cinzenta", com base na sua coloração *in vivo* (Figura 5.3).

No SN periférico, cada axônio é circundado por células de Schwann, que se situam em intervalos regulares ao longo do seu comprimento. Nos axônios motores e na maioria dos sensitivos, essas células formam duas bainhas, a de mielina e o neurilema. Para isso, cada célula de Schwann forma um curto cilindro de mielina dentro do qual caminha o axônio; o restante da célula fica completamente achatado sobre a mielina, formando uma segunda bainha, o neurilema. Essas bainhas interrompem-se a intervalos mais ou menos regulares, para cada tipo de fibra, denominando-se estas "interrupções de nódulos de Ranvier"; cada segmento de fibra situado entre eles é chamado "internódulo" (Figura 5.2). No nível da arborização terminal do axônio, a bainha de mielina desaparece, mas não o neurilema, que continua até às proximidades das terminações nervosas motoras ou sensitivas. No SNC a bainha de mielina é provida por prolongamentos de oligodendrócitos. No entanto, os corpos dessas células ficam a uma certa distância do axônio, de modo que não há formação de um neurilema.

A maioria dos neurônios tem um axônio e vários dendritos e, por essa razão, são denominados "multipolares" (Figura 5.2). Mas há também neurônios bipolares (Figura 5.1B), nos quais dois prolongamentos deixam o corpo celular, um dendrito e um axônio. E há os neurônios pseudounipolares (Figura 5.1C): nestes, os corpos celulares localizam-se nos gânglios sensitivos e apenas um prolongamento deixa o corpo celular, que, no entanto, logo se divide em dois ramos, como um T; um é periférico e outro é central. O periférico vai ter à periferia, onde forma terminação nervosa sensitiva; o central alcança o SNC, onde faz conexão com outros neurônios.

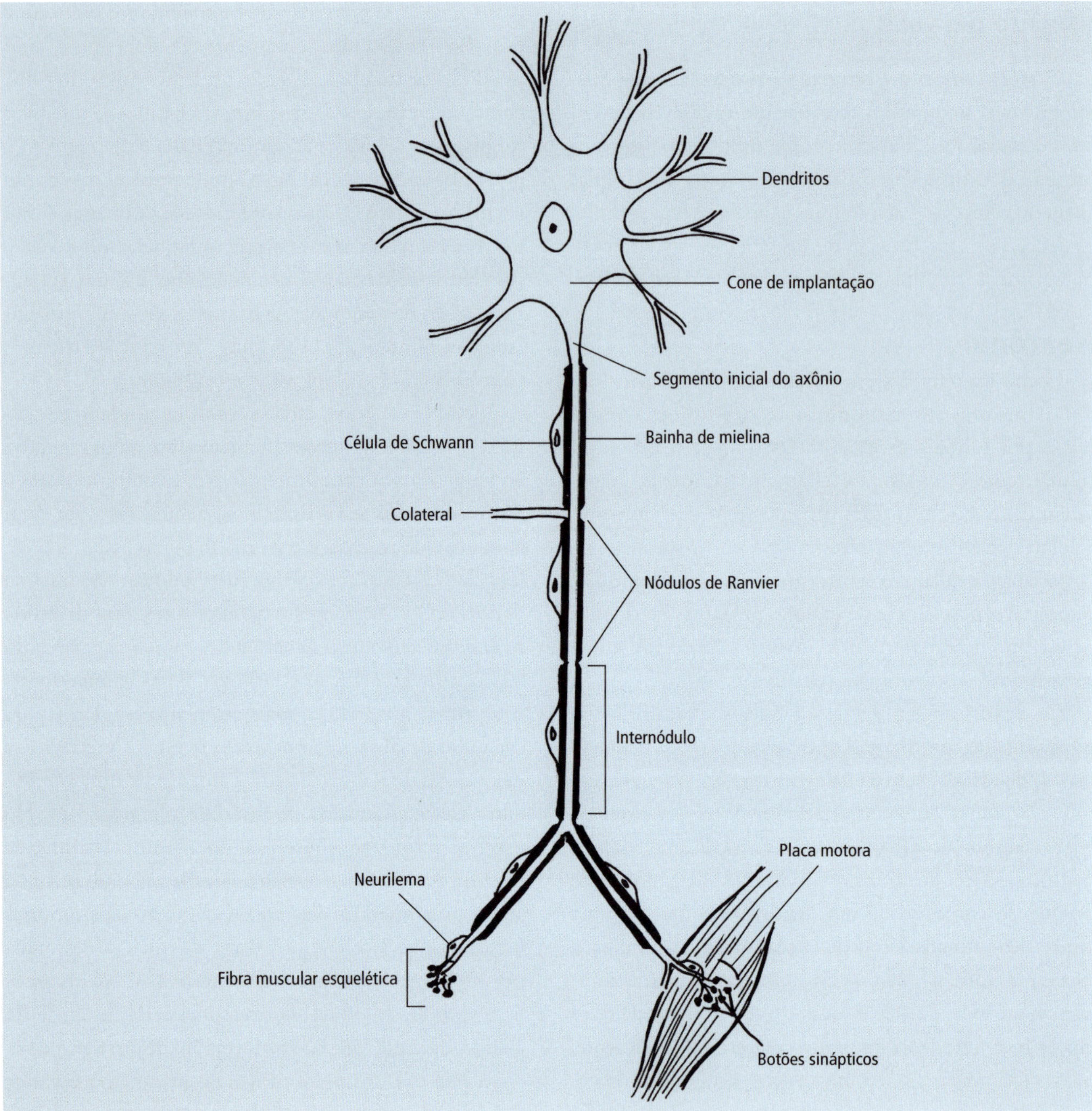

Figura 5.2 Desenho esquemático de um neurônio motor. O axônio, após ramificações, termina em placas motoras nas fibras musculares esqueléticas; em cada placa motora, há vários botões sinápticos.

Sinapses

Os locais onde as terminações axônicas entram em contato com outros neurônios, transmitindo-lhes informações, são conhecidos como "sinapses interneuronais". No SN periférico, terminações axônicas também podem se relacionar com células não neuronais, isto é, efetuadoras, como as musculares ou as secretoras, controlando suas funções. Há dois tipos de conexão entre as células: elétricas; e químicas. Nas conexões elétricas, a mensagem é passada por intermédio de canais iônicos presentes nas duas células em contato. Esse dispositivo está presente no músculo cardíaco e entre os osteócitos (*gap junctions*). As conexões nas sinapses são de natureza química. Nas sinapses, a comunicação se faz por liberação de uma substância química, denominada "neurotransmissor".

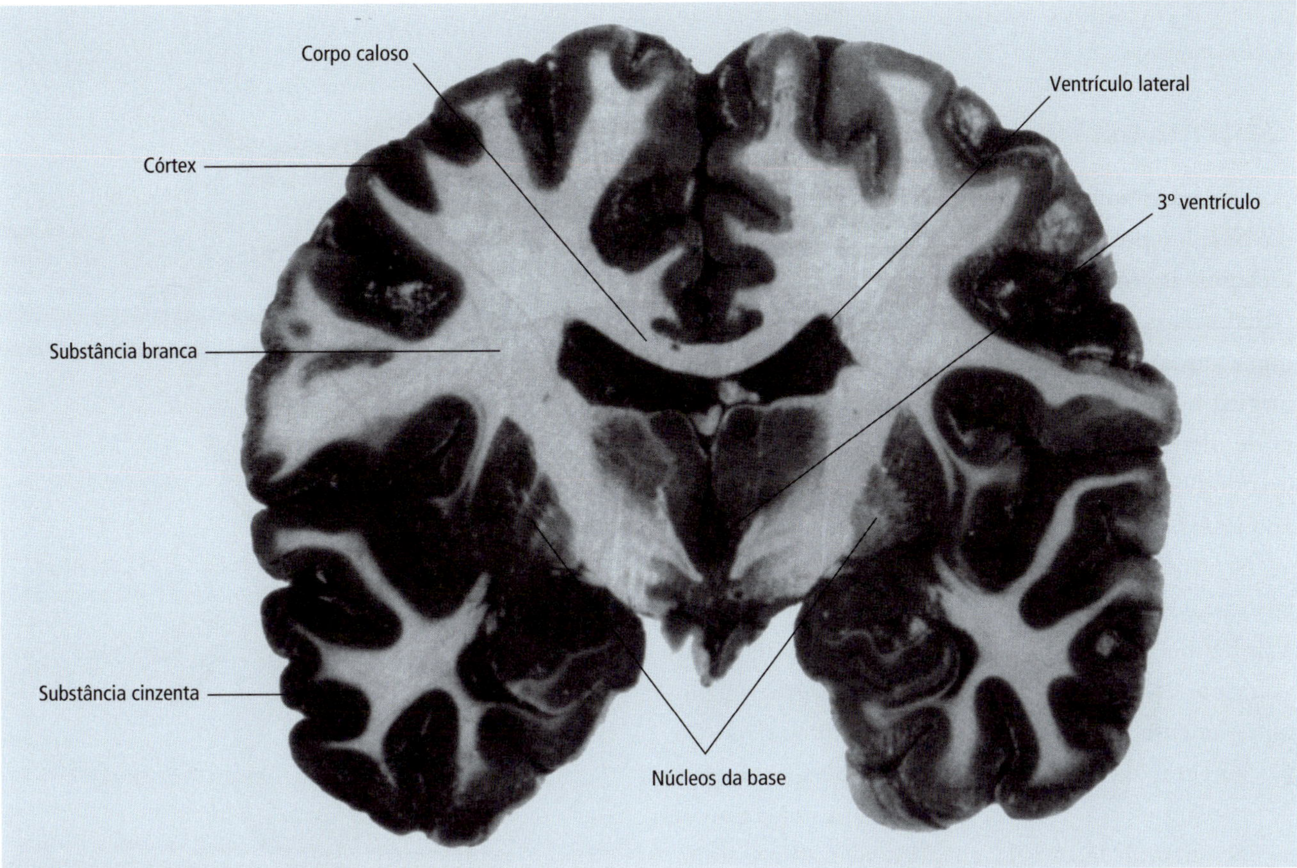

Figura 5.3 Substâncias branca e cinzenta em corte frontal do SNC.

Os neurotransmissores clássicos são a acetilcolina e a noradrenalina. Atualmente, entretanto, a estes acrescentaram-se a glicina, o glutamato, o aspartato, o GABA, a dopamina e a histamina. Certos peptídeos também podem funcionar como neurotransmissores, por exemplo, a substância P; assim como os opioides a exemplo das endorfinas e das encefalinas.

Na **doença de Parkinson**, pode se observar o característico tremor em repouso, bradicinesia (lentidão do movimento), instabilidade postural, entre outros fatores, em decorrência da diminuição de dopamina disponível no SNC.

Outra doença que afeta a liberação de neurotransmissores é o **tétano**. Ao exame físico, os espasmos musculares provocados pela doença podem ser observados por meio do **trismo** (dificuldade em abrir a boca), **riso sardônico** (consequente à contratura dos músculos faciais), **opistótono** (espasmo tetânico em que se recurvam para trás a cabeça e os calcanhares, arqueando-se para diante o resto do corpo), entre outros achados.

Divisão do sistema nervoso

Reconhece-se no SN: parte central, que corresponde ao SNC, parte periférica, que corresponde ao SN periférico, e uma divisão autônoma do SN, que compreende as partes simpática e parassimpática. A divisão é topográfica e também funcional, embora as três partes sejam interdependentes.

O SNC é uma porção de recepção de estímulos, de comando e desencadeadora de respostas. A porção periférica está constituída pelas vias que conduzem os estímulos ao SNC ou que levam até aos órgãos efetuadores das ordens emanadas da porção central. Pode-se dizer que o SNC está constituído por estruturas que se localizam no esqueleto axial (coluna vertebral e crânio): são a medula espinal e o encéfalo. No encéfalo, destacamos o prosencéfalo, o mesencéfalo e o rombencéfalo. Por sua vez, o prosencéfalo compreende o telencéfalo e o diencéfalo; e, ao rombencéfalo, pertencem o metencéfalo e o mielencéfalo. O SN periférico compreende os nervos cranianos e espinais, os gânglios e as terminações nervosas.

Sistema nervoso central

Para melhor compreender as partes que constituem o SNC, é preciso partir de sua origem embriológica. Depois de divisões mitóticas repetidas, a célula ovo transforma-se em duas massas celulares: uma externa, que vai originar a placenta; e outra interna, da qual se origina o embrião. Na massa celular interna, logo se pode distinguir três camadas: o ectoderma, externa; o endoderma, interna; e o mesoderma, entre as duas anteriores.

No fim da 2ª semana de vida embrionária, células ectodérmicas proliferam e caminham em direção à linha mediana, formando aí a estria primitiva. Por volta do 19º dia de vida embrionária, forma-se um espessamento, anteriormente à estria primitiva, que é a placa neural, da qual se origina todo o SNC. A Figura 5.4 mostra como, no desenvolvimento progressivo, a placa neural dá origem ao sulco neural, à goteira neural e, finalmente, ao tubo neural. A seguir, o ectoderma não diferenciado se fecha sobre o tubo neural, isolando-o, assim, do meio externo. No ponto em que esse ectoderma encontra os lábios da goteira neural, desenvolvem-se células que formam, de cada lado, uma lâmina longitudinal denominada “crista neural”. O tubo neural dá origem a elementos do SNC, ao passo que a crista neural dá origem a elementos do SN periférico, além de elementos não pertencentes ao SN. Na sua formação, as cristas neurais são contínuas, no sentido craniocaudal, mas logo dividem-se em fragmentos que vão formar os gânglios espinais, situados na raiz posterior dos nervos espinais, sede de neurônios sensitivos, pseudounipolares.

O tubo neural, na sua extremidade anterior (rostral), apresenta três dilatações denominadas vesículas primordiais: o prosencéfalo; o mesencéfalo; e o rombencéfalo. O restante do tubo, isto é, sua extremidade caudal, origina a medula primitiva (Figuras 5.5 e 5.6). A cavidade ou luz do tubo neural existe também nas vesículas primordiais.

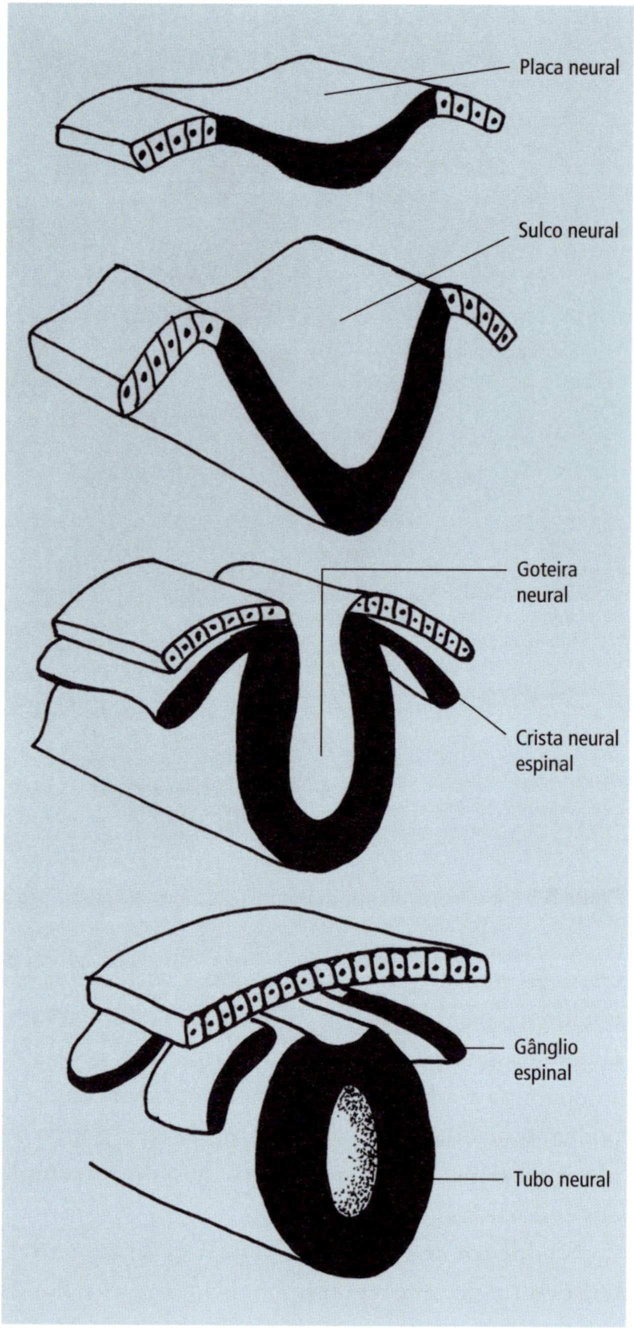

Figura 5.4 Formação do tubo neural e da crista neural.

a) **Prosencéfalo:** com o decorrer do desenvolvimento, as porções laterais do prosencéfalo aumentam desproporcionalmente e acabam por recobrir a porção central, originando o telencéfalo e o diencéfalo. A luz expande-se também, lateralmente, acompanhando o grande desenvolvimento do telencéfalo.
b) **Mesencéfalo:** desenvolve-se sem subdividir-se e sua luz permanece como um canal estreitado.

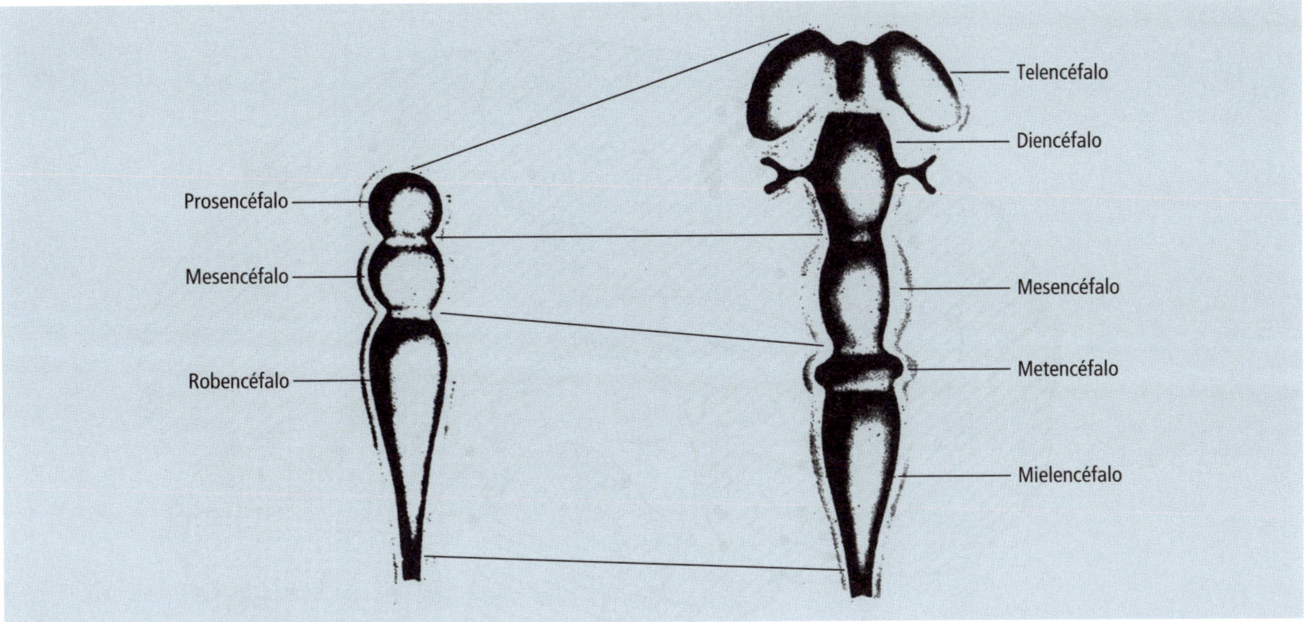

Figura 5.5 Vesículas primordiais do SNC.

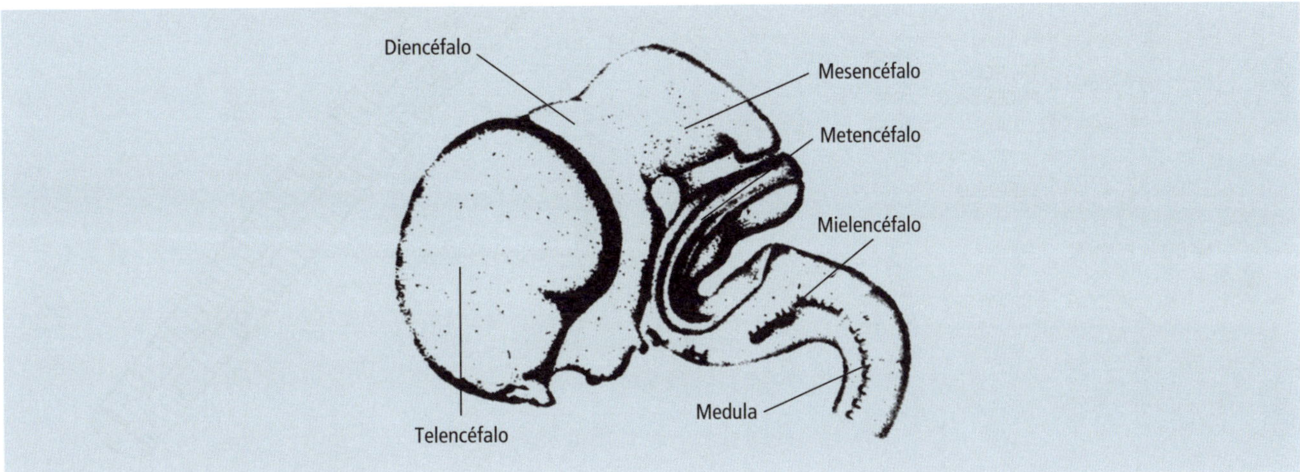

Figura 5.6 SNC em embrião de 50 mm.

c) **Rombencéfalo:** subdivide-se em metencéfalo e mielencéfalo. Nesse último, a luz se dilata, como dilatada se apresenta também no telencéfalo e (menos) no diencéfalo.

Quando ocorrem defeitos do fechamento do tubo neural, podemos observar os seguintes achados: **anencefalia** (ausência parcial do cérebro e calota craniana); **meningocele** (defeito posterior na coluna vertebral na qual ocorre a protrusão das meninges); **mielomeningocele** (defeito posterior na coluna vertebral na qual ocorre a protrusão das meninges e de estruturas neurais).

Partes do sistema nervoso central

Das transformações das vesículas primordiais, originam-se as partes mais importantes do SNC (Figura 5.7):

a) O telencéfalo e o diencéfalo originam o cérebro. Os chamados "hemisférios cerebrais" são de origem telencefálica.
b) O mesencéfalo permanece, com a mesma denominação, como uma parte do SNC.
c) O metencéfalo origina o cerebelo e a ponte.
d) O mielencéfalo origina o bulbo.
e) O restante do tubo neural primitivo origina a medula primitiva e esta, a medula espinal.

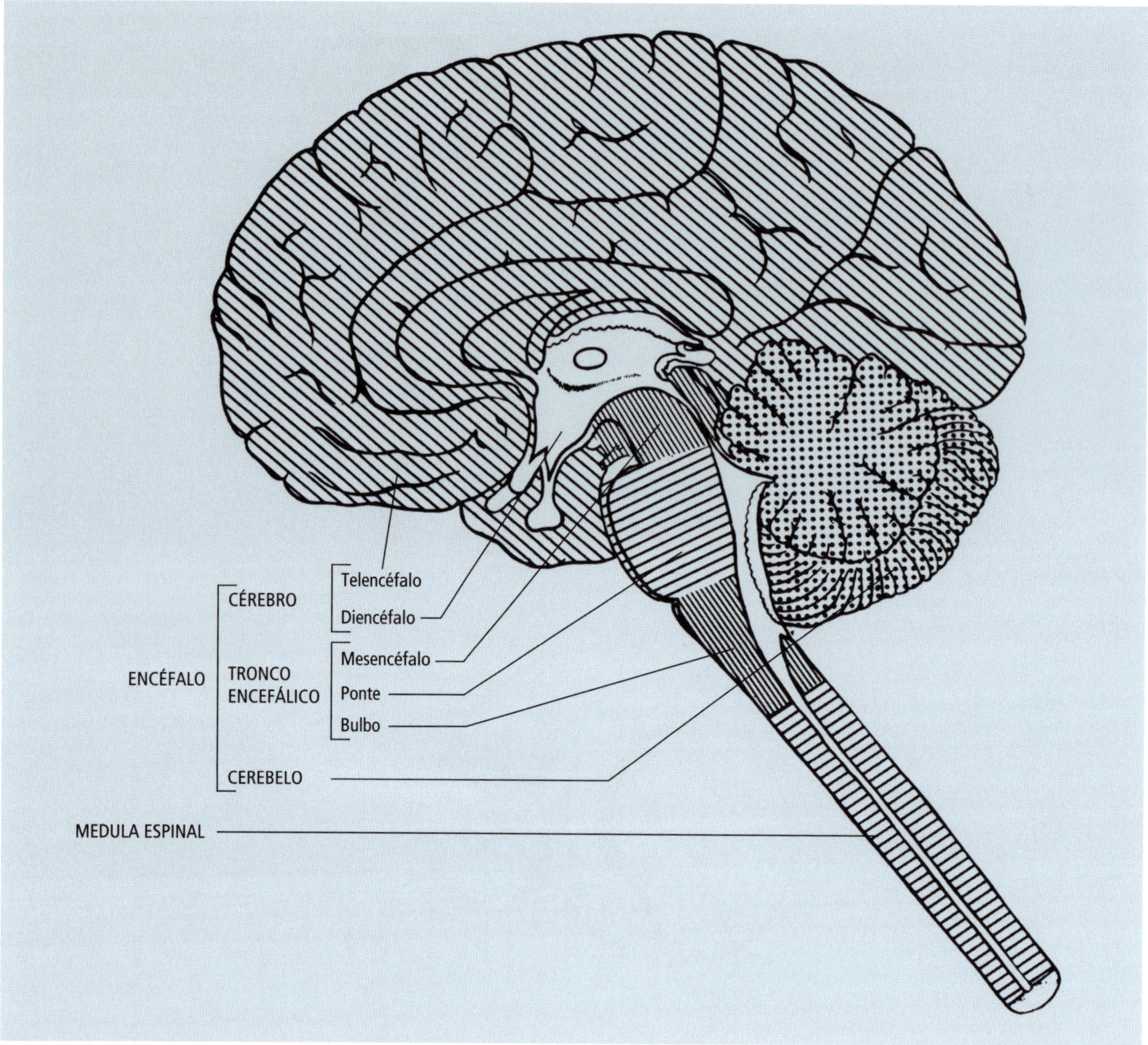

Figura 5.7 Partes componentes do SNC vistas num corte sagital mediano.

O mesencéfalo, a ponte e o bulbo, em conjunto, constituem o tronco encefálico, que se une aos hemisférios cerebrais pelos pedúnculos cerebrais (Figura 5.8), duas massas divergentes de tecido nervoso, em forma de colunas, e que constituem a porção anterior do mesencéfalo.

Somente um corte sagital mediano que separe os hemisférios cerebrais pode demonstrar a presença das estruturas que constituem o diencéfalo. No cérebro inteiro, o diencéfalo está recoberto pelos hemisférios cerebrais que derivam do telencéfalo (Figura 5.9). O cérebro, o cerebelo e o tronco encefálico, constituem, em conjunto, o encéfalo.

Organização morfofuncional do sistema nervoso

A Figura 5.10 mostra, de maneira esquemática, a organização morfofuncional do SN. Os impulsos originados em receptores situados na superfície (p. ex., pele) ou no interior (vísceras, músculos e tendões) do animal são conduzidos à medula espinal ou ao tronco encefálico pelos neurônios sensitivos, cujos corpos estão nos gânglios sensitivos. Os prolongamentos centrais desses neurônios podem ter dois destinos: ou fazem conexão direta com neurônios motores (somáticos ou viscerais),

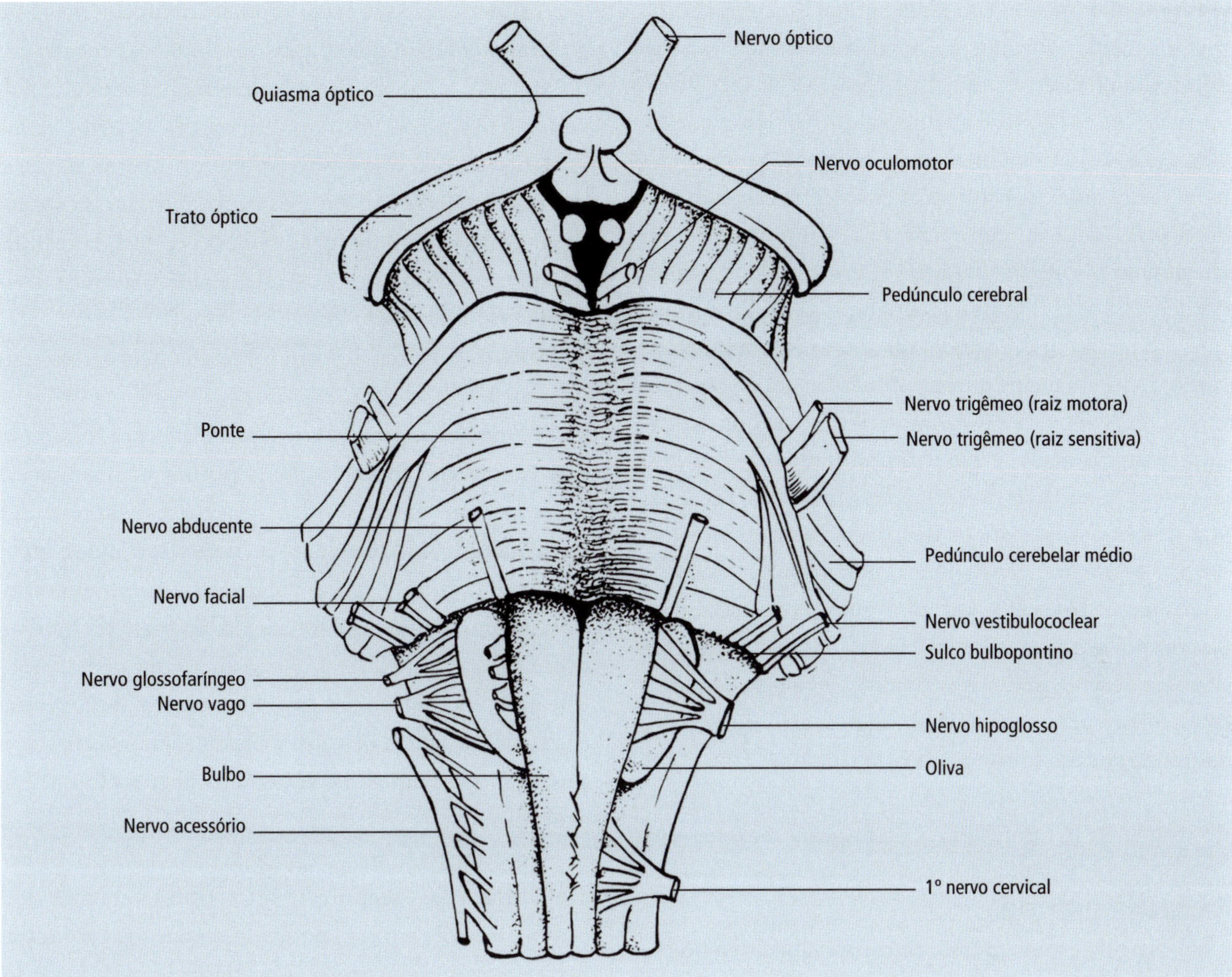

Figura 5.8 Tronco encefálico visto anteriormente.

ocorrendo o arco reflexo simples, ou aquela conexão é feita através de um neurônio de associação e, nesse caso, temos um arco reflexo mono ou polissináptico. Em um ou outro caso, os neurônios motores levarão o impulso a um músculo ou a uma glândula. Quando um indivíduo inadvertidamente coloca a mão em uma chapa quente, ele a retira automaticamente. É um ato reflexo de defesa. Entretanto, neurônios de associação ligam o neurônio sensitivo ao SN suprassegmentar (cérebro e cerebelo são considerados suprassegmentares, ao passo que o tronco encefálico e a medula espinal, dos quais emergem os nervos cranianos ou espinais, são segmentares). O cérebro interpreta o impulso que se torna consciente e é percebido como sensação dolorosa. Considere-se, entretanto, que a retirada da mão é reflexa, independente da sensação de dor. Na verdade, o movimento reflexo

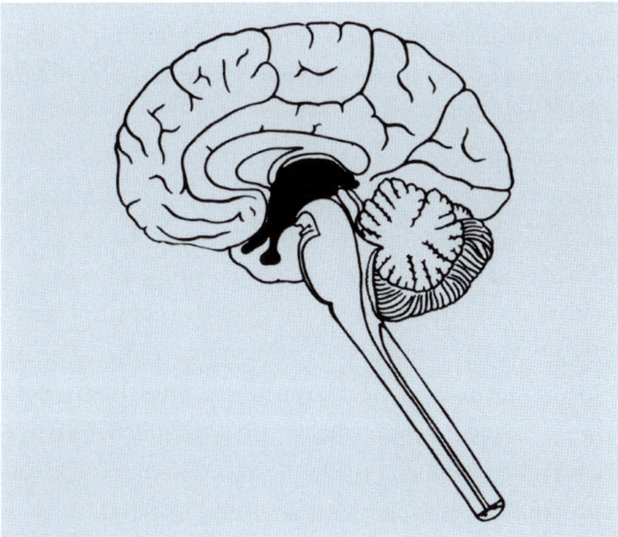

Figura 5.9 Corte sagital mediano do encéfalo. O diencéfalo está delimitado pela área escura.

se faz mesmo quando a medula espinal está seccionada, o que impede, obviamente, qualquer sensação abaixo do nível da lesão.

A Figura 5.10 mostra também que as fibras que levam ao SN suprassegmentar as informações recebidas no SN segmentar constituem as grandes vias ascendentes do SN. As "ordens" emanadas do SN suprassegmentar chegam ao SN segmentar através das grandes vias descendentes. No exemplo citado, o indivíduo que retirou a mão em um ato reflexo pode tomar outras providências, como desligar a chapa quente. Para isso, terá de executar uma série de movimentos voluntários, isto é, que dependem de sua vontade, e que serão realizados obedecendo a "ordens" emanadas do seu córtex cerebral, através das vias descendentes, para os neurônios motores situados no SN segmentar. Esses neurônios motores levam as "ordens" aos músculos estriados que se contraem para que os movimentos sejam realizados. Por sua vez, a coordenação dos movimentos efetuados é feita pelo cerebelo, que recebe, por meio do SN segmentar, informações sobre o grau de contração dos músculos e envia, por meio de vias descendentes complexas, impulsos capazes de coordenar harmonicamente a resposta motora.

Medula espinal

A medula espinal é uma estrutura cilíndrica que se aloja no canal vertebral, sem ocupá-lo totalmente. O termo "medula" ("miolo") deriva do fato de ela ocupar o interior da coluna vertebral. No homem, mede aproximadamente 45 cm e é pouco menor na mulher. À medida que se aproxima do seu término, a medula se afila, formando, ao fim, um cone medular que continua com um delgado filamento meníngeo denominado "filamento terminal" (Figura 5.11). O limite caudal da medula espinal situa-se no nível de L2, ou seja, 2ª vértebra lombar. Embora tenha forma cilíndrica, o calibre da medula espinal não é uniforme e apresenta duas dilatações: uma, no nível cervical, é denominada "intumescência cervical"; outra, no nível lombar, é a intumescência lombossacral. Essas dilatações correspondem ao local de origem das raízes nervosas que vão constituir os plexos braquial e lombossacral, responsáveis, respectivamente, pela inervação dos membros superiores e inferiores.

A superfície da medula espinal é marcada pelos seguintes sulcos longitudinais, mas que são mostrados na Figura 5.12 num corte transversal da medula: sulco mediano posterior; fissura mediana anterior; sulco anterolateral; e sulco posterolateral. Outro sulco, o intermédio posterior, entre os sulcos mediano posterior e posterolateral, só existe na porção cervical da medula espinal. É justamente nos sulcos anterolateral e posterolateral que fazem conexão, respectivamente, com as raízes anteriores e posteriores dos nervos espinais (Figura 5.13).

Na medula espinal, a substância cinzenta forma um eixo central contínuo envolvido por substância branca. Em corte transversal, a substância cinzenta apresenta a forma de um "H", ou de uma "borboleta", onde identificamos (Figura 5.13) as colunas posterior, anterior e intermédia. Na medula torácica e em parte da lombar, existe uma coluna lateral. Na coluna intermédia, identificam-se as substâncias cinzentas intermédias, central e lateral. No centro da substância cinzenta, localiza-se o canal central da medula, vestígio da luz do tubo neural primitivo.

A substância branca da medula é formada por fibras, a maioria delas mielínicas. Essas fibras sobem e descem na medula espinal, podendo ser agrupadas em três funículos: anterior; lateral; e posterior (Figura 5.13). O funículo posterior, que se situa entre o sulco lateroposterior e o sulco mediano posterior, é dividido, na parte cervical da medula, pelo sulco intermédio posterior, em fascículo grácil e fascículo cuneiforme.

Por meio de filamentos radiculares, as raízes anterior e posterior dos nervos espinais fazem conexão com a medula espinal, respectivamente, nos sulcos anterolateral e posterolateral (Figura 5.13). As conexões dos nervos espinais com a medula espinal marcam os segmentos medulares. Entretanto, não existem septos ou sulcos transversais separando um segmento do outro. Assim, o segmento medular de um determinado nervo é a parte da medula espinal onde fazem conexão os filamentos radiculares desse nervo. Existem 31 pares de nervos espinais, aos quais correspondem 31 segmentos da medula: oito cervicais; 12 torácicos; cinco lombares; cinco sacrais; e, geralmente, um cocígeo.

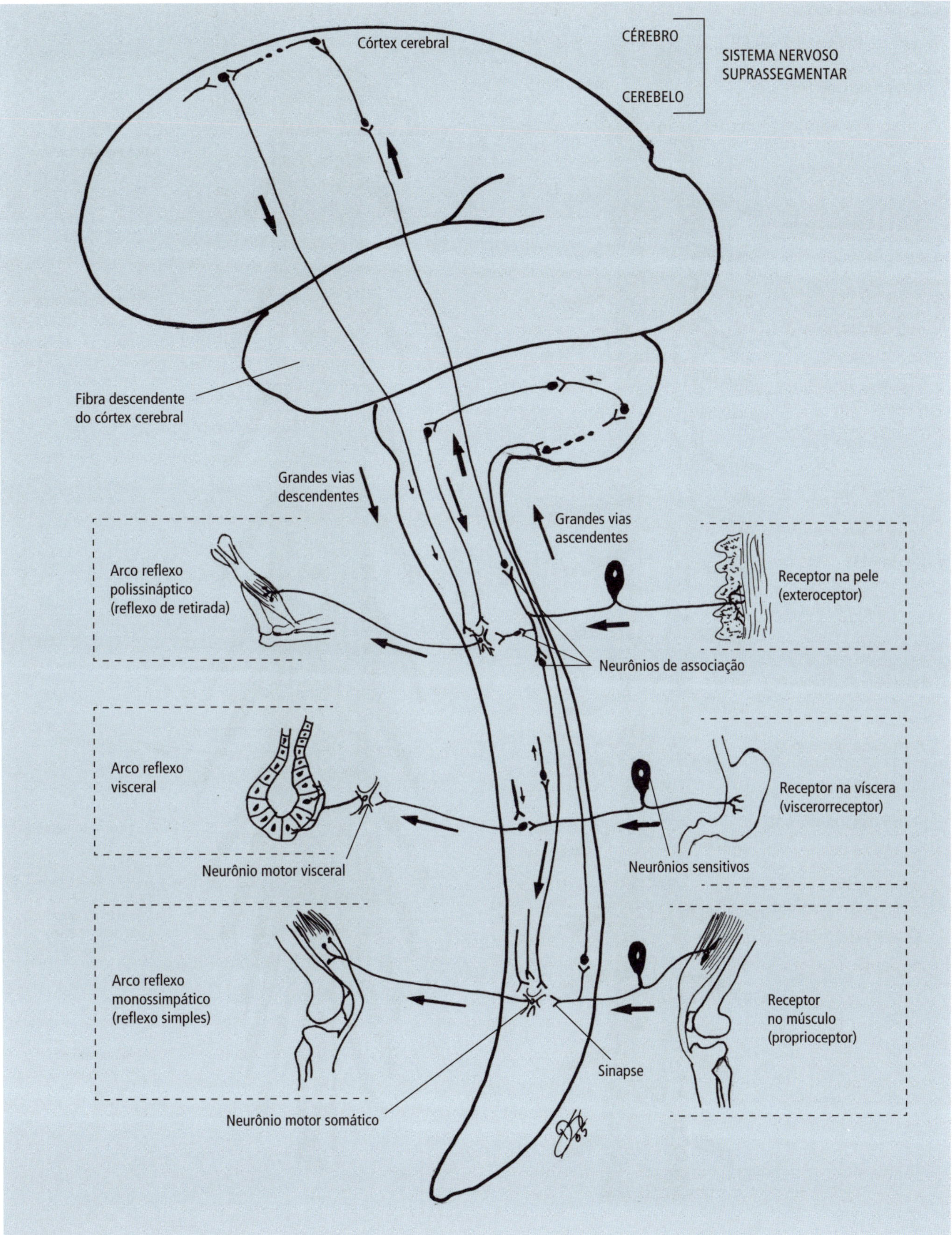

Figura 5.10 Esquema simplificado da organização morfofuncional do SN.

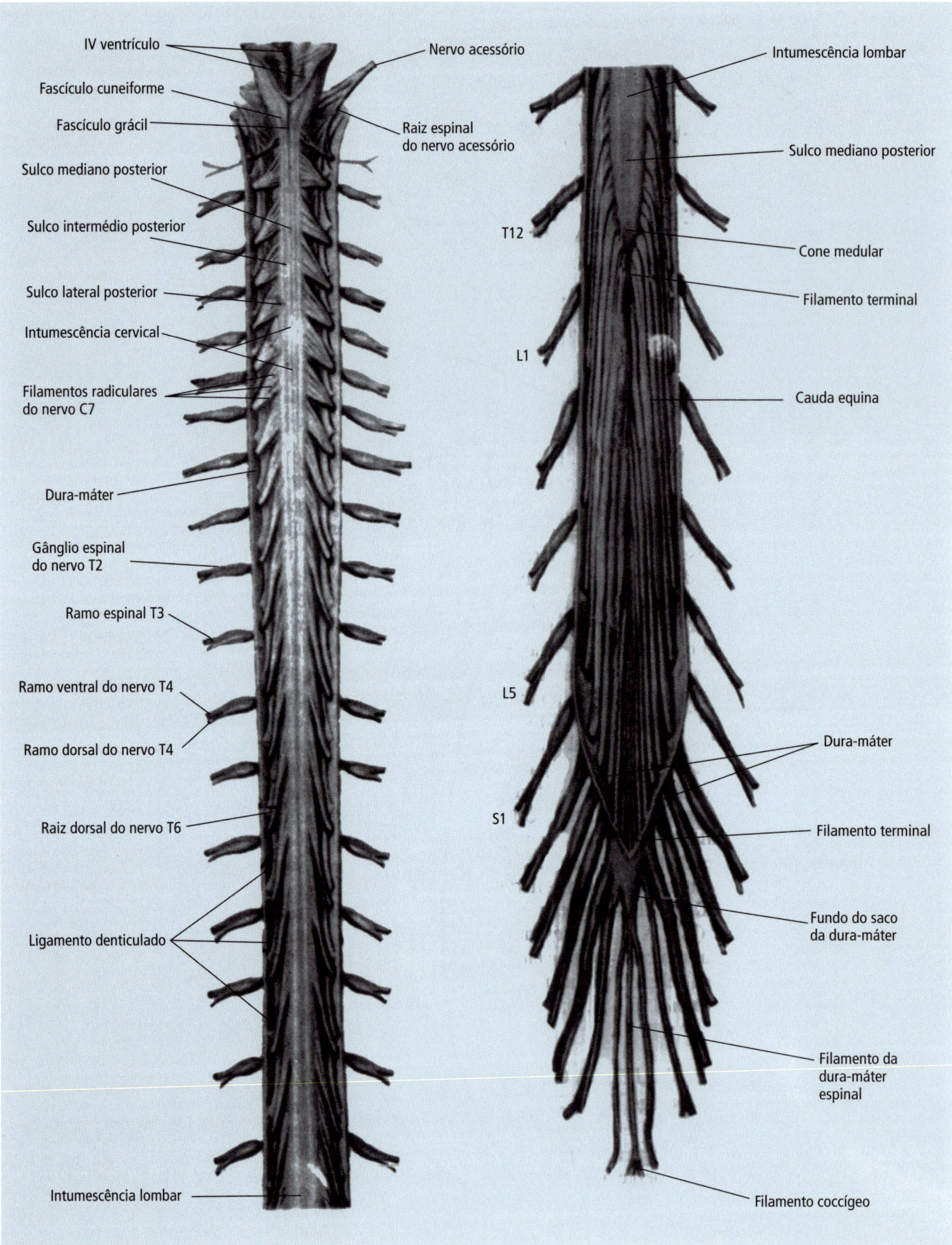

Figura 5.11 Medula espinal em vista posterior após abertura da dura-máter (reproduzida de Machado ABM. *Neuroanatomia funcional*, 2005).

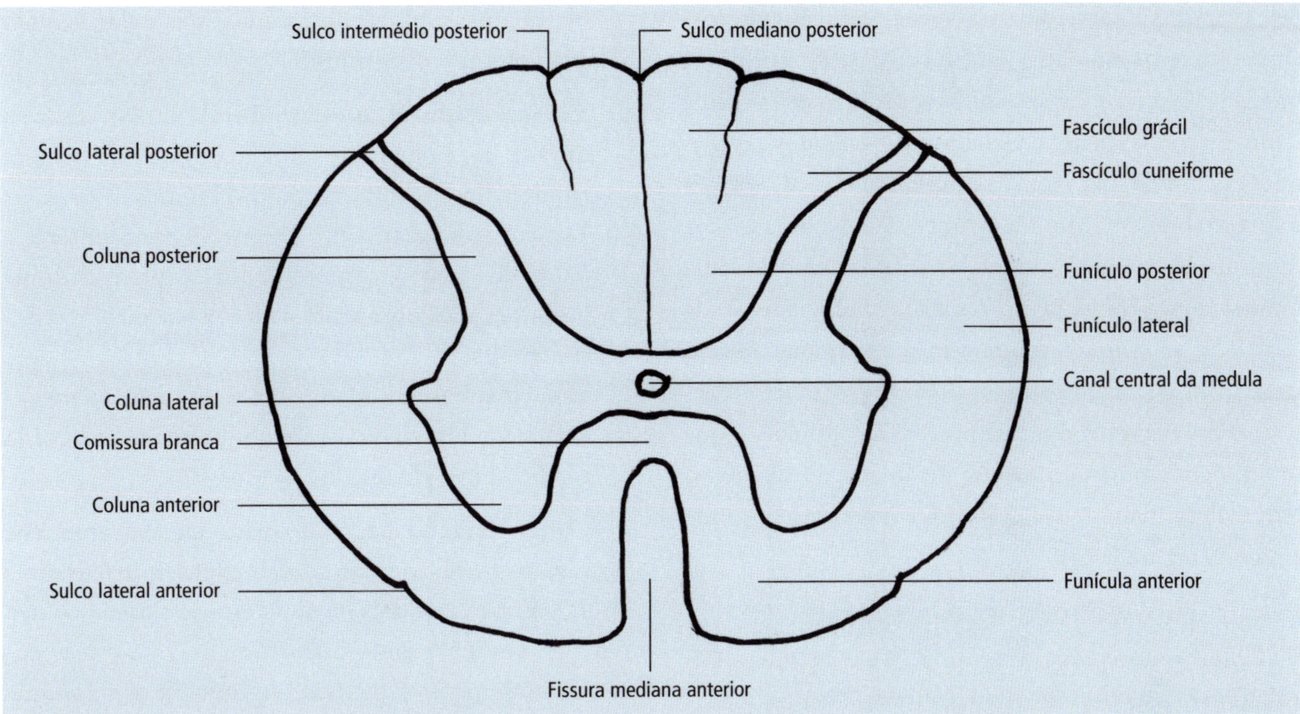

Figura 5.12 Secção transversal da medula espinal (esquemático).

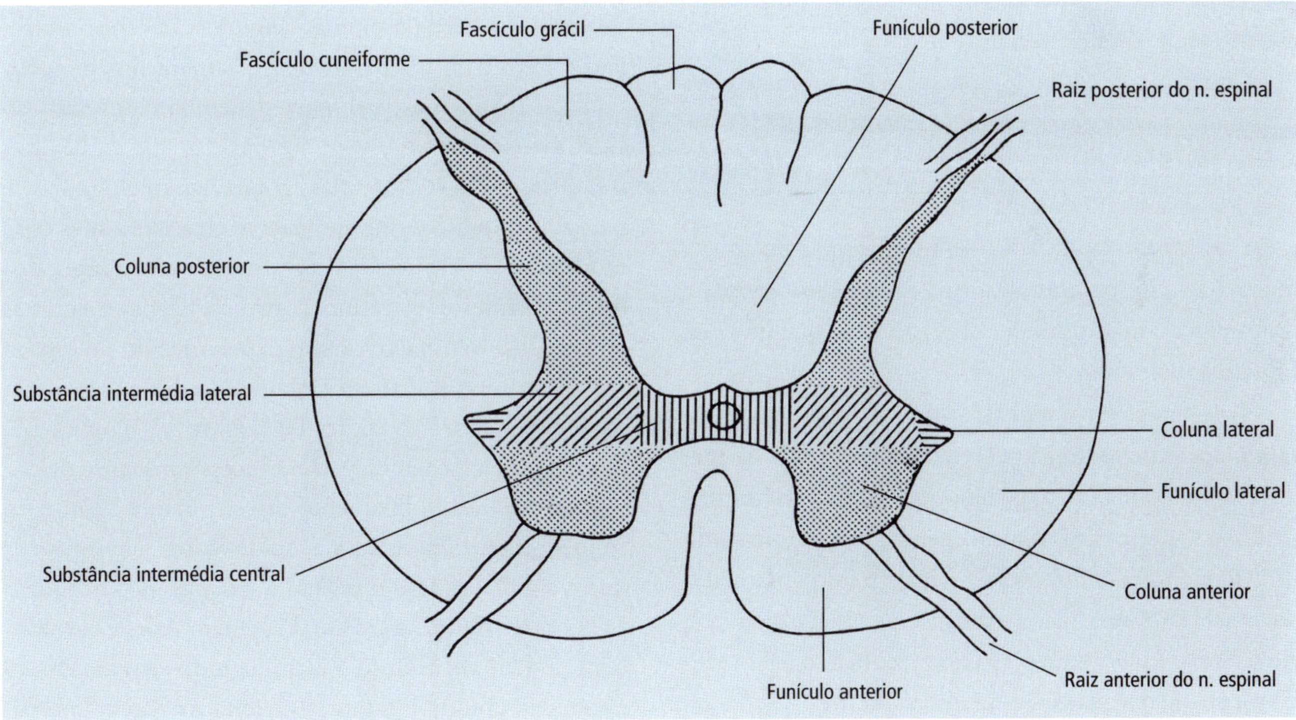

Figura 5.13 Seção transversal medula espinal.

Como foi dito, a medula espinal termina no nível da 2ª vértebra lombar (L2) porque medula e coluna vertebral têm ritmos de crescimento diferentes: ele é mais lento na medula espinal. Desse modo, não há uma correspondência exata entre segmentos medulares e vértebras. Até o 4º mês de vida intrauterina, a medula e a coluna vertebral crescem no mesmo ritmo e, assim, os nervos espinais dispõem-se horizontalmente, saindo pelos forames intervertebrais. Forma-se um ângulo reto entre os nervos espinais e a medula. Mas, a partir do 4º mês, a coluna cresce mais rapidamente do que a medula espinal, especialmente em sua porção caudal. Como as raízes nervosas mantêm suas relações com os forames intervertebrais, há um alongamento das raízes e uma diminuição do ângulo que elas fazem com a medula espinal. Esse alongamento é mais pronunciado ainda abaixo de L2, onde termina a medula espinal. Abaixo desse nível, o canal medular contém apenas as meninges e as raízes nervosas dos últimos nervos espinais e que se dispõem em torno do cone medular e do filamento terminal, formando, em conjunto, a denominada "cauda equina" (Figura 5.11).

Envoltórios da medula espinal

Como todo o SNC (Figura 5.14), a medula espinal é envolvida por membranas fibrosas denominadas "meninges", que são: dura-máter; aracnoide-máter; e pia-máter. A disposição dessas membranas no restante do SNC será vista posteriormente.

A dura-máter é a mais espessa, mais externa e mais resistente, envolvendo a medula como um dedo de luva, o saco dural; cranialmente, a dura-máter prolonga-se com a dura-máter craniana.

A aracnoide-máter situa-se entre a dura-máter e a pia-máter, compreendendo um folheto justaposto à dura-máter e uma profusão de trabéculas, que une esse folheto à pia-máter.

A pia-máter é a membrana mais delgada e mais interna, aderente ao tecido nervoso da superfície da medula espinal. Quando a medula espinal termina no cone medular, a pia-máter continua caudalmente, formando um filamento esbranquiçado denominado "filamento terminal" (Figura 5.11). De cada lado da medula espinal, a pia-máter forma uma prega longitudinal, o ligamento denticulado, que se dispõe em um plano frontal ao longo de toda a extensão da medula espinal (Figura 5.14) e são seus elementos de fixação.

Na medula espinal, observamos três espaços, com relação aos seus envoltórios:

a) **Espaço epidural, ou extradural:** situa-se entre a dura-máter e o periósteo do canal vertebral; contém tecido adiposo e o plexo venoso interno.
b) **Espaço subdural:** situa-se entre a dura-máter e a aracnoide-máter; contém pequena quantidade de líquido, suficiente apenas para evitar a aderência das superfícies.
c) **Espaço subaracnoideo:** situa-se entre a aracnoide-máter e a pia-máter; contém um líquido, o líquido cerebrospinal (LCS).

O saco dural e a aracnoide-máter que o acompanha terminam em S2, ao passo que a medula espinal termina em L2. Entre esses dois níveis, o espaço subaracnoideo é maior, contém maior quantidade de LCS e nele encontram-se apenas o filamento terminal e as raízes que formam a cauda equina. Assim, esse é o local ideal para se atingir o espaço subaracnoideo, já que não há risco de se lesar a medula espinal (Figura 5.15). Na clínica, isso é feito para a retirada de LCS (para fins terapêuticos ou de diagnóstico), para a medida da pressão do LCS, para a introdução de substâncias que aumentam o contraste em radiografias, como nas mielografias, e para a introdução de anestésicos nas chamadas anestesias raquidianas, empregadas comumente na cirurgia dos membros inferiores, períneo, cavidade pélvica e algumas cirurgias abdominais, o anestésico é injetado no espaço subaracnoideo por meio de uma agulha que penetra entre as vértebras L2-L3, L3-L4 (Figura 5.15) ou L4-L5. No seu trajeto, a agulha perfura sucessivamente a pele, a tela subcutânea, o ligamento interespinal, o ligamento amarelo, a dura-máter e a aracnoide-máter. Comprova-se que a agulha atingiu o espaço subaracnoideo porque o LCS goteja da extremidade da agulha. Anestesias também podem ser realizadas introduzindo-se o anestésico no espaço epidural; a punção é feita na região lombar. Nessas anestesias, a dura-máter não é perfurada; não há, portanto, aspiração de LCS.

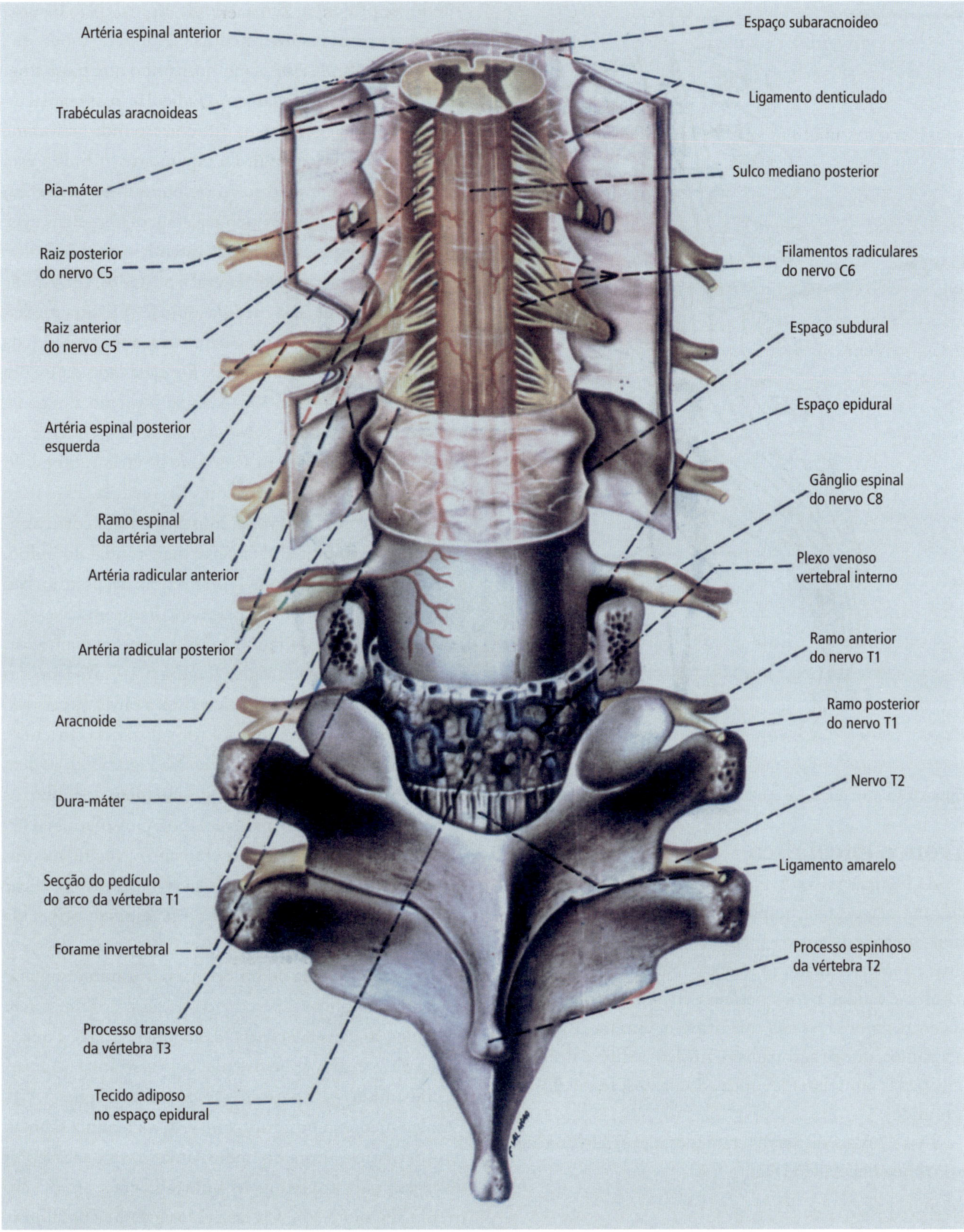

Figura 5.14 Medula espinal e seus envoltórios (reproduzida de Machado ABM. *Neuroanatomia funcional*, 2005).

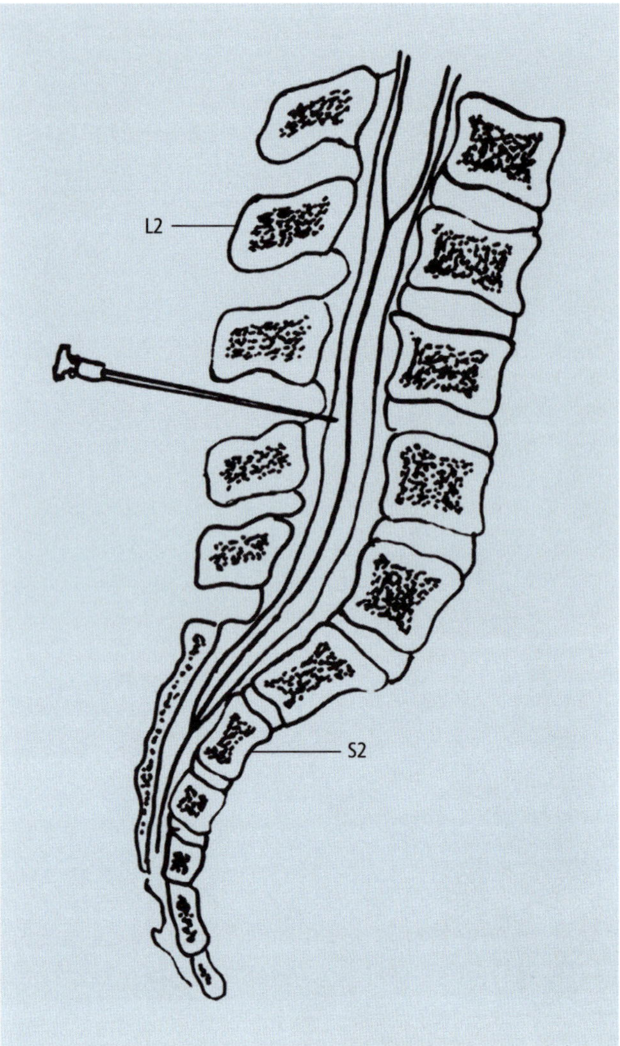

Figura 5.15 Introdução de agulha no espaço subaracnoideo.

Tronco encefálico

As Figuras 5.16 e 5.17 mostram o tronco encefálico de uma perspectiva, respectivamente, anterior e posterior. Interpõe-se entre a medula espinal e o diencéfalo e situa-se anteriormente ao cerebelo. No tronco encefálico, o bulbo é caudal, o mesencéfalo é cranial e a ponte situa-se entre ambos. Na sua constituição, entram corpos de neurônios, que se agrupam em núcleos, e fibras nervosas agrupadas em feixes denominados tratos, fascículos ou lemniscos.

Dos 12 pares de nervos cranianos, dez fazem conexão no tronco encefálico (Figura 5.8).

Bulbo (Figuras 5.16 e 5.17)

O bulbo, também denominado "medula oblonga", tem a forma de um tronco de cone, cuja extremidade inferior se prolonga com a medula espinal. Não há uma demarcação nítida entre medula e bulbo, de modo que se considera limite um plano horizontal que passa imediatamente acima do filamento radicular mais cranial do 1º nervo espinal cervical, o que corresponde ao forame magno do osso occipital. Cranialmente, o bulbo está separado da ponte pelo sulco bulbopontino, visível no contorno anterior do tronco encefálico. Os sulcos existentes na superfície da medula estendem-se pelo bulbo e delimitam áreas anterior, lateral e posterior, correspondentes aos funículos da medula espinal. A fissura mediana anterior termina em uma depressão, o forame cego da medula oblonga (Figura 5.16). De cada lado da fissura mediana anterior, identifica-se uma projeção alongada, a pirâmide, por onde passa um feixe descendente de fibras nervosas que fazem a conexão de áreas motoras do cérebro com neurônios motores da medula. Esse feixe compacto de fibras nervosas constitui o trato corticospinal ou trato piramidal. Na parte mais caudal do bulbo, fibras do trato corticospinal sofrem uma decussação, isto é, cruzam obliquamente o plano mediano em feixes que se interdigitam e obliteram a fissura mediana anterior: é a decussação das pirâmides (Figura 5.16). Ao lado das pirâmides, existe uma eminência oval, a oliva, que corresponde ao núcleo olivar inferior (de substância cinzenta), situado logo abaixo da superfície. Na Figura 5.8, podem ser vistos os nervos cranianos que emergem do bulbo: os nervos hipoglosso (12º par craniano); glossofaríngeo (9º par craniano); vago (10º par craniano); e os filamentos que constituem a raiz bulbar do nervo acessório (11º par craniano), e que se unem com a raiz espinal, originada na medula espinal.

A porção fechada do bulbo que corresponde à metade caudal do bulbo é percorrida por um estreito canal, continuação do canal central da medula espinal, e que se abre para formar o 4º ventrículo, cujo assoalho é, em parte, constituído pela parte aberta do bulbo (Figura 5.17). O sulco mediano posterior, que vem da medula espinal, termina à meia altura do bulbo, uma vez que seus lábios divergem para constituir os limites laterais do 4º ventrículo (Figura 5.17). Os fascículos grácil e cuneiforme da medula espinal também podem ser identificados no bulbo. São constituídos por fibras nervosas ascendentes,

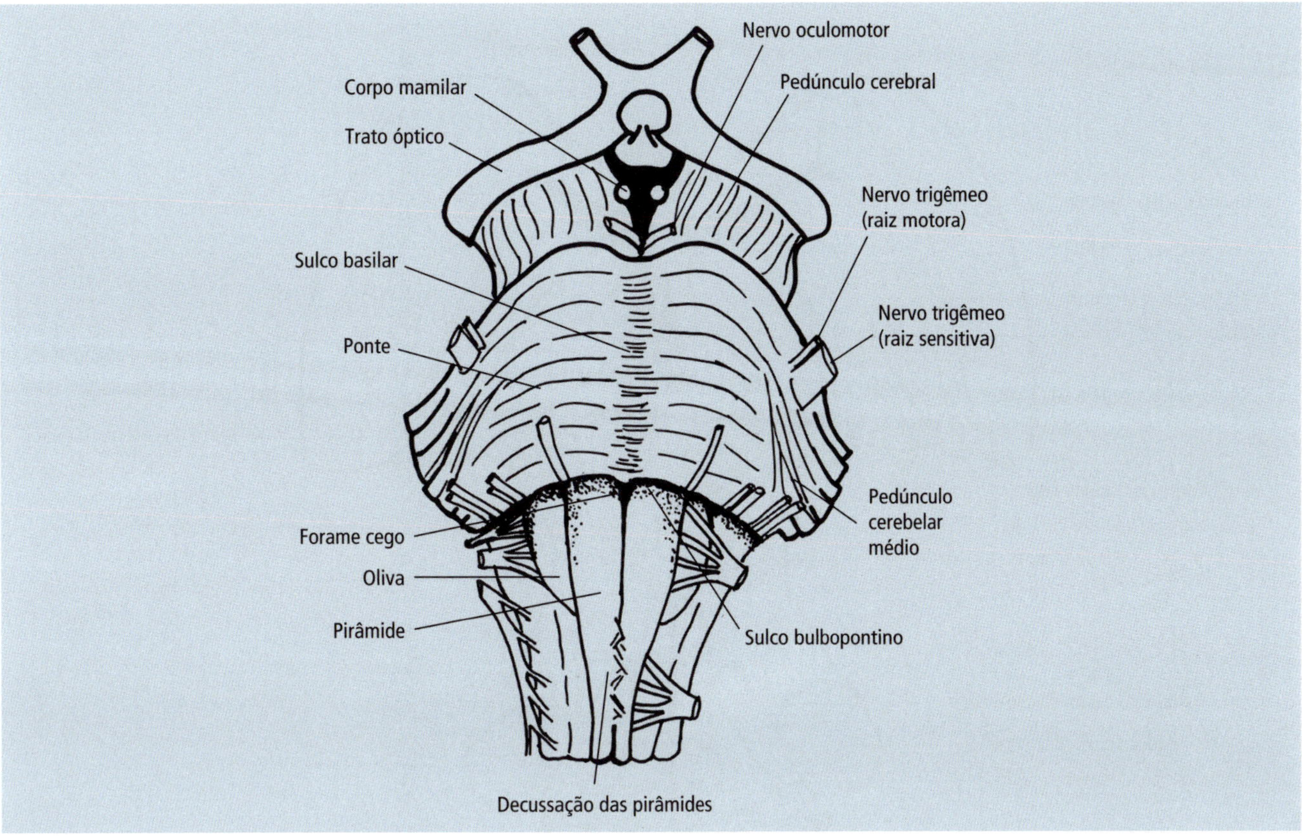

Figura 5.16 Tronco encefálico visto anteriormente. Entre os dois pedúnculos cerebrais fica a fossa interpeduncular, em negro.

provenientes da medula espinal, e que terminam em duas massas de substância cinzenta, os núcleos grácil e cuneiforme, cuja presença cria duas saliências ovoides, os tubérculos grácil, medial, e cuneiforme, lateral (Figura 5.17). Os tubérculos grácil e cuneiforme divergem como os ramos de um V, em virtude do aparecimento do 4º ventrículo, e continuam superiormente com o pedúnculo cerebelar inferior, formado por um feixe espesso de fibras que se flete em sentido posterior para penetrar no cerebelo.

Ponte

Situa-se entre o mesencéfalo e o bulbo, anteriormente ao cerebelo. A base da ponte, situada anteriormente (Figura 5.16), apresenta estrias transversais, em virtude da presença de numerosos feixes de fibras transversais que a percorrem e convergem para formar um feixe robusto, o pedúnculo cerebelar superior, que se dirige ao hemisfério cerebelar correspondente. O limite entre o pedúnculo cerebelar superior e a ponte é dado pela emergência do nervo trigêmeo, 5º par craniano (Figura 5.16) por suas duas raízes, sensitiva (maior) e motora (menor). O sulco basilar percorre, longitudinalmente, a superfície anterior da ponte e aloja a artéria basilar.

Do sulco bulbopontino, que demarca a separação entre bulbo e ponte anteriormente, emergem os nervos abducente (6º par craniano), facial (7º par craniano) e vestibulococlear (8º par craniano) (Figura 5.8). O nervo facial também apresenta, como o trigêmeo, uma raiz sensitiva e outra motora. A raiz sensitiva constitui o nervo intermédio.

A parte posterior da ponte não apresenta nenhuma linha de demarcação com a parte aberta do bulbo, ambas constituindo o assoalho do 4º ventrículo.

4º ventrículo

O 4º ventrículo é a cavidade do rombencéfalo, com a forma de um losango, e tem a ponte, anteriormente, e o cerebelo, posteriormente. No sentido caudal, prolonga-se no canal central do bulbo e, no sentido cranial, no aqueduto do mesencéfalo, estreito canal do mesencéfalo que comunica o 4º ventrículo com o 3º ventrículo

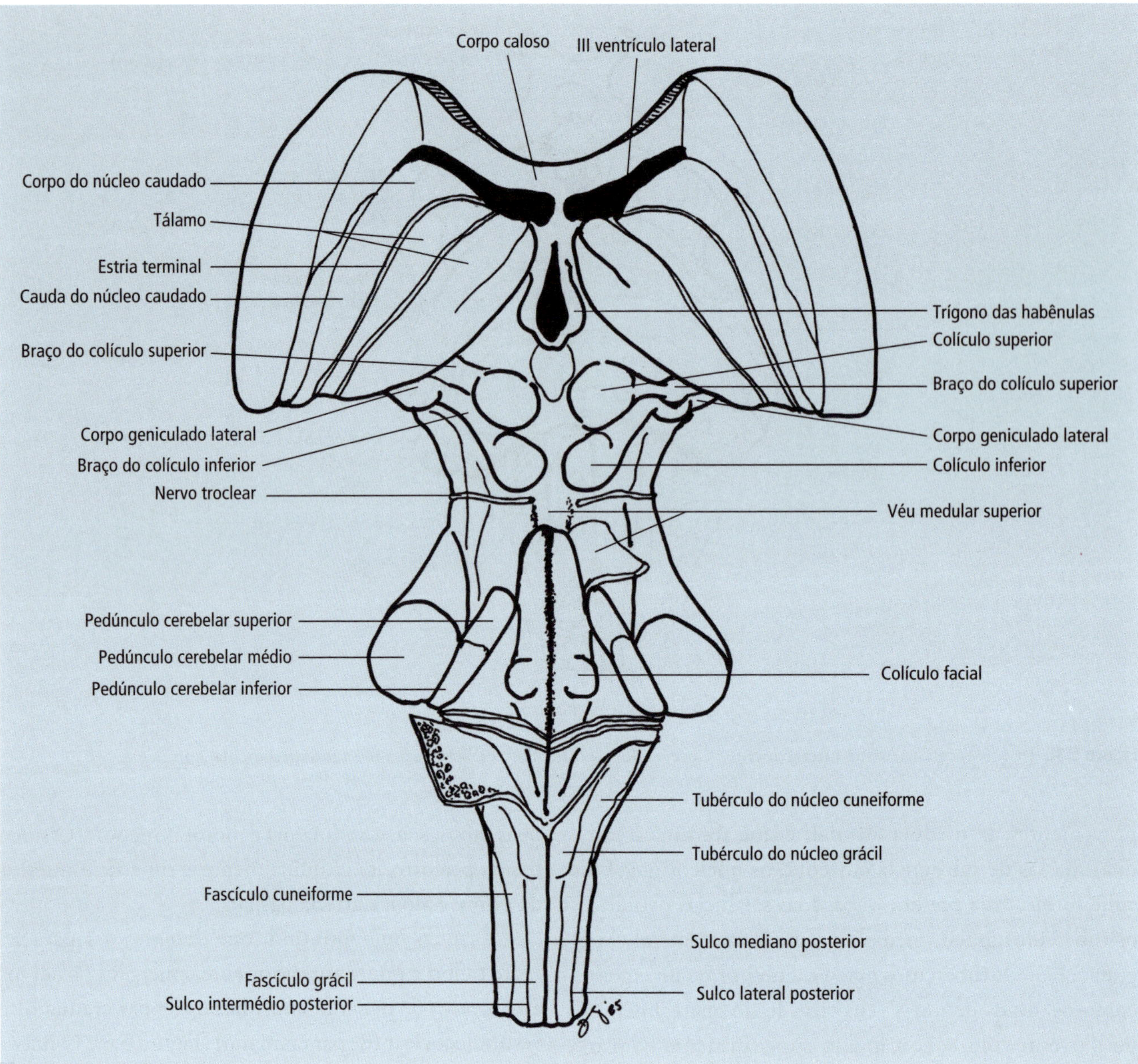

Figura 5.17 Tronco encefálico e parte do diencéfalo vistos posteriormente.

(Figura 5.18). De cada lado, o ventrículo se prolonga para formar os recessos laterais que se comunicam com o espaço subaracnoideo por meio das aberturas laterais do 4º ventrículo, existindo também uma comunicação através da abertura mediana desse ventrículo, situada na linha mediana do seu teto. Através dessas comunicações, o LCS, que enche os ventrículos, alcança o espaço subaracnoideo.

O assoalho do 4º ventrículo é conhecido como "fossa romboide", de forma losângica, limitada inferior e lateralmente pelos pedúnculos cerebelares inferiores, e superior e lateralmente, pelos pedúnculos cerebelares superiores (Figura 5.17). Em toda a sua extensão, o assoalho do 4º ventrículo é percorrido pelo sulco mediano, que se perde cranialmente no aqueduto do mesencéfalo e, no sentido caudal, no canal central do bulbo. De cada lado do sulco mediano, apresenta-se uma elevação, a eminência medial, limitada pelo sulco limitante. A eminência medial dilata-se para constituir, de cada lado, uma elevação arredondada, o colículo facial, cuja existência deriva da presença, nesse local, de fibras do nervo facial que, aí, contornam o núcleo

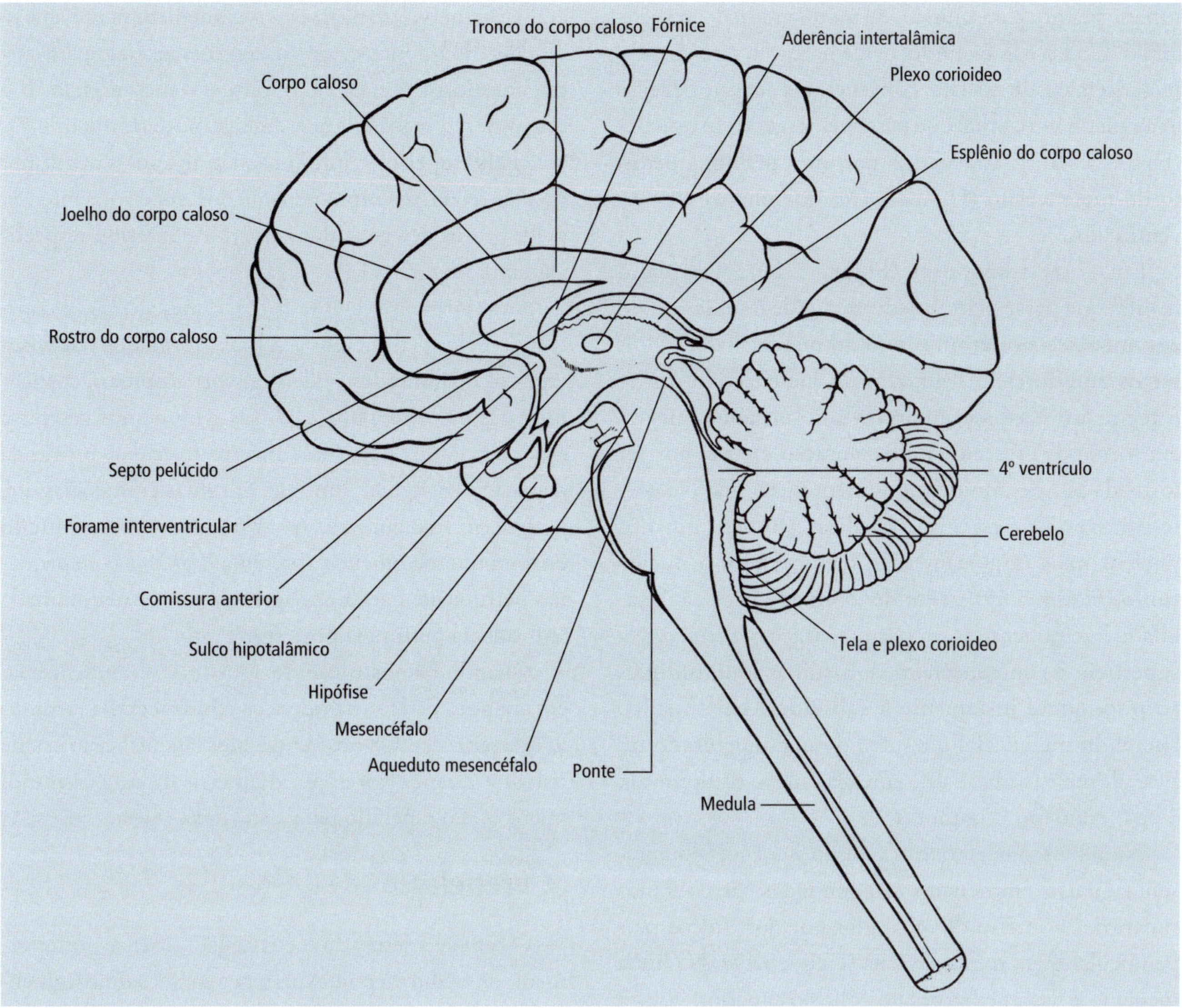

Figura 5.18 Corte sagital mediano do encéfalo.

do nervo abducente. Lateralmente à eminência medial, encontra-se uma área de coloração escura, o ***locus ceruleus***, cuja função se relaciona com o mecanismo do sono.

Uma fina lâmina de substância branca, o véu medular superior, forma o teto da metade cranial do 4º ventrículo, estendendo-se entre os dois pedúnculos cerebelares superiores. Na metade caudal, o teto é constituído:

a) Por uma pequena parte de substância branca do nódulo do cerebelo.
b) Pelo véu medular inferior, fina lâmina de substância branca presa medialmente às margens do nódulo do cerebelo.
c) Pela tela corioidea do 4º ventrículo (Figura 5.16).

A tela corioidea é formada pela união do epitélio ependimário, que reveste internamente o ventrículo, com a pia-máter, que o reforça externamente. A tela corioidea emite projeções muito vascularizadas que se invaginam na cavidade ventricular para formar o plexo corioideo do 4º ventrículo. Os plexos corioideos produzem o LCS, que se acumula na cavidade ventricular e passa ao espaço subaracnoideo, como já foi referido, através das aberturas laterais e mediana desse ventrículo.

Mesencéfalo

O mesencéfalo está separado da ponte por um sulco que passa pela base dos pedúnculos cerebrais e estende-se superiormente para unir-se, de modo gradual, ao diencéfalo. Como não há limite de demarcação visível entre mesencéfalo e diencéfalo, convencionou-se que o limite é um plano horizontal que passa pelos corpos mamilares (Figura 5.16). É atravessado por um canal, o aqueduto do mesencéfalo (Figura 5.18), que une os 3º e 4º ventrículos.

Em corte transversal (Figura 5.19), um plano frontal que passe pelo aqueduto, divide o mesencéfalo em um terço posterior, o teto do mesencéfalo, e dois terços anteriores, o tegmento do mesencéfalo. Entre o tegmento e a base, interpõe-se a substância negra, em forma de crescente e de coloração escura, por ser formada por neurônios que contêm melanina. No corte transversal, é possível visualizar também um dos núcleos mais importantes do mesencéfalo, o núcleo rubro (Figura 5.19), assim denominado por sua tonalidade ligeiramente rósea nas preparações a fresco. Na superfície do mesencéfalo, dois sulcos longitudinais correspondem justamente à substância negra: sulco lateral do mesencéfalo; e sulco do nervo oculomotor. Esse último é medial e dele emerge o nervo oculomotor, 3º par craniano (Figura 5.19).

Numa visão posterior, o teto do mesencéfalo apresenta quatro eminências arredondadas, os colículos superiores e inferiores, separados por dois sulcos perpendiculares em forma de cruz (Figura 5.17). Na linha mediana e nas imediações do colículo superior, vê-se a glândula pineal, que pertence ao diencéfalo. O 4º par

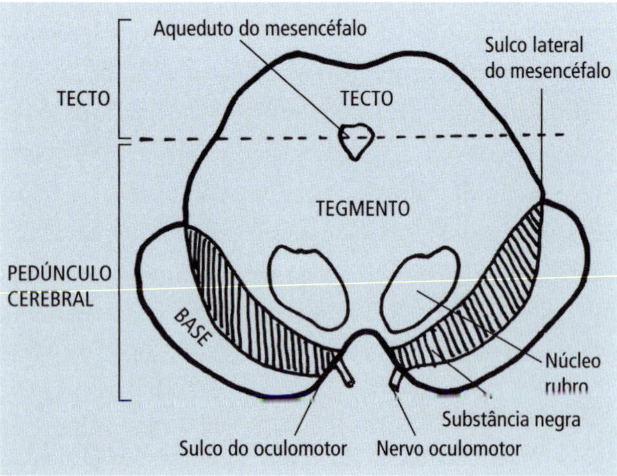

Figura 5.19 Secção transversal do mesencéfalo.

craniano, nervo troclear, emerge imediatamente abaixo do colículo inferior e contorna o mesencéfalo para surgir, anteriormente, entre a ponte e o mesencéfalo. É o único nervo craniano que emerge posteriormente. Os colículos, superior e inferior, estão ligados a estruturas do diencéfalo, os corpos geniculados, superior e inferior, pelos braços dos colículos, superior e inferior, respectivamente (Figura 5.17).

Anteriormente (Figura 5.16), o mesencéfalo é constituído pelos pedúnculos cerebrais, formados por feixes espessos de fibras descendentes (corticospinais, corticobulbares e corticopontinas). Os pedúnculos cerebrais estão separados pela fossa interpeduncular, profunda depressão triangular, limitada por duas eminências que pertencem ao diencéfalo, os corpos mamilares. O fundo da fossa interpeduncular apresenta uma área com pequenas perfurações para a passagem de vasos e denominada "substância perfurada posterior".

Quando há obstrução do aqueduto do mesencéfalo em crianças, podemos evidenciar a **hidrocefalia** (acúmulo excessivo de LCS nos ventrículos laterais) e, ao exame físico, a criança apresenta diâmetro da cabeça muito maior que o esperado para a sua faixa etária.

Cerebelo

O cerebelo deriva do metencéfalo, situa-se posteriormente ao bulbo e à ponte, pertence ao SN suprassegmentar e contribui para a formação do teto do 4º ventrículo (Figura 5.18). Está separado do lobo temporal do cérebro por uma prega da dura-máter denominada "tentório do cerebelo" (Figura 5.38). Os pedúnculos cerebelares, médio e superior, unem o cerebelo, respectivamente, à ponte e ao mesencéfalo, ao passo que os pedúnculos cerebelares inferiores o unem ao bulbo. O cerebelo está primordialmente ligado às funções de equilíbrio e coordenação motora.

As Figuras 5.20A e 5.20B mostram, esquematicamente, as porções ímpar e mediana do cerebelo, denominadas "verme do cerebelo", mais nítidas na face inferior do cerebelo; e duas massas laterais, os hemisférios cerebelares. Na superfície do cerebelo, sulcos, predominantemente transversais, delimitam lâminas delgadas denominadas "folhas do cerebelo". Também são visíveis sulcos mais profundos, as fissuras do cerebelo, que delimitam lóbulos. Fissuras e lóbulos são também visíveis em corte sagital mediano do cerebelo (Figura 5.21). Nessa ilustração, pode-se ver que o cerebelo é constituído por um centro de substância branca, o corpo medular do cerebelo, de onde irradiam lâminas brancas revestidas externamente por uma fina camada de substância cinzenta, o córtex cerebelar. A aparência do corte sagital mediano do cerebelo é a de uma árvore, donde a designação "árvore da vida" pela qual é conhecido. No interior do corpo medular, existem quatro núcleos centrais do cerebelo: denteado; globoso; emboliforme; e do fastígio.

A divisão do cerebelo em lóbulos não tem nenhuma importância funcional, sendo apenas topográfica. Há também muito desacordo com relação à nomenclatura

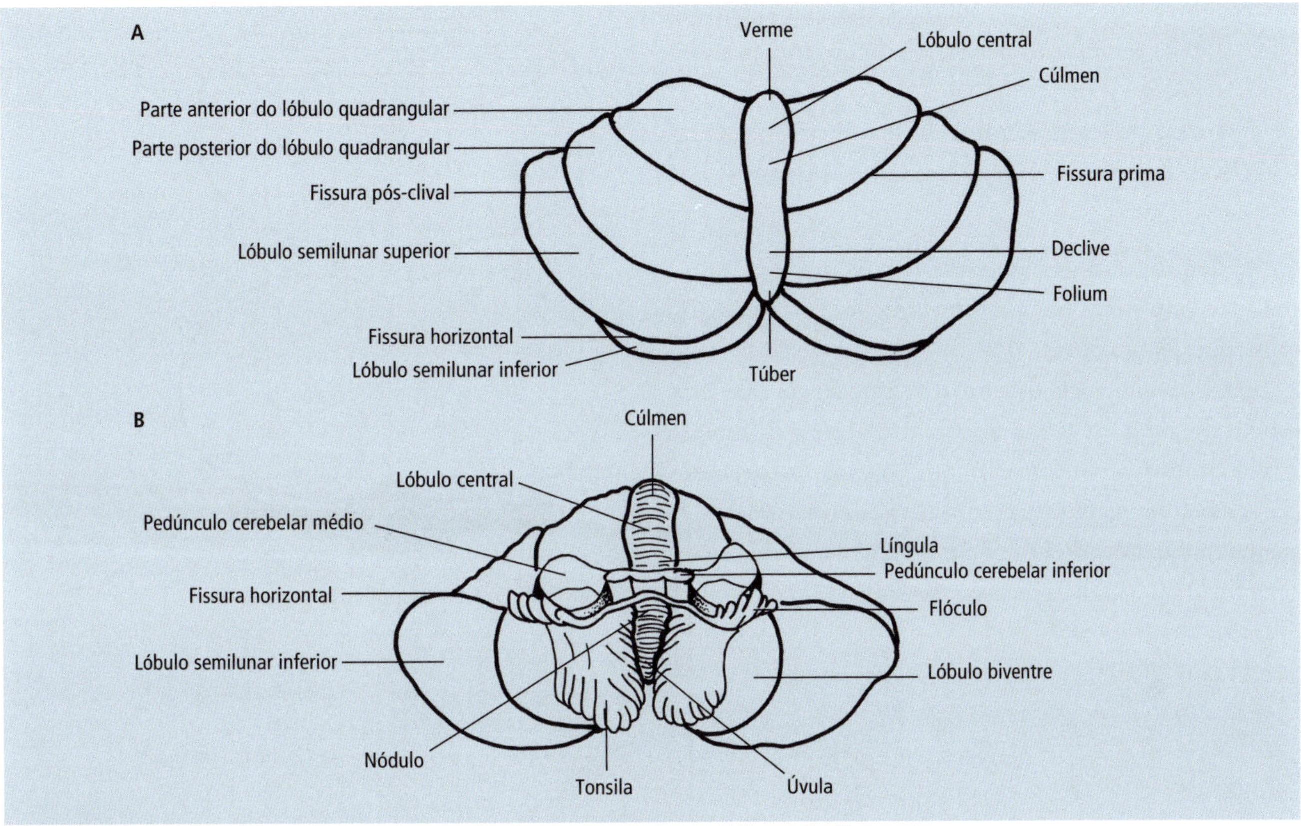

Figura 5.20 Cerebelo. **A.** Vista superoposterior. **B.** Vista anterior após secção dos pedúnculos cerebelares.

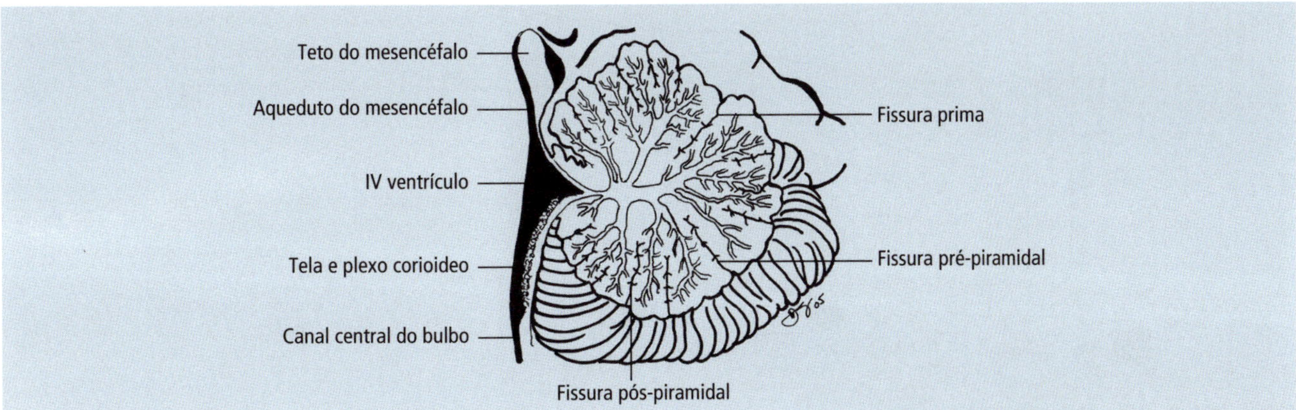

Figura 5.21 Secção sagital mediana do cerebelo. O aqueduto do mesencéfalo, o 4º ventrículo e o canal central do bulbo aparecem em negro.

das fissuras. A cada lóbulo do verme correspondem dois nos hemisférios. A Figura 5.22 (ver também as Figuras 5.20A e 5.20B) mostra, de maneira esquemática, as fissuras e os lóbulos, relacionados como se segue:

1. **Lóbulos**
   a) **No verme:** língula, lóbulo central, cúlmen, declive, fólio, tuber, pirâmide, úvula e nódulo.
   b) **Nos hemisférios:** asa do lóbulo central, parte anterior do lóbulo quadrangular, parte posterior do lóbulo quadrangular, lóbulo semilunar superior, lóbulo semilunar inferior, lóbulo biventre, tonsila e flóculo.
2. **Fissuras:** pré-central, pré-culminar, primária, pós-clival, horizontal, pré-piramidal, pós-piramidal e posterolateral.

A identificação dos lóbulos e das fissuras é sempre mais fácil em peças nas quais o verme foi cortado sagitalmente (Figura 5.21).

Uma divisão mais funcional e simplificada do cerebelo divide a estrutura em áreas maiores, os lobos, como proposto por Larsell, com base na ontogênese do cerebelo e que leva em consideração o fato de a 1ª fissura que aparece durante o desenvolvimento do órgão ser a fissura posterolateral. Essa fissura divide o cerebelo em lobo floculonodular e corpo do cerebelo, formado pelo restante do órgão (Figura 5.23). A fissura primária aparece a seguir dividindo o corpo do cerebelo em lobo anterior e lobo posterior.

Outra divisão importante do cerebelo é a que se baseia na filogênese. Nessa divisão, são descritas três fases na evolução do cerebelo. A primeira surgiu com o

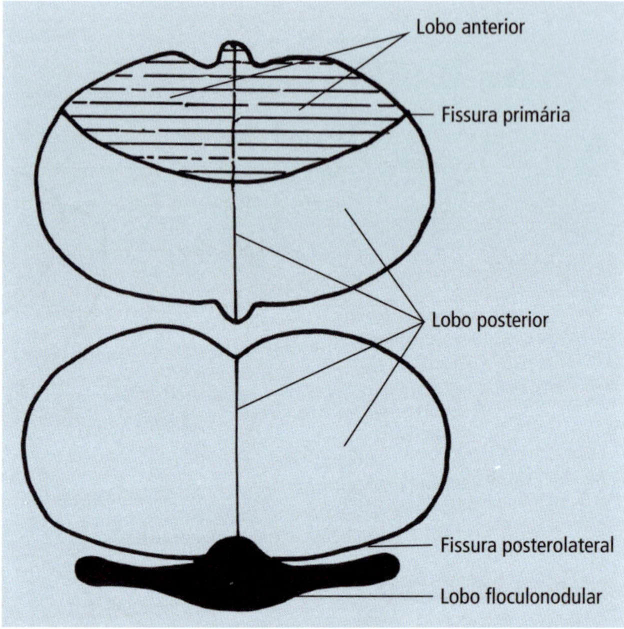

Figura 5.23 Divisão simplificada do cerebelo.

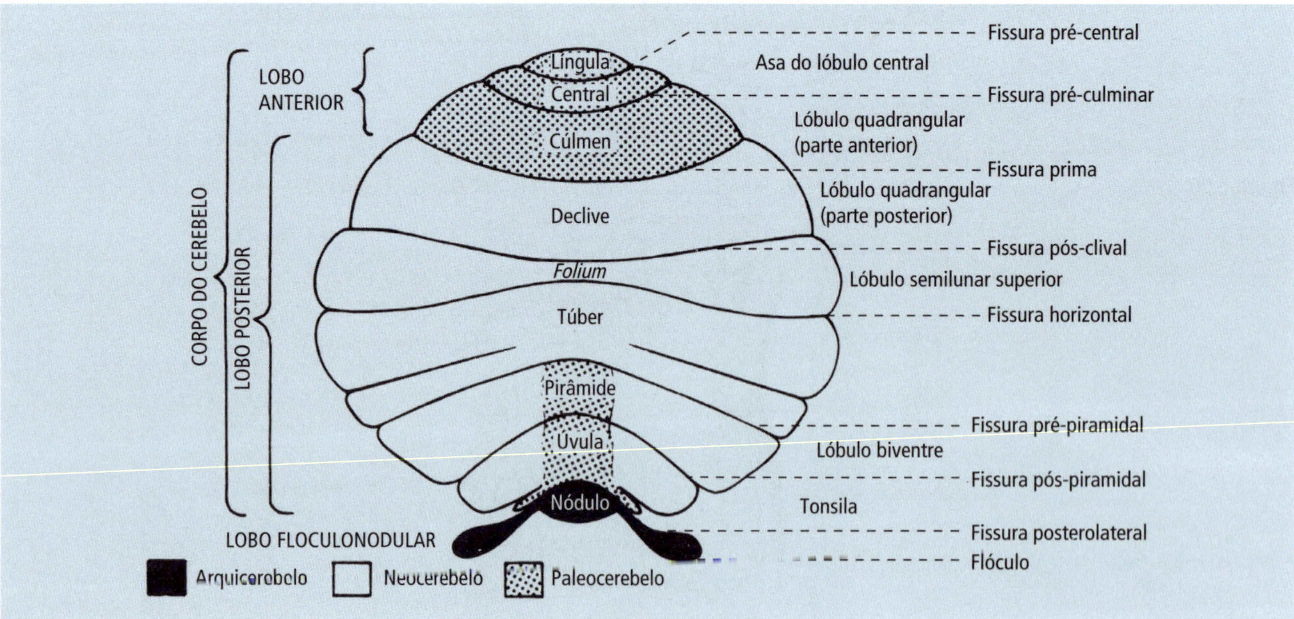

Figura 5.22 Esquema das divisões do cerebelo em um só plano mostrando também as fissuras e os lóbulos (reproduzida de Machado ABM. *Neuroanatomia funcional*, 2005).

aparecimento dos vertebrados mais antigos, os ciclóstomos. Esses animais são desprovidos de membros e deslocam-se por movimentos ondulatórios muito simples, mas precisam se manter em equilíbrio no meio líquido. Para isso, seu cerebelo, denominado "arquicerebelo" (Figura 5.22), corresponde apenas ao lobo floculonodular, recebe impulsos dos canais semicirculares (situados na parte vestibular da orelha interna) que informam sobre a posição do animal e permitem ao cerebelo coordenar a atividade muscular, de modo a manter o animal em equilíbrio. A segunda fase surgiu com os peixes, capazes de movimentos mais elaborados que os ciclóstomos porque têm um esboço de membros, as nadadeiras. Nos peixes, surgem, pela primeira vez, receptores especiais denominados "fusos neuromusculares", que originam impulsos nervosos, denominados "proprioceptivos" e que levam ao cerebelo informações sobre o grau de contração dos músculos, importantes para a regulação do tônus muscular e da postura do animal. O cerebelo que cumpre essas funções é o paleocerebelo, constituído pelo lobo anterior, a pirâmide e a úvula. A terceira fase surgiu com os mamíferos, que desenvolveram a capacidade de realizar, com seus membros, movimentos complexos, assimétricos e delicados, o que requer uma mais elaborada coordenação nervosa. Ocorreu, ao mesmo tempo, um notável desenvolvimento do córtex cerebral, com o qual o cerebelo passou a manter amplas conexões. Esse desenvolvimento alcançou dimensão máxima na espécie humana. A parte do cerebelo que surgiu nessa fase de sua evolução é denominada "neocerebelo", relacionada com o controle de movimentos finos e corresponde ao restante do lobo posterior. No homem, a maior parte do neocerebelo localiza-se nos hemisférios, ao passo que o paleocerebelo é predominantemente vermiano.

Basicamente, como foi dito, as funções do cerebelo são as de manutenção do equilíbrio e da postura, controle do tônus muscular e dos movimentos voluntários. Lesões cerebelares, portanto, causam disfunções que se expressam justamente por sintomatologia relacionada ao equilíbrio, à tonicidade muscular e à coordenação motora.

Nas síndromes do arquicerebelo, frequentes em crianças de menos de 10 anos, há somente perda de equilíbrio, isto é, a criança não consegue se manter em pé. O tônus muscular não é comprometido e, se a criança está deitada, a coordenação motora é praticamente normal. Em geral, as síndromes do arquicerebelo decorrem de tumores do teto do 4º ventrículo que comprometem o nódulo e o pedúnculo do flóculo.

Já nas síndromes do paleocerebelo, há perda de equilíbrio, com o aparecimento da marcha atáxica, uma marcha instável, semelhante à de um ébrio. Nesta, o paciente tende a andar com as pernas abertas para aumentar a sua base de sustentação.

Nas síndromes do neocerebelo, a incoordenação motora (ataxia) é o sintoma fundamental, manifestada por vários sinais:

a) **Dismetria:** o indivíduo não consegue dosar a quantidade de movimentos necessários para atingir um alvo. Pede-se ao paciente que coloque o dedo na ponta do nariz (mantendo os olhos fechados) e verificando se é capaz de cumprir a ordem.
b) **Decomposição:** os movimentos feitos por várias articulações são decompostos, como se fossem feitos em etapas sucessivas.
c) **Disdiadococinesia:** dificuldade de fazer movimentos rápidos e alternados. Por exemplo, tocar rapidamente a ponta do polegar com os dedos indicador e médio, alternadamente.
d) **Rechaço:** verifica-se esse sinal mandando o paciente forçar a flexão do antebraço contra uma resistência que se faz no nível do punho. No indivíduo normal, quando se retira essa resistência, a flexão para devido a imediata reação dos músculos extensores coordenados pelo cerebelo. No doente neocerebelar, no entanto, essa coordenação não existe, os músculos extensores custam a agir, o que faz o paciente dar um tapa na própria face.
e) **Tremor:** tremor característico, que aumenta de intensidade quando o movimento está prestes a atingir seu objetivo, como apanhar um objeto.
f) **Nistagmo:** movimentos (involuntários) oscilatórios rítmicos dos olhos.

Diencéfalo

Ao prosencéfalo corresponde o cérebro, que ocupa cerca de 80% da cavidade craniana e no qual se distinguem o diencéfalo e o telencéfalo. Esse último desenvolve-se enormemente nos sentidos lateral e posterior para constituir os hemisférios cerebrais e, assim, encobre quase completamente o diencéfalo, onde permanece numa posição ímpar e mediana, deixando-o visível apenas na face inferior do cérebro (Figura 5.9).

O diencéfalo é constituído pelo tálamo, hipotálamo, metatálamo, epitálamo e subtálamo, todos em relação ao 3º ventrículo. Este é a cavidade mediana do diencéfalo que se comunica com o 4º ventrículo através do aqueduto do mesencéfalo, e com os ventrículos laterais pelos respectivos forames interventriculares. Num corte sagital mediano do cérebro, as paredes laterais do 3º ventrículo são expostas (Figura 5.18). Pode-se, então, verificar a presença de uma depressão, o sulco hipotalâmico, que se estende do aqueduto do mesencéfalo até o forame interventricular. As paredes situadas superiormente a esse sulco pertencem ao tálamo e as situadas inferiormente, ao hipotálamo. A aderência intertalâmica, que pode estar também ausente, é uma estrutura de substância cinzenta que atravessa, como uma ponte, o 3º ventrículo, unindo os dois tálamos e aparece seccionada na Figura 5.18. Como ocorre no teto do 4º ventrículo, o teto do 3º ventrículo também apresenta a tela corioidea, com os plexos corioideos que se invaginam na luz do 3º ventrículo. Os plexos corioideos, através dos forames interventriculares, são contínuos com os plexos corióideos dos ventrículos laterais.

Tálamo e metatálamo (Figuras 5.17 e 5.18)

O tálamo corresponde a duas massas ovoides, volumosas, de substância cinzenta, dispostas uma de cada lado, na porção lateroposterior do diencéfalo. A extremidade anterior é denominada "tubérculo anterior do tálamo" e a posterior, "pulvinar do tálamo", que se projeta sobre os corpos geniculados lateral e medial. O corpo geniculado medial faz parte da via auditiva; o lateral, da via óptica, e, juntos, constituem o metatálamo. A face lateral do tálamo é separada do telencéfalo pela cápsula interna, que será descrita com o telencéfalo. Trata-se de um feixe compacto de fibras que une o córtex cerebral a centros nervosos subcorticais. A face inferior do tálamo é contínua com o hipotálamo e o subtálamo.

Hipotálamo

Situa-se abaixo do tálamo e é uma área de pequena dimensão, embora desempenhe importantes funções relacionadas ao controle da atividade visceral. A análise de sua estrutura e de seu funcionamento deve ser feita com detalhes em Neuroanatomia. O hipotálamo compreende estruturas situadas nas paredes laterais do 3º ventrículo, abaixo do sulco hipotalâmico (Figura 5.18), além de outras formações do assoalho do 3º ventrículo, visíveis na base do cérebro (Figura 5.24): corpos mamilares; quiasma óptico; tuber cinéreo; e infundíbulo. Os corpos mamilares, duas eminências arredondadas de substância cinzenta, são visíveis na fossa interpeduncular. O quiasma óptico recebe fibras mielínicas dos nervos ópticos, 2º par craniano, que aí cruzam parcialmente e continuam nos tratos ópticos que se dirigem aos corpos geniculados laterais, depois de contornar os pedúnculos cerebrais. Ao tuber cinéreo, prende-se a hipófise, por meio do infundíbulo. Trata-se de uma área acinzentada, mediana, entre o quiasma óptico e os corpos mamilares. O infundíbulo, por sua vez, é uma estrutura, em forma de funil, que se prende ao tuber cinéreo e sua extremidade inferior se prolonga pela neuro-hipófise.

Em tumores do SNC nos quais há acometimento ou compressão do **quiasma óptico**, podemos observar, ao exame físico, a **hemianopsia bitemporal** (perda de visão no campo visual temporal de ambos os olhos).

Epitálamo

O epitálamo é o limite posterior do 3º ventrículo e situa-se na transição com o mesencéfalo. A estrutura mais visível do epitálamo é a glândula pineal, ímpar e mediana (Figura 5.17). A glândula pineal prende-se a dois feixes de fibras que cruzam o plano mediano, denominados "comissura posterior" e "comissura habenular". Essa última é considerada o limite entre o mesencéfalo e o diencéfalo. A comissura habenular interpõe-se entre duas pequenas eminências triangulares, os trígonos habenulares (Figura 5.17), situados entre a glândula pineal e o tálamo. A tela corioidea do 3º ventrículo insere-se posteriormente na comissura habenular para fechar o teto do 3º ventrículo. A pineal é uma glândula endócrina, cuja principal secreção é a melatonina, responsável pelas funções que têm sido atribuídas a essa glândula.

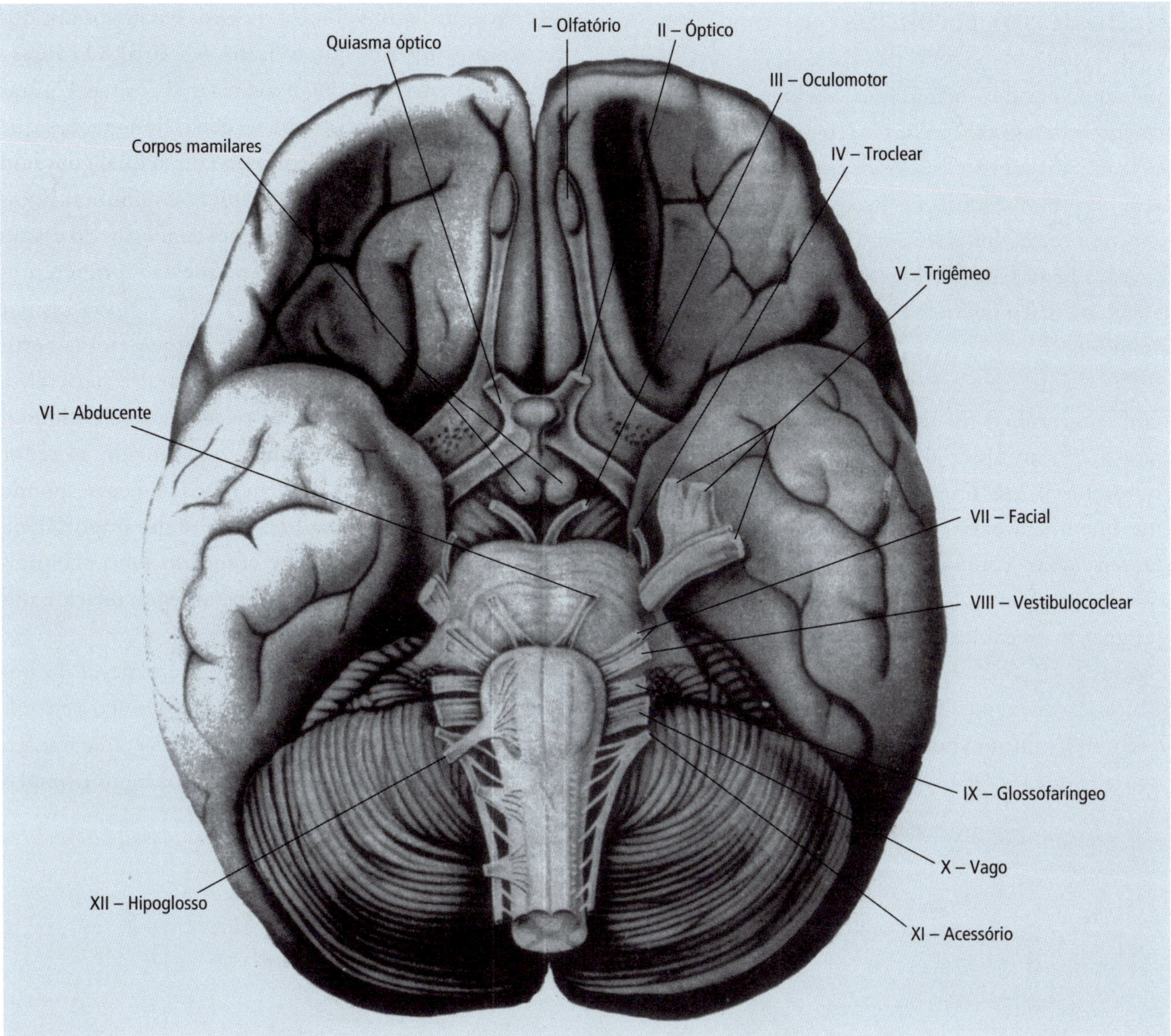

Figura 5.24 Encéfalo visto anteriormente (reproduzida de Machado ABM. *Neuroanatomia funcional*, 2005).

A síntese da melatonina não é, entretanto, um processo contínuo; são muito baixos, durante o dia, os níveis de melatonina na pineal e na circulação, quando comparados com os níveis da substância no período noturno. Foi demonstrado que as concentrações de melatonina obedecem a um ritmo circadiano, com pico durante a noite. Embora muitas funções tenham sido atribuídas à glândula pineal, nem sempre comprovadas, é consenso entre os pesquisadores que, pelo menos nos mamíferos, ela tem uma atividade inibidora sobre as gônadas e que, em muitos vertebrados, e possivelmente no homem, participa da regulação dos ritmos circadianos, isto é, na sincronização do ciclo sono/vigília.

Subtálamo

O subtálamo compreende a zona de transição entre diencéfalo e o tegmento do mesencéfalo, de difícil visualização, a não ser em peças do encéfalo seccionadas frontalmente.

Telencéfalo

O telencéfalo compreende os dois hemisférios cerebrais e uma pequena parte mediana, situada na porção anterior do 3º ventrículo e constituída pela lâmina terminal, que une os dois hemisférios, e a comissura anterior.

Hemisférios cerebrais

A maior parte do encéfalo corresponde ao cérebro, que apresenta dois hemisférios cerebrais, com extensa superfície de substância cinzenta, o córtex cerebral, massas nucleares subcorticais, os denominados "núcleos da base", e substância branca, isto é, fibras que vão e que vêm de centros inferiores ou que são corticocorticais. Em cada hemisfério, são identificadas três faces (superolateral, medial e inferior) e três polos (frontal, occipital e temporal).

Os hemisférios cerebrais são separados por uma fenda profunda, a fissura longitudinal do cérebro (Figura 5.25), no fundo da qual se encontra uma longa fita de fibras que unem um hemisfério ao outro. Fibras que unem partes de um hemisfério ao outro são denominadas "comissuras". A comissura que forma o assoalho da fissura longitudinal do cérebro recebe a designação específica de "corpo caloso", mostrado nas Figuras 5.18, 5.25 e 5.26B. A extensa superfície de substância cinzenta dos hemisférios cerebrais, o córtex cerebral, é muito maior do que o volume da cavidade craniana que recebe os hemisférios. Por essa razão, ele se dobra em circunvoluções ou giros separados uns dos outros por sulcos (Figuras 5.26A e 5.26B). O cérebro é dividido em lobos que podem ser vistos nas Figuras 5.26A e 5.26B. Esses lobos recebem designações que correspondem ao osso do crânio com o qual guardam relações: frontal; parietal; occipital; e temporal. Dois outros lobos não guardam relações com ossos do crânio – são os lobos insular e límbico, que não foram representados nas Figuras 5.26A e 5.26B. O lobo insular não pode ser visto na superfície porque está coberto por partes dos lobos frontal, temporal e parietal, e profundamente situado em relação ao sulco lateral (Figura 5.27). O lobo límbico está situado ao redor do corpo caloso. A divisão em lobos não corresponde a uma divisão funcional, embora tenha importância clínica. A exceção fica por conta do lobo occipital que parece estar, direta ou indiretamente, relacionado com a visão.

Os principais sulcos da face superolateral do hemisfério cerebral (Figura 5.28) são o sulco central, que se situa entre os lobos frontal e parietal; e o sulco lateral, que separa o lobo temporal dos lobos frontal e

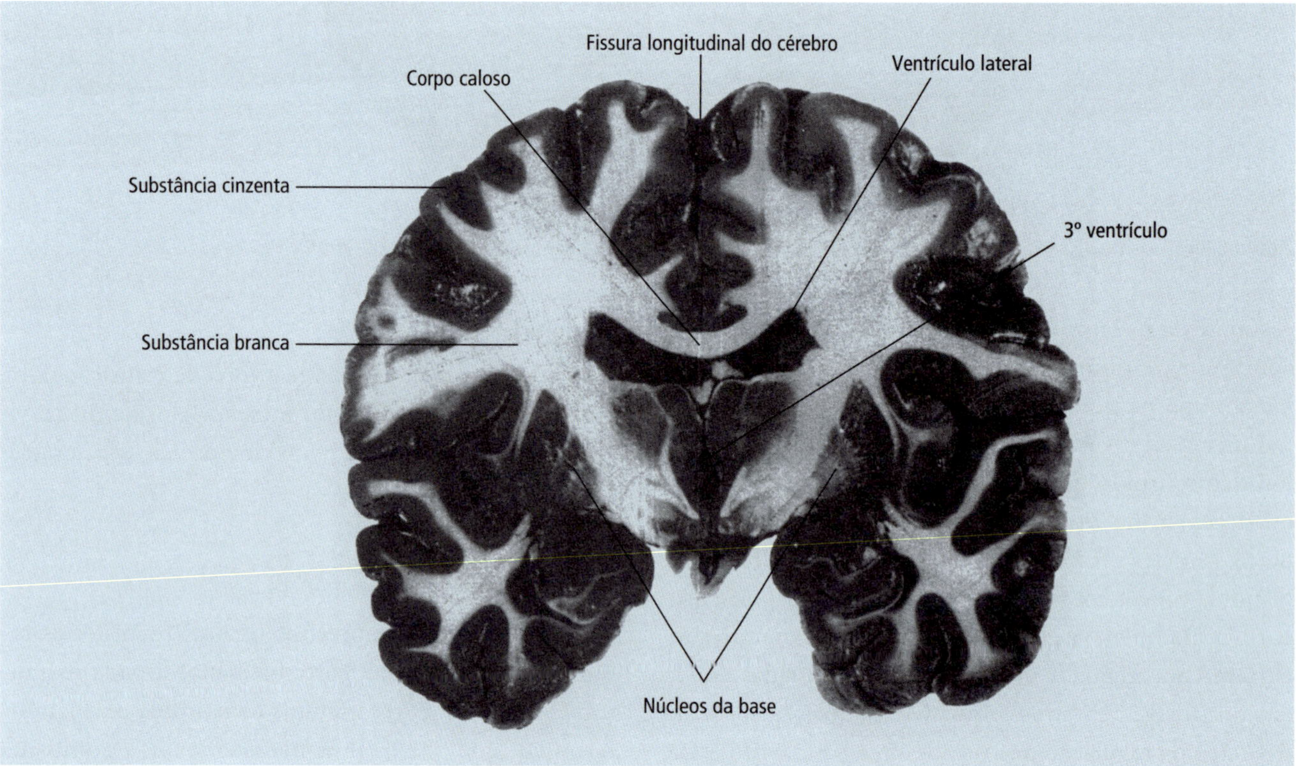

Figura 5.25 Corte frontal do cérebro. Presença dos ventrículos laterais e do 3º ventrículo.

parietal. Por sua vez, o sulco parietoccipital, mais visível na face medial (Figura 5.29), situa-se entre os lobos parietal e occipital. Na face superolateral, o limite do lobo occipital é arbitrariamente determinado por uma linha imaginária que une a terminação do sulco parietoccipital, na borda superior do hemisfério, à incisura pré-occipital, situada na margem inferolateral.

As Figuras 5.27 a 5.30 mostram os sulcos e os giros do cérebro.

O sulco central (Figura 5.28), na face superolateral do hemisfério, é ladeado por dois giros paralelos, um anterior, giro pré-central, outro posterior, giro pós-central. O sulco lateral termina dividindo-se em três ramos (Figura 5.27): ascendente; anterior; e posterior.

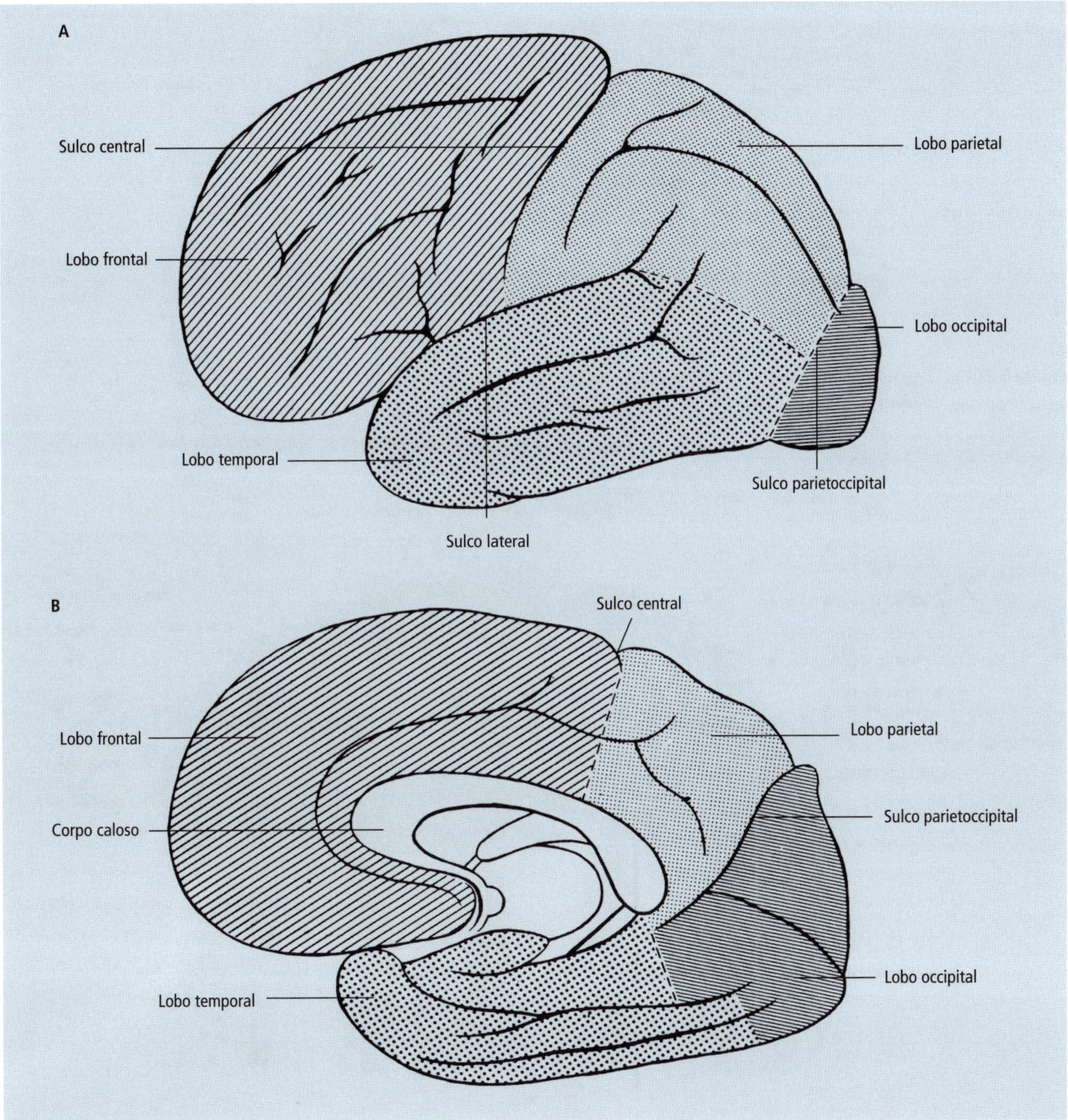

Figura 5.26 Lobos do cérebro. **A.** Vistos lateralmente. **B.** Vistos medialmente.

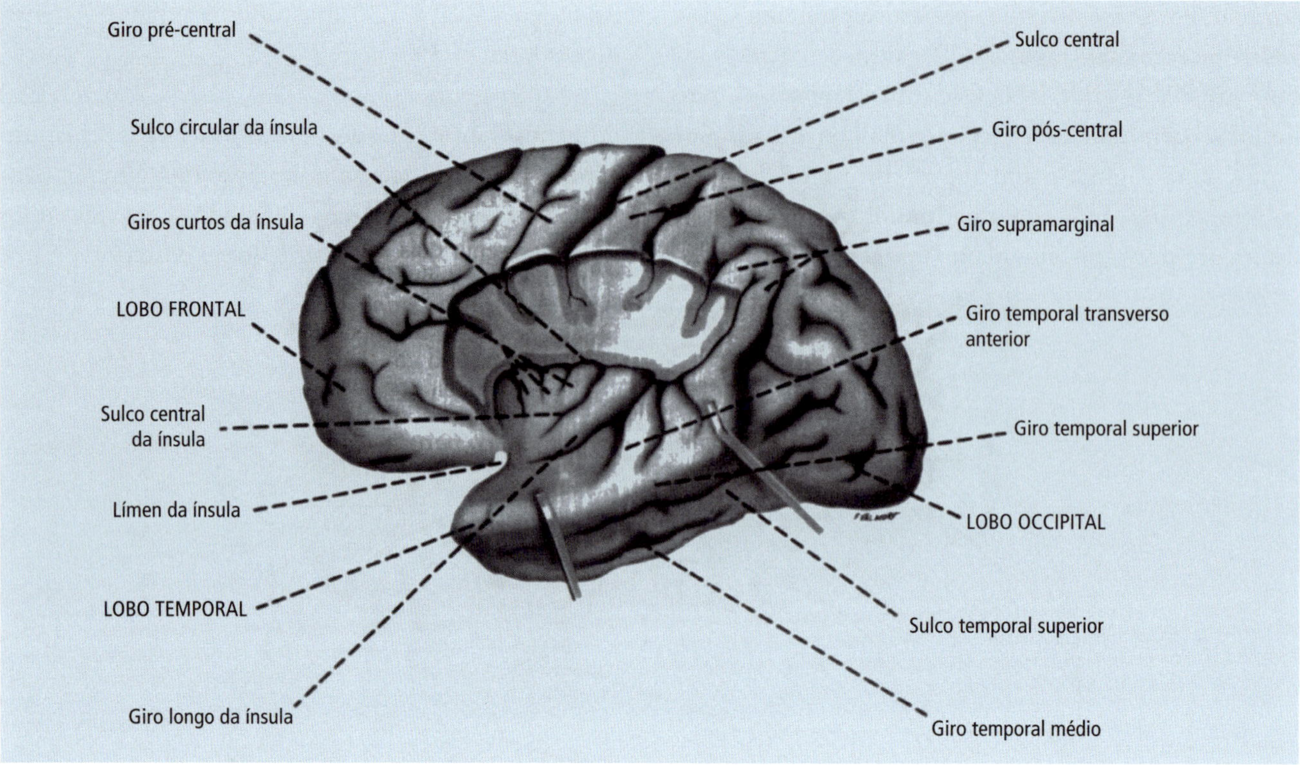

Figura 5.27 Face superolateral do hemisfério cerebral esquerdo após remoção de parte dos lobos frontal e parietal para mostrar a ínsula e os giros temporais transversos (reproduzida de Machado ABM. *Neuroanatomia funcional*, 2005).

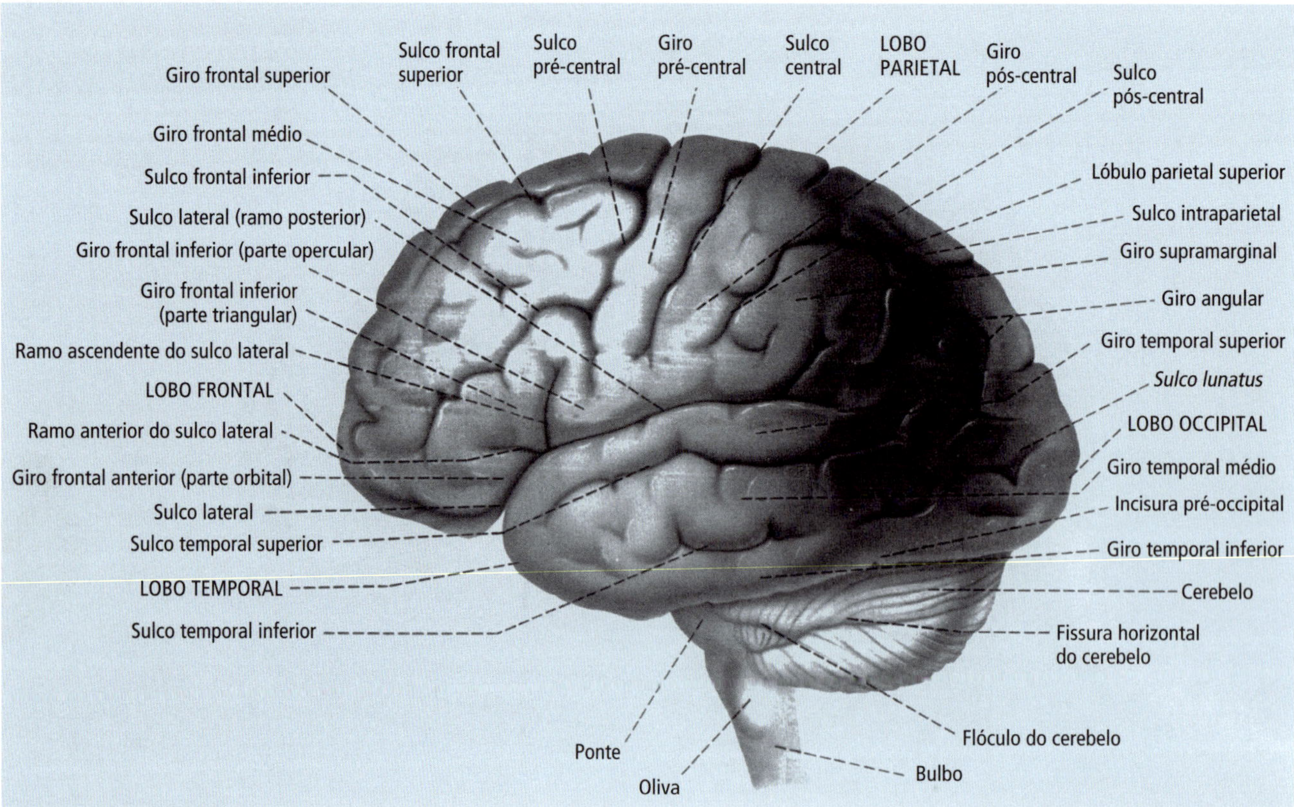

Figura 5.28 Face superolateral do hemisfério cerebral esquerdo (reproduzida de Machado ABM. *Neuroanatomia funcional*, 2005).

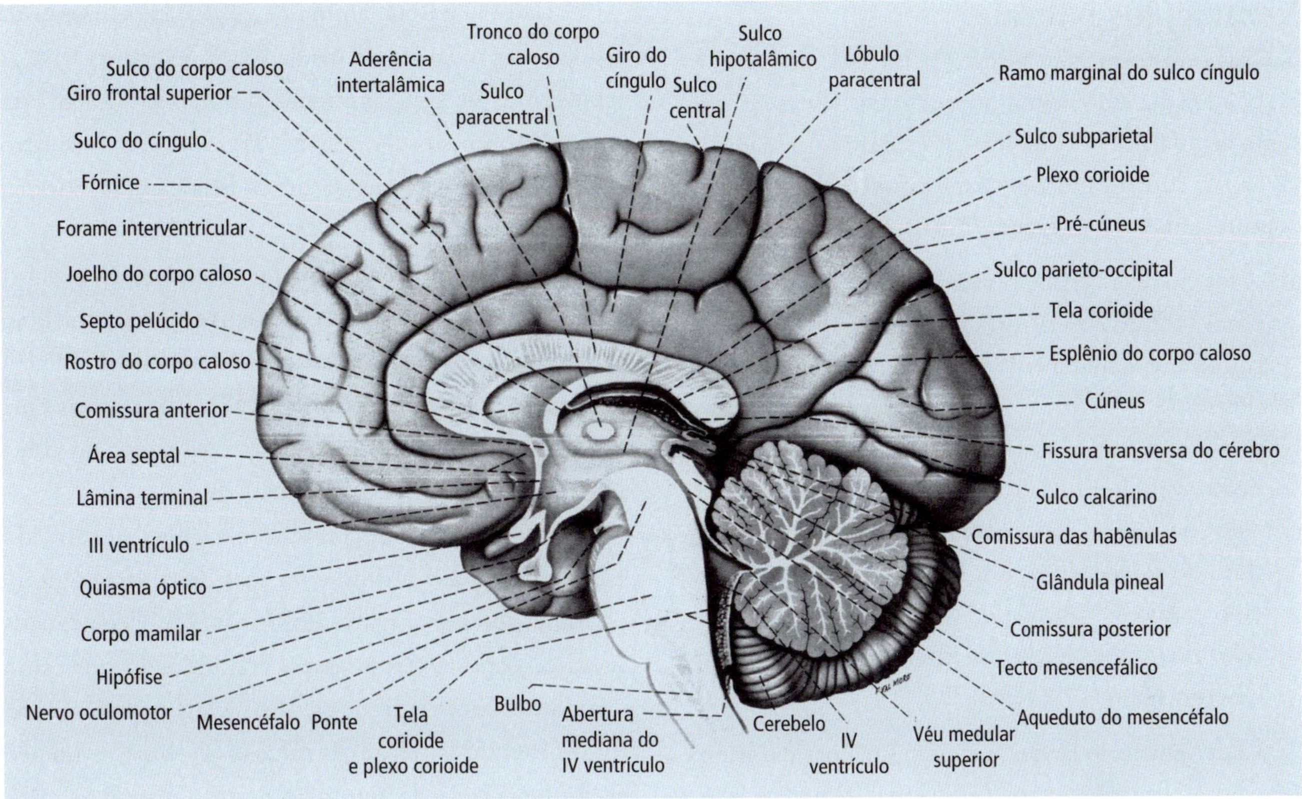

Figura 5.29 Face medial do hemisfério cerebral direito (reproduzida de Machado ABM. *Neuroanatomia funcional*, 2005).

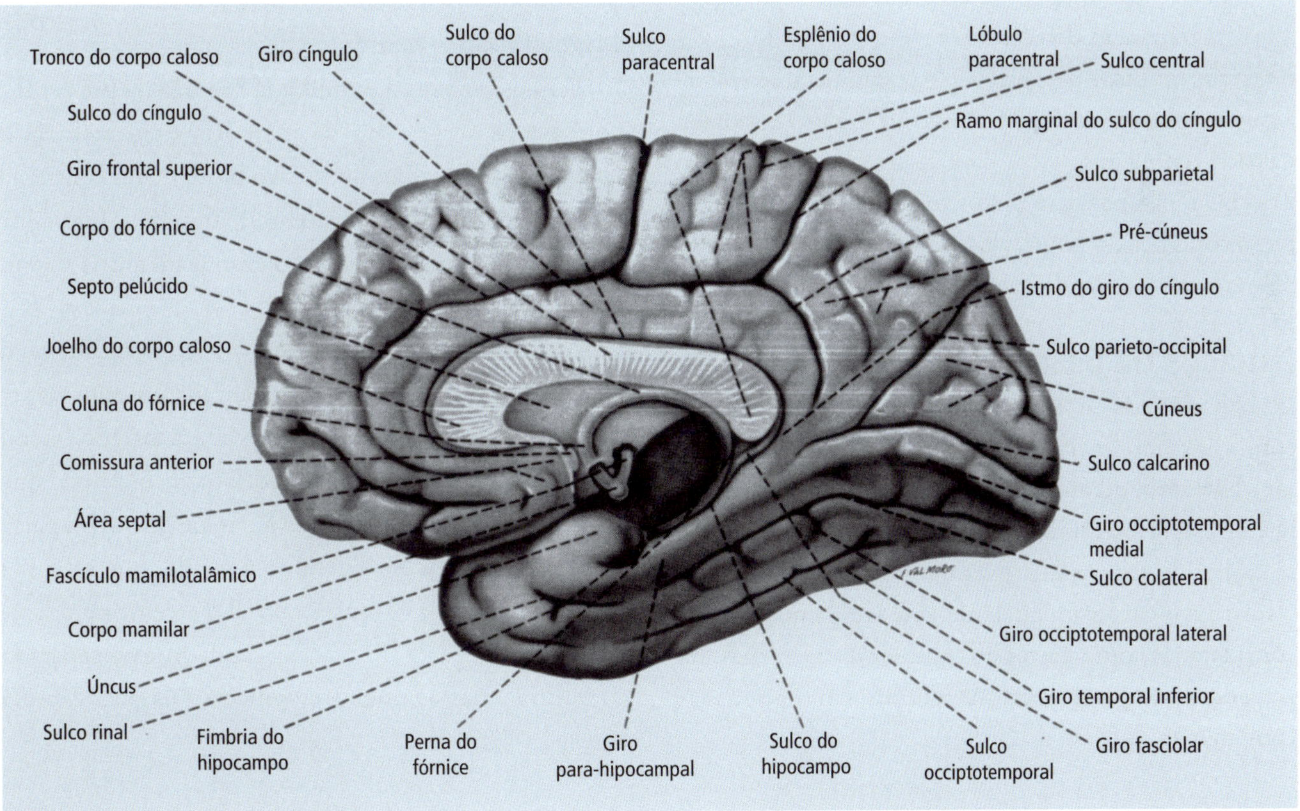

Figura 5.30 Vista medial inferior do cérebro do lado direito (reproduzida de Machado ABM. *Neuroanatomia funcional*, 2005).

Ventrículos laterais

Nas transformações sofridas pelas vesículas primordiais, a luz do tubo neural primitivo permanece e apresenta-se dilatada em algumas das subdivisões daquelas vesículas, constituindo os chamados ventrículos que se comunicam entre si (Figuras 5.31A e 5.31B):

a) A luz do telencéfalo corresponde aos ventrículos laterais (direito e esquerdo). Os ventrículos laterais comunicam-se livremente com o 3º ventrículo através dos respectivos forames interventriculares.
b) A luz do diencéfalo corresponde ao 3º ventrículo, já descrito no item Diencéfalo.
c) A luz do mesencéfalo é um canal estreitado, o aqueduto do mesencéfalo, o qual comunica o 3º ventrículo com o 4º ventrículo.
d) A luz do rombencéfalo corresponde ao 4º ventrículo, descrito no item 4º ventrículo.

Cada ventrículo lateral apresenta uma parte central e três cornos: frontal, temporal e occipital (Figuras 5.31A e 5.31B). Os ventrículos laterais são revestidos de epêndima e contêm líquido cerebrospinal. A pia-máter, que ocupa a fissura transversa do cérebro, penetra entre o fórnice e o tálamo, empurra de cada lado o epêndima que reveste a cavidade ventricular, para constituir o plexo corióideo da parte central dos ventrículos laterais. Os cornos frontal e occipital não possuem plexos corióideos. Entretanto, o plexo corióideo do ventrículo lateral é contínuo com o do 3º ventrículo e estende-se até o corno temporal.

Núcleos da base

Um núcleo, no SN, é um acúmulo de neurônios com a mesma estrutura e função. Os núcleos da base são, portanto, acúmulos de neurônios subcorticais. A terminologia anatômica criou uma nova divisão, a parte basilar do telencéfalo, para nela incluir estruturas, o claustro e o corpo amigdaloide, que antigamente eram consideradas como partes dos núcleos da base, mas, na verdade, desempenham funções que não são relacionadas com aqueles núcleos.

O claustro é uma lâmina de substância cinzenta situada entre o córtex da ínsula e um núcleo da base, o lentiforme, mais precisamente, o putame, do qual está separado pela cápsula externa. Por sua vez, o claustro está separado do córtex da ínsula pela cápsula extrema (Figura 5.32).

O corpo amigdaloide é uma massa esferoide de substância cinzenta, situada no polo temporal do hemisfério cerebral, justamente no ponto onde a cauda do núcleo caudado termina (Figura 5.33). Faz parte do sistema límbico e é um importante centro regulador do comportamento sexual e da agressividade.

Aos núcleos da base, pertencem os núcleos caudado e lentiforme, esse último com suas duas partes, globo pálido e putame (Figura 5.32). Esses núcleos constituem o corpo estriado, assim denominado por causa da aparência estriada dessa área. Mais recentemente, foram incluídos, entre os núcleos da base, o núcleo accumbens, situado na união entre o putame e a cabeça do núcleo caudado e que participa da regulação do comportamento emocional; e o núcleo basilar (de Meynert), cujos neurônios degeneram na doença de Alzheimer, a assim denominada "demência pré-senil", com perda progressiva da memória e do raciocínio abstrato. As conexões do núcleo basilar com o sistema límbico e com o córtex cerebral parecem conferir-lhe importante papel relacionado com a memória e com as funções psíquicas superiores.

No núcleo caudado (Figura 5.33), destacam-se: a cabeça, em forma de pera e localizada anteriormente ao forame interventricular, próxima à parede lateral do corno frontal do ventrículo lateral; o corpo, que se afila gradualmente e forma a parede lateral da parte central do ventrículo lateral; e a cauda, que se curva acompanhando o corno temporal do ventrículo lateral. A maior parte do núcleo caudado está separada das outras massas nucleares subcorticais pela cápsula interna (Figura 5.32).

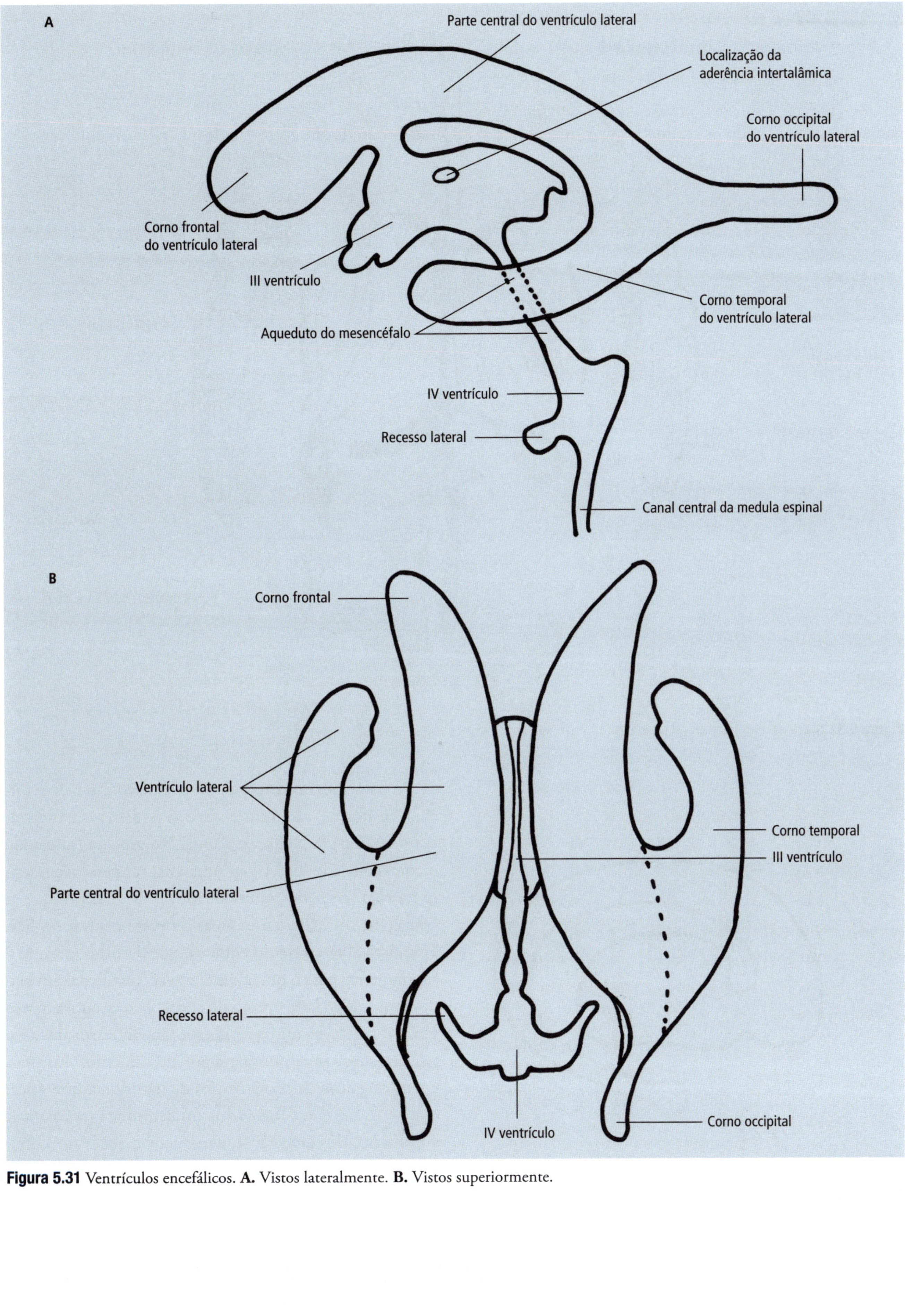

Figura 5.31 Ventrículos encefálicos. **A.** Vistos lateralmente. **B.** Vistos superiormente.

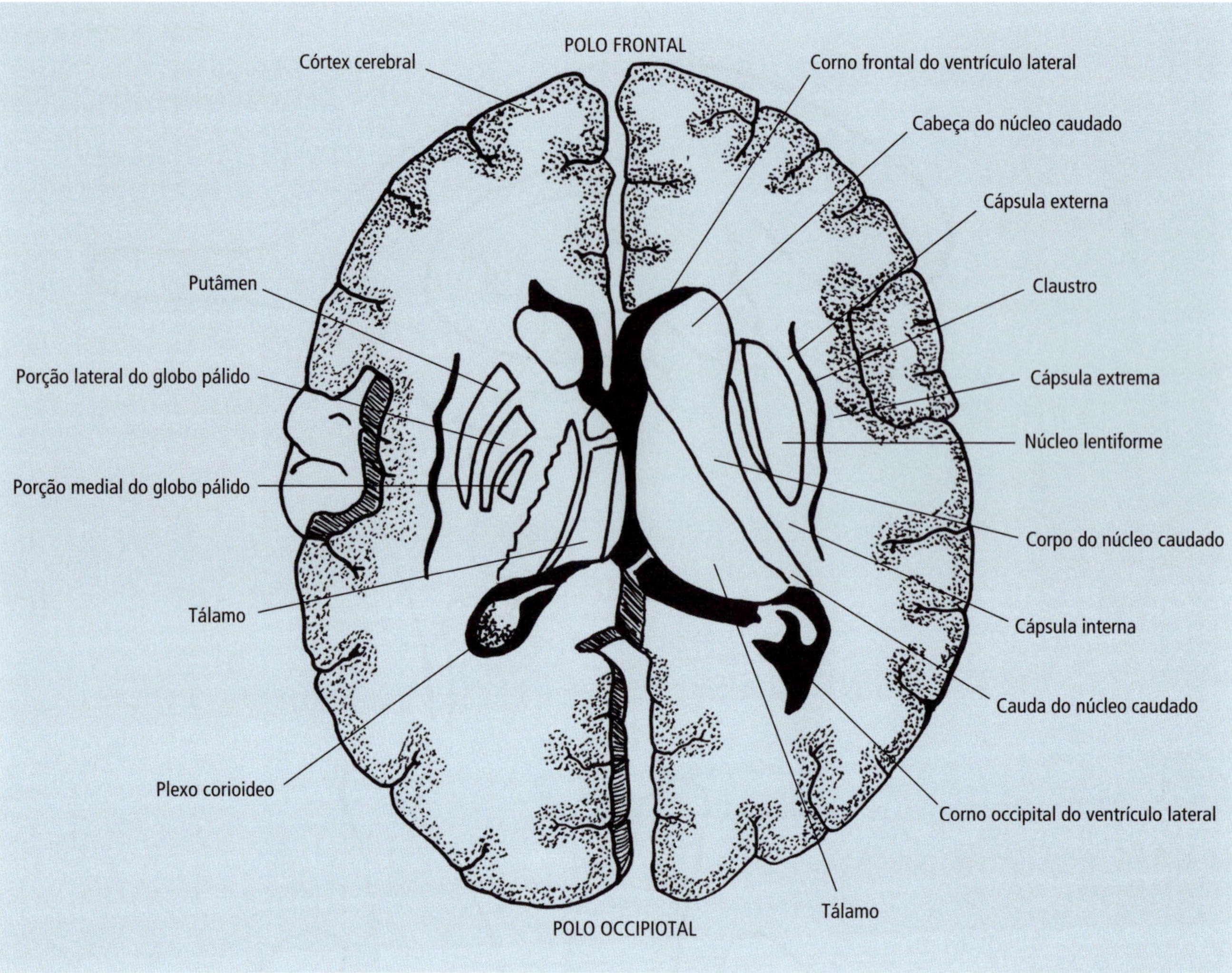

Figura 5.32 Núcleos da base e do tálamo. No lado direito, as estruturas estão mostradas em corte.

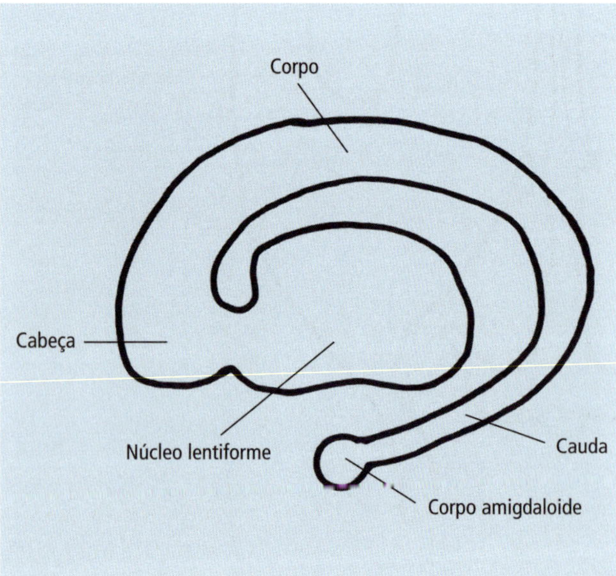

Figura 5.33 Núcleo caudado e lentiforme (esquemático).

As conexões do corpo estriado (núcleo caudado e núcleo lentiforme) são numerosas e só podem ser estudadas com detalhe em Neuroanatomia. No aspecto funcional, o corpo estriado, parece ser uma estrutura essencialmente motora, com vias multissinápticas de circuitos que se conectam com diferentes áreas da parte central do SN. Pesquisas clínicas demonstraram que o corpo estriado é fundamental para o funcionamento adequado das atividades motoras do lado oposto do corpo. Parece também não haver dúvidas de que o corpo estriado e as estruturas a ele relacionadas são responsáveis por ajustamentos posturais e pela execução de movimentos de natureza automática, como os que são observados no caminhar (o balançar automático dos braços), ou movimentos de reação, como o piscar dos olhos. Exatamente por estar relacionado de forma direta ao controle motor, as lesões do corpo estriado resultam em hipertonia (rigidez) e hipercinesia (tremores e outros movimentos anormais involuntários). Algumas dessas estão presentes no parkinsonismo (doença de Parkinson), no qual ocorrem a degeneração dos neurônios dopaminérgicos da substância negra do mesencéfalo, a atetose e a degeneração hepatolentiforme (doença de Wilson), entre outras. Nessa última, além de lesões no putame, no globo pálido e no núcleo caudado, ocorre cirrose hepática.

Substância branca dos hemisférios cerebrais

Entre o córtex cerebral e os núcleos da base e do tálamo, situa-se a substância branca dos hemisférios cerebrais, constituída por fibras nervosas mielínicas e que são:

a) **Fibras de projeção:** estabelecem conexões ascendentes ou descendentes entre o córtex cerebral e as estruturas subcorticais. Essas fibras constituem o fórnice e a cápsula interna. O fórnice liga o hipocampo aos núcleos mamilares do hipocampo, integrando o circuito de Papez, parte do sistema límbico (Figura 5.34). A cápsula interna é um grande feixe de fibras que separa o tálamo, situado medialmente, do núcleo lentiforme, situado lateralmente (Figura 5.32). Acima do núcleo lentiforme, a cápsula interna abre-se em leque para atingir diferentes áreas do córtex cerebral, formando a coroa radiada (Figura 5.35).

Entre as fibras que se originam no córtex cerebral, portanto, descendentes, estão as seguintes:

1. **Corticospinais:** destinadas aos neurônios motores dos nervos espinais.
2. **Corticonucleares do bulbo:** distribuídas aos núcleos motores dos nervos cranianos situados no bulbo.
3. **Corticonucleares da ponte:** deixam diferentes áreas do córtex cerebral e conduzem estímulos para os núcleos pontinos, que os retransmitem ao cerebelo.
4. **Corticorubrais:** trazem estímulos para o pouco conhecido núcleo rubro.
5. **Corticoestriatais:** levam estímulos do córtex ao corpo estriado, mais particularmente ao ***striatum***, também denominado "neoestriado", por ser a parte mais recente do corpo estriado, e que corresponde ao núcleo caudado e putame.

As fibras que passam na cápsula interna e dirigem-se ao córtex vêm do tálamo e são denominadas "radiações"; entre as quais, temos as radiações óptica e auditiva. Na cápsula interna, as fibras têm posições bem definidas e podem, pois, ser lesadas separadamente, o que determina quadros clínicos diferentes. Lesões da cápsula interna decorrentes de hemorragias ou obstruções de seus vasos ocorrem com frequência, constituindo os chamados acidentes vasculares cerebrais que, geralmente, causam hemiplegia e diminuição da sensibilidade na metade oposta do corpo. Conforme o distúrbio provocado, é possível identificar

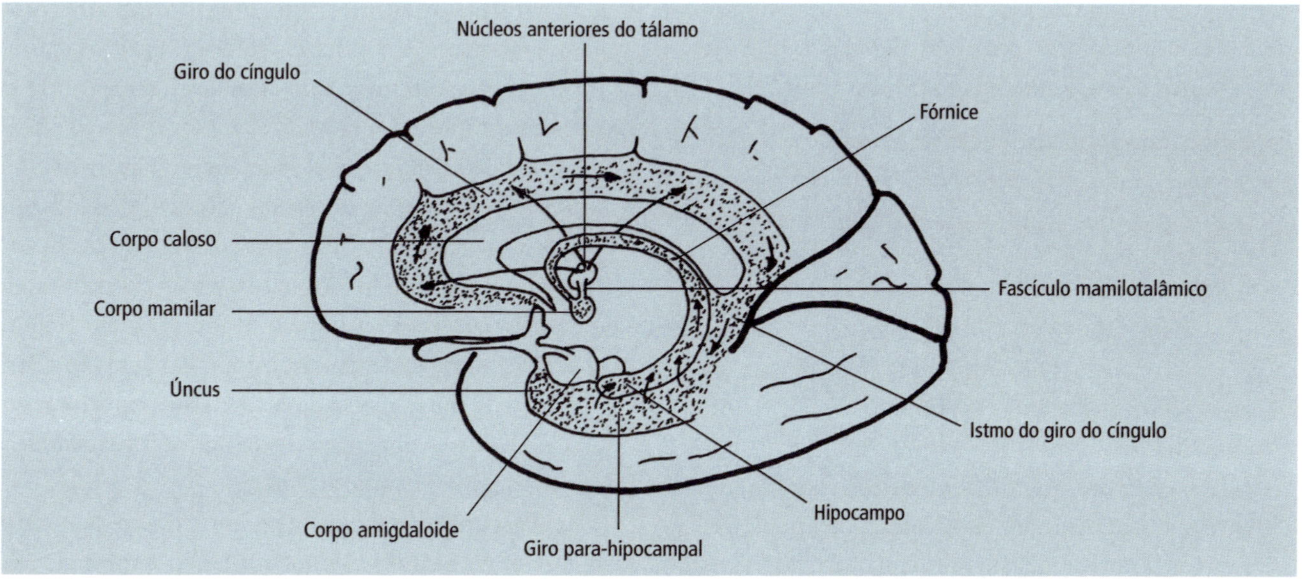

Figura 5.34 Principais componentes do sistema límbico, mostrando-se também o circuito de Papez.

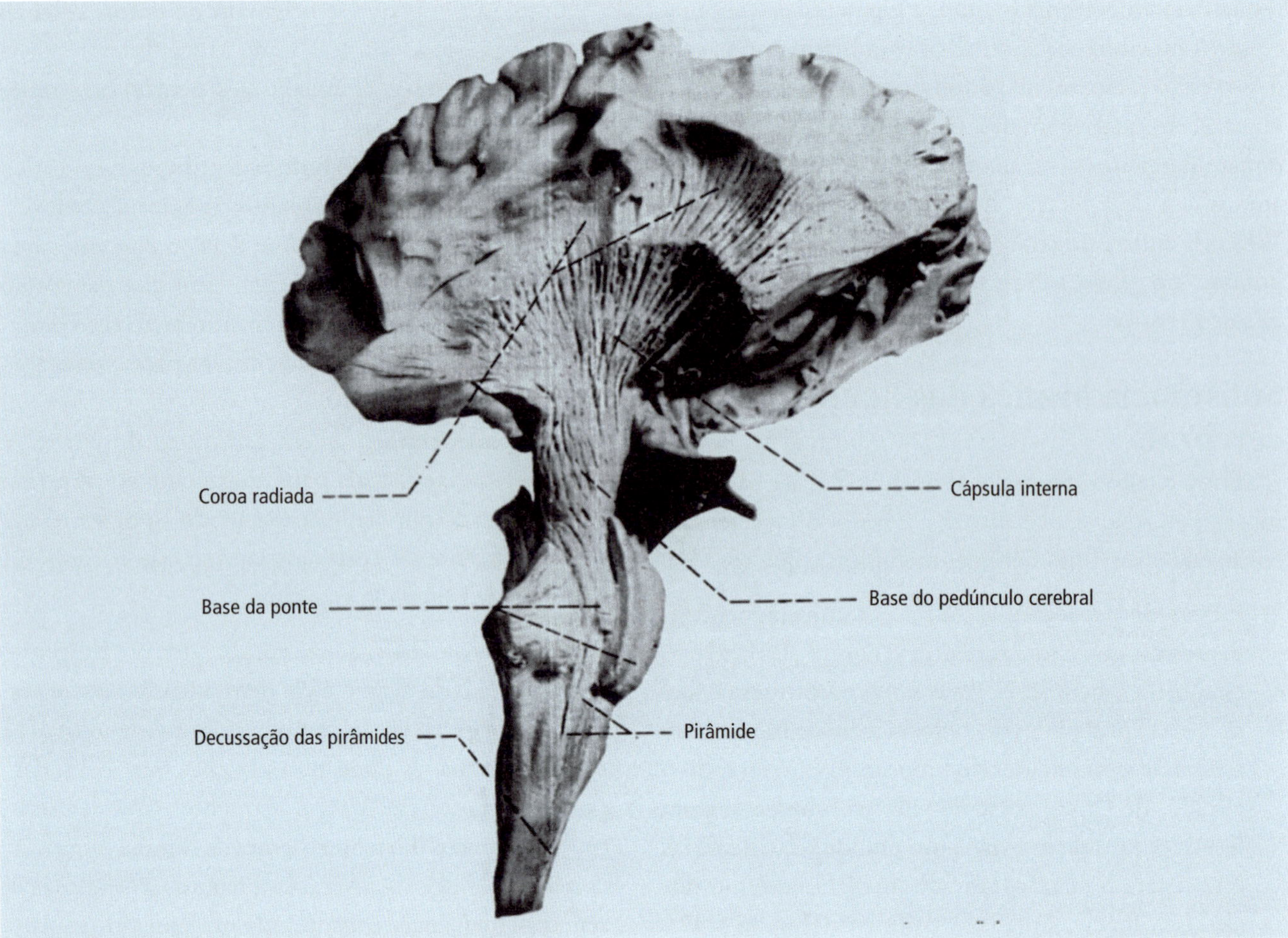

Figura 5.35 Vista lateral de uma dissecação de encéfalo, mostrando o trato corticospinal no seu trajeto pela coroa radiada, cápsula interna, base do pedúnculo cerebral, base da ponte e pirâmides bulbares (preparação e fotografia gentileza do Prof. Hildegardo Rodrigues).

o local da lesão na cápsula interna. Em muitos casos, entretanto, a lesão não está confinada à cápsula interna, podendo atingir outras estruturas vizinhas, o que acrescenta outros sinais e sintomas ao quadro clínico.

b) **Fibras comissurais:** são inter-hemisféricas, isto é, fazem a conexão entre os dois hemisférios, como o corpo caloso, a comissura do hipocampo e a comissura anterior. O corpo caloso (Figura 5.18) é a maior das comissuras telencefálicas e também o maior feixe de fibras do SN. Estabelece conexões entre áreas simétricas dos dois hemisférios, com exceção daquelas do lobo temporal, que são unidas principalmente pela comissura anterior. O corpo caloso permite que os hemisférios funcionem de forma harmônica. A comissura do hipocampo é pouco desenvolvida no homem, formada por fibras que se dispõem entre as duas pernas do fórnix e estabelecem conexão entre os dois hipocampos. A comissura anterior tem uma porção olfatória, que faz a conexão entre os bulbos olfatórios, e uma porção não olfatória, que estabelece união entre os lobos temporais (Figura 5.18).

c) **Fibras de associação telencefálicas (Figuras 5.36 e 5.37):** classificadas em curtas e longas, dependendo de seu tamanho. As curtas associam áreas vizinhas do córtex, por exemplo, dois giros, passando as fibras de associação, nesse caso, pelo fundo do sulco (Figura 5.37). Em razão de sua disposição, são também denominadas "fibras arqueadas do cérebro" ou "fibras em 'U'". Entre as fibras de associação inter-hemisféricas longas, são mais importantes:

1. **Fascículo do cíngulo:** percorre o giro do mesmo nome, unindo o lobo frontal ao temporal, passando pelo lobo parietal (Figura 5.37).

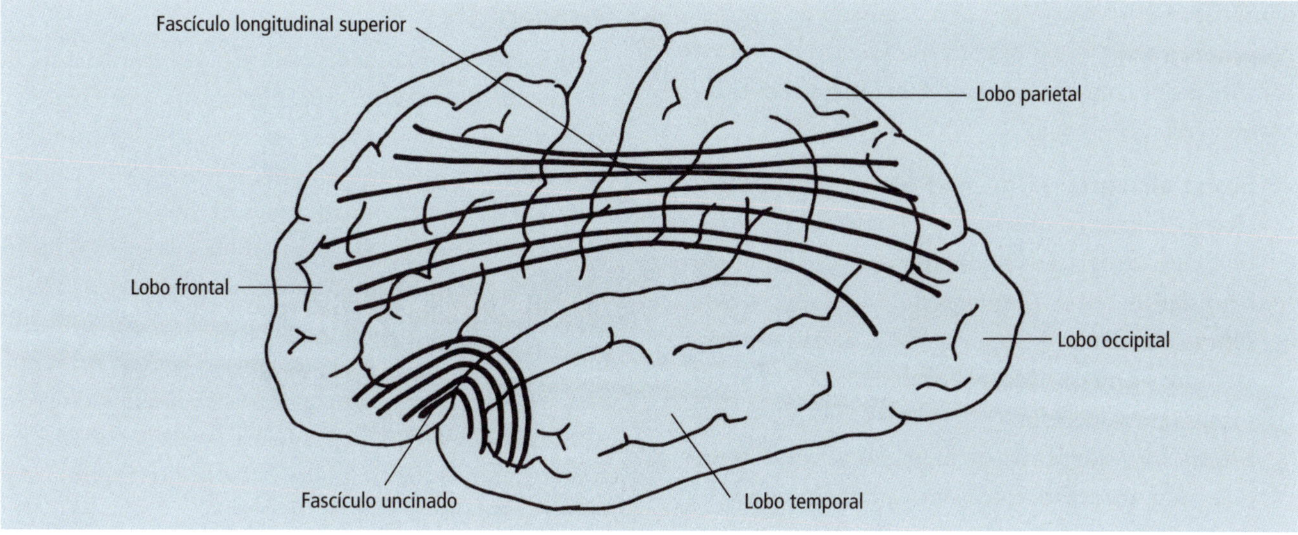

Figura 5.36 Fascículos de associação na face superolateral do cérebro.

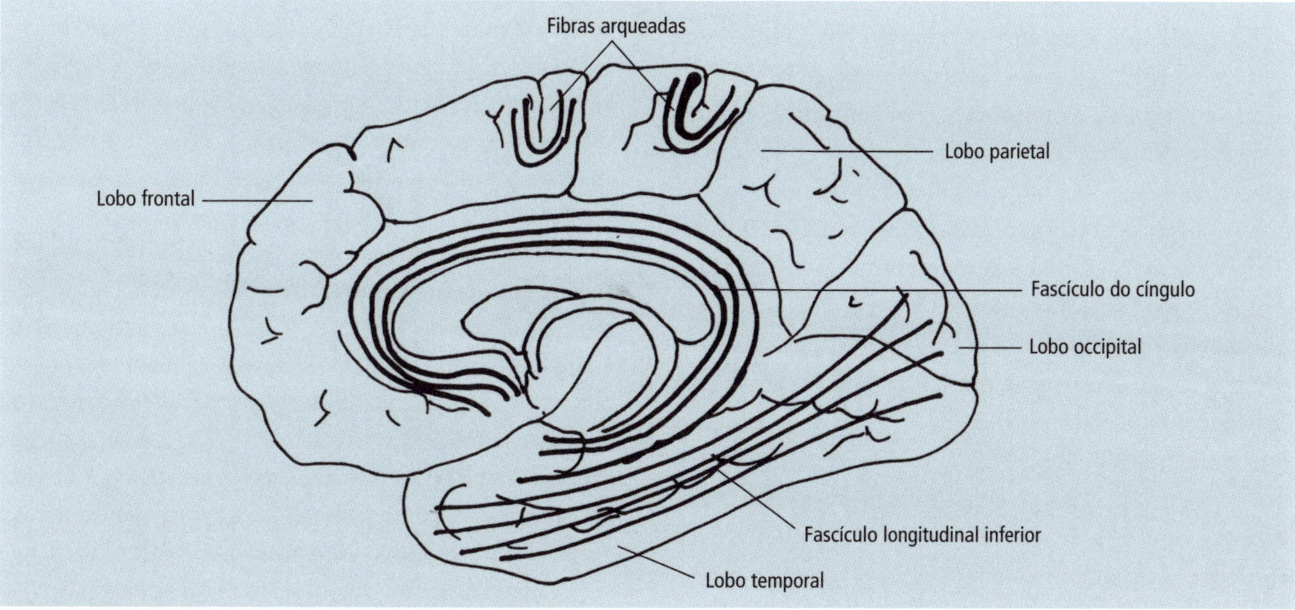

Figura 5.37 Fascículos de associação na face medial do cérebro.

2. **Fascículo longitudinal inferior:** une o lobo temporal ao lobo occipital (Figura 5.37).
3. **Fascículo longitudinal superior:** une os lobos frontal, parietal e occipital pela face superolateral de cada hemisfério (Figura 5.36).
4. **Fascículo uncinado:** une o lobo frontal ao temporal passando pelo fundo do sulco lateral (Figura 5.37).

O fascículo longitudinal superior faz conexão de áreas corticais relacionadas com a expressão e percepção da linguagem. Lesões dessas áreas ocasionam distúrbios da linguagem denominados afasias.

Córtex cerebral

O córtex cerebral é a camada de substância cinzenta que cobre os hemisférios cerebrais (Figuras 5.25 e 5.32), constituída pelos corpos neuronais; corresponde a 40% do peso do encéfalo. Dois terços do córtex cerebral estão ocultos na profundidade dos sulcos. Os bilhões de neurônios se distribuem em toda a espessura do córtex em padrões que variam de área para área, mas é possível identificar seis lâminas de células no córtex cerebral, do exterior para o interior: molecular; granular externa; piramidal externa; granular interna; piramidal interna;

e multiforme. O neocórtex, isto é, aquele de aquisição filogenética mais recente, corresponde a 90% do córtex. Além dos corpos neuronais, encontra-se em todo o córtex cerebral:

a) **Fibras aferentes:** incluem as fibras de projeção do tálamo, fibras comissurais do hemisfério oposto e fibras de associação de diferentes áreas do mesmo hemisfério.
b) **Fibras eferentes:** incluem as fibras de projeção para estruturas fora do telencéfalo, além das fibras comissurais e de associação.
c) **Fibras intercorticais:** incluem fibras ascendentes, descendentes curtas e de associação horizontais.

Meninges

O encéfalo e a medula espinal são envolvidos, sustentados e protegidos por lâminas (ou membranas) de tecido conjuntivo denominadas, em conjunto, "meninges". Essas lâminas já foram mencionadas no estudo da anatomia da medula espinal e são, de fora para dentro: a dura-máter; a aracnoide-máter; e a pia-máter. A dura-máter é a mais espessa das membranas, por essa razão denominada "paquimeninge". A aracnoide-máter e a pia-máter, em contraposição, menos espessas, constituem a leptomeninge. A pia-máter está intimamente aplicada ao encéfalo e à medula espinal. Entre as duas está a aracnoide-máter, da qual partem fibras delicadas que vão ter à pia-máter, constituindo uma rede semelhante a uma teia de aranha, daí sua denominação. Os clínicos costumam mencionar um espaço capilar entre a dura-máter e o periósteo da superfície interna do crânio, com a designação "espaço epidural", e também outro espaço entre a dura-máter e a aracnoide-máter, denominado "espaço subdural". A aracnoide é separada da pia-máter pelo espaço leptomeníngeo (subaracnoideo), onde circula o LCS (Figura 5.14). Devem-se registrar aqui as observações do Federative Committee on Anatomical Terminology, o FCAT: "Embora os termos *espaços epidural* e *subdural* estejam em uso comum, sob condições normais a aracnoide está fixada à dura-máter e a dura-máter, presa ao crânio; não há nenhum espaço nessas interfaces. A existência desses espaços é o resultado de traumas ou processos patológicos que, artificialmente, separam a aracnoide da dura e a dura do crânio".

Dura-máter

Trata-se de uma membrana espessa e resistente, de tecido conectivo denso, com poucos núcleos e algumas fibras elásticas. Costuma-se identificar na dura-máter duas camadas, interna e externa. Entretanto, a camada externa, rica em vasos sanguíneos e fibras nervosas, é, na verdade, o periósteo da superfície interna do crânio, não sendo, portanto, uma camada meníngea. É a camada interna (dura-máter cranial, ou encefálica) que apresenta prolongamentos que formam quatro pregas, ou septos (foice do cérebro; tentório do cerebelo; foice do cerebelo; e diafragma da sela), que dividem a cavidade craniana em compartimentos incompletos; dessas quatro, três estão representadas na Figura 5.38.

Leptomeninge

A pia-máter tem rica vascularização e está intimamente aderida ao encéfalo e à medula espinal. Penetra nos ventrículos onde, unida ao epêndima, forma os plexos corióideos, responsáveis pela produção do LCS. O epêndima é um epitélio especializado que forra todos os ventrículos e o canal central da medula espinal.

A aracnoide-máter não é vascularizada, localizando-se entre a dura-máter e a pia-máter. No espaço leptomeníngeo (subaracnoideo), situado entre a aracnoide-máter e a pia-máter, circula o LCS. O espaço leptomeníngeo comunica-se com os ventrículos através de uma abertura mediana, situada no teto do 4º ventrículo, e de duas aberturas laterais, situadas em cada recesso lateral do 4º ventrículo. O espaço leptomeníngeo, como já foi dito, é cruzado por numerosas trabéculas aracnoideas que ligam a aracnoide à pia-máter.

Ocasionalmente, projeções da aracnoide-máter encefálica entram na dura-máter, sobretudo no nível do seio longitudinal superior, mas também de outros seios durais. Essas projeções são denominadas "granulações aracnoideas", cujo número tende a aumentar com a idade (Figura 5.38).

Em vários pontos, a aracnoide-máter e a pia-máter estão separadas por espaços denominados "cisternas subaracnoideas". A terminologia anatômica registra as seguintes: cisterna cerebelo bulbar posterior; cisterna magna; cisterna cerebelo bulbar lateral; cisterna da fossa lateral do cérebro; cisterna quiasmática; cisterna interpeduncular; cisterna circundante; cisterna pericalosa; cisterna pontocerebelar; cisterna da lâmina terminal; cisterna colicular; e cisterna lombar.

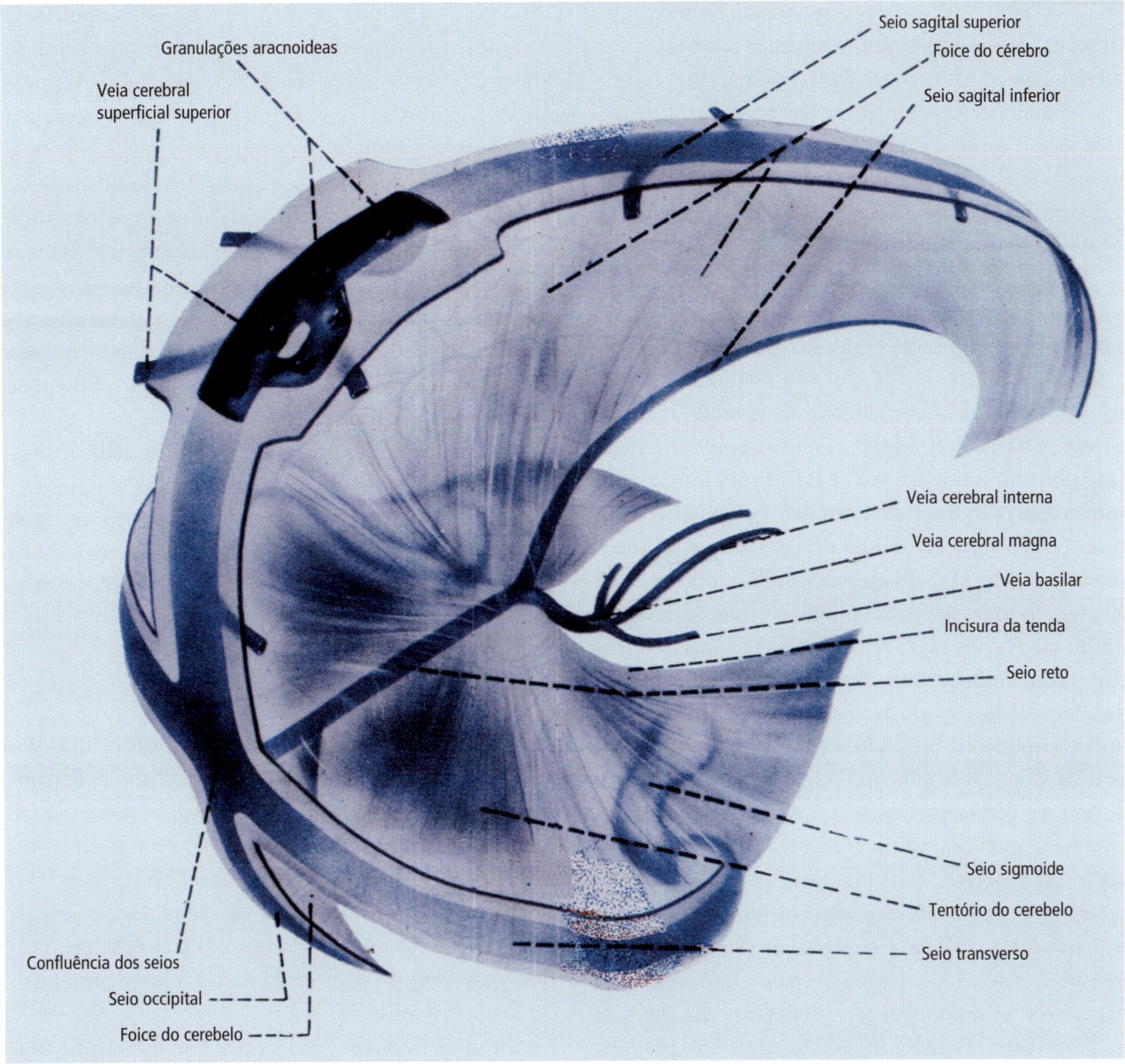

Figura 5.38 Septos da dura-máter (reproduzida de Machado ABM. *Neuroanatomia funcional*, 2005).

Tumores das meninges são relativamente frequentes e como, muitas vezes, eles se originam das granulações aracnoideas, sua incidência aumenta com a idade e mais comumente localizam-se próximos aos seios venosos durais. Também são comuns as meningites, infecções das meninges, e, quando ocorrem, provocam profundas alterações no LCS que podem ser detectadas por exames bacterioscópicos, cultura ou inoculação em animais de laboratório. O tratamento é feito com antibióticos, mas nunca antes de se proceder ao exame do LCS.

Líquido cerebrospinal

No espaço subaracnoideo e nos ventrículos, circula um líquido de composição química pobre em proteínas, se comparado ao plasma sanguíneo (embora seja mais rico em cloretos do que ele), denominado "líquido cerebrospinal". Uma de suas mais importantes funções é sustentar o peso do encéfalo e proteger o SNC, agindo como amortecedor de choques. Não há acordo sobre outras funções que possa desempenhar. Sua quantidade total é de cerca de 120 a 180 mL e toda essa quantidade é renovada três vezes por dia. É produzido em formações especiais, os plexos corioideos, situados nos ventrículos laterais e no 3º e 4º ventrículos (Figura 5.39).

O líquido cerebrospinal circula, no espaço subaracnoideo, em torno da medula espinal e do encéfalo e é absorvido pelas granulações aracnoideas. Estas se projetam para dentro dos seios venosos durais, especialmente no seio sagital superior (Figura 5.39).

A obstrução de qualquer das passagens interventriculares elevará a quantidade de líquido no interior das cavidades ventriculares situadas acima do ponto de obstrução, caracterizando o que se denomina "hidrocefalia obstrutiva". O aqueduto do mesencéfalo, muito estreito, é local relativamente comum de obstrução causada por um tumor em sua vizinhança, ou por atresia congênita. A hidrocefalia também pode ocorrer por excesso de produção do líquido cerebrospinal, isto é, produz-se mais LCS do que é absorvido, ocasionando o acúmulo indesejável: denomina-se "hidrocefalia comunicante". A cavidade craniovertebral é uma cavidade completamente fechada, que não permite a expansão de seu conteúdo. Assim, o aumento de volume de qualquer componente da cavidade craniana reflete-se sobre os demais, gerando aumento da pressão intracraniana. Tumores e outros processos expansivos intracranianos comprimem todas as estruturas da cavidade craniovertebral e determinam um quadro de hipertensão craniana, com sinais característicos, dos quais o mais expressivo é a cefaleia. Excesso de LCS nos ventrículos também causa hipertensão intracraniana, exigindo, para aliviar a pressão, que seja produzida uma abertura na parte rostral do 3º ventrículo. O objetivo é permitir a passagem do LCS para os espaços subaracnoideos da base do encéfalo.

O líquido cerebrospinal pode ser retirado para exames laboratoriais de rotina, importantes no diagnóstico de muitas doenças. Também é possível medir a pressão do LCS: no homem, em decúbito lateral, em repouso, ela varia de 120 a 180 mm de água. O LCS é retirado, comumente, por meio de uma punção lombar (item "Envoltórios da medula espinal").

Uma das complicações mais frequentes dos traumatismos cranianos são as rupturas de vasos que resultam em acúmulo de sangue nas meninges sob a forma de hematomas. Lesões das artérias meníngeas, principalmente da artéria meníngea média, resultam em acúmulo de sangue entre a dura-máter e os ossos do crânio, formando-se um hematoma extradural. O hematoma separa a dura-máter do osso e empurra o tecido nervoso para o lado oposto, culminando na morte em poucas horas se o sangue no seu interior não for drenado. Nos hematomas subdurais, o sangramento se dá no espaço subdural, quase sempre em consequência da ruptura de uma veia cerebral no ponto em que ela desemboca no seio sagital superior. Por sua vez, hemorragias no espaço subaracnoideo (ou leptomeníngeo) não provocam hematomas, uma vez que o sangue mistura-se ao LCS, o que pode ser constatado em uma punção lombar.

Em um paciente com trauma cranioencefálico, eventualmente podemos observar, ao exame físico, a presença de **otorreia serossanguinolenta** ou em **aspecto em água de rocha**, fato que sugere uma fístula traumática com extravasamento de LCS.

Classificação funcional do córtex cerebral

Existe, sem dúvida, uma correlação funcional das áreas do córtex cerebral. Entretanto, as localizações funcionais devem ser consideradas especializações funcionais de determinadas áreas, e não como compartimentos isolados. A possibilidade de se obter movimento, por exemplo, por estimulação da área somestésica (área da sensibilidade somática) não invalida o fato de que, pelo menos nos primatas, a área somestésica é, essencialmente, uma área sensitiva.

Brodmann subdividiu o córtex humano em 52 áreas citoarquiteturais numeradas. Não há razão para descrever todas, mas as mais importantes serão mencionadas aqui. As áreas funcionais do córtex são divididas em áreas de projeção e áreas de associação; as primeiras estão relacionadas com a sensibilidade e a motricidade; as últimas, de modo geral, estão relacionadas com as funções psíquicas complexas. As informações que se seguem estão longe de representar um estudo aprofundado dessas áreas, estudo este que deve ser feito em Neuroanatomia.

Áreas primárias de projeção

As áreas de projeção são também denominadas "áreas primárias". Só existe uma área motora primária, situada

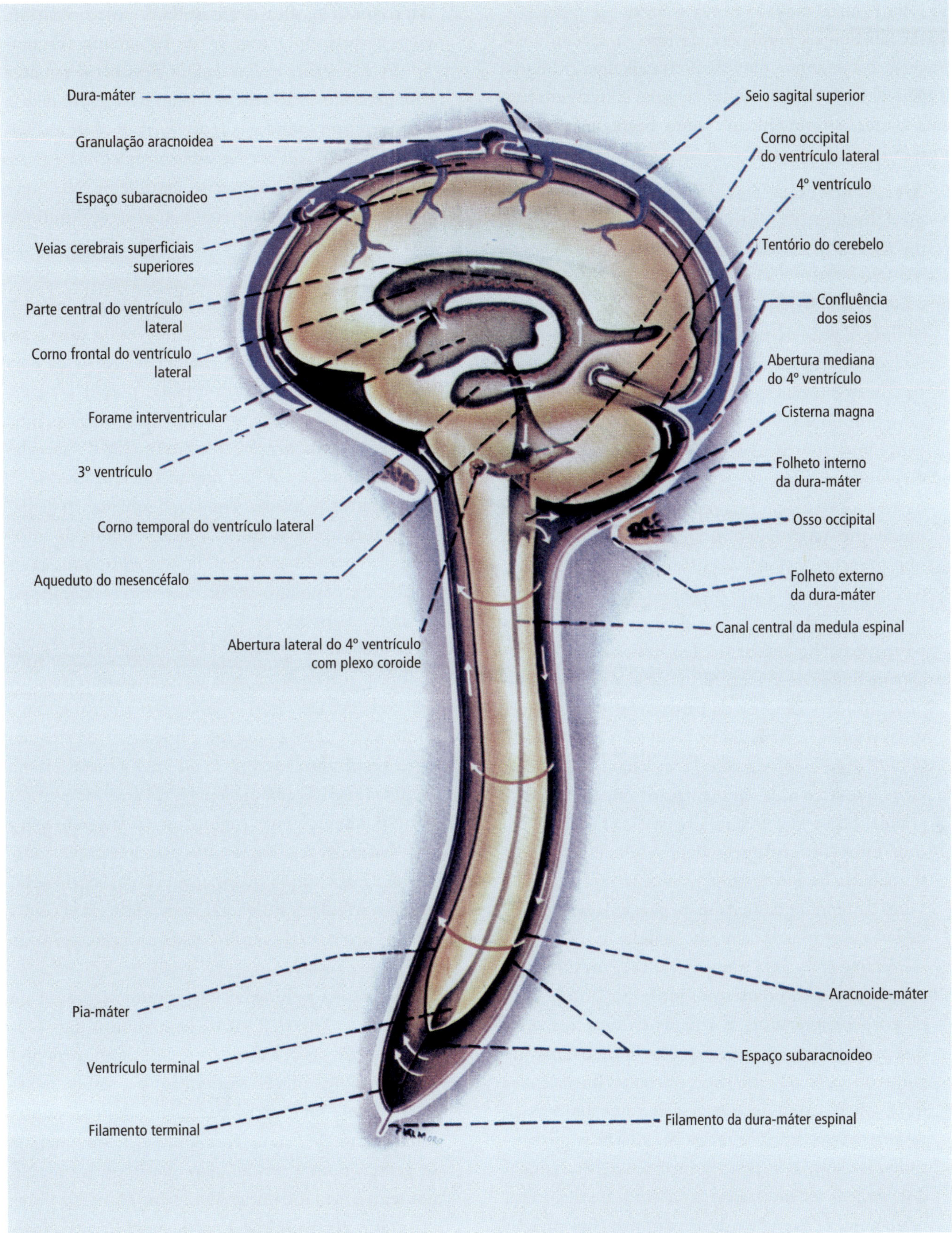

Figura 5.39 Ventrículos encefálicos, suas comunicações e circulação do líquido cerebrospinal (esquemático).

no lobo frontal, mas são várias as áreas primárias sensitivas nos demais lobos. A cada tipo de sensibilidade especial, corresponde uma determinada área primária, já todas as formas de sensibilidade geral convergem para uma só área, a somestésica. A seguir, breve descrição das áreas corticais primárias.

1. **Área somestésica:** área da sensibilidade somática geral, localizada no giro pós-central, correspondendo às áreas 3, 2, 1 do mapa de Brodmann (Figuras 5.40A e 5.40B). A essa área, depois de fazer conexão no nível do tálamo, chegam fibras aferentes da sensibilidade geral da pele e de tecidos mais profundos do lado oposto do corpo e da cabeça. São fibras que trazem os estímulos de temperatura, dor, tato, pressão e propriocepção consciente. Na área somestésica, existe uma somatotopia, isto é, as diferentes partes do corpo estão representadas em partes determinadas da área somestésica. Essa representação é feita de tal modo que sua extensão na área cortical depende da importância funcional da parte do corpo na biologia da espécie animal, e não do seu tamanho. Assim, no homem, na porção superior do giro pós-central, na parte medial do hemisfério, localiza-se a área dos órgãos genitais e do pé, seguida, já na face superolateral do hemisfério, das áreas da perna, tronco e do braço, todas pequenas. Mais abaixo, vem a área da mão, de grande dimensão, seguida da área da cabeça, onde face e boca têm uma representação também bastante grande. Segue-se a área da língua e da faringe. Essa somatotopia é fundamentalmente semelhante à que se encontra na área motora, na qual chama a atenção a área de representação da mão, particularmente dos dedos, desproporcionalmente grande.

   As lesões da área somestésica causam diminuição da percepção da sensibilidade do lado oposto do corpo, especialmente a perda da capacidade de discriminar dois pontos, perceber movimentos de partes do corpo ou reconhecer diferentes intensidades de estímulo. Contudo, uma lesão na área somestésica do córtex cerebral não elimina completamente a sensibilidade somática, pois algumas sensações, como a dor, podem ser integradas no tálamo, perdendo-se, entretanto, a capacidade de discriminar a informação dolorosa.
2. **Área visual:** localiza-se nos lábios do sulco calcarino, correspondendo à área 17 de Brodmann (Figuras 5.40A e 5.40B). Estimulações elétricas dessa área causam alucinações visuais. Há uma correspondência perfeita entre retina e córtex visual. A ablação bilateral da área 17 causa cegueira completa na espécie humana, mas não em outros mamíferos, nos quais persiste, após a ablação, alguma sensação luminosa que permite ao animal desviar-se dos objetos em seu caminho.
3. **Área auditiva:** corresponde às áreas 41 e 42 de Brodmann (Figura 5.40A), localizando-se no giro temporal transverso anterior. Lesões bilaterais da área auditiva causam surdez completa, porém as lesões unilaterais não causam grande prejuízo auditivo, uma vez que as vias auditivas, ao contrário das demais vias de sensibilidade, não são totalmente cruzadas.
4. **Área olfatória:** no homem ocupa uma região de pequena dimensão, situada na parte anterior do unco e do giro para-hipocampal. Foram registrados casos de alucinações olfatórias em pacientes com epilepsia focal no unco.
5. **Área gustativa:** é a área 43 de Brodmann (Figura 5.40A), localizada na porção inferior do giro pós-central, em uma região adjacente à parte da área somestésica correspondente à língua.
6. **Área vestibular:** localiza-se no lobo parietal, numa pequena região próxima à parte da área somestésica correspondente à face. Alguns autores sugerem que a área vestibular seja importante para apreciação consciente da orientação no espaço. Pela sua localização, a área vestibular parece estar mais relacionada com a área de projeção da sensibilidade proprioceptiva do que com a auditiva.
7. **Área motora primária:** corresponde à área 4 de Brodmann (Figura 5.40A), ocupando o giro pré-central. Como foi dito, na área motora primária há uma representação somatotrópica, muito semelhante à que foi descrita para a área somestésica. A estimulação elétrica da área 4 provoca movimentos de grupos musculares no lado oposto do corpo. No homem, a área 4 dá origem à maior parte das fibras dos tratos corticospinal e corticonuclear, principais responsáveis pela motricidade voluntária.

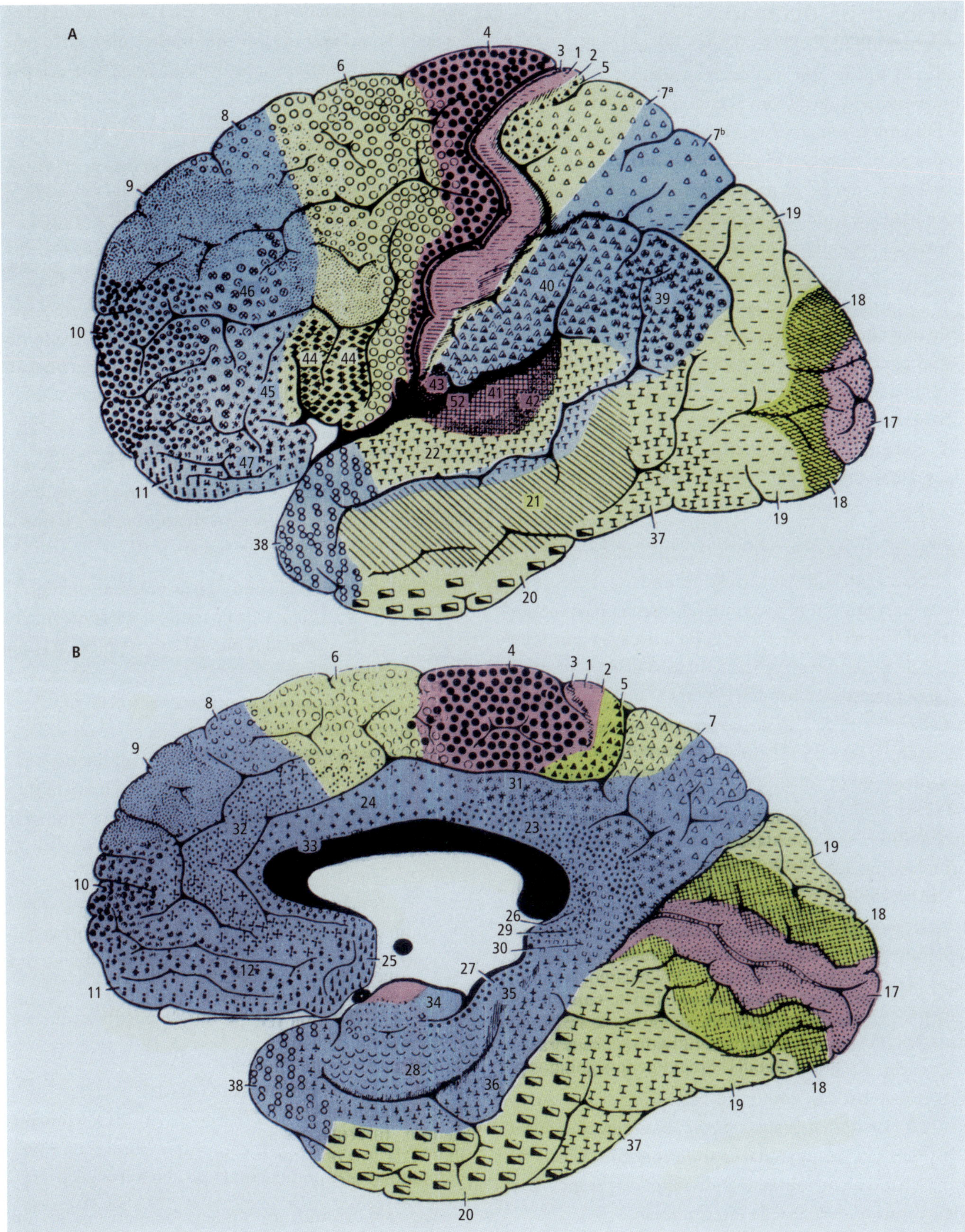

Figura 5.40 **A.** Áreas corticais primárias (em vermelho), secundárias (em amarelo) e terciárias (em azul), em relação às áreas citoarquiteturais de Brodmann. Face superolateral do cérebro. **B.** Face medial do cérebro (reproduzida de Machado ABM. *Neuroanatomia funcional*, 2005).

Áreas de associação

As denominadas "áreas de associação do córtex cerebral" são aquelas que não estão envolvidas diretamente com a motricidade ou com a sensibilidade. Elas ocupam, no homem, considerável território cortical, bem superior ao das áreas de projeção, o que se justifica por estarem relacionadas a funções psíquicas, altamente desenvolvidas na espécie humana. Entre essas áreas, existem as de associação secundárias, que se relacionam, ainda que indiretamente, com alguma modalidade de sensação ou com a motricidade e, em geral, estão justapostas às áreas primárias correspondentes. Por sua vez, as áreas de associação terciárias não se relacionam, isoladamente, com nenhuma modalidade sensorial. A função dessas áreas só recentemente começou a ser conhecida e já se sabe que elas recebem informações elaboradas por todas as áreas secundárias e são responsáveis também pela elaboração das diversas estratégias comportamentais.

Áreas de associação secundárias

Entre as áreas de associação secundárias sensitivas, citam-se: a somestésica secundária, que ocupa o lóbulo parietal superior, correspondendo à área 5 e parte da área 7 de Brodmann (Figuras 5.40A e 5.40B), logo atrás da área somestésica primária; a área visual secundária, situada adiante da área visual primária, correspondendo às áreas 18 e 19 de Brodmann, mas que também estende-se até o lobo temporal onde ocupa as áreas 20, 21 e 37 de Brodmann (Figuras 5.40A e 5.40B); a área auditiva secundária, que circunda a área auditiva primária, no lobo temporal, correspondendo à área 22 de Brodmann (Figuras 5.40A e 5.40B). As áreas de associação secundárias sensitivas estão relacionadas com o fenômeno da interpretação, ou gnosia de um objeto; já as áreas sensitivas primárias relacionam-se com a etapa de sensação do objeto. Em outras palavras, no reconhecimento de um objeto, primeiramente tem-se a sensação, a consciência do objeto, isto é, percebem-se suas características, como cor, tamanho, forma, dureza – é a fase de sensação; a seguir, essas características sensoriais são "comparadas" com o conceito do objeto armazenado na memória do indivíduo, permitindo sua identificação – é a fase de interpretação.

Áreas motoras secundárias são adjacentes à área motora primária. Quando lesadas, produzem um quadro clínico denominado "apraxia", em que o indivíduo é incapaz de executar um ato voluntário embora não haja nenhum déficit motor. Na verdade, ele não é capaz de "planejar" o movimento. São três as áreas motoras secundárias:

a) **A área motora suplementar:** que ocupa a parte mais alta da área 6 de Brodmann, situada na face medial do giro frontal superior (Figuras 5.40A e 5.40B).
b) **A área pré-motora:** que ocupa toda a extensão da área 6 na face lateral do hemisfério.
c) **A área de Broca:** correspondente à área 44 e parte da área 45 de Brodmann (Figura 5.41), situada no giro frontal inferior, e responsável pela programação da atividade motora relacionada com a expressão da linguagem.

A área de Broca só está presente no hemisfério esquerdo do cérebro. Lesões da área de Broca resultam em deficiências de linguagem denominadas "afasias". As afasias podem ser de três tipos:

1. **Afasia de expressão, ou afasia motora:** quando o paciente tem dificuldade de traduzir seus pensamentos em palavras faladas ou escritas; é típica de lesão na área de Broca.
2. **Afasia de percepção:** quando a compreensão de sinais e símbolos falados ou escritos é prejudicada; é causada por lesão na área posterior da linguagem, ou área de Wernicke (Figura 5.41), cientista que primeiro a descreveu na junção dos lobos temporal e parietal, correspondente à parte mais posterior da área 22 de Brodmann.

   A área de Wernicke está relacionada com o entendimento da palavra falada e, da mesma forma que ocorre com a área de Broca, ela só está presente no hemisfério esquerdo do cérebro.
3. **Afasia mista:** isto é, expressivo-perceptiva, que é a mais comum.

Áreas de associação terciárias

Como foi dito, são áreas relacionadas funcionalmente a fenômenos psíquicos e comportamentais: área pré-frontal; área temporoparietal; e sistema límbico.

a) **Área pré-frontal:** no homem, ocupa cerca de um quarto da superfície do córtex cerebral. A observação de quadros clínicos, nos quais houve lesão da área

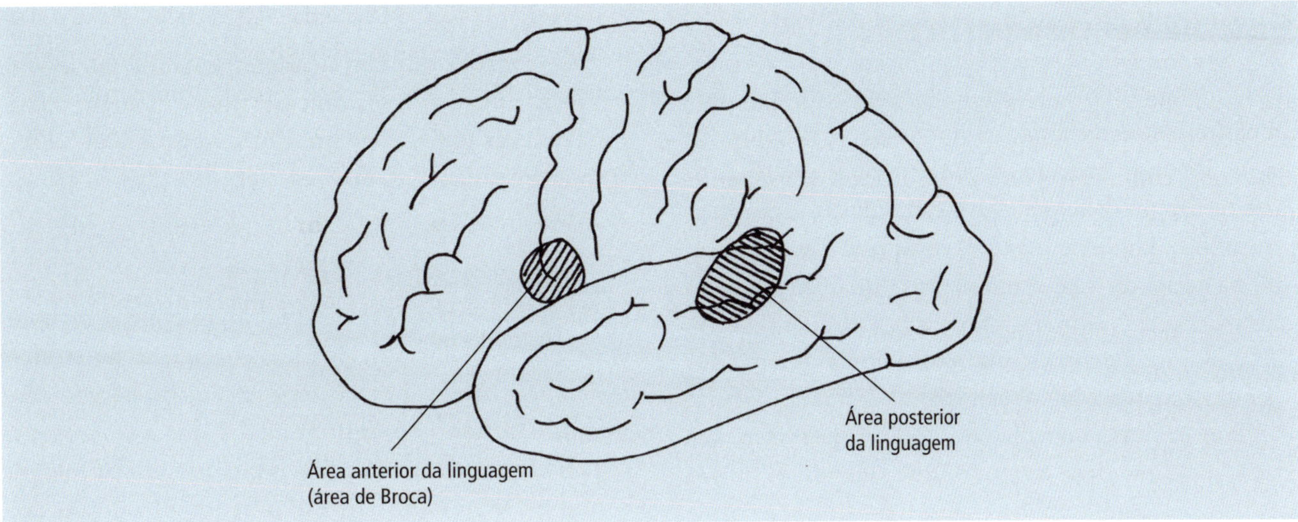

Figura 5.41 Áreas corticais da linguagem.

pré-frontal, e experiência em animais resultaram, por volta de 1936, em uma técnica cirúrgica, a lobotomia frontal, para o tratamento de casos de ansiedade e depressão. A cirurgia consistia em uma secção bilateral da parte anterior dos lobos frontais, passando adiante dos cornos anteriores dos ventrículos laterais. Com o advento de novas drogas antidepressivas, e também por seus efeitos colaterais negativos, como a incapacidade de decidir sobre comportamentos mais adequados diante de cada situação, a lobotomia caiu em desuso. Ainda há muitas divergências sobre as funções da área pré-frontal, mas a maioria dos autores está de acordo que ela está envolvida nas escolhas comportamentais do indivíduo diante de uma dada situação, capacidade de concentração (atenção) e comportamento emocional. Nesse último caso, a função da área pré-frontal seria exercida juntamente com o hipotálamo e o sistema límbico.

b) **Área temporoparietal:** também conhecida como área do esquema corporal, uma vez que um dos sintomas, em casos de lesão dessa área, é a perda da percepção de partes de seu próprio corpo, isto é, o paciente "desconhece" partes do próprio corpo. Essa área também permite a percepção espacial extrapessoal, isto é, a relação entre os objetos no espaço. Um dos sintomas, observados clinicamente, é uma desorientação espacial generalizada, o que impede que o paciente consiga, por exemplo, levantar-se de uma cadeira e deslocar-se para sentar-se num sofá. A área temporoparietal compreende todo o lobo parietal inferior, ou seja, os giros supramarginal, área 40 de Brodmann, e parte do lóbulo parietal superior, área 37 de Brodmann (Figuras 5.40A e 5.40B).

c) **Sistema límbico:** sabe-se que as áreas encefálicas relacionadas com o comportamento emocional ocupam territórios muito amplos do telencéfalo e do diencéfalo, nos quais se encontram as estruturas que integram o sistema límbico, o hipotálamo e a área pré-frontal. Além de sua participação nos fenômenos emocionais, essas áreas regulam as atividades viscerais através do SN autônomo. Em 1937, o neuroanatomista James Papez aventou a hipótese de que o mecanismo da emoção dependia de uma série de estruturas integradas no que ele denominou "circuito de Papez". Embora não se aceite, hoje em dia, muito das teorias de Papez sobre a emoção, é indiscutível a participação do sistema límbico e de suas conexões nas manifestações emocionais. Também ainda não existe consenso, entre os pesquisadores, em relação às estruturas que fazem parte do sistema límbico. Adotou-se, neste livro, o ponto de vista do neuroanatomista Angelo Machado. Segundo ele, fazem parte do sistema límbico (Figura 5.34) estruturas corticais e subcorticais. Entre as primeiras, incluem-se o giro do cíngulo, o giro para-hipocampal e o hipocampo; entre as últimas, estão o corpo amigdaloide, a área septal, os núcleos mamilares, os núcleos anteriores do tálamo e os núcleos habenulares.

Sistema nervoso periférico

Na divisão do SN, foram incluídos, como parte do SN periférico, as terminações nervosas, os gânglios e os nervos. Preliminarmente, deve-se ressaltar o fato de as fibras de um nervo serem classificadas de acordo com as estruturas que inervam, isto é, conforme a sua função. Por essa razão, diz-se que um nervo contém componentes funcionais. Assim, uma fibra que estimula ou ativa a musculatura é denominada "motora" e a que conduz estímulos para o SNC é sensitiva. As fibras motoras veiculam ordens emanadas do SNC e, portanto, em relação a ele, são ditas eferentes (que saem do SNC); as sensitivas veiculam impulsos que devem chegar ao SNC e são, portanto, aferentes (que chegam ao SNC). Essa classificação das fibras nervosas em motoras (eferentes) e sensitivas (aferentes) é apenas esquemática: classificação mais detalhada deve ser feita para estudos de maior complexidade do SN.

Terminações nervosas

Existem na extremidade de fibras sensitivas e motoras. Nessas últimas, o exemplo mais típico é o botão sináptico que estabelece relação funcional com a placa motora. As fibras sensitivas estabelecem contatos funcionais em suas extremidades periféricas com os receptores, que são estruturas especializadas para receber estímulos físicos ou químicos na superfície ou no interior do corpo. Assim os cones e os bastonetes da retina são estimulados apenas pelos raios luminosos; os receptores do ouvido, apenas por ondas sonoras; os gustativos, por substâncias químicas capazes de determinar as sensações de doce, azedo, amargo etc.; na pele e nas mucosas, existem receptores especializados para os agentes causadores do calor, frio, pressão e tato, ao passo que as sensações dolorosas são captadas por terminações nervosas livres, isto é, não há uma estrutura receptora especializada para esse tipo de estímulo. Quando os receptores são estimulados, originam impulsos nervosos que caminham pelas fibras em direção ao SNC.

Gânglios

Vimos que acúmulos de corpos celulares de neurônios dentro do SNC são denominados "núcleos". Quando esses acúmulos ocorrem fora do SNC, são denominados "gânglios" e se apresentam, geralmente, como uma dilatação.

Nervos

São cordões esbranquiçados formados por fibras nervosas unidas por tecido conectivo e que têm como função levar (ou trazer) impulsos ao (do) SNC. Distinguem-se dois grupos: os nervos cranianos e os espinais.

Nervos cranianos (Figura 5.42)

São 12 pares de nervos que fazem conexão com o encéfalo. A maioria deles (dez) origina-se no tronco encefálico. Além de sua designação, os nervos cranianos são também denominados por números em sequência craniocaudal. A relação a seguir apresenta o nome e o número correspondente a cada um dos pares cranianos:

I – Olfatório
II – Óptico
III – Oculomotor
IV – Troclear
V – Trigêmeo
VI – Abducente
VII – Facial
VIII – Vestibulococlear
IX – Glossofaríngeo
X – Vago
XI – Acessório
XII – Hipoglosso

Há uma acentuada variação entre eles no que se refere aos componentes funcionais, tornando-os muito mais complexos do que os nervos espinais. Alguns nervos cranianos têm um gânglio, outros têm mais de um e outros, ainda, não têm nenhum. Uma visão muito simplificada do destino desses nervos é dada a seguir.

a) O nervo olfatório é puramente sensitivo e ligado à olfação, como o nome indica, iniciando-se em terminações nervosas situadas na mucosa nasal.
b) O nervo óptico, também sensitivo, origina-se na retina e está relacionado com a percepção visual.
c) Os nervos oculomotor, troclear e abducente inervam músculos que movimentam o olho, e o 3º par é também responsável pela inervação de músculos chamados intrínsecos do olho, como o músculo esfíncter da pupila e o músculo ciliar (que controla a forma da lente).

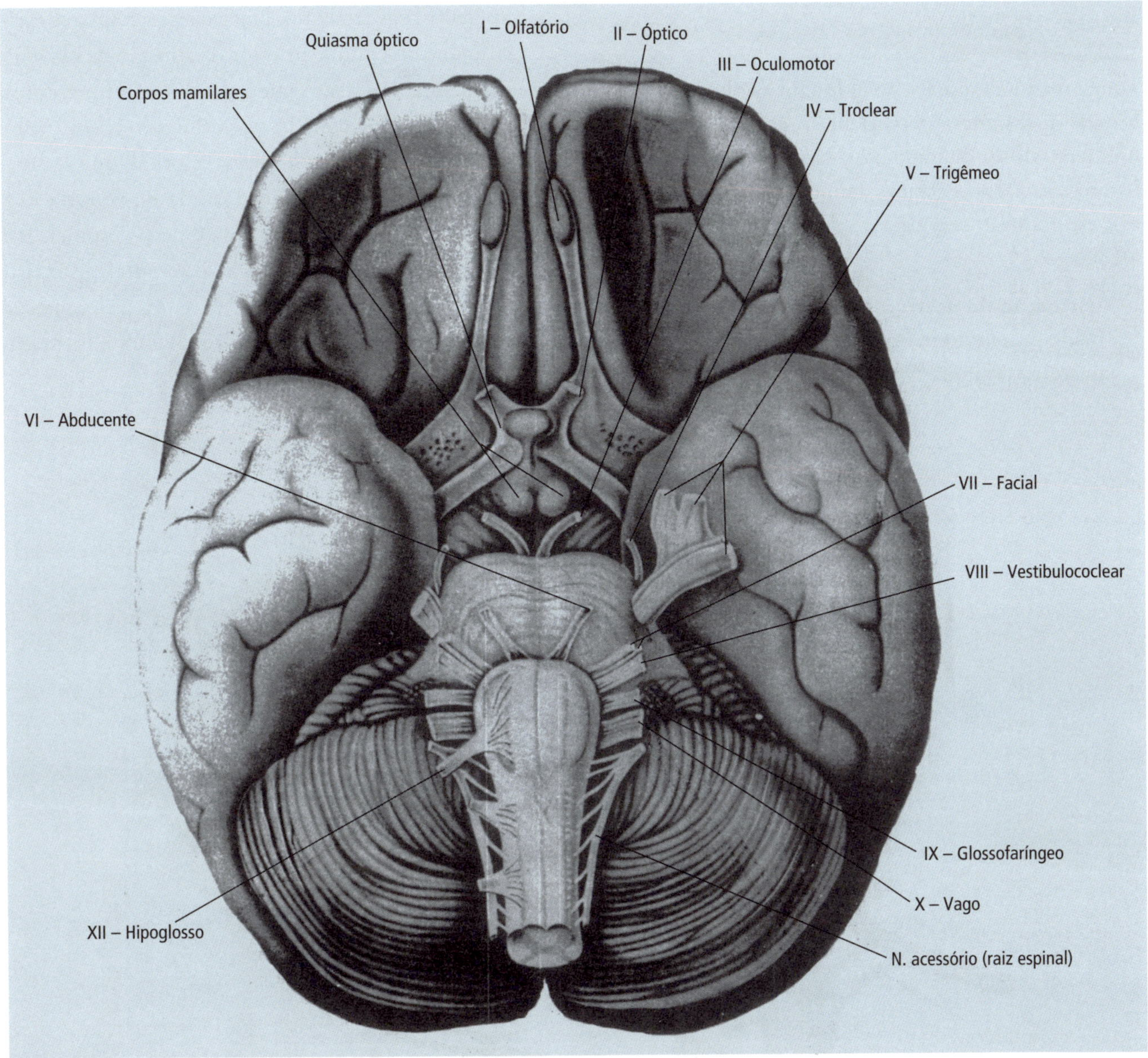

Figura 5.42 Encéfalo visto inferiormente (reproduzida de Machado ABM. *Neuroanatomia funcional*, 2005).

d) O nervo trigêmeo é predominantemente sensitivo e responsável pela sensibilidade somática de quase toda a cabeça. Um pequeno contingente de fibras é motor, inervando parte da musculatura mastigadora, isto é, músculos que movimentam a mandíbula.

e) Os nervos facial, glossofaríngeo e vago são altamente complexos no que se refere aos componentes funcionais e estão relacionados à sensibilidade gustativa e das vísceras, além de inervar glândulas, musculatura lisa e esquelética. O nervo vago é um dos nervos cranianos mais importantes, pois inerva todas as vísceras torácicas e a maior parte das vísceras abdominais.

f) O nervo vestibulococlear é puramente sensitivo, constituído de duas porções: a porção coclear está relacionada com a audição e a porção vestibular, com o equilíbrio.

g) O nervo acessório inerva músculos esqueléticos, porém parte de suas fibras une-se ao vago.

h) O nervo hipoglosso inerva os músculos que movimentam a língua e, por isso, é considerado o nervo motor da língua.

Nervos espinais

Os 31 pares de nervos espinais mantêm conexão com a medula espinal e abandonam a coluna vertebral através de forames intervertebrais, como já foi visto. A coluna pode ser dividida em porções cervical, torácica, lombar, sacral e coccígea; da mesma maneira, os nervos espinais são cervicais, torácicos, lombares, sacrais e coccígeos.

a) **Formação do nervo espinal:** o nervo espinal é formado pela fusão de duas raízes: uma anterior e outra posterior (Figura 5.43) A raiz anterior apresenta apenas fibras eferentes, cujos corpos celulares estão situados na coluna anterior da substância cinzenta da medula espinal. A raiz posterior tem fibras sensitivas (aferentes) cujos corpos celulares estão situados no gânglio sensitivo do nervo espinal, que se apresenta como uma porção dilatada da própria raiz. A fusão das duas raízes forma o nervo espinal. Isso significa que o nervo espinal é sempre misto, isto é, está constituído de fibras aferentes e eferentes. A Figura 5.43 é um esquema que ilustra a formação do nervo espinal.

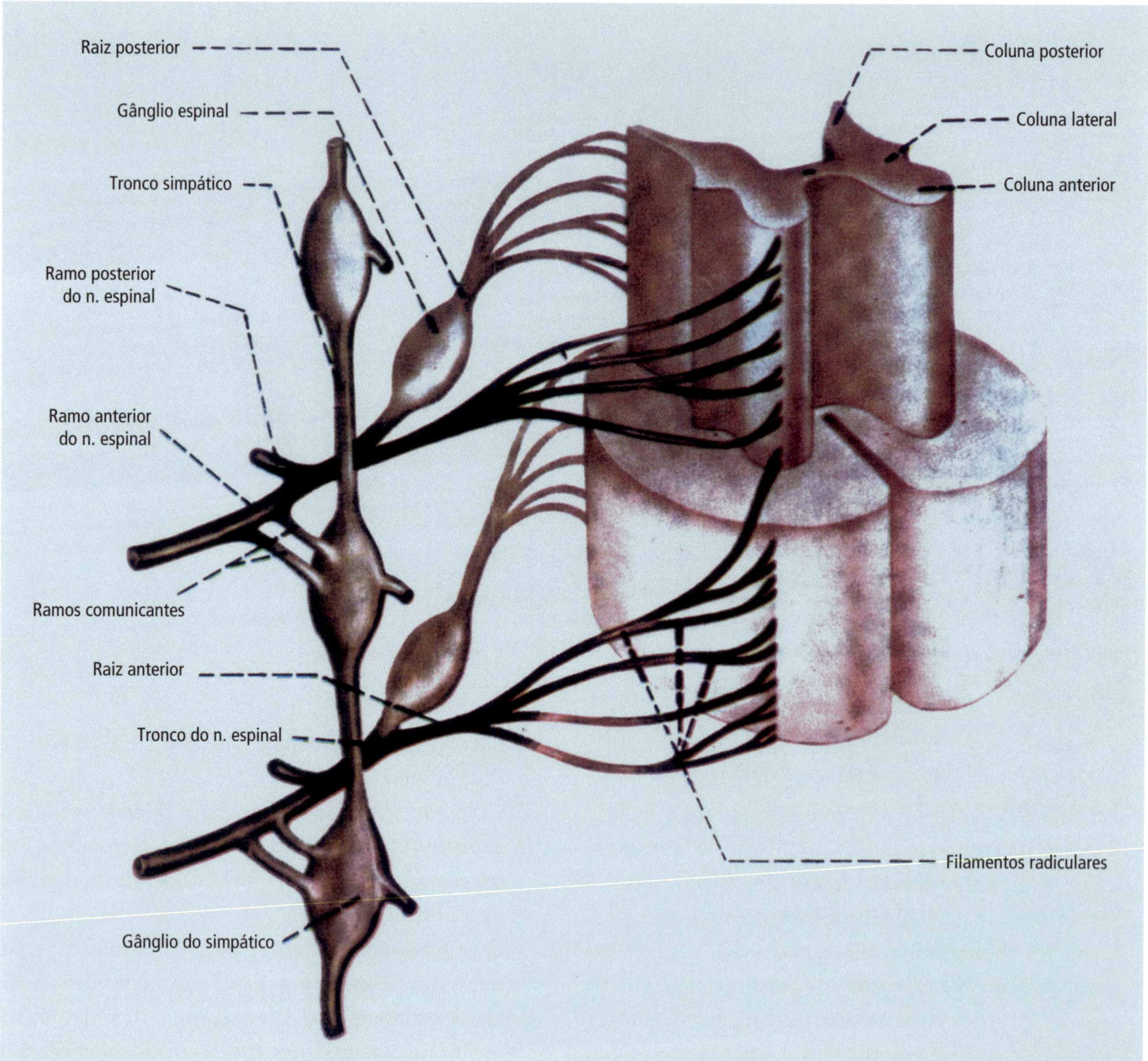

Figura 5.43 Esquema de formação do nervo espinal.

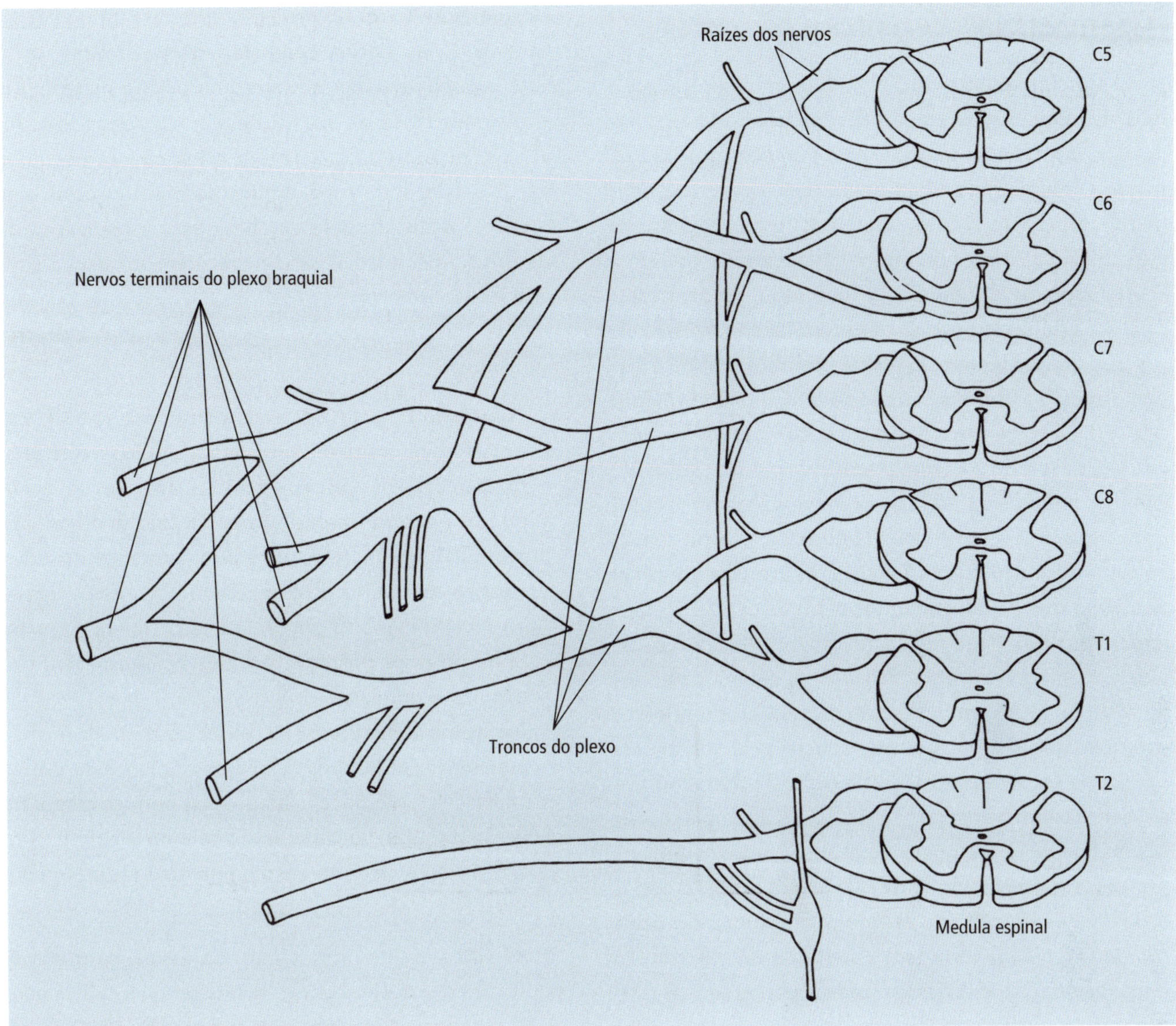

Figura 5.44 Plexo braquial (esquemático). O nervo T2 não faz parte do plexo.

b) **Distribuição dos nervos espinais:** logo após a união das raízes anterior e posterior, o nervo espinal divide-se em dois ramos: anterior (mais calibroso); e posterior (menos calibroso). Os ramos posteriores inervam a pele e os músculos do dorso; os ramos anteriores são responsáveis pela inervação dos membros e da porção anterolateral do tronco (Figura 5.43).

c) **Formação dos plexos nervosos:** os ramos anteriores que inervam a parede torácica e abdominal permanecem relativamente isolados ao longo de todo o seu trajeto. Nas regiões cervical (pescoço) e lombossacral, porém, os ramos anteriores se reúnem para formar os chamados plexos nervosos, dos quais emergem os nervos terminais. A Figura 5.44 mostra a formação de um desses plexos, o braquial, cujos nervos terminais inervam a musculatura do ombro e do membro superior.

Como são vários os ramos anteriores que participam da formação de um plexo em virtude de inúmeras interligações existentes nessa estrutura, as fibras de uma mesma raiz anterior podem se distribuir em vários nervos terminais do plexo. Assim, como regra geral, é possível afirmar que as fibras de cada nervo espinal que participam da formação de um plexo contribuem para constituir diversos nervos que emergem do plexo e, assim, cada nervo terminal contém fibras provenientes de diversos nervos espinais.

Grandes vias aferentes e eferentes

O funcionamento do SN é altamente complexo, e suas vias aferentes e eferentes devem ser estudadas, com detalhe, em Neuroanatomia. Mas isso não impede que se possa entender as bases fundamentais desse funcionamento. Um exemplo simples, talvez ilustre, de maneira esquemática, como funciona o SN. Imagine que uma agulha espetou o dedo de um indivíduo. Ao atravessar a pele, a agulha estimula os receptores nervosos específicos para dor. Originam-se, assim, impulsos nervosos que percorrem as fibras em direção ao SNC por intermédio de nervos. Os impulsos chegam à raiz posterior do nervo espinal, passando ao gânglio sensitivo aí localizado. No gânglio, estão os corpos dos neurônios sensitivos cujos prolongamentos periféricos conduziram impulsos da pele. A seguir, os impulsos chegam à medula espinal por meio dos prolongamentos centrais dos neurônios sensitivos após penetrar na medula espinal fazem sinapses com os neurônios situados na coluna posterior da substância cinzenta. Esses neurônios emitem novos axônios (fibras nervosas) que sobem pela substância branca da medula espinal como parte de tratos ou fascículos, passam pelo tronco encefálico, diencéfalo (onde fazem sinapses com novos neurônios, os neurônios de projeção) e chegam ao córtex da área cerebral especializada para interpretar o estímulo (sensitiva). Só nesse momento, o indivíduo tem a sensação de que o dedo está doendo. Se interrompermos a passagem do estímulo, por exemplo, anestesiando o nervo, a sensação dolorosa não será sentida. Esquematicamente, o trajeto descrito é o mesmo para todos os tipos de sensibilidade, permitindo ao indivíduo tomar conhecimento dos fatos que se passam em torno de si.

Na via sensitiva, fundamentalmente, são estudados os seguintes elementos: o receptor; o trajeto periférico; o trajeto central; e a área de projeção cortical. O receptor é uma estrutura sensível ao estímulo que caracteriza a via. O trajeto periférico compreende um nervo espinal ou craniano e um gânglio sensitivo anexo a esse nervo. No trajeto central, as fibras que constituem a via aferente agrupam-se em feixes (tratos, fascículos ou lemniscos) de acordo com as suas funções. O trajeto central implica ainda a existência de sinapses, onde se localizam neurônios de projeção situada da via considerada. A área de projeção cortical está no córtex cerebral ou no córtex cerebelar; no primeiro caso, a via é consciente, isto é, a via nos permite distinguir os diversos tipos de sensibilidade; no segundo caso, ou seja, quando a via termina no córtex cerebelar, o impulso não determina nenhuma manifestação sensorial e é utilizado pelo cerebelo para a realização de sua função primordial de integração motora, e, assim, a via é inconsciente.

Nas vias conscientes, a cadeia neuronal é de três neurônios:

a) **Neurônio I:** localiza-se geralmente fora do SNC em um gânglio sensitivo (ou na retina e mucosa olfatória, no caso das vias óptica e olfatória). Trata-se, em geral, de um neurônio pseudounipolar cujo dendraxônio se bifurca originando um prolongamento periférico e outro central. O prolongamento periférico liga-se ao receptor; o prolongamento central penetra no SNC pela raiz posterior dos nervos espinais ou por um nervo craniano.
b) **Neurônio II:** localiza-se na coluna posterior da medula espinal ou em núcleos de nervos cranianos do tronco encefálico (exceção feita para as vias óptica e olfatória).
c) **Neurônio III:** localiza-se no tálamo e origina um axônio que chega ao córtex por uma radiação talâmica (a via olfatória é exceção).

As vias aferentes apresentam-se, assim, com os três neurônios da cadeia. Na via inconsciente, a cadeia neuronal compreende apenas os neurônios I e II.

A agulha do exemplo citado, que provocou a sensação dolorosa, pode, eventualmente, levar o indivíduo a uma determinada ação (reação ao estímulo). O indivíduo poderia retirar a agulha, ou comprimir o local com a outra mão para estancar a hemorragia. Esses movimentos seriam determinados por contrações musculares e sabe-se que os músculos se contraem porque recebem estímulos trazidos por fibras nervosas motoras. A ordem para a ação muscular origina-se em área especializada do córtex cerebral (motora) que é levada até os neurônios cujos corpos celulares estão situados na coluna anterior da medula espinal ou em núcleos motores do tronco encefálico, se a fibra nervosa segue por um nervo espinal ou craniano. Esses neurônios constituem, assim, um elo entre o SNC e os músculos estriados esqueléticos e são denominados "neurônios motores".

Desse modo, todo o funcionamento do SN se baseia no binômio estímulo-reação, podendo intercalar-se um terceiro elemento: estímulo-interpretação-reação. A ressalva justifica-se porque, muitas vezes, ao estímulo, segue-se uma reação reflexa, isto é, reagimos ao estímulo sem interferência de nossa vontade: a pele da região plantar, riscada por um estilete, provoca, como resposta, flexão plantar dos dedos, como se eles quisessem agarrar o objeto que provocou o estímulo. Isso ocorre independentemente de nossa vontade: é um caso típico de estímulo-reação. Por sua vez, a temperatura em determinado ambiente pode causar-nos a sensação de calor e essa sensação nos leva a tirar o paletó, ou a camisa, usando inúmeros músculos: é um caso típico de estímulo-interpretação-reação.

Até há bem pouco tempo, as vias eferentes eram divididas em piramidais e extrapiramidais. As primeiras estariam relacionadas com os movimentos voluntários e as últimas, com os involuntários, isto é, automáticos. Sabe-se, hoje, que essa divisão não é correta: os núcleos do corpo estriado, antes considerados partes do sistema extrapiramidal, exercem sua influência sobre os neurônios motores através do trato corticospinal, que pertence ao sistema piramidal. Dados recentes confirmam que o sistema extrapiramidal também controla movimentos voluntários. Sob o ponto de vista estritamente anatômico, os termos "piramidal" e "extrapiramidal" podem ser utilizados apenas para indicar feixes de fibras nervosas que passam (piramidais), ou que não passam (extrapiramidais), pelas pirâmides do bulbo. Ainda assim, didaticamente, os dois termos continuam a ser usados para fins descritivos.

Atualmente, os conceitos de sistema piramidal e extrapiramidal foram substituídos pelo conceito de sistema medial e sistema lateral. O sistema lateral é composto pelos tratos corticospinal e rubrospinal e seus axônios se distribuem, na coluna anterior da medula espinal, nos neurônios motores que inervam os músculos de precisão (distais nos membros). Em contrapartida, os axônios do sistema medial, oriundos pelos demais tratos motores, se distribuem na coluna anterior da medula espinal nos neurônios motores que inervam os músculos posturais (proximais nos membros).

Vias piramidais

Às vias piramidais, correspondem os tratos corticospinal e seu correspondente, no tronco encefálico, o trato corticonuclear.

Trato corticospinal

O trato corticospinal faz a conexão entre o córtex cerebral e os neurônios motores da medula espinal. Suas fibras têm o seguinte trajeto: área motora primária (a maioria das fibras), ou seja, a área 4 de Brodmann, coroa radiada, perna posterior da cápsula interna, base do pedúnculo cerebral, base da ponte e pirâmide bulbar. No nível da decussação das pirâmides, parte das fibras continua anteriormente constituindo o trato corticospinal anterior; a parte restante cruza para o lado oposto, na decussação das pirâmides, para constituir o trato corticospinal lateral, mais importante e que ocupa o funículo lateral ao longo de toda a medula espinal: suas fibras influenciam os neurônios motores da coluna anterior do seu próprio lado. Embora exista certo número de fibras no trato corticospinal que se originam na área somestésica do córtex e terminam na coluna posterior da medula espinal, a função principal do trato corticospinal é motora somática. Ele é o mais importante feixe de fibras responsável pela motricidade voluntária no homem. Mas não é o único trato a exercer essa função, razão pela qual se entende que as lesões do trato corticospinal não causam quadro de hemiplegia como se acreditava. Na verdade, os déficits motores que resultam dessas lesões são pequenos, traduzindo-se muito mais em certa fraqueza muscular e na dificuldade de contrair voluntariamente os músculos com a mesma velocidade com que são contraídos em condições normais. O sintoma mais evidente na lesão do trato corticospinal é a incapacidade de realizar movimentos independentes de grupos musculares, por exemplo, mover os dedos isoladamente. O sinal de Babinski está também presente nas lesões do trato corticospinal: a estimulação da pele da região plantar provoca flexão dorsal lenta do hálux e ligeira abertura em leque dos outros dedos.

Trato corticonuclear

O trato corticonuclear é, funcionalmente, semelhante ao corticospinal, com a diferença de que suas fibras não chegam à medula, terminando em neurônios motores do tronco encefálico. Desse modo, o trato corticonuclear põe sob controle voluntário os neurônios motores situados nos núcleos dos nervos cranianos. Existe, entretanto, outra diferença fundamental entre os tratos corticospinal e corticonuclear: a maioria das fibras desse último, ao contrário do que acontece com o trato corticospinal, não é cruzada; é, portanto, fibra homolateral. Por essa razão, nas lesões unilaterais do trato corticonuclear, que ocorre com frequência nos acidentes vasculares cerebrais ("derrames cerebrais"), os músculos da parte superior da cabeça não sofrem paralisia, uma vez que a maioria deles tem representação no córtex motor dos dois lados. Essa representação bilateral é mais acentuada nos grupos musculares que não podem ser contraídos voluntariamente de um lado só, como os músculos da parte superior da face (orbicular, frontal e corrugador do supercílio), os músculos que elevam a mandíbula (masseter, temporal e pterigóideo medial) e os músculos extrínsecos do olho. O que geralmente ocorre nas lesões unilaterais do trato corticonuclear é um ligeiro enfraquecimento dos movimentos da língua e uma paralisia, no lado oposto, dos músculos da metade inferior da face, cuja representação cortical é heterolateral.

Vias extrapiramidais

As vias extrapiramidais partem de estruturas supraespinais para exercerem influência sobre os neurônios motores da medula por meio dos seguintes tratos, que não passam pelas pirâmides do bulbo: rubrospinal, tetoespinal; vestibulospinal; e reticulospinal. O local de origem desses tratos são áreas do tronco encefálico, a saber, respectivamente: o núcleo rubro; o teto do mesencéfalo (constituído pelos colículos superiores e inferiores e área pré-tetal); os núcleos vestibulares; e a formação reticular.

Trato rubrospinal

No homem, é pouco desenvolvido e controla a motricidade voluntária dos músculos distais dos membros.

Trato tetoespinal

Tem origem no colículo superior que, por sua vez, recebe fibras da retina e do córtex visual e está envolvido em reflexos nos quais a movimentação da cabeça segue os movimentos dos olhos.

Trato vestibulospinal

Está envolvido com ajustes no grau de contração dos músculos, permitindo que seja mantido o equilíbrio, mesmo após alterações súbitas do corpo no espaço. Para isso, o trato vestibulospinal origina-se nos núcleos vestibulares e leva aos neurônios motores impulsos nervosos necessários à manutenção do equilíbrio a partir de informações que chegam a esses núcleos vindas da parte vestibular da orelha interna e do arquicerebelo.

Trato reticulospinal

Trata-se do mais importante dos tratos extrapiramidais, que promove a ligação de várias áreas da formação reticular com os neurônios motores. A formação reticular compreende uma rede de fibras e corpos de neurônios, e que, no tronco encefálico, preenche o espaço situado entre os núcleos e os tratos mais compactos. São variadas as funções do trato reticulospinal que envolvem o controle de movimentos, tanto voluntários como automáticos, realizados por músculos axiais e proximais dos membros. Sabe-se também que ele promove o suporte postural básico para execução de movimentos finos controlados pelo trato piramidal. Além disso, o trato reticulospinal também pode estar envolvido no controle da marcha, ou seja, na manutenção rítmica dos movimentos alternados de extensão e flexão, necessários à marcha.

Vascularização e drenagem do sistema nervoso central

Se durante uma anestesia o paciente sofre uma parada cardíaca que dure mais de 5 minutos, as estruturas nobres do SNC começarão a sofrer lesões irreversíveis, uma vez que as células nervosas não se regeneram. Bastam 7 s de falta de circulação cerebral para que o indivíduo perca a consciência. Para seu correto funcionamento, as estruturas do SNC exigem um suprimento elevado de glicose e oxigênio. Com o aumento da vida média das populações atuais, cresce também o risco dos processos patológicos que acometem os vasos cerebrais, como tromboses, embolias e hemorragias. O fluxo sanguíneo cerebral é tão elevado que se calcula que, em 1 minuto, circula, pelo encéfalo, um volume de sangue aproximadamente igual ao seu próprio peso. A seguir, a descrição simplificada da vascularização cerebral. Pormenores devem ser estudados em Neuroanatomia.

Vascularização arterial do encéfalo (Figuras 5.46 e 5.47)

As artérias que irrigam o encéfalo são as carótidas internas e vertebrais, todas com origem cervical; entretanto, não fornecem nenhum ramo importante no trajeto até alcançar a cavidade craniana. São, pois, especializadas para a irrigação do encéfalo.

A artéria carótida interna, ramo de bifurcação da carótida comum (Figura 5.45), após um trajeto mais ou menos longo no pescoço, penetra na cavidade craniana pelo canal carótico do osso temporal, atravessa o seio cavernoso, no interior do qual descreve, em um plano vertical, uma dupla curva, o sifão carótico, facilmente identificável nas arteriografias. A seguir, perfura a dura-máter e a aracnoide-máter e, no início do sulco lateral, divide-se nos seus dois ramos terminais: as artérias

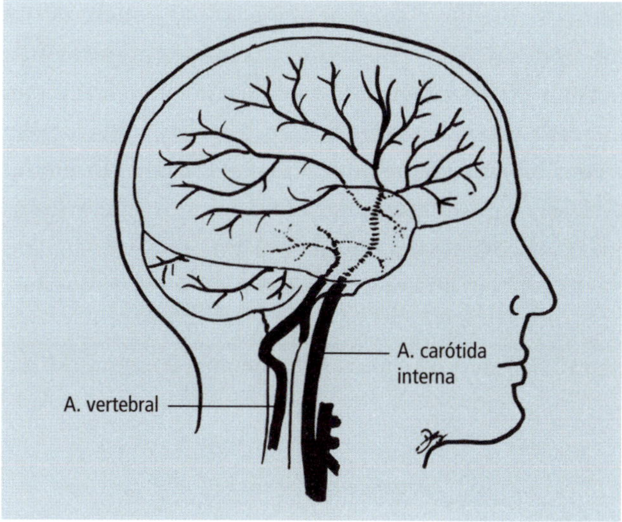

Figura 5.45 Artéria carótida interna, que não fornece ramos no pescoço, é a principal artéria de irrigação do encéfalo, junto com a artéria vertebral.

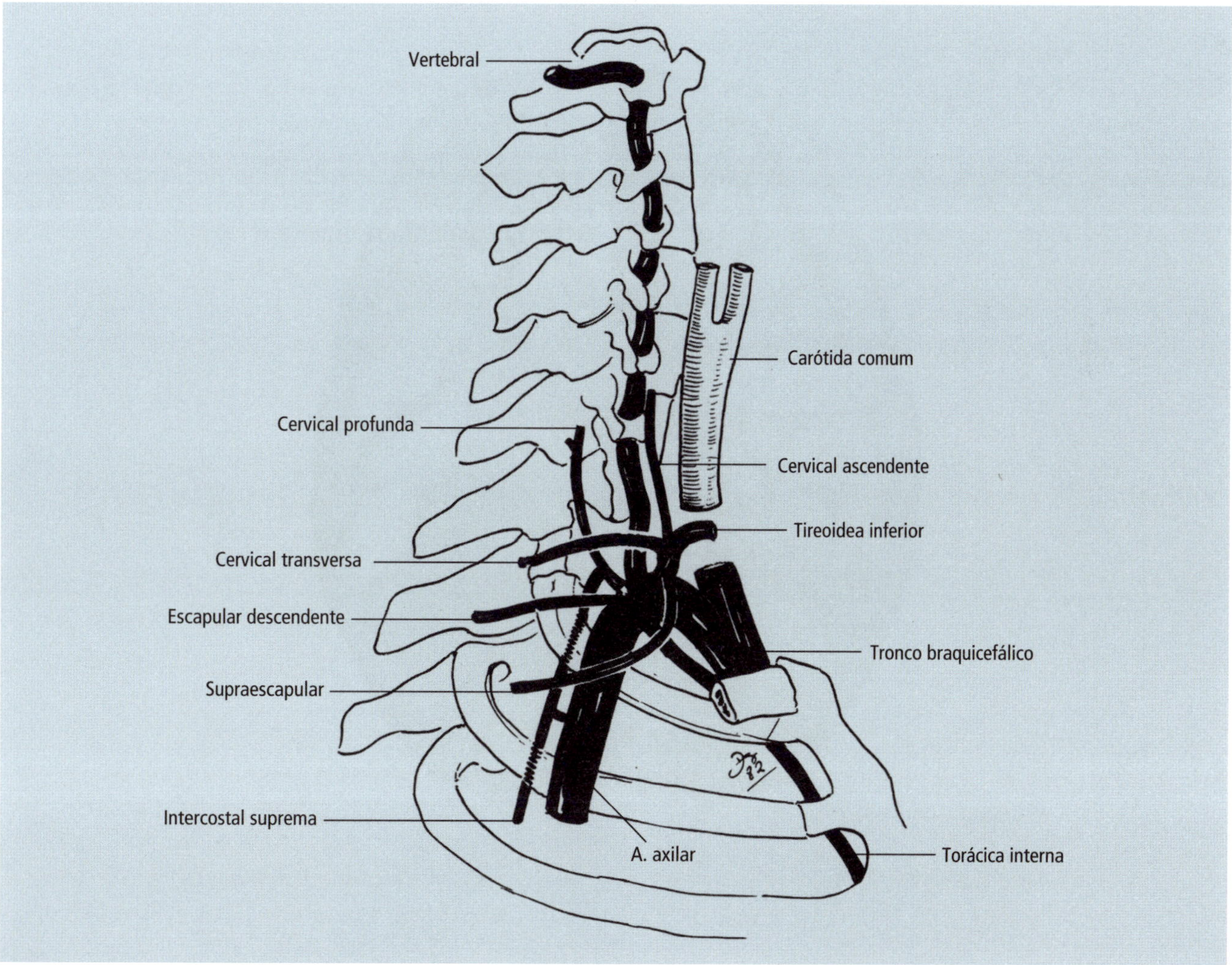

Figura 5.46 Origem e trajeto da artéria vertebral antes de penetrar no crânio.

cerebrais média; e anterior (Figura 5.47). Além desses ramos terminais, a artéria carótida interna origina ainda a artéria oftálmica, que irriga o bulbo do olho, formações anexas e parte da região da face, a artéria comunicante posterior, que faz parte do círculo arterial do cérebro (ver adiante), e a artéria corioidea anterior, que irriga os plexos corióideos e a cápsula interna.

As artérias vertebrais (Figuras 5.46 e 5.47), direita e esquerda, originam-se das respectivas artérias subclávias, sobem no pescoço no interior dos forames transversários das vértebras cervicais e penetram no crânio pelo forame magno, depois de perfurarem a dura-máter e a aracnoide-máter. Percorrem, então, a face anterior do bulbo e, próximo ao sulco bulbopontino, unem-se para formar a artéria basilar. Da artéria basilar, originam-se as artérias para o cerebelo e as artérias espinais para a vascularização da medula espinal, terminando em bifurcação da qual se originam as artérias cerebrais posteriores, direita e esquerda.

Na base do cérebro (Figura 5.47), as porções proximais das artérias cerebrais anterior, média e posterior,

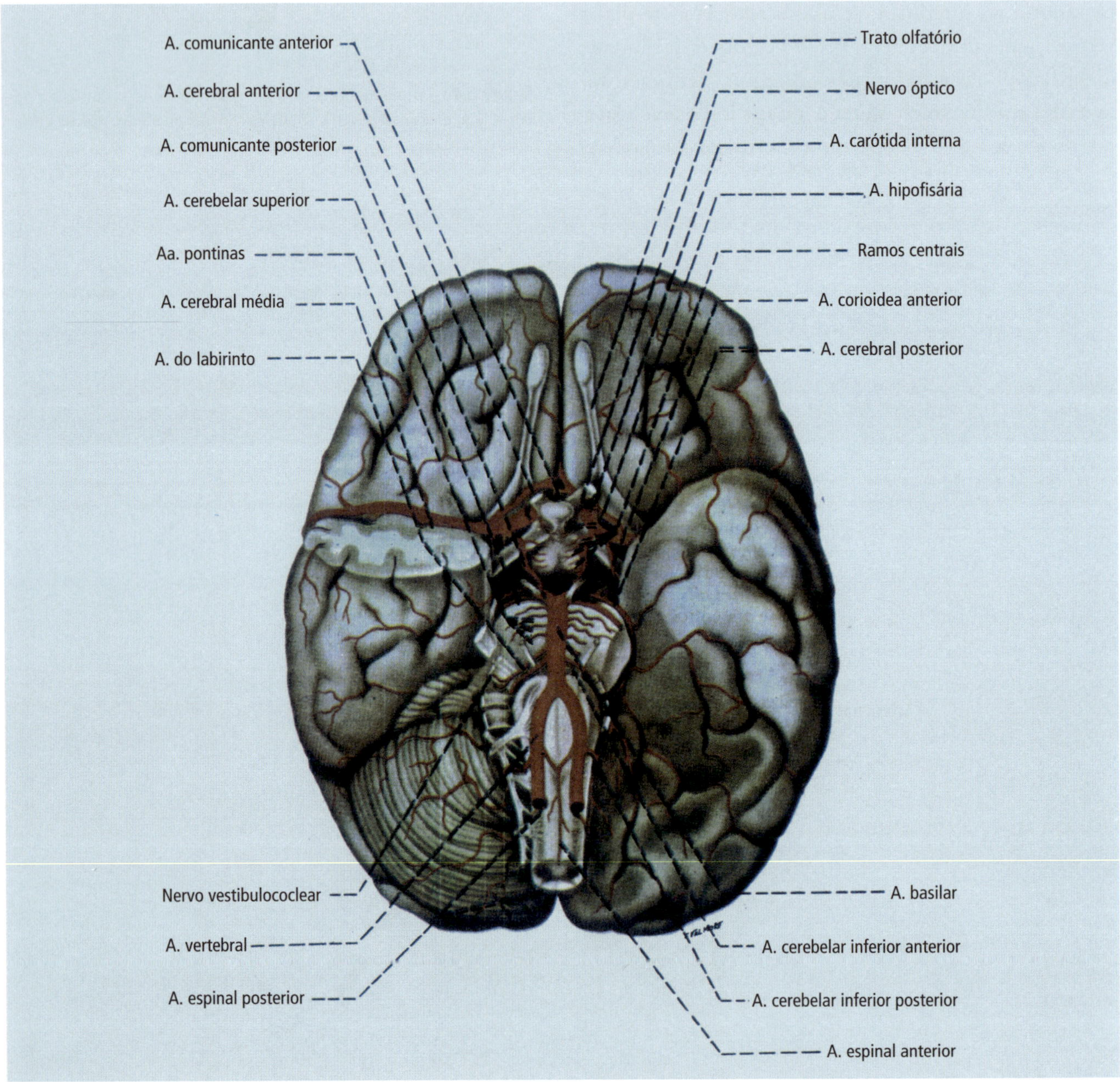

Figura 5.47 Artérias da base do encéfalo. Círculo arterial do cérebro (reproduzida de Machado ABM. *Neuroanatomia funcional*, 2005).

a artéria comunicante anterior e as artérias comunicantes posteriores se anastomosam para constituir o círculo arterial do cérebro. Em casos de obstrução de uma, ou mais, das quatro artérias que irrigam o cérebro, o círculo arterial do cérebro, também conhecido como "polígono de Willis", permite a manutenção de um fluxo sanguíneo adequado em todo o cérebro. Entretanto, são frequentes as variações anatômicas no círculo arterial cerebral, o que torna imprevisível o seu comportamento diante de um determinado quadro de obstrução.

As Figuras 5.48 e 5.49 mostram, esquematicamente, os territórios de irrigação das artérias cerebrais anterior, média e posterior.

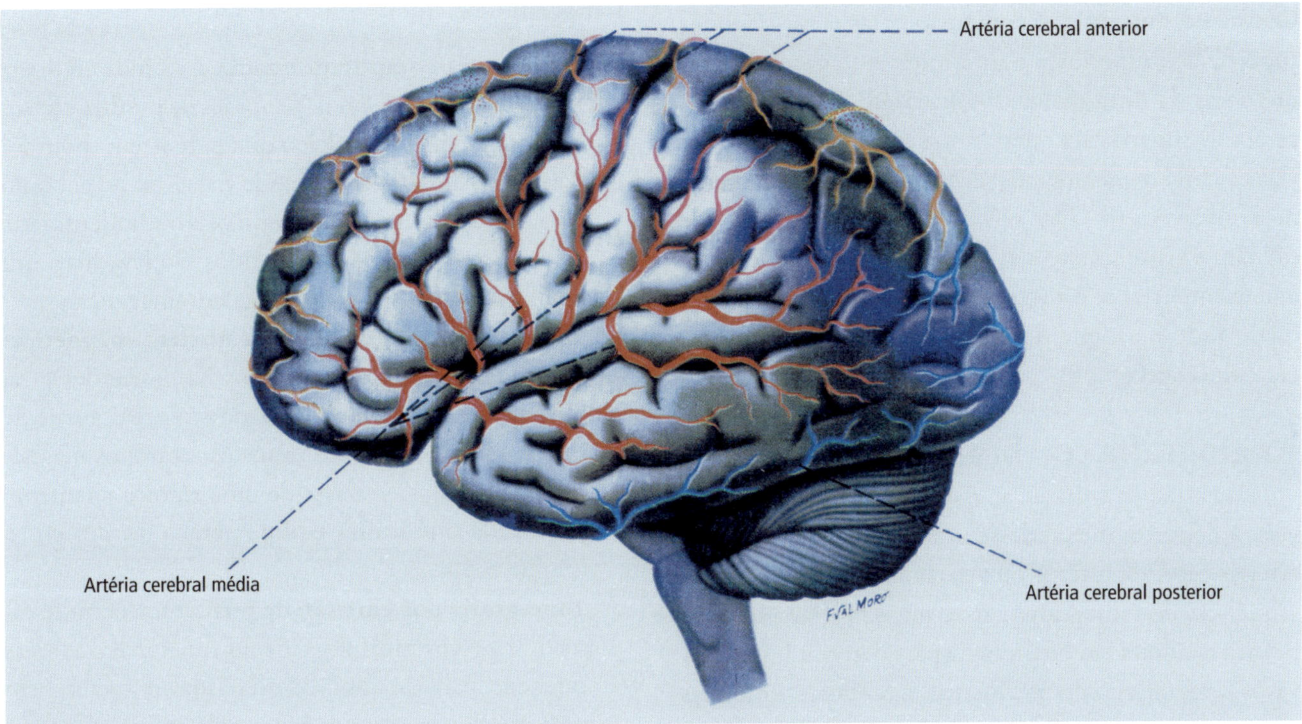

Figura 5.48 Artérias da face superolateral do cérebro (reproduzida de Machado ABM. *Neuroanatomia funcional*, 2005).

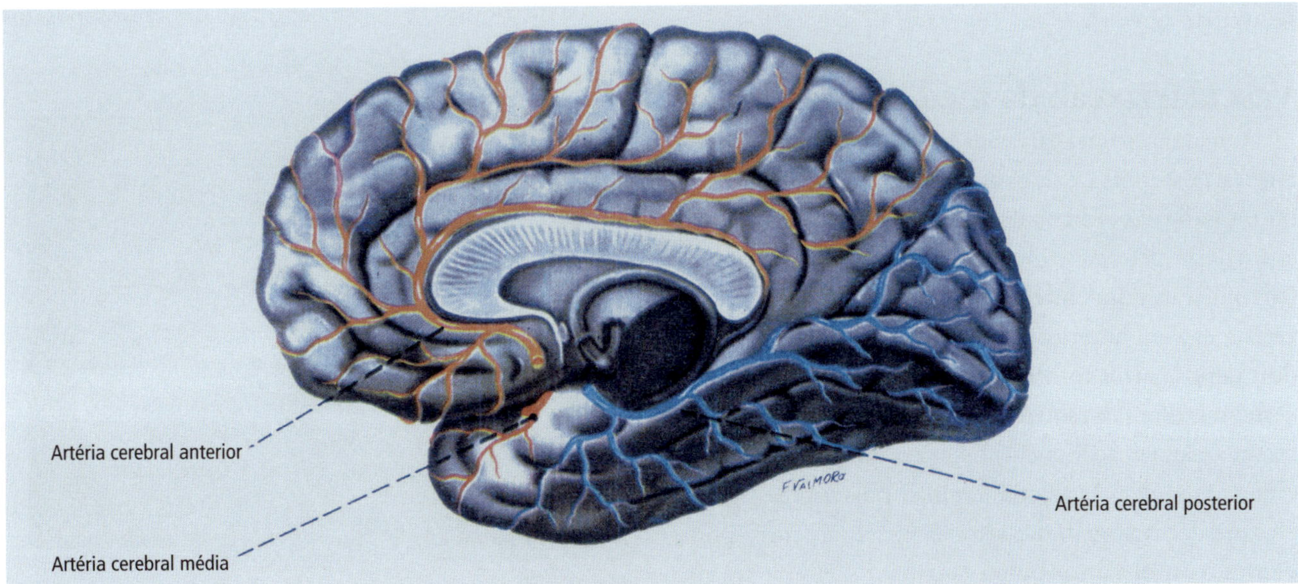

Figura 5.49 Artérias da face medial e inferior do cérebro (reproduzida de Machado ABM. *Neuroanatomia funcional*, 2005).

Drenagem venosa do encéfalo

Ao contrário do que acontece em outros órgãos, as veias do encéfalo, de modo geral, não acompanham as artérias. Drenam para os seios da dura-máter que, por sua vez, drenam para as veias jugulares internas, que recebem praticamente todo o sangue venoso do encéfalo. As veias do encéfalo dispõem-se em dois sistemas, o superficial e o profundo, que se anastomosam amplamente. O sistema superficial é composto pelas veias cerebrais superficiais, superiores e inferiores, que desembocam nos seios da dura-máter (Figura 5.38). Entre as veias cerebrais superficiais inferiores, a mais importante é a veia cerebral média superficial, que desemboca, em geral, no seio cavernoso. Das veias cerebrais profundas, que drenam estruturas situadas profundamente no cérebro, a mais importante é a veia magna, para a qual converge quase todo o sangue do sistema venoso profundo do cérebro (Figura 5.38).

Angiografia cerebral

Consegue-se a visualização das artérias cerebrais, das veias e dos seios injetando-se um meio de contraste nas artérias carótida interna ou vertebral e obtendo-se uma sequência de radiografias. Esse método diagnóstico é prática rotineira em Neurologia para detectar lesões dos vasos cerebrais, como aneurismas, tromboses, embolias e lesões traumáticas. Pode também ser valioso no diagnóstico de tumores cerebrais que desviam os vasos de seu trajeto normal.

Vascularização da medula espinal

A medula espinal é irrigada pelas artérias espinais anterior e posteriores, ramos da artéria vertebral, e por seis ou oito artérias radiculares, que se originam dos ramos espinais das artérias segmentares do pescoço e do tronco (tireoidea inferior, intercostais, lombares e sacrais). A artéria espinal anterior é formada pela confluência de dois ramos curtos recorrentes que emergem das artérias vertebrais direita e esquerda (Figura 5.47) e dispõe-se na medula espinal, ao longo da fissura mediana anterior, até o cone medular. As artérias espinais posteriores, direita e esquerda, emergem das artérias vertebrais correspondentes, contornam o bulbo (Figura 5.47) e, a seguir, percorrem longitudinalmente a medula espinal.

Neuroimagem

Nos últimos anos, novas técnicas, altamente sofisticadas, vieram permitir o estudo das estruturas encefálicas de modo a facilitar o diagnóstico das doenças e lesões que atingem o SNC. Apresentam alto grau de resolução e permitem o estudo de cortes anatômicos seriados da estrutura a ser estudada, daí a expressão "técnicas tomográficas".

a) **Tomografia computadorizada:** a técnica emprega fontes múltiplas de raios X capazes de produzir feixes muito estreitos e paralelos que percorrem, ponto a ponto, o plano que se pretende visualizar no encéfalo ou na medula, medindo, então, a radiodensidade de cada ponto. Os dados obtidos são levados a um computador que os transforma em imagens.
b) **Tomografia por ressonância nuclear magnética:** essa técnica não emprega raios X, baseando-se na capacidade de certos átomos de emitirem sinais de radiofrequência quando expostos a campos magnéticos adequados. Trata-se de uma técnica altamente sofisticada que utiliza equipamentos de alto custo (Figura 5.50).
c) **Tomografia por emissão de pósitrons:** permite estudar aspectos morfológicos ou funcionais de áreas cerebrais. Para isso, os indivíduos inalam ou recebem uma injeção de isótopos capazes de emitir pósitrons, como o flúor. A formação da imagem vai depender da distribuição e da concentração desses isótopos nos tecidos.

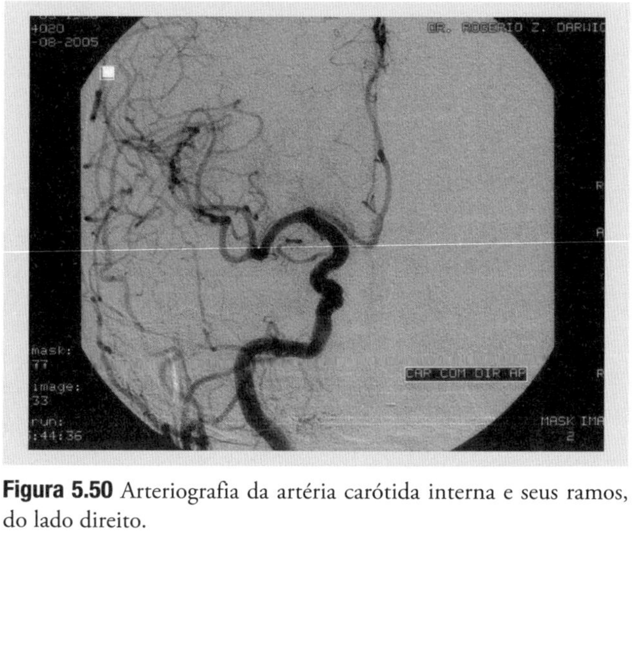

Figura 5.50 Arteriografia da artéria carótida interna e seus ramos, do lado direito.

Roteiro para aula prática de sistema nervoso

- Uma aula prática sobre o sistema nervoso exige que o estudante tenha conhecimentos da parte teórica e durante a aula impõe-se uma revisão, pois as peças servem também como ponto de referência para o estudo teórico.
- Quando manusear peças do sistema nervoso central tenha extremo cuidado. Este material é muito frágil e qualquer manobra intempestiva pode danificá-lo. Sobretudo, nunca deixe as peças fora do recipiente quando não estiver estudando. Elas se ressecam com incrível rapidez e, ressecadas, tornam-se inúteis. Lembre-se que este material é precioso e difícil de obter e muitos outros alunos terão de se valer dele para estudar.
- Comece examinando os envoltórios do sistema nervoso central. Como definir meninges? A peça disponível representa apenas a dura-máter do encéfalo. Note a espessura da dura-máter e como ela apresenta prolongamentos que formam septos, alguns dos quais podem ser identificados com o auxílio da Figura 5.38: **foice do cérebro, tenda do cerebelo** e **foice do cerebelo.**

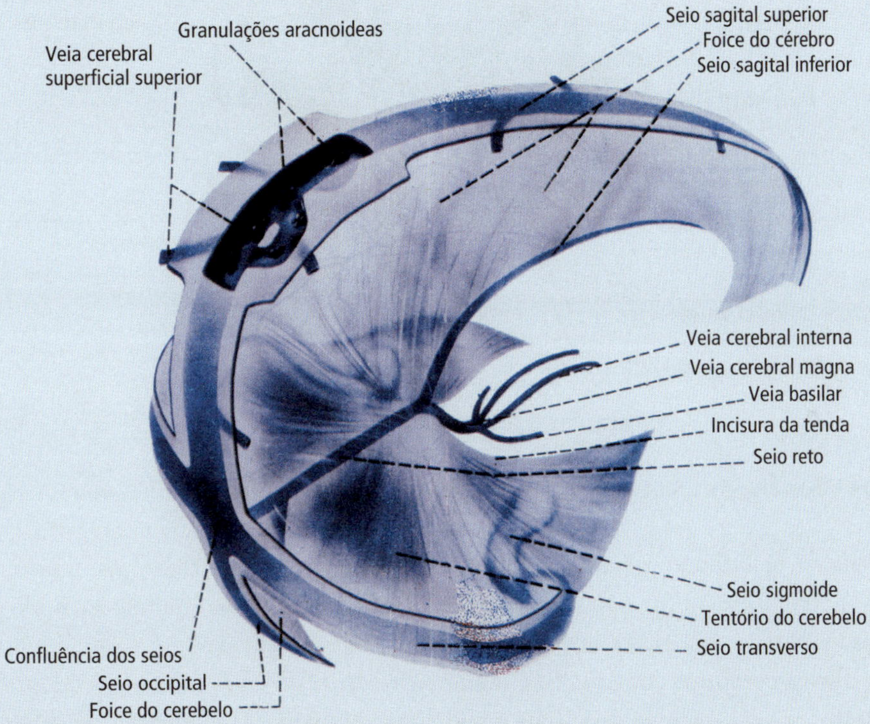

Figura 5.38 Septos da dura-máter (reproduzida de Machado ABM. *Neuroanatomia funcional*, 2005).

Identifique agora a **aracnoide.** Para isto foi preparada uma peça especial, uma cabeça de onde se retirou a calota craniana, parte do osso occipital e a porção posterior das vértebras cervicais, conservando-se intacta a dura-máter encefálica e espinhal. A dura-máter foi aberta por um corte de sentido longitudinal. Separe com cuidado as bordas do corte para visualizar a aracnoide. Esta aparece como uma membrana muito delgada. Tome agora qualquer peça disponível do sistema nervoso central, um encéfalo por exemplo, e verifique a presença da **pia-máter,** intimamente acolada à estrutura observada. Tente separá-la, levantando-a, e verá como esta manobra é bem-sucedida com relativa facilidade (Figura 5.14).

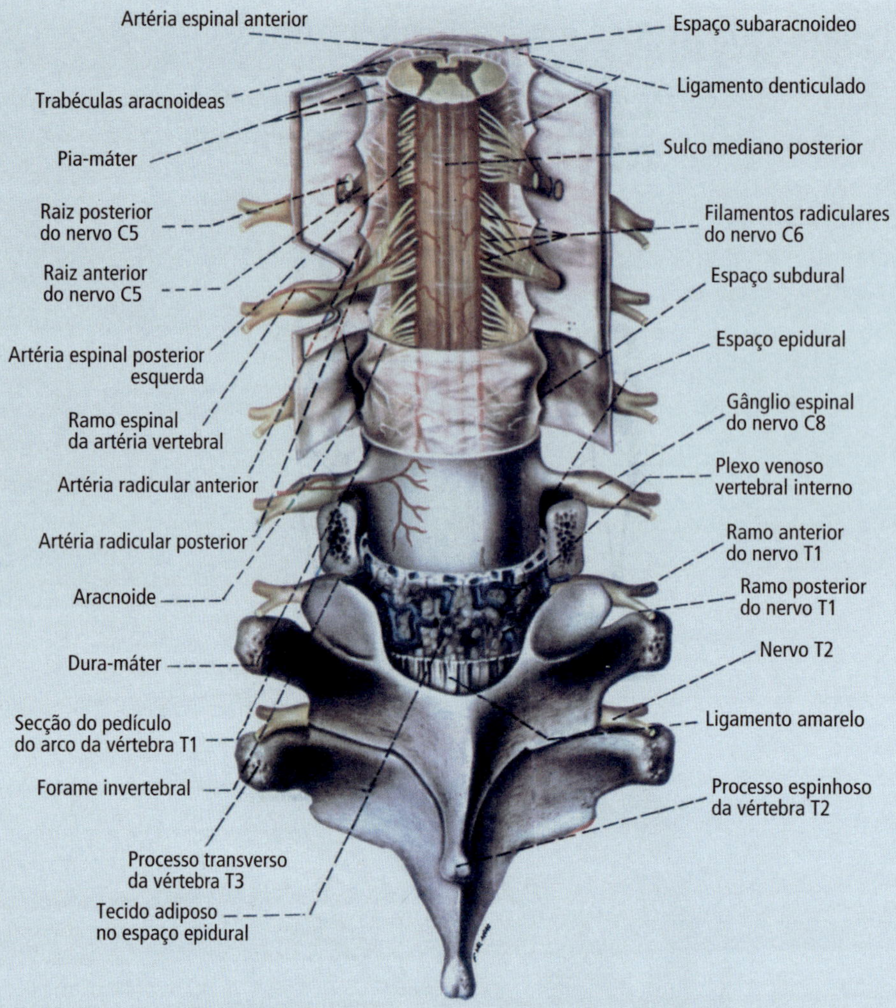

Figura 5.14 Medula espinal e seus envoltórios (reproduzida de Machado ABM. *Neuroanatomia funcional*, 2005).

☐ O próximo passo é reconhecer as partes mais importantes do encéfalo e algumas estruturas do SNC. Para isto, tome o encéfalo. Ele foi cortado sagitalmente, no plano mediano, estando separado em duas partes. Junte as duas metades e você terá o encéfalo completo. Siga as instruções a seguir:

a) Os **hemisférios cerebrais** constituem a maior parte do SNC e são facilmente identificáveis pois sua superfície apresenta uma série de **sulcos** que delimitam **giros.** Cada giro e cada sulco recebe uma denominação especial, mas, no momento, vamos nos ocupar apenas com a identificação de dois sulcos importantes, o **sulco lateral** e o **central,** o que deve ser feito com o auxílio da Figura 5.26A. É bom ressaltar que há muitas variações no trajeto dos sulcos e posição dos giros, mas os sulcos lateral e central podem ser sempre reconhecidos com facilidade. Um lembrete: talvez a pia-máter esteja conservada na peça que tem em mãos; se for este o caso, retire-a para visualizar melhor os sulcos lateral e central. Observe as Figuras 5.26A e 5.26B e identifique em um hemisfério cerebral os **lobos frontal, occipital, parietal** e **temporal.** Qual a razão dessas denominações?

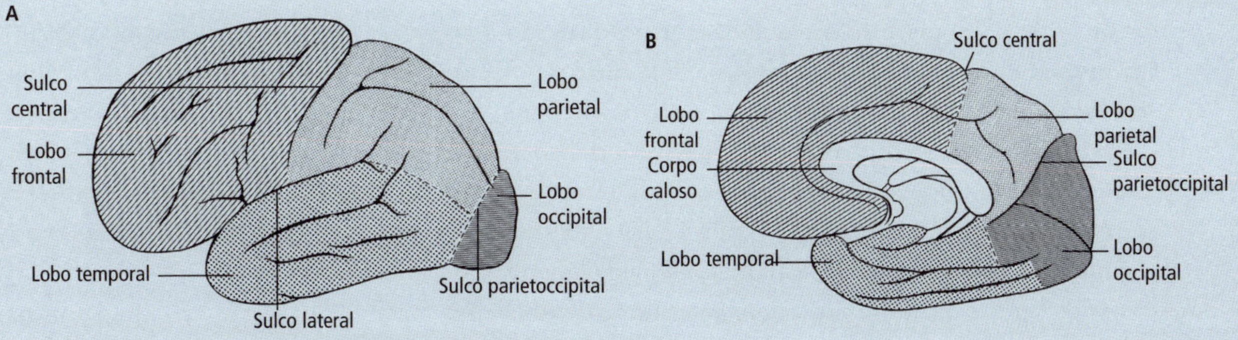

Figura 5.26 Lobos do cérebro. **A.** Vistos lateralmente. **B.** Vistos medialmente.

Una novamente os dois hemiencéfalos e note como superiormente, os dois hemisférios cerebrais estão separados por uma fenda profunda: é a **fissura longitudinal do cérebro,** no fundo da qual encontra-se uma longa fita de fibras que unem um hemisfério ao outro. Fibras que unem partes de um hemisfério ao outro são ditas **comissuras.** Esta comissura que forma o assoalho da fissura longitudinal do cérebro recebe o nome específico de **corpo caloso**. Para vê-lo melhor separe os dois hemisférios e identifique-o em toda a sua extensão com o auxílio da Figura 5.18. O corpo caloso pode ser também identificado em uma outra peça, preparada para demonstrar o tronco encefálico, mas na qual aquela estrutura foi também conservada. Não deixe de vê-la.

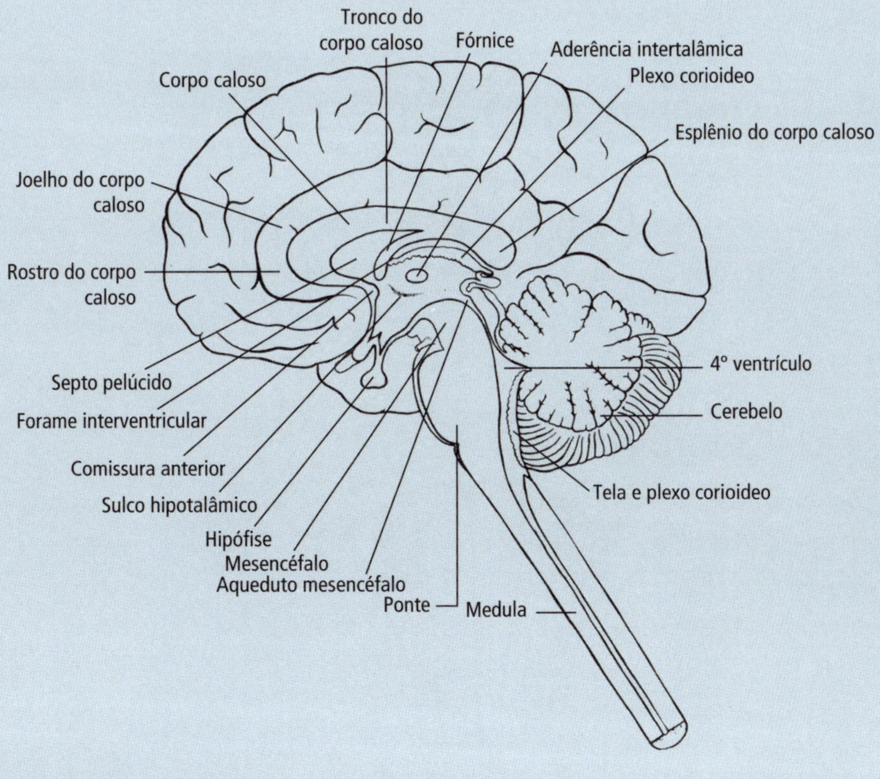

Figura 5.18 Corte sagital mediano do encéfalo.

b) Com os hemiencéfalos unidos repare como na parte inferior do cérebro, unindo este com as demais estruturas encontram-se duas massas divergentes de tecido nervoso, em forma de colunas, que anteriormente, apresentam um profundo sulco em V entre elas. Estas colunas são denominadas **pedúnculos cerebrais** e constituem a porção anterior do niesencéfalo. Você pode ter dificuldade na identificação. Se este for o caso, recorra à peça de tronco encefálico onde os pedúnculos podem ser identificados com facilidade (Figura 5.16). Separe os hemisférios e tome um deles. Verifique, na face medial, a extensão do mesencéfalo. Volte à Figura 5.18 e identifique na porção mais posterior do mesencéfalo o **aqueduto do mesencéfalo**, estreito canal que percorre este segmento do SNC.

c) Com os hemiencéfalos unidos, note anteriormente uma larga faixa de fibras transversais abaixo do mesencéfalo. É a **ponte**. Observe como os seus prolongamentos posteriores e laterais, os **pedúnculos cerebelares médios**, vão ter ao cerebelo. A ponte deve ser também identificada na peça de tronco encefálico.

d) Localize posteriormente à ponte, o **cerebelo**. É fácil identificá-lo. Sua superfície está marcada de sulcos muito próximos uns dos outros.

e) Abaixo da ponte, e com o auxílio da Figura 5.16, identifique o **bulbo**. Repare como a ponte está separada do bulbo, anteriormente, por um sulco bem pronunciado, o **sulco bulbo-pontino**. Veja na peça de tronco encefálico como o bulbo se continua com a **medula**. O bulbo é mais dilatado que a medula e isto é fácil de visualizar. Entretanto, o limite macroscópico preciso entre a medula **e** o bulbo não pode ser determinado facilmente. Você reconheceu as partes mais importantes do SNC utilizando dois tipos de peças: o encéfalo (às vezes o hemiencéfalo) e o tronco encefálico.

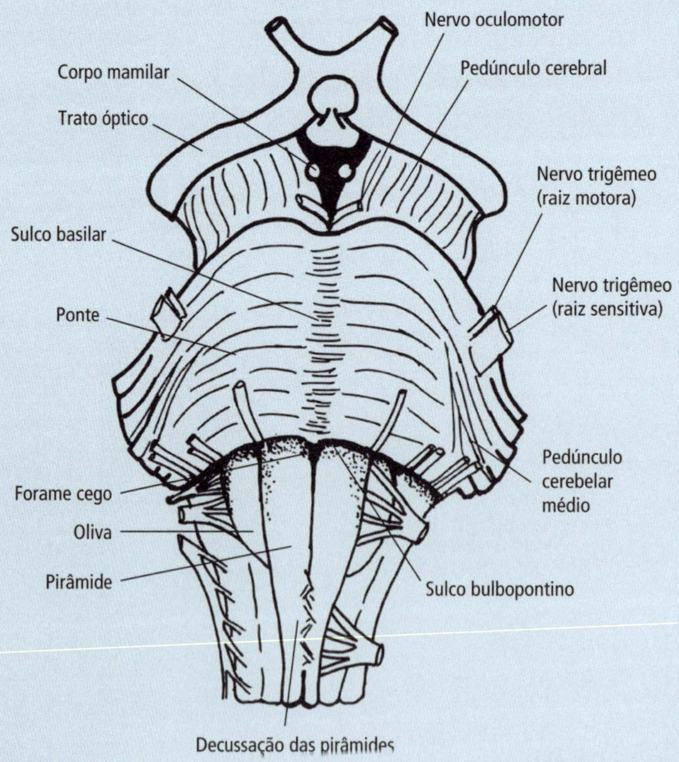

Figura 5.16 Tronco encefálico visto anteriormente. Entre os dois pedúnculos cerebrais, fica a fossa interpeduncular, em negro.

□ Separe os dois hemisférios e observe a face medial de um deles. Abaixo do corpo caloso, que já foi identificado, aparecem várias formações que, no conjunto, constituem o **diencéfalo** (Figura 5.9). Devido à sua posição, o diencéfalo não pode ser visto no encéfalo inteiro. Compare a peça com a Figura 5.18.

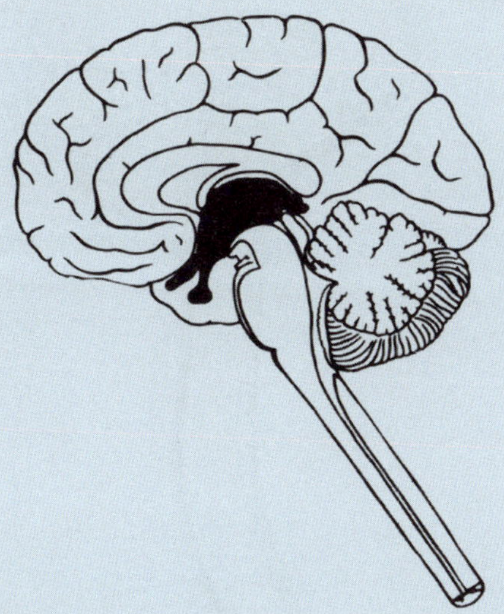

Figura 5.9 Corte sagital mediano do encéfalo. O diencéfalo está delimitado pela área escura.

Identifique abaixo do corpo caloso um trato arqueado de fibras, o **fórnix**. Note como entre o fornix e o corpo caloso há uma lâmina delgada, o **septo pelúcido**, que pode estar rompido na peça. Se este é o caso, observe que lateralmente ao septo há uma cavidade: é o **ventrículo lateral**. É evidente que a ruptura do septo é acidental, não existindo ***in vivo***. Posteriormente ao fornix, junto à sua parte mais anterior e inferior, identifique uma abertura, o **forame interventricular**. Introduza um palito de fósforo neste forame. Ele comunica o ventrículo lateral de cada hemisfério com o **III ventrículo**. Este, na verdade, é uma fenda vertical existente entre as formações diencefálicas e, portanto, só existe quando o encéfalo está inteiro. Entre as peças que você tem à disposição, existe um corte frontal de cérebro, feito ao nível do forame interventricular. Nesta peça você pode identificar facilmente, com o auxílio das Figuras 5.26A e 5.26B, os dois ventrículos laterais e o III ventrículo, bem como a comunicação que se estabelece entre eles. Observe agora que partindo do forame interventricular há um sulco sinuoso. Acompanhe-o posterior e inferiormente até o mesencéfalo onde ele se continua com o **aqueduto do mesencéfalo** já identificado. Esteja atento: pode ocorrer que, na sua peça de estudo, o sulco não seja muito visível, ou que o aqueduto do mesencéfalo não possa ser identificado por defeito no corte sagital que dividiu o encéfalo em duas metades. Nestes casos torna-se necessário lançar mão de outra peça para a identificação correta das estruturas. O sulco sinuoso descrito acima é denominado **sulco hipotalâmico** e separa duas partes do diencéfalo: o **tálamo**, situado superiormente ao sulco, e o **hipotálamo**, situado inferiormente a ele. Na parte mais inferior do hipotálamo fica a **hipófise**, uma importante glândula endócrina, representada na Figura 5.18, mas com toda a certeza, ausente na sua peça. Isto ocorre porque quando se retira o encéfalo do crânio, normalmente rompe-se a haste que a prende ao hipotálamo. Verifique como o aqueduto do mesencéfalo, inferiormente, desemboca em um espaço colocado posteriormente à ponte e ao bulbo: é o **IV ventrículo**, que tem comunicação com o espaço subaracnoideo. Sabendo onde é produzido o líquor e que ele circula nos ventrículos e espaço subaracnoideo a Figura 5.39 passa a ter significado para você. Examine-a atentamente. A circulação do líquor envolve problemas mais complexos, mas este não é o momento de esclarecê-los.

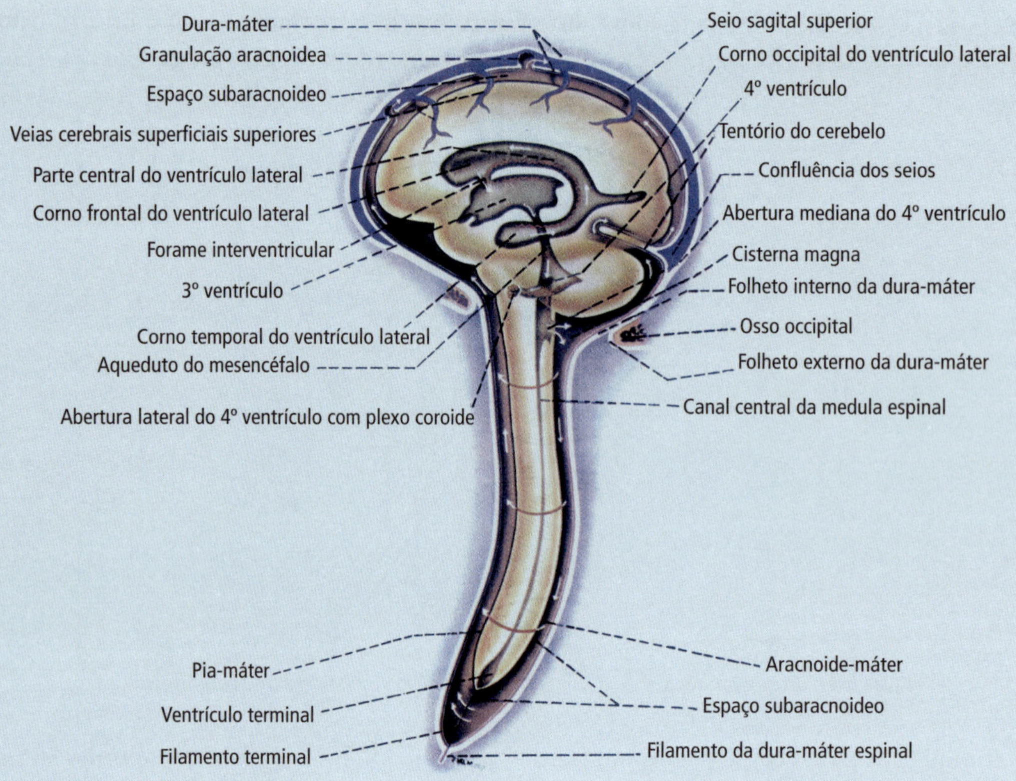

Figura 5.39 Ventrículos encefálicos, suas comunicações e circulação do líquido cerebrospinal (esquemático).

☐ Examine agora um corte frontal ou transversal do cérebro. Verifique, comparando com as Figuras 5.26A e 5.26B, que na superfície há uma faixa de coloração mais escura, enquanto a maior parte da peça é de cor esbranquiçada. A camada periférica, mais escura, é **substância cinzenta**, o **córtex cerebral**, e o restante é **substância branca**.

De que está constituída a substância cinzenta? E a substância branca? Na mesa neutra há peças coradas especialmente para demonstrar a presença destas substâncias. Observe-as. Nas Figuras 5.26A e 5.26B note que, imersas na substância branca, apresentam-se áreas bem delimitadas e mais escuras, constituídas também de substância cinzenta, mas que não correspondem ao córtex cerebral. Estas áreas são denominadas **núcleos da base do cérebro**. Como se define um núcleo do SNC? Outros núcleos existem no cérebro, tronco encefálico (núcleos dos nervos cranianos, por exemplo), cerebelo e na medula. Se você examinar um corte frontal de cerebelo identificará também um **córtex cerebelar** envolvendo o órgão, substância branca, situada internamente, e núcleos. Compare com a Figura 5.51.

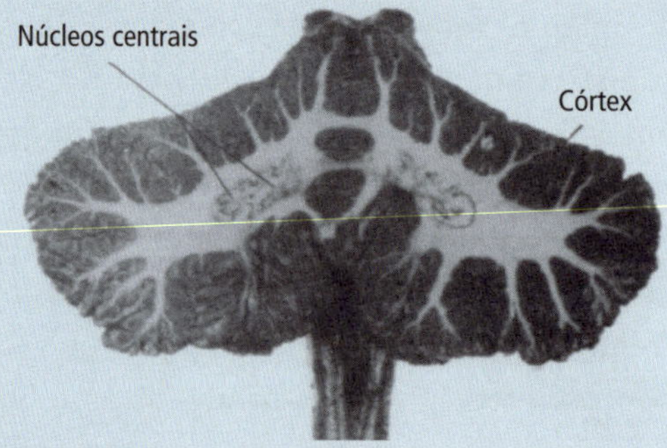

Figura 5.51 Corte horizontal do cerebelo.

Se a mesma observação for feita num corte transversal de medula o achado é inverso, isto é, neste segmento do SNC a substância cinzenta, mais escura, aparece por dentro, e a substância branca por fora. A Figura 5.13 demonstra o fato.

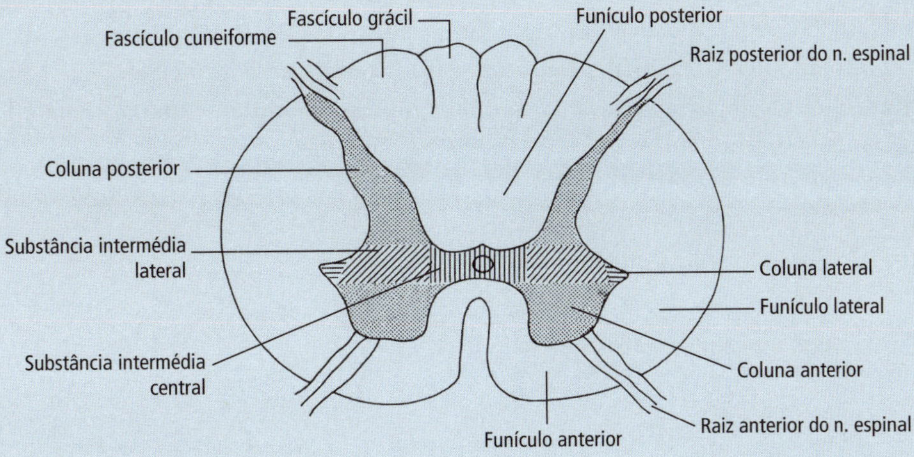

Figura 5.13 Seção transversal medula espinal.

Esta mesma disposição invertida, com relação ao cérebro e cerebelo, é encontrada no tronco encefálico.

☐ Volte à peça de tronco encefálico. Repare que, eventualmente, de vários pontos, emergem grupos de fibras nervosas: são **nervos cranianos**. Faça uma revisão: quantos são os nervos cranianos? Quantos se originam do tronco encefálico? Quais são eles? Na mesa neutra há peças especiais para demonstrar a emergência dos nervos cranianos no SNC e outras onde pode ser identificado o nervo **vago**. Este último é de grande importância pois inerva as vísceras torácicas e a maioria das abdominais (Figura 5.42).

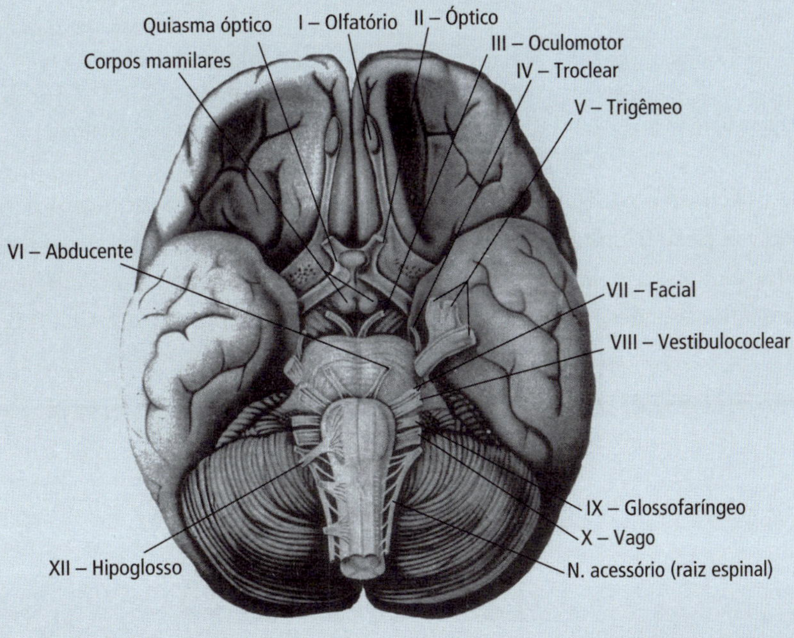

Figura 5.42 Encéfalo visto inferiormente (reproduzida de Machado ABM. *Neuroanatomia funcional*, 2005).

□ Antes de examinar a peça seguinte responda a estas perguntas básicas: como se formam os nervos espinhais? Como se distribuem? Examine agora o cadáver em que a coluna vertebral foi aberta posteriormente para deixar à mostra a medula ***in situ***. Note a forma cilindroide da medula e como ela se afila em direção caudal. Observe a Figura 5.14 e identifique na peça as **raízes dorsais** dos nervos espinhais originando-se da medula. Nesta peça não é possível ver o gânglio sensitivo da raiz dorsal nem a fusão das raízes ventral e dorsal para formar o nervo espinhal. Note os envoltórios da medula, principalmente a dura-máter. Em outro cadáver foi dissecado um plexo nervoso típico: o **plexo braquial**. Compare com a Figura 5.44.

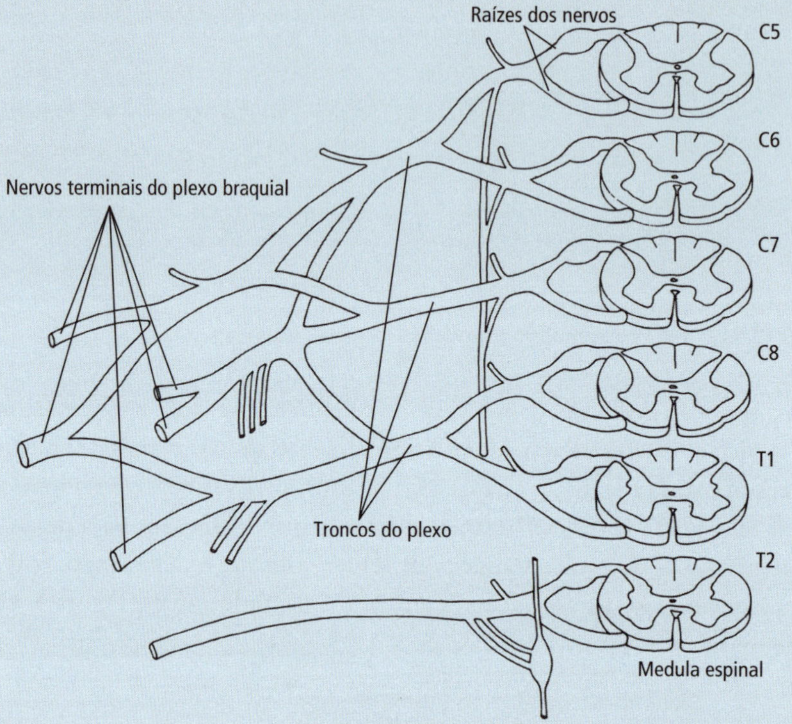

Figura 5.44 Plexo braquial (esquemático). O nervo T2 não faz parte do plexo.

Toque na peça. Observe como grossos troncos nervosos se intercomunicam formando o plexo do qual resultam **nervos periféricos**. Acompanhe alguns destes nervos e veja como eles dão ramos que se distribuem aos músculos e à pele. A maioria das fibras nervosas dos ramos cutâneos é sensitiva. Nos ramos musculares a maioria das fibras é motora. Repare bem o aspecto e a forma dos nervos periféricos.

6 Divisão do Sistema Nervoso – Aspectos Gerais

Objetivos específicos

Após o estudo deste capítulo o aluno deverá ser capaz de:

1. Conceituar sistema nervoso autônomo, tendo em vista suas funções e sua relação com a vida vegetativa.
2. Citar as características gerais do sistema nervoso visceral aferente.
3. Citar as diferenças entre sistema nervoso eferente somático e eferente visceral.
4. Descrever a organização geral do sistema nervoso autônomo.
5. Citar as diferenças entre o sistema nervoso simpático e o parassimpático, dos pontos de vista anatômico, fisiológico e farmacológico.
6. Definir síndrome de emergência de Cannon.
7. Citar as manifestações que ocorrem na síndrome de emergência de Cannon.
8. Citar as ações do sistema nervoso simpático e parassimpático sobre íris, glândula lacrimal, glândulas salivares, glândulas sudoríparas, coração, brônquios, tubo digestivo, bexiga, genitais masculinos, glândula suprarrenal, vasos sanguíneos do tronco e das extremidades.

Conceito

Do ponto de vista funcional, pode-se dividir o sistema nervoso (SN) em SN somático e SN visceral. O SN somático é também denominado "SN da vida de relação", ou seja, aquele que relaciona o organismo com o meio externo. Para isso, a parte **aferente** do SN somático conduz aos centros nervosos impulsos originados nos receptores periféricos, informando a esses centros sobre o que se passa no meio externo. Em contrapartida, a parte eferente do SN somático leva impulsos dos centros nervosos até os músculos esqueléticos, produzindo ações motoras variadas, permitindo estabelecer maiores relações com o meio externo. O SN visceral ou SN da vida vegetativa relaciona-se com a inervação das estruturas viscerais e é muito importante para a integração da atividade das vísceras na manutenção da constância do meio interno **(homeostase)**. Da mesma forma que acontece com o SN somático, distinguem-se no SN visceral uma parte aferente e outra eferente. O componente aferente conduz os impulsos nervosos originados em receptores das vísceras **(viscerorreceptores)** até as áreas específicas da parte central do sistema nervoso. O componente eferente leva impulsos dos centros nervosos até as estruturas viscerais, terminando, pois, nas glândulas, no músculo liso ou músculo cardíaco. Por definição, denomina-se "divisão autônoma" apenas o componente eferente do SN visceral. Com base em critérios que serão estudados a seguir, o SN autônomo divide-se em **simpático** e **parassimpático**, de tal modo que temos a seguinte divisão:

- SN visceral
  - Aferente
  - Eferente = SN autônomo
    - Simpático
    - Parassimpático

Essa divisão, que adotamos por razões didáticas, baseia-se no conceito inicial de Langley, segundo o qual a divisão autônoma é um sistema exclusivamente eferente. Contudo, alguns autores adotam o conceito mais amplo incluindo na divisão autônoma fibras aferentes viscerais.

Embora a divisão autônoma tenha partes tanto no sistema nervoso central (SNC) como no periférico, neste capítulo daremos ênfase apenas à porção periférica desse sistema. Antes de estudarmos a divisão autônoma, faremos algumas considerações sobre o SN visceral aferente.

Sistema nervoso visceral aferente

As fibras viscerais aferentes conduzem impulsos nervosos originados nos receptores situados nas vísceras (viscerorreceptores). Em geral, essas fibras integram nervos predominantemente viscerais, juntamente com as fibras da divisão autônoma.

Os impulsos nervosos aferentes viscerais, antes de penetrar no SNC, passam por gânglios sensitivos. No caso dos impulsos que penetram pelos nervos espinais, esses gânglios são os gânglios sensitivos, não havendo, pois, gânglios distintos para as fibras viscerais e somáticas.

Ao contrário das fibras que se originam nos receptores somáticos, grande parte das fibras viscerais conduz impulsos que não se tornam conscientes. Por exemplo, continuamente estão chegando ao nosso SNC impulsos que informam sobre a pressão arterial e a pressão de O_2 do sangue, sem que nós, entretanto, possamos percebê-los. São, pois, impulsos aferentes inconscientes, importantes para a realização de vários reflexos viscerais ou viscerossomáticos relacionados, no exemplo citado, com o controle da pressão arterial ou da pressão de O_2 do sangue. Existem alguns viscerorreceptores especializados para detectar esse tipo de estímulo; os mais conhecidos são os do **seio carotídeo** e do **glomo carótico**, situados próximo à bifurcação da artéria carótida comum. Os viscerorreceptores situados no seio carotídeo são sensíveis às variações da pressão arterial e os do glomo carótico, às variações na taxa de O_2 do sangue. Impulsos neles originados são levados ao SNC pelo nervo glossofaríngeo. Contudo, muitos impulsos viscerais tornam-se conscientes manifestando-se sob a forma de sensações de sede, fome, plenitude gástrica ou em condições patológicas de dor.

A sensibilidade visceral difere da somática principalmente por ser mais difusa, não permitindo uma localização precisa. Assim, pode-se dizer que dói a extremidade do dedo mínimo, mas não se pode dizer que dói a 1ª ou 2ª alça intestinal. Por outro lado, os estímulos que produzem a dor somática são diferentes dos que produzem a dor visceral. A secção da pele é dolorosa, mas a secção de uma víscera não causa dor. A distensão de uma víscera, como uma alça intestinal, é muito dolorosa, o que não acontece com a pele. Considerando-se que a dor é um sinal de alarme, estímulo adequado para provocar dor em uma região é aquele que mais usualmente é capaz de lesar essa região.

Diferenças entre o sistema nervoso somático eferente e o sisterma nervoso visceral eferente ou autônomo

Os impulsos nervosos que seguem pelo SN somático eferente terminam no **músculo estriado esquelético**, ao passo que os que seguem pelo SN autônomo terminam no **músculo estriado cardíaco**, no **músculo liso** ou nas **glândulas**. Assim, o SN eferente somático pode ser voluntário, e o SN autônomo é sempre involuntário. Do ponto de vista anatômico, uma diferença muito importante diz respeito ao número de neurônios que ligam o SNC (medula espinal ou tronco encefálico) ao órgão efetuador (músculo ou glândula). Esse número no SN somático é de apenas um neurônio, o **neurônio motor somático** (Figura 6.1), cujo corpo, na medula espinal, localiza-se na coluna anterior, saindo o axônio pela raiz anterior e terminando em placas motoras nos músculos estriados esqueléticos. Já no SN autônomo, há dois neurônios unindo o SNC ao órgão efetuador. Um deles tem o corpo no interior do SNC (medula espinal ou tronco encefálico), o outro tem o corpo localizado no SN periférico. Corpos de neurônios situados fora do SNC tendem a se agrupar formando dilatações denominadas **gânglios**. Assim os neurônios do SN autônomo, cujos corpos estão situados fora do SNC localizam-se em gânglios e são denominados **neurônios pós-ganglionares** (melhor seria talvez a denominação "neurônios ganglionares"); aqueles que têm seus corpos no interior do SNC são denominados **neurônios pré-ganglionares** (Figura 6.2). Convém lembrar ainda que, no SN somático eferente, as fibras terminam em estruturas denominadas "placas motoras" que não existem na terminação das fibras do SN autônomo.

Na **apendicite aguda**, podemos observar a diferença no padrão de dor exibido pelo paciente, em que inicialmente ela se concentra na região periumbilical (irritação do **peritônio visceral** – dor visceral, difusa, mal localizada) com migração posterior para a fossa ilíaca direita (irritação do **peritônio parietal** – dor somática, bem localizada).

Organização geral do sistema nervoso autônomo

Neurônios pré e pós-ganglionares são os elementos fundamentais da organização da parte periférica do SN autônomo. Os corpos dos neurônios pré-ganglionares localizam-se na medula espinal e no tronco encefálico. No tronco encefálico, eles se agrupam formando os núcleos de origem de alguns nervos cranianos como o nervo vago. Na medula espinal, eles estão presentes do 1º ao 12º segmentos torácicos (T1 até T12), nos dois primeiros segmentos lombares (L1 e L2) e nos segmentos S2, S3 e S4 da parte sacral da medula espinal.

Na porção toracolombar (T1 até L2), os neurônios pré-ganglionares se agrupam formando uma coluna muito evidente denominada **coluna lateral** situada entre as colunas anterior e posterior da substância cinzenta (Figura 5.15 do Capítulo 5 – Sistema Nervoso). O axônio do neurônio pré-ganglionar, envolvido pela bainha de mielina e a bainha de neurilema, constitui a chamada **fibra pré-ganglionar**, assim denominada por estar situada antes de um gânglio, onde termina fazendo sinapse com o neurônio pós-ganglionar.

Os corpos dos neurônios pós-ganglionares estão situados nos gânglios do SN autônomo, onde são envolvidos por um tipo especial de células neurogliais denominadas "anfícitos". São **neurônios multipolares**, no que se diferenciam dos neurônios sensitivos, também localizados em gânglios, pois estes são **pseudounipolares**. O axônio do neurônio pós-ganglionar envolvido apenas pela bainha de neurilema constitui a **fibra pós-ganglionar**. Portanto, a fibra pós-ganglionar se diferencia histologicamente da pré-ganglionar por ser amielínica com neurilema (fibra de Remak). As fibras pós-ganglionares terminam nas vísceras em contato com glândulas, músculo liso ou músculo cardíaco.

Convém lembrar que existem áreas no telencéfalo e no diencéfalo que regulam as funções viscerais; as mais importantes são o **hipotálamo** e o assim denominado **sistema límbico**. Essas áreas estão relacionadas também com certos tipos de comportamento, como já foi dito, especialmente com o comportamento emocional. Impulsos nervosos nelas originados são levados por fibras especiais que terminam fazendo sinapse com os neurônios pré-ganglionares do tronco encefálico e da medula espinal. Por esse mecanismo o SNC influencia o funcionamento das vísceras. A existência dessas conexões entre as áreas cerebrais relacionadas com o comportamento emocional e com os neurônios pré-ganglionares do SN autônomo ajuda a entender as alterações do funcionamento visceral que, frequentemente, acompanham os graves distúrbios emocionais.

Diferenças entre o sistema nervoso simpático e o parassimpático

De acordo com Langley, o SN autônomo se divide em duas partes – SN simpático e SN parassimpático –, que se distinguem segundo critérios anatômicos, farmacológicos e fisiológicos.

Diferenças anatômicas (Figura 6.2)

a) **Posição dos neurônios pré-ganglionares:** no SN simpático, os neurônios pré-ganglionares localizam-se nas partes torácica e lombar da medula espinal (entre T1 e L2). Diz-se, pois, que o SN simpático é toracolombar. No SN parassimpático, eles se localizam no tronco encefálico (portanto, dentro do crânio) e na parte sacral (S2, S3, S4). Diz-se que o SN parassimpático é craniossacral.

b) **Posição dos neurônios pós-ganglionares:** no SN simpático, os neurônios pós-ganglionares localizam-se longe das vísceras e próximo da coluna vertebral. Formam os gânglios paravertebrais e pré-vertebrais que serão estudados no Capítulo 7 – Divisão Autônoma do Sistema Nervoso. No SN parassimpático, os neurônios pós-ganglionares localizam-se próximo ou no interior das vísceras. Como exemplo, há as células ganglionares dos plexos submucoso (de Meissner) e mioentérico (de Auerbach) situados na parede do tubo digestório.

c) **Comprimento das fibras pré e pós-ganglionares:** em consequência da posição dos gânglios, o tamanho das fibras pré e pós-ganglionares é diferente nos dois sistemas. Assim, no SN simpático, a fibra pré-ganglionar é curta e a pós-ganglionar é longa. Já no SN parassimpático, se dá o contrário, a fibra pré-ganglionar é longa e a pós-ganglionar, curta (Figura 6.1).

d) **Ultraestrutura da fibra pós-ganglionar:** a presença de vesículas sinápticas granulares pequenas é uma característica das fibras pós-gaglionares simpáticas; nas parassimpáticas, predominam as vesículas sinápticas agranulares. No SN periférico, as vesículas granulares pequenas contêm noradrenalina e a maioria das vesículas agranulares contém acetilcolina. Essa diferença é especialmente relevante para a interpretação das diferenças farmacológicas entre fibras pós-gaglionares simpáticas e parassimpáticas.

Diferenças farmacológicas entre o sistema nervoso simpático e parassimpático – neurotransmissores

As diferenças farmacológicas dizem respeito à ação de drogas. Quando injetamos em um animal certas drogas, como **adrenalina** e **noradrenalina**, obtemos efeitos (aumento da pressão arterial, do ritmo cardíaco etc.) que se assemelham aos obtidos por ação do SN simpático. Essas drogas que imitam a ação do SN simpático são denominadas **simpaticomiméticas**. Existem também drogas, como a **acetilcolina**, que imitam as ações do parassimpático e são denominadas **parassimpaticomiméticas**. A descoberta dos neurotransmissores veio explicar o modo de ação e as diferenças existentes entre esses dois tipos de drogas. Sabemos hoje que a ação da fibra nervosa sobre o efetuador (músculo ou glândula) se faz por liberação de um neurotransmissor, dos quais os mais importantes são a **acetilcolina** e a **noradrenalina**. As fibras nervosas que liberam a acetilcolina denominam-se **colinérgicas** e as que liberam noradrenalina, **adrenérgicas**. A rigor, essas últimas deveriam se designar como "noradrenérgicas", mas inicialmente pensou-se que o principal mediador seria a adrenalina, e o termo "adrenérgico" tornou-se clássico. Hoje sabemos que, nos mamíferos, é a noradrenalina, e não a adrenalina, o principal neurotransmissor nas fibras adrenérgicas. De modo geral, as ações dessas duas substâncias são bastante semelhantes, mas existem diferenças importantes que serão vistas nas disciplinas de Farmacologia e de Fisiologia.

Os sistemas simpático e parassimpático diferem no que se refere à disposição das fibras adrenérgicas e colinérgicas. As fibras pré-ganglionares, tanto simpáticas como parassimpáticas, e as fibras pós-ganglionares parassimpáticas são colinérgicas. Contudo, a grande maioria das fibras pós-ganglionares do sistema simpático é adrenérgica. Fazem exceção as fibras que inervam as glândulas sudoríferas e os vasos dos músculos estriados esqueléticos que, apesar de simpáticas, são colinérgicas.

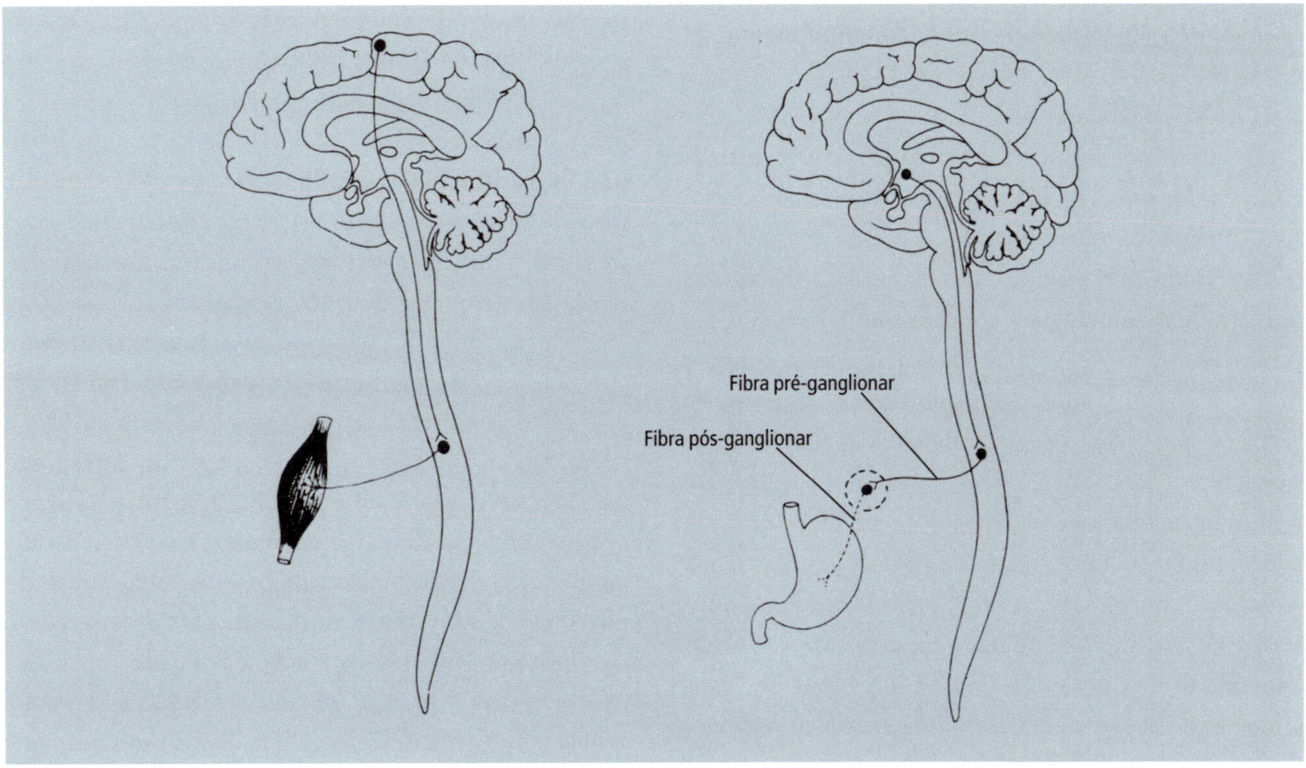

Figura 6.1 Diferenças entre o SN somático eferente (lado esquerdo) e o SN visceral eferente (lado direito).

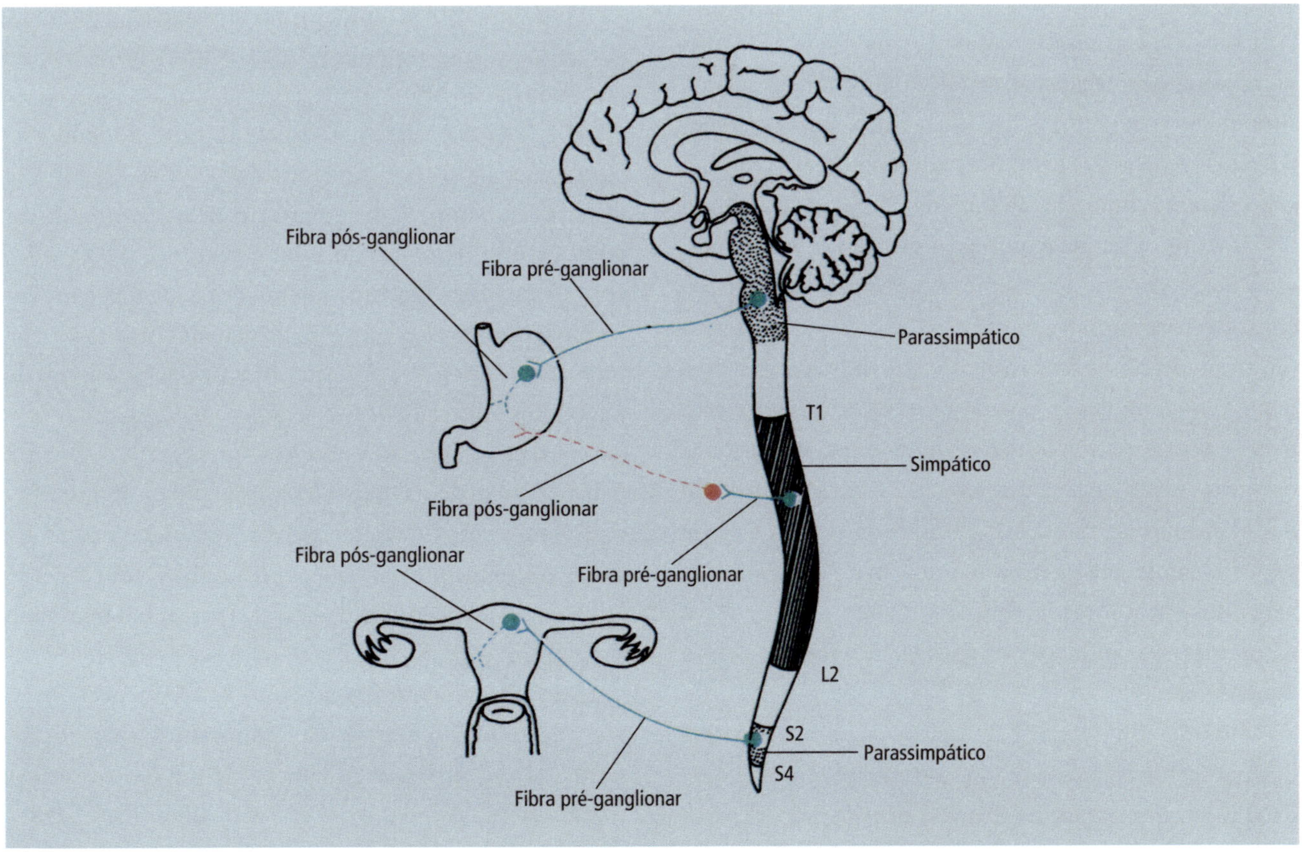

Figura 6.2 Diferenças entre os sistemas simpático e parassimpático. Fibras adrenérgicas em vermelho e colinérgicas em verde.

Diferenças fisiológicas entre o sistema nervoso simpático e o parassimpático

De modo geral, o sistema simpático tem ação antagônica à do parassimpático em um determinado órgão. Essa afirmação, entretanto, não é válida em todos os casos. Assim, por exemplo, nas glândulas salivares, os dois sistemas aumentam a secreção, embora a secreção produzida por ação parassimpática seja mais fluida e muito mais abundante. Além do mais, é importante acentuar que os dois sistemas, apesar de, na maioria dos casos, terem ações antagônicas, colaboram e trabalham harmonicamente na coordenação da atividade visceral, adequando o funcionamento de cada órgão às diversas situações a que é submetido o organismo. A ação do simpático e do parassimpático em determinado órgão depende do modo de terminação das fibras pós-ganglionares de cada uma dessas divisões do SN autônomo, dentro do órgão. Técnicas modernas de microscopia eletrônica e histoquímica têm contribuído para esclarecer este ponto.

Essas técnicas confirmaram a ideia clássica de que, na maioria dos órgãos, a inervação autônoma é mista, simpática e parassimpática. Entretanto, alguns órgãos têm inervação puramente simpática, como as glândulas sudoríferas, os músculos eretores do pelo e o corpo pineal de vários animais. Na maioria das glândulas endócrinas, as células secretoras não são inervadas, uma vez que seu controle é hormonal, e, nesse caso, existe apenas inervação simpática vascular. Em algumas glândulas exócrinas, como nas glândulas lacrimais, a inervação parenquimatosa é parassimpática, limitando-se o simpático a inervar os vasos. Acreditava-se que esse era o padrão também nas glândulas salivares, mas estudos de fins da década de 1980 mostram que, na maioria das glândulas salivares dos mamíferos, o simpático, além de inervar os vasos, inerva as unidades secretoras, juntamente com o parassimpático.

Uma das diferenças fisiológicas entre o simpático e o parassimpático é que este tem ações sempre localizadas em um órgão ou setor do organismo, ao passo que as ações do simpático, embora possam ser também localizadas, tendem a ser difusas, atingindo vários órgãos. A base anatômica dessa diferença reside no fato de os gânglios do parassimpático, estando próximos das vísceras, determinarem que o território de distribuição das fibras pós-ganglionares seja necessariamente restrito. Além do mais, no sistema parassimpático, uma fibra pré-ganglionar faz sinapse com um número relativamente pequeno de fibras pós-ganglionares. Já no sistema simpático, os gânglios estão longe das vísceras e uma fibra pré-ganglionar faz sinapse com um grande número de fibras pós-ganglionares que se distribuem a territórios consideravelmente maiores. Em determinadas circunstâncias, todo o sistema simpático é ativado produzindo uma **descarga em massa**, na qual a medula da glândula suprarrenal é também ativada, lançando no sangue a adrenalina que age em todo o organismo. Configura-se, assim, uma **reação de alarme** que ocorre em certas manifestações emocionais e situações de emergência (**síndrome de emergência de Cannon**), em que o indivíduo deve estar preparado para lutar ou fugir (*to fight or to flight*, segundo Cannon).

Pode-se lembrar, ainda, que, nos órgãos genitais, o parassimpático é responsável pelo fenômeno da ereção e o simpático, pela ejaculação. Verifica-se, assim, que as ações dos dois sistemas são complexas, podendo ser para o mesmo sistema, diferentes nos vários órgãos. Por exemplo, o simpático que ativa o movimento cardíaco inibe o movimento do tubo digestório. No Quadro 6.1, estão sintetizados os efeitos dos sistemas simpático e parassimpático sobre os principais órgãos por eles inervados. Sabendo-se que as fibras pós-ganglionares do parassimpático são colinérgicas e as do simpático, com raras exceções, são adrenérgicas, o estudo do Quadro 6.1 dá uma ideia das ações da acetilcolina e da noradrenalina nos vários órgãos. Convém lembrar, entretanto, que existem muitas variações entre as diferentes espécies animais, o que significa dizer que o assunto é bem mais complexo.

Ao se examinar a íris do paciente, é possível observar a ação do SN **simpático** e **parassimpático** por intermédio da **midríase** (dilatação da pupila) ou **miose** (contração da pupila) a depender da quantidade de luz disponível no ambiente.

Quadro 6.1 – Funções dos nervos simpático e parassimpático em alguns órgãos

Órgãos	Simpático	Parassimpático
Íris	Dilatação da pupila (midríase)	Constrição da pupila (miose)
Glândula lacrimal	Vasoconstrição; pouco efeito sobre a secreção	Secreção abundante
Glândulas salivares	Vasoconstrição; secreção viscosa e pouco abundante	Vasodilatação; secreção fluida e abundante
Glândulas sudoríferas	Secreção copiosa (fibras colinérgicas)	Inervação ausente
Músculos eretores dos pelos	Ereção dos pelos	Inervação ausente
Coração	Aceleração do ritmo cardíaco (taquicardia); dilatação das coronárias	Diminuição do ritmo cardíaco (bradicardia); dilatação das coronárias
Brônquios	Dilatação	Constrição
Tubo digestório	Diminuição do peristaltismo e fechamento dos esfíncteres	Aumento do peristaltismo e abertura dos esfíncteres
Bexiga urinária	Pouca ou nenhuma ação	Contração da parede
Genitais masculinos	Vasoconstrição; ejaculação	Vasodilatação; ereção
Glândula suprarrenal	Secreção de adrenalina (através de fibras pré-ganglionares)	Nenhuma ação
Glândula pineal	Veicula a ação inibidora da luz ambiente	Ação desconhecida
Vasos sanguíneos do tronco e das extremidades	Vasoconstrição	Nenhuma ação; inervação possivelmente ausente

7 Divisão Autônoma do Sistema Nervoso – Anatomia do Simpático, do Parassimpático e dos Plexos Viscerais

Objetivos específicos

Após o estudo deste capítulo o aluno deverá ser capaz de:

1. Citar as principais formações anatômicas do sistema nervoso simpático e a localização topográfica das mesmas.
2. Citar a localização dos neurônios pré-ganglionares do sistema nervoso simpático.
3. Descrever o trajeto e citar o destino das fibras pré-ganglionares do sistema nervoso simpático.
4. Citar a localização dos neurônios pós-ganglionares do sistema nervoso simpático.
5. Descrever o trajeto e citar o destino das fibras pós-ganglionares do sistema nervoso simpático.
6. Citar os nervos cranianos que possuem fibras eferentes parassimpáticas e as estruturas que inervam.
7. Citar os gânglios associados à porção craniana do sistema nervoso parassimpático.
8. Citar a localização dos neurônios pré-ganglionares da parte craniana do sistema nervoso parassimpático.
9. Relacionar a localização dos neurônios pré-ganglionares da parte craniana do sistema nervoso parassimpático com o nervo craniano, gânglio parassimpático e órgão inervado.
10. Citar a localização dos neurônios pré-ganglionares da parte sacral do sistema nervoso parassimpático.
11. Citar as formações anatômicas da parte do sistema nervoso parassimpático.
12. Conceituar plexos viscerais.
13. Citar os plexos viscerais da cavidade torácica.
14. Descrever a inervação autônoma do coração.
15. Citar os plexos viscerais da cavidade abdominal e sua localização.
16. Citar os plexos viscerais secundários.
17. Citar os plexos viscerais da cavidade pélvica.
18. Descrever a inervação da bexiga.
19. Identificar em peças preparadas (no homem e no cão) o tronco simpático, nervos esplâncnicos e gânglios pré-vertebrais.
20. Identificar em peças preparadas (no homem e no cão) o nervo vago e as vísceras por ele inervadas.
21. Identificar em hemicabeças as glândulas lacrimal, submandibular, sublingual e parótida e sua inervação.
22. Identificar em hemicabeças os gânglios ciliar, ptérigopalatino, ótico e submandibular.
23. Identificar em peças preparadas os nervos esplâncnicos pélvicos, os plexos viscerais e os nervos cardíacos cervicais.

No capítulo anterior, estudamos alguns aspectos gerais da organização do SN autônomo acentuando as diferenças entre SN simpático e parassimpático. Apresentamos, assim, os elementos necessários para um estudo da topografia e organização anatômica do componente simpático e parassimpático deste sistema, assim como de seus plexos viscerais. Esse estudo será feito de maneira sucinta sem dar ênfase às inúmeras variações existentes.

Parte simpática

Aspectos anatômicos

Antes de analisarmos o trajeto das fibras pré e pós-ganglionares da parte simpática, faremos um estudo de suas principais formações anatômicas.

Tronco simpático (Figura 7.1)

A principal formação anatômica da parte simpática é o **tronco simpático** formado por uma cadeia de gânglios unidos por **ramos interganglionares**.

Cada tronco simpático estende-se, de cada lado, da base do crânio até o cóccix, onde termina unindo-se com o do lado oposto. Os gânglios do tronco simpático dispõem-se de cada lado da coluna vertebral em toda sua extensão e são denominados **gânglios paravertebrais**. Na porção cervical do tronco simpático, há classicamente três gânglios: **cervical superior**; **cervical médio**; e **cervical inferior**. O gânglio cervical aproximar palavras em vários animais domésticos e, frequentemente, não é observado no homem. Usualmente, o gânglio cervical inferior está fundido com o primeiro torácico formando o **gânglio cervicotorácico** ou **estrelado**. O número de gânglios da porção torácica do tronco simpático é usualmente menor (10 a 12) do que dos nervos espinais torácicos, pois pode haver fusão de gânglios vizinhos. Na porção lombar, há de três a cinco gânglios; na sacral, de quatro a cinco; e, na coccígea, apenas um gânglio, o **gânglio ímpar**, para o qual convergem e no qual terminam os dois troncos simpáticos.

Lesões do gânglio estrelado podem ser evidenciados, ao exame físico, na **síndrome de Horner**, caracterizada por **ptose** (queda da pálpebra superior), **miose** (contração da pupila) e **anidrose facial** (falta de produção de suor em parte do rosto).

Nervos esplâncnicos e gânglios pré-vertebrais (Figura 7.1)

Da porção torácica e do tronco simpático, originam-se, a partir de T5, os chamados **nervos esplâncnicos, maior**, **menor** e **imo**, os quais têm trajeto descendente, atravessam o diafragma e penetram na cavidade abdominal, onde terminam nos assim denominados "gânglios pré-vertebrais". Estes se localizam anteriormente à coluna vertebral e à parte abdominal da aorta, em geral próximo à origem dos ramos abdominais dessa artéria dos quais recebem o nome. Assim, existem: dois **gânglios celíacos**, direito e esquerdo, situados na origem do tronco celíaco; dois **gânglios aorticorrenais**, na origem das artérias renais; um **gânglio mesentérico superior** e outro **mesentérico inferior**, próximo à origem das artérias do mesmo nome. Os nervos esplâncnicos maior e menor terminam, respectivamente, nos gânglios celíaco e aorticorrenal. Como será visto, apesar de os nervos esplâncnicos se originarem aparentemente de gânglios paravertebrais, eles são constituídos por fibras pré-ganglionares, além de um número considerável de fibras aferentes viscerais.

Ramos comunicantes (Figuras 7.2 e 7.3)

Unindo o tronco simpático aos nervos espinais, existem filetes nervosos denominados "ramos comunicantes", que são de dois tipos – **ramos comunicantes brancos** e **ramos comunicantes cinzentos**. Como será visto mais adiante, os ramos comunicantes brancos, na realidade, ligam a medula espinal ao tronco simpático e são constituídos de fibras pré-ganglionares, além de fibras viscerais aferentes. Já os ramos comunicantes cinzentos são constituídos de fibras pós-ganglionares que, sendo amielínicas, conferem uma coloração ligeiramente mais escura, o que pode ser observado principalmente em preparações não fixadas. Como os neurônios pré-ganglionares simpáticos só existem nos segmentos medulares de T1 a L2, as fibras pré-ganglionares emergem somente desses níveis, o que explica a existência de ramos comunicantes brancos apenas nas regiões torácica e lombar alta. Já os ramos comunicantes cinzentos ligam o tronco simpático a todos os nervos espinais. Como o número de gânglios do tronco simpático é frequentemente menor

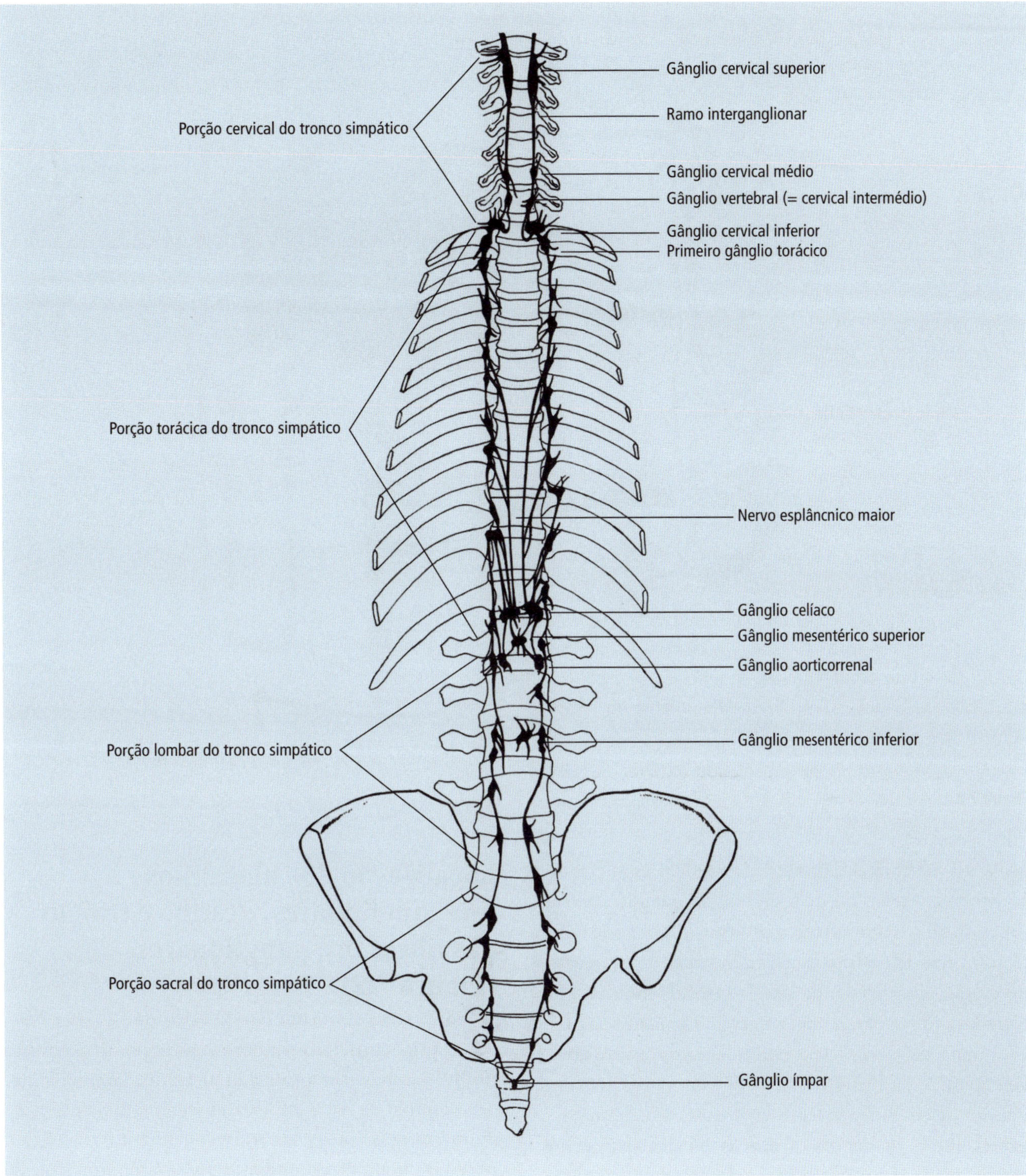

Figura 7.1 Tronco simpático.

que o número de nervos espinais, de um gânglio pode emergir mais de um ramo comunicante cinzento como ocorre na região cervical, onde existem três gânglios para oito nervos cervicais.

Filetes vasculares e nervos cardíacos (Figura 7.3)

Do tronco simpático e, especialmente, dos gânglios pré-vertebrais, saem pequenos filetes nervosos que se

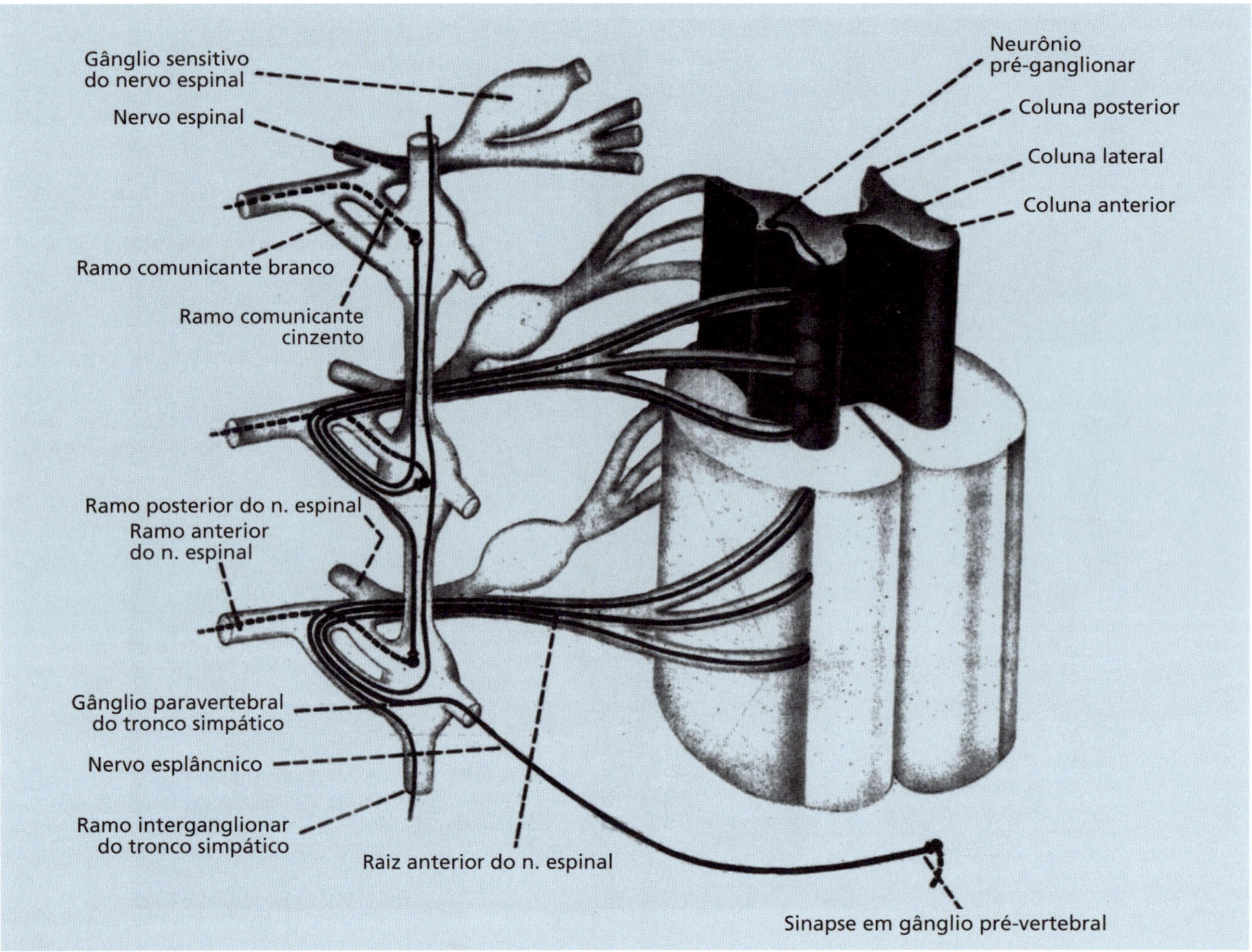

Figura 7.2 Alternativas de trajeto das fibras pré-ganglionares simpáticas. As fibras pós-ganglionares estão representadas pelas linhas interrompidas.

acolam à adventícia das artérias e seguem com elas até às vísceras. Assim, do polo cranial do gânglio cervical superior, sai o **nervo carótico interno**, que se pode ramificar formando o **plexo carótico interno**, e que penetra no crânio, nas paredes da artéria carótida interna. Dos gânglios pré-vertebrais, filetes nervosos acolam-se à parte abdominal da aorta e a seus ramos. Do tronco simpático, emergem ainda filetes nervosos que chegam às vísceras por um trajeto independente das artérias. Entre estes, há, por exemplo, os **nervos cardíacos cervicais superior**, **médio** e **inferior**, que se destacam dos gânglios cervicais correspondentes, dirigindo-se ao coração.

A seguir, estudaremos como se localizam, nesses elementos anatômicos, os dois neurônios característicos do SN autônomo, ou seja, os neurônios pré e pós-ganglionar, com as respectivas fibras pré e pós-ganglionares.

Localização dos neurônios pré-ganglionares, destino e trajeto das fibras pré-ganglionares (Figura 7.2)

Vimos, no Capítulo 6 – Divisão do Sistema Nervoso, que, na divisão simpática, o corpo do neurônio pré-ganglionar está localizado na coluna lateral da medula espinal de T1 a L2. Daí, saem as fibras pré-ganglionares pelas raízes anteriores, ganham o tronco do nervo espinal correspondente e seu ramo anterior, de onde passam ao tronco simpático pelos ramos comunicantes brancos. Essas fibras terminam fazendo sinapse com os neurônios pós-ganglionares que podem estar em três posições:

a) Em um gânglio paravertebral situado no mesmo nível de onde a fibra saiu pelo ramo comunicante branco.

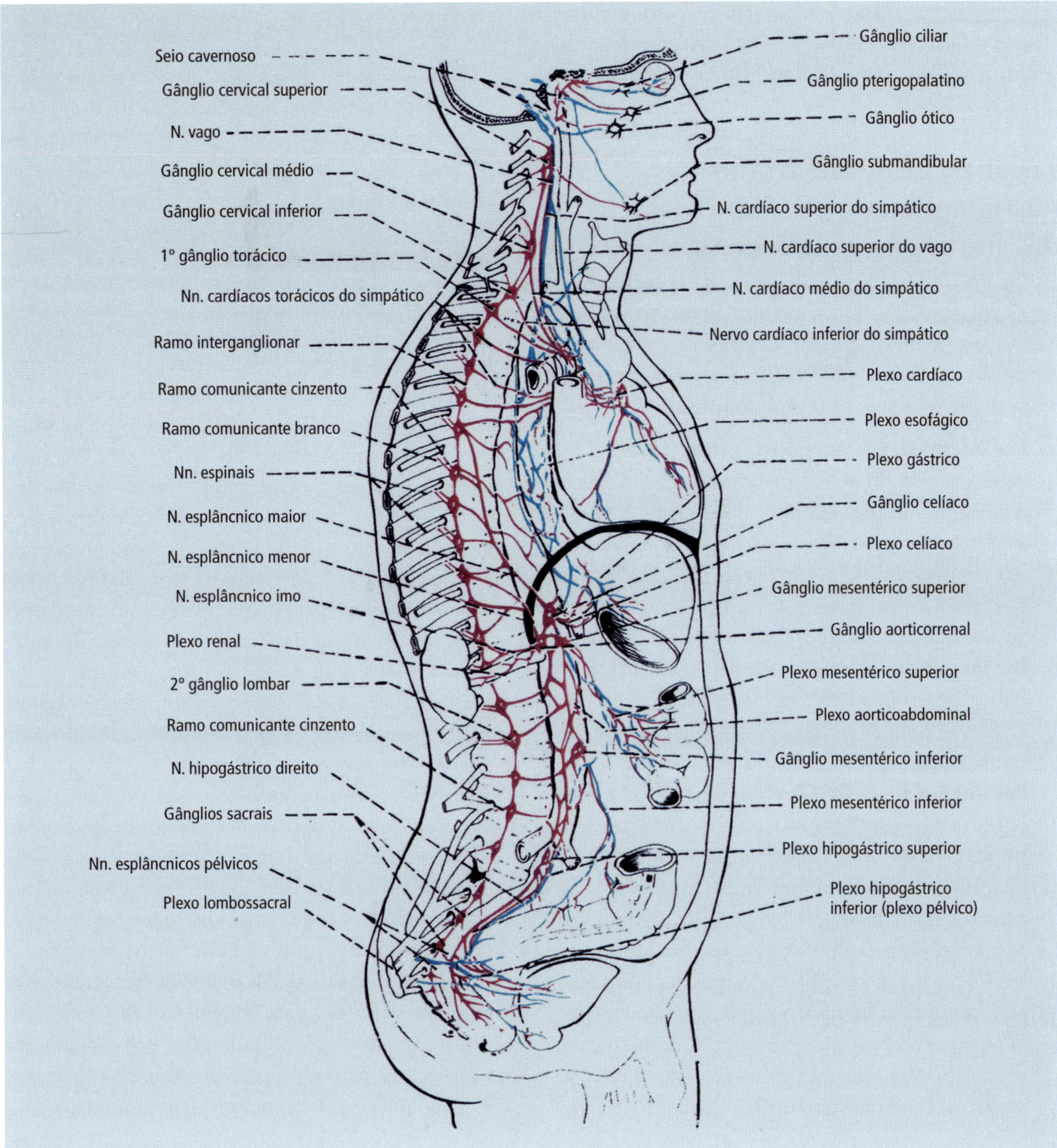

Figura 7.3 Esquema do simpático (em vermelho) e do parassimpático (em azul) (modificada de Netter).

b) Em um gânglio paravertebral situado acima ou abaixo desse nível e, nesse caso, a fibra pré-ganglionar chega ao gânglio pelos ramos interganglionares, que são formados por um grande número dessas fibras. Por esse trajeto, ou seja, no interior do próprio tronco simpático, as fibras pré-ganglionares chegam em gânglios situados acima de T1 ou abaixo de L2, ou seja, em níveis onde já não emergem fibras pré-ganglionares simpáticas da medula espinal.

c) Em um gânglio pré-vertebral onde a fibra pré-ganglionar chega por um nervo esplâncnico que, assim, poderia ser considerado como verdadeiro "ramo comunicante branco" muito longo. É fácil verificar que as fibras pré-ganglionares que seguem esse trajeto passam pelos gânglios paravertebrais, sem, entretanto, fazer sinapse.

Localização dos neurônios pós-ganglionares, destino e trajeto das fibras pós-ganglionares

Os neurônios pós-ganglionares estão nos gânglios para e pré-vertebrais, de onde saem as fibras pós-ganglionares e cujo destino é sempre uma glândula, músculo liso ou cardíaco. As fibras pós-ganglionares, para chegarem a esse destino, podem seguir três trajetos:

a) **Por intermédio de um nervo espinal (Figura 7.2):** nesse caso, as fibras voltam ao nervo espinal pelo ramo comunicante cinzento e distribuem-se no território de inervação desse nervo. Assim, todos os nervos espinais têm fibras simpáticas pós-ganglionares que, dessa forma, chegam aos músculos eretores dos pelos e às glândulas sudoríferas e aos vasos cutâneos.

b) **Por intermédio de um nervo independente (Figura 7.3):** nesse caso, o nervo liga diretamente o gânglio à víscera. Aqui se situam, por exemplo, os nervos cardíacos cervicais do simpático.

c) **Por intermédio de uma artéria (Figuras 7.3 e 7.4):** as fibras pós-ganglionares acompanham as artérias em seus territórios de vascularização. Assim, as fibras pós-ganglionares que se originam nos gânglios pré-vertebrais inervam as vísceras do abdome, seguindo na parede dos vasos que irrigam essas vísceras. Do mesmo modo, fibras pós-ganglionares originadas no gânglio cervical superior formam o nervo e o plexo carótico interno e acompanham a artéria carótida interna em seu trajeto intracraniano, inervando os vasos intracranianos, o corpo pineal, a hipófise e a íris.

Parte parassimpática

Os neurônios pré-ganglionares do SN parassimpático estão situados no tronco encefálico e na parte sacral da medula espinal. Isso permite dividir esse sistema em duas partes – uma craniana e outra sacral –, que serão estudadas a seguir.

Parte craniana da divisão parassimpática

É constituída por alguns núcleos do tronco encefálico, gânglios e fibras nervosas que compõem alguns nervos cranianos. Nos núcleos, localizam-se corpos dos neurônios pré-ganglionares cujas fibras pré-ganglionares atingem os gânglios através dos 3º, 8º, 9º e 10º pares cranianos. Dos gânglios, saem as fibras pós-ganglionares para as glândulas, músculo liso ou músculo cardíaco. A Figura 7.4 identifica os gânglios associados à porção craniana do parassimpático: **ciliar**; **pterigopalatino**; **ótico**; e **submandibular**. Além desses, existe, ainda, na parede ou nas proximidades das vísceras torácicas e abdominais, um grande número de gânglios parassimpáticos, em geral pequenos e, às vezes, constituídos por células isoladas. Nas paredes do tubo digestório, eles integram o **plexo submucoso** e o **mioentérico**. Esses gânglios recebem fibras pré-ganglionares do vago e dão fibras pós-ganglionares curtas para as vísceras onde estão situados. Convém acentuar que o trajeto da fibra pré-ganglionar até o gânglio parassimpático pode ser muito complexo. Frequentemente, a fibra chega ao gânglio por um nervo diferente daquele no qual saiu do tronco encefálico.

O Quadro 7.1 sintetiza os principais dados relativos à posição dos neurônios pré e pós-ganglionares, trajeto das fibras pré-ganglionares e destino das pós-ganglionares na parte craniana do SN parassimpático. Os gânglios, com suas conexões, estão representados na Figura 7.4.

Quadro 7.1 – Parte parassimpática

Localização do neurônio pré-glanglionar	Nervo (fibra pré-ganglionar)	Localização do neurônio pós-ganglionar	Órgão inervado
Núcleo visceral (de Edinger-Westphal)	3º par	Gânglio ciliar	Músculo esfíncter da pupila e músculo ciliar
Núcleo salivatório superior	7º par (nervo intermédio)	Gânglio submandibular	Gânglio submandibular e sublingual
Núcleo salivatório inferior	9º par	Gânglio ótico	Glândula parótida
Núcleo lacrimal	7º par (nervo intermédio)	Gânglio pterigopalatino	Glândula lacrimal
Núcleo posterior do nervo vago	10º par	Gânglios nas vísceras torácicas e abdominais	Vísceras torácicas e abdominais

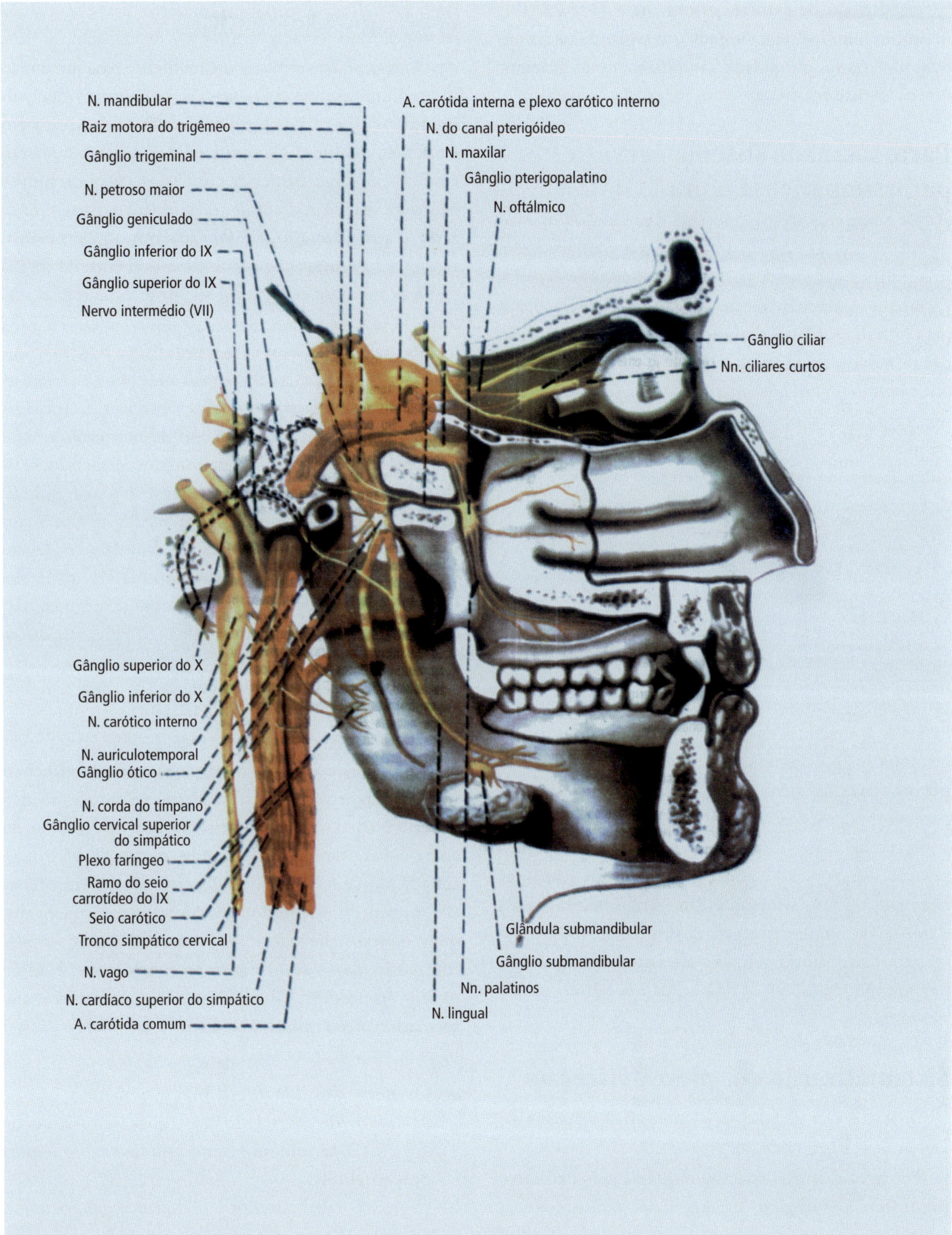

Figura 7.4 Esquema do parassimpático, porção craniana (modificada de Netter).

Na **doença de Hirschsprung**, há a ausência dos neurônios intramurais do plexo nervoso parassimpático, afetando a motilidade intestinal, que pode gerar, especialmente em crianças, um megacolo congênito.

Parte sacral do sistema nervoso parassimpático (Figura 7.3)

Os neurônios pré-ganglionares estão nos segmentos sacrais em S2, S3 e S4. As fibras pré-ganglionares saem pelas raízes anteriores dos nervos sacrais correspondentes e ganham o tronco desses nervos, dos quais se destacam para formar os **nervos esplâncnicos pélvicos**. Por meio desses nervos, atingem as vísceras da cavidade pélvica onde terminam fazendo sinapse nos gânglios (neurônios pós-ganglionares) aí localizados. Os nervos esplâncnicos pélvicos são também denominados "eretores", pois estão ligados ao fenômeno da ereção. Sua lesão causa disfunção erétil.

Plexos viscerais

Conceito

Quanto mais próximo das vísceras, mais difícil fica separar por dissecação as fibras do simpático e do parassimpático. Isso ocorre porque se forma nas cavidades torácica, abdominal e pélvica um emaranhado de filetes nervosos e de gânglios constituindo os chamados **plexos viscerais** que não são puramente simpáticos ou parassimpáticos, mas que contêm elementos dos dois sistemas, além de fibras viscerais aferentes. Na composição desses plexos, pode, pois, haver os seguintes elementos: fibras simpáticas pré-ganglionares (raras) e pós-ganglionares; fibras parassimpáticas pré e pós-ganglionares; fibras viscerais aferentes e gânglios do parassimpático, além dos gânglios pré-vertebrais do simpático.

Sistematização dos plexos viscerais

Plexos da cavidade torácica. Inervação do coração (Figura 7.3)

Na cavidade torácica, existem três plexos – **cardíaco**, **pulmonar** e **esofágico** –, cujas fibras parassimpáticas se originam do vago e as simpáticas, dos três gânglios cervicais e dos seis primeiros torácicos. Em vista da importância da inervação autônoma do coração, merece destaque o plexo cardíaco, intimamente relacionado ao plexo pulmonar, em cuja composição entram, principalmente, os três nervos cardíacos cervicais do simpático (superior, médio e inferior) e os dois nervos cardíacos cervicais do vago (superior e inferior), além de nervos cardíacos torácicos do vago e do simpático. Fato interessante é que o coração, embora seja um órgão torácico, recebe a sua inervação predominantemente da região cervical, o que se explica por sua origem na região cervical do embrião.

Os nervos cardíacos convergem para a base do coração, ramificam-se e trocam amplas anastomoses, formando o **plexo cardíaco**, no qual se observam numerosos gânglios do parassimpático. A esse plexo externo, correspondem plexos internos subepicárdicos e subendocárdicos formados de células ganglionares e ramos terminais das fibras simpáticas e parassimpáticas. A inervação autônoma do coração é especialmente abundante na região do nó sinoatrial, fato significativo, uma vez que a sua função se faz fundamentalmente sobre o ritmo cardíaco; o simpático é cardioacelerador e o parassimpático, cardioinibidor.

Plexos da cavidade abdominal (Figura 7.3)

Na cavidade abdominal, situa-se o **plexo celíaco**, o maior dos plexos viscerais, localizado na parte profunda do epigástrico, anteriormente à parte abdominal da aorta e dos pilares do diafragma, na altura do tronco celíaco. Aí se localizam os gânglios simpáticos celíacos, mesentérico superior e aorticorrenais, a partir dos quais o plexo celíaco irradia para a cavidade abdominal, formando plexos secundários ou subsidiários. Fato de grande importância é que a maioria dos nervos que formam o plexo celíaco é oriunda da cavidade torácica; os mais importantes são:

a) Os nervos esplâncnicos maior e menor, que se destacam de cada lado do tronco simpático de T5 a T12, terminam fazendo sinapse nos gânglios pré-vertebrais.
b) O tronco vagal anterior e o tronco vagal posterior, oriundos do plexo esofágico, contendo, cada um,

fibras oriundas dos nervos vago direito e esquerdo, que estabelecem amplas anastomoses no seu trajeto torácico.

As fibras parassimpáticas do vago passam pelos gânglios pré-vertebrais do simpático sem fazer sinapse e terminam estabelecendo sinapse com gânglios e células ganglionares das vísceras abdominais, destacando-se os que formam os plexos mioentérico e submucoso. Admite-se que as fibras vagais se estendam até aproximadamente a junção do colo transverso com o colo descendente, esse último já inervado pela parte sacral do parassimpático.

Do plexo celíaco, irradiam plexos secundários ou subsidiários que se distribuem pelas vísceras da cavidade abdominal acompanhando, via de regra, os vasos.

Os plexos secundários pares são:

a) renal;
b) suprarrenal;
c) testicular (ou ovário).

Os plexos secundários ímpares são:

a) hepático;
b) esplênico;
c) gástrico;
d) pancreático;
e) mesentérico superior;
f) mesentérico inferior;
g) aórtico abdominal.

Plexos da cavidade pélvica (Figura 7.3)

As vísceras pélvicas são inervadas pelo **plexo hipogástrico**, no qual se distinguem uma porção superior – **plexo hipogástrico superior** – e uma porção inferior – **plexo hipogástrico inferior**. Esse último é também denominado **plexo pélvico**. Na verdade, o plexo pélvico é uma formação par, compreendendo um plexo pélvico direito e outro esquerdo, disposto de cada lado nas paredes do reto, do útero e da bexiga urinária. Para a formação dos plexos hipogástricos contribuem, principalmente, os nervos esplâncnicos pélvicos trazendo fibras pré-ganglionares da parte sacral do parassimpático, que terminam fazendo sinapse em numerosos gânglios situados nas paredes das vísceras pélvicas.

Entre as vísceras inervadas pelo plexo pélvico, merece destaque a bexiga urinária, cuja inervação é de grande importância clínica.

Inervação da bexiga urinária

As fibras viscerais aferentes da bexiga urinária ganham a medula através do sistema simpático ou do parassimpático. No primeiro caso, sobem pelos nervos hipogástricos e pelo plexo hipogástrico superior, conduzindo impulsos nervosos que atingem os segmentos toracolombares baixos da medula espinal (T10 a T12). Já as fibras que acompanham o parassimpático seguem pelos nervos esplâncnicos pélvicos, terminando na parte sacral da medula espinal através das raízes posteriores dos nervos S2, S3 e S4. Ao chegarem à medula espinal, as fibras aferentes viscerais, provenientes da bexiga urinária, ligam-se a vias ascendentes que terminam no cérebro, conduzindo impulsos que se manifestam sob a forma de plenitude vesical. As fibras que chegam à região sacral integram a parte aferente do **arco reflexo da micção**, cuja parte eferente está a cargo da inervação parassimpática da bexiga urinária, originada nos neurônios pré-ganglionares situados na parte sacral da medula espinal (S2, S3, S4) e que originam as fibras pré-ganglionares que seguem pelas raízes anteriores e os nervos sacrais S2, S3, S4, de onde se destacam os nervos esplâncnicos pélvicos. Por meio desses nervos, as fibras pré-ganglionares dirigem-se aos gânglios parassimpáticos situados no plexo pélvico, na parede da bexiga urinária. Daí, saem as fibras pós-ganglionares, muito curtas, que inervam a musculatura lisa da parede da bexiga urinária **(músculo detrusor)** e o **músculo esfíncter interno da uretra**. Os impulsos parassimpáticos que seguem por essa via causam relaxamento do esfíncter e a contração do músculo detrusor, provocando o esvaziamento da bexiga urinária. Segundo a maioria dos autores, o sistema simpático tem pouca ou nenhuma importância na micção. O estímulo para o reflexo da micção é representado pela distensão da parede vesical. Convém acentuar, entretanto, que a micção, como ato puramente reflexo, existe normalmente apenas na criança até o fim do 1º ano de vida. Daí em diante, aparece a capacidade de controle voluntários da micção. As funções vesicais são gravemente alteradas em certas lesões do sistema nervoso, especialmente da medula espinal.

Roteiro para aula prática de sistema nervoso autônomo

- O SN autônomo exige particular atenção do estudante de área biológica pois é impossível, sem conhecê-lo bem, fazer um bom curso de fisiologia. O funcionamento dos diversos sistemas orgânicos depende do SN autônomo. Mais do que nunca, entretanto, o conhecimento da parte teórica é um pré-requisito indispensável para aula prática que, na verdade, se limita à identificação de estruturas que compõem o SN autônomo.
- Comece reconhecendo os elementos anatômicos que constituem o SN simpático. Com o auxílio da Figura 7.1, identifique na peça disponível o **tronco simpático**, com seus **gânglios** e **ramos interganglionares**. Identifique os gânglios cervicais, recordando que as variações são possíveis, os **nervos esplâncnicos** (maior, menor e imo), **gânglios pré-vertebrais** (celíacos, articorrenais, mesentérico superior e mesentérico inferior) e os **ramos comunicantes**. Podem surgir alguns problemas e, por essa razão, lembre-se destas advertências:

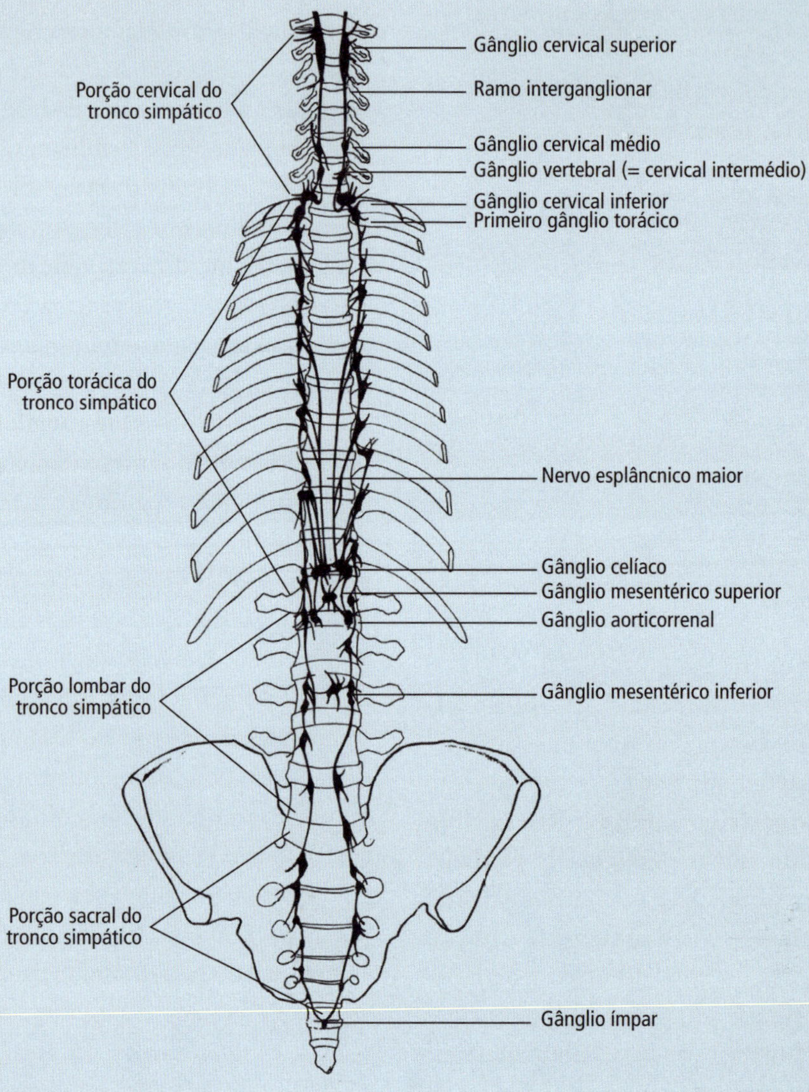

Figura 7.1 Tronco simpático.

a) O tronco simpático é melhor identificado nas regiões cervical e torácica.

b) Às vezes é difícil visualizar os gânglios pré-vertebrais, imersos que estão num emaranhado de nervos que constituem os plexos viscerais. É preciso, entretanto, que você saiba pelo menos a sua localização topográfica. O auxílio do professor pode também ser valioso.

c) Os ramos comunicantes devem ser identificados no tórax, onde são facilmente reconhecidos, estabelecendo uma comunicação entre os nervos espinhais e o tronco simpático.

O tronco simpático foi também preparado no cão, um dos animais mais utilizados nos laboratórios de fisiologia. Observe a peça e faça a identificação das estruturas.

- ☐ Uma peça especial foi colocada na mesa neutra para demonstrar o extenso território de inervação do **nervo vago** (X par craniano). Verifique como ele se distribui a vísceras torácicas e abdominais. Isso também pode ser observado no cão. (*)
- ☐ Observe agora para onde foram as hemicabeças, dissecadas as **glândulas lacrimal, submandibular, sublingual** e **parótida.** A que nervos pertencem as fibras parassimpáticas que inervam essas estruturas?
- ☐ Na mesa neutra uma hemicabeça foi preparada para a identificação dos gânglios associados ao parassimpático craniano: **ciliar, ptérigopalatino, ótico** e **submandibular.** Recorra à Figura 7.4 e se não conseguir reconhecê-los peça a assistência do professor.

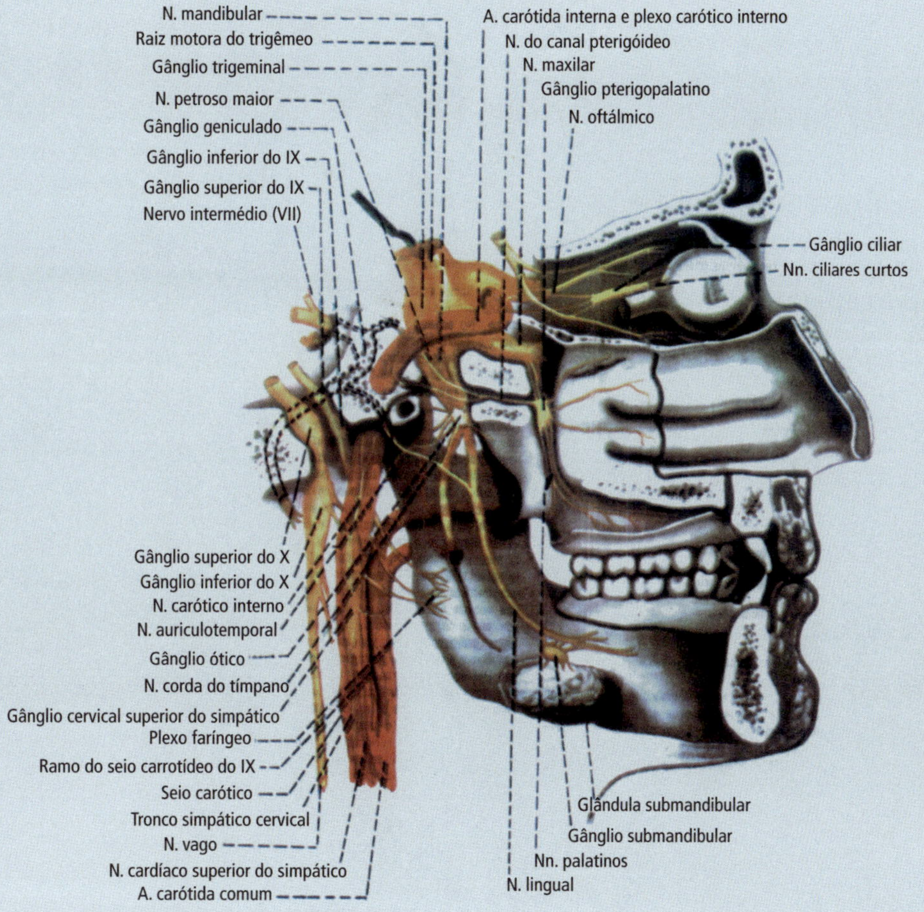

Figura 7.4 Esquema do parassimpático, porção craniana (modificada de Netter).

* Na região cervical do cão o nervo vago e tronco simpático estão envolvidos por uma bainha comum (tronco vago--simpático dos veterinários). Quando penetram no tórax eles se separam.

☐ No cadáver, observe a presença dos **plexos viscerais.** Tente a identificação dos **nervos cardíacos cervicais** usando a Figura esquemática 7.3. Se houver dificuldade recorra ao professor.

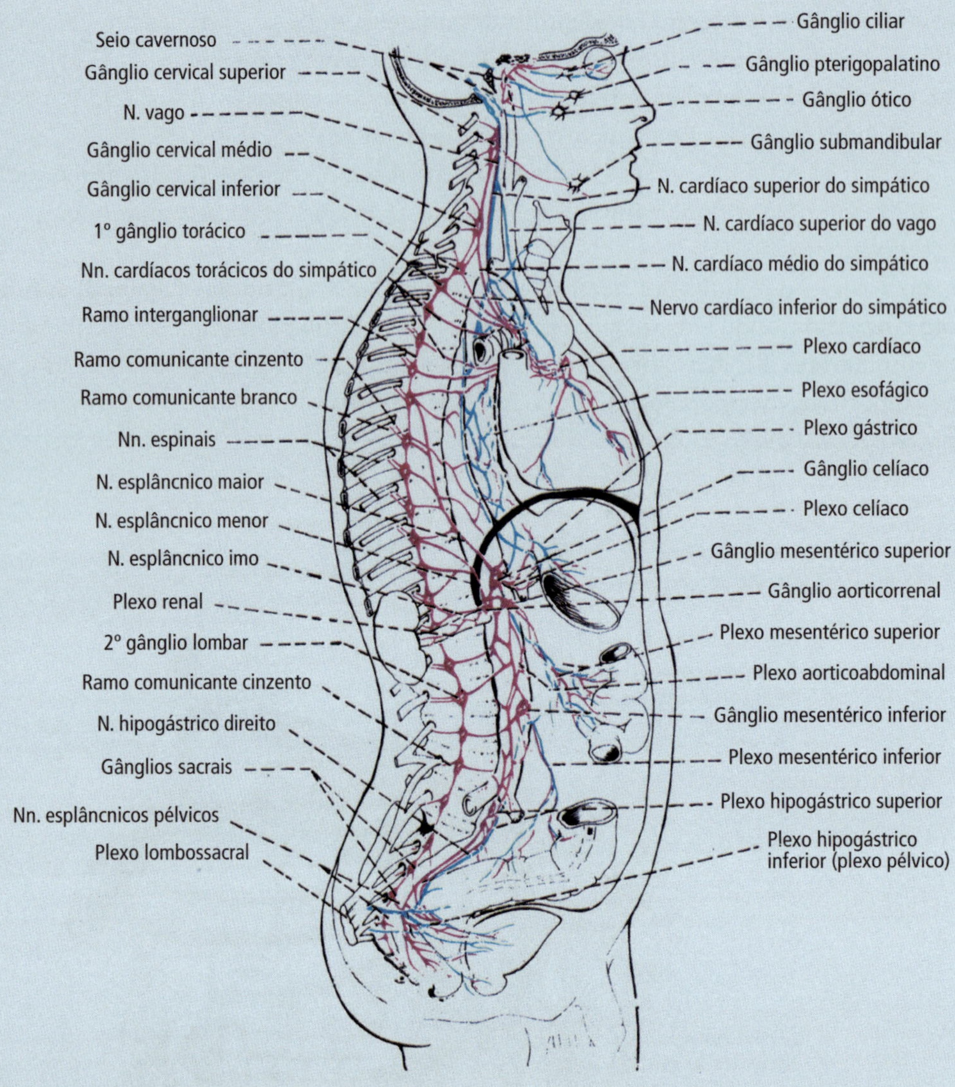

Figura 7.3 Esquema do simpático (em vermelho) e do parassimpático (em azul) (modificada de Netter).

8 Sistema Circulatório

Objetivos específicos

Após o estudo deste capítulo o aluno deverá ser capaz de:

1. Conceituar sistema circulatório, dos pontos de vista morfológico e funcional.
2. Citar os elementos constituintes do sistema circulatório.
3. Conceituar, dos pontos de vista morfológico e funcional, o coração.
4. Descrever, *in situ*, a posição do coração e suas relações com os órgãos vizinhos.
5. Descrever a morfologia externa do coração.
6. Citar as cavidades cardíacas e os vasos relacionados com elas.
7. Conceituar, dos pontos de vista morfológico e funcional, as valvas atrioventriculares, pulmonar e aórtica e citar sua localização.
8. Descrever o esqueleto cardíaco.
9. Definir anatômica e funcionalmente o pericárdio e cavidade do pericárdio.
10. Descrever a circulação do sangue no coração e nos vasos da base.
11. Descrever o sistema de condução do coração.
12. Descrever os tipos de circulação do sangue.
13. Conceituar, dos pontos de vista morfológico e funcional, os tipos de vasos sanguíneos, indicando suas características diferenciais.
14. Classificar as artérias segundo o seu calibre.
15. Classificar as artérias segundo sua estrutura e função.
16. Citar os fatos relacionados com a elasticidade das artérias.
17. Definir ramos terminais, colaterais e recorrente.
18. Citar os fatores que determinam o número de artérias que devem irrigar um órgão.
19. Classificar as artérias segundo sua situação e citar as características de cada tipo.
20. Citar os critérios mais utilizados para designar as artérias.
21. Citar as razões pelas quais o leito venoso é praticamente o dobro do leito arterial.
22. Citar as características morfológicas e funcionais das veias superficiais.
23. Definir veias solitárias, satélites, comunicantes, viscerais e parietais.
24. Conceituar, dos pontos de vista morfológico e funcional, as válvulas venosas.

25. Descrever o funcionamento da válvula venosa.
26. Conceituar, dos pontos de vista morfológico e funcional, o sistema linfático.
27. Citar os elementos componentes do sistema linfático.
28. Citar as diferenças entre sistema linfático e sistema sanguífero.
29. Definir linfonodo e citar sua localização geral.
30. Citar os fatores que regulam o fluxo da linfa.
31. Citar a localização do baço.
32. Definir e citar a localização do timo.
33. Identificar o pericárdio em peças preparadas.
34. Identificar o coração e órgãos vizinhos *in situ*.
35. Identificar os vasos da base do coração *in situ*.
36. Identificar, em coração isolado, as cavidades cardíacas e respectivas paredes, os septos e as aurículas.
37. Identificar, em coração isolado, os vasos da base e as valvas aórtica e pulmonar.
38. Identificar, em coração isolado, as comunicações entre as cavidades e as valvas respectivas.
39. Identificar os músculos papilares, as cordas tendíneas e o esqueleto cardíaco.
40. Identificar linfonodos em peças preparadas.
41. Identificar o baço humano *in situ* e isolado.
42. Identificar o baço isolado de outros mamíferos.

Conceito

O crescimento e a manutenção da vitalidade do organismo são proporcionados pela adequada nutrição celular. A função básica do sistema circulatório é levar material nutritivo e oxigênio às células. Assim, o sangue circulante transporta material nutritivo, que foi absorvido pela digestão dos alimentos, às células de todas as partes do organismo. Da mesma forma, o oxigênio que é incorporado ao sangue, quando este circula pelos pulmões, será levado a todas as células. Além dessa função primordial, o sangue circulante transporta também os produtos residuais do metabolismo celular, desde os locais onde foram produzidos até os órgãos encarregados da eliminação. O sangue tem células especializadas na defesa orgânica contra substâncias estranhas e micro-organismos e conduz hormônios desde a produção nos órgãos endócrinos até as estruturas-alvo. O sistema circulatório é fechado, sem comunicação com o exterior, constituído por **tubos**, no interior dos quais circulam **humores**. Os tubos são denominados **vasos** e os humores são o **sangue** e a **linfa**. Para que esses humores possam circular através dos vasos, há um órgão central, o **coração**, que funciona como uma bomba contrátil-propulsora. Como é um sistema tubular hermeticamente fechado, as trocas entre o sangue e os tecidos vão ocorrer em extensas redes de vasos de calibre reduzido e de paredes muito finas, os **capilares**. Por meio de permeabilidade seletiva, que se processa através de fenômenos físico-químicos complexos, material nutritivo e oxigênio passam dos capilares para os tecidos, e produtos do resíduo metabólico, inclusive CO_2, passam dos tecidos para o interior dos capilares. Certos componentes do sangue e da linfa são células produzidas pelo organismo nos assim denominados **órgãos hemopoéticos** incluídos no estudo do sistema circulatório.

A primeira obra fundamental sobre a circulação do sangue foi publicada em 1628, por William Harvey, *Exercitatio Anatomica de Motu Cordis et Sanguinis*, na qual o autor levanta a hipótese da passagem do sangue das menores artérias para as menores veias, hipótese que ele não pôde demonstrar pela falta de instrumentos ópticos apropriados. Foi só em 1661 que Malpighi, com a descoberta do microscópio, demonstrou a existência dos capilares.

O corpo de um indivíduo adulto tem, em média, 5 litros de sangue, circulando continuamente.

Divisão

Pelo exposto, conclui-se que o sistema circulatório está assim constituído:

a) **Sistema sanguíneo:** cujos componentes são os **vasos**, condutores do sangue (artérias, veias e capilares) e o **coração** (que pode ser considerado um vaso modificado).

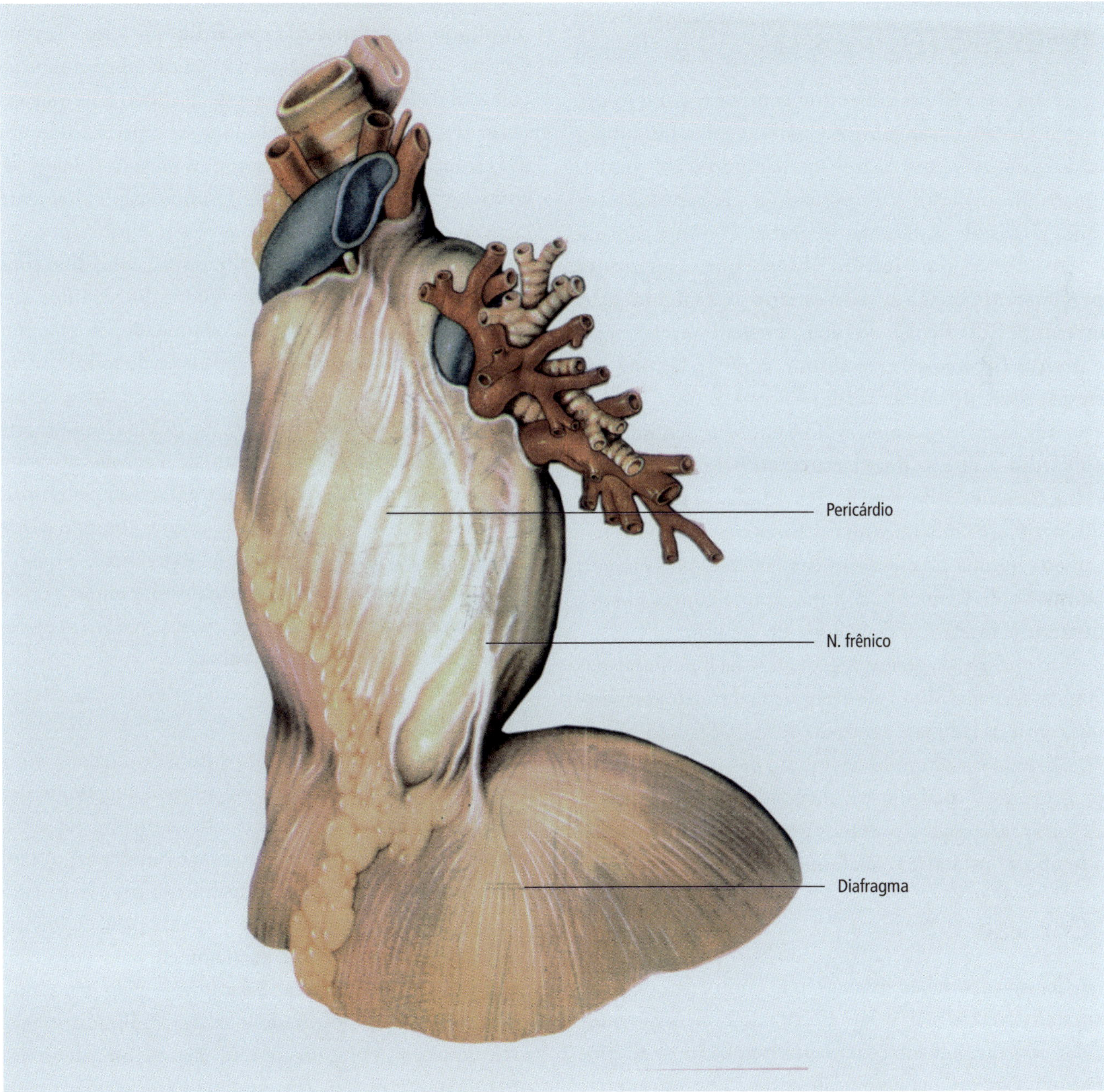

Figura 8.1 Pericárdio envolvendo o coração, vista lateral esquerda.

b) **Sistema linfático:** formado pelos **vasos** condutores da linfa (capilares linfáticos, vasos linfáticos e troncos linfáticos) e por **órgãos linfoides** (timo, linfonodos, tonsilas e baço).
c) **Órgãos hemopoéticos:** representados pelos órgãos linfáticos primários (**medula óssea vermelha**).

A medula óssea foi mencionada no Capítulo 2 – Sistema Esquelético. O baço é descrito pela Nomenclatura Anatômica no sistema linfático (por ser um órgão linfoide).

Pericárdio (Figura 8.1)

É um saco fibrosseroso que contém o coração e a origem dos vasos sanguíneos – aorta, tronco pulmonar, veias cavas e as pulmonares – separando-o dos outros órgãos do mediastino e limitando a sua expansão durante a diástole ventricular. Consiste em uma camada externa fibrosa, o **pericárdio fibroso**, **que se apresenta parcialmente fixada ao osso esterno pelos ligamentos esternopericárdicos** e de uma camada interna serosa, o **pericárdio seroso**. Esse último tem uma **lâmina parietal**, aderente ao pericárdio fibroso, e uma **lâmina visceral**, aderente ao miocárdio e também denominada **epicárdio**. Entre as duas lâminas do pericárdio seroso, existe uma cavidade virtual, a **cavidade do pericárdio**, que permite os movimentos cardíacos e está ocupada por camada líquida de espessura capilar, que, por sua vez, permite o deslizamento de uma lâmina contra a outra durante as mudanças de volume do coração.

Em quadros de pericardite, quando há inflamação das lâminas do pericárdio, é possível auscultar o **atrito pericárdico** entre as lâminas: um ruído de fricção, como couro.

Quando há acúmulo de líquido dentro da cavidade previamente virtual, entre as duas lâminas do pericárdio, os sons cardíacos são abafados pela camada líquida. Na ausculta, constata-se o **abafamento de bulhas**.

Coração

O órgão central do sistema circulatório é descrito aqui em seus aspectos mais gerais. O coração é um órgão muscular, oco, que funciona como uma bomba contrátil-propulsora. Embora seu peso oscile entre 280 e 340 g, pode pesar muito mais quando exigido continuamente, como em atletas e trabalhadores que exercem intensa atividade física. Nesses casos, não há aumento do número de fibras musculares cardíacas, isto é, uma hiperplasia, mas sim uma hipertrofia (aumento da espessura e do comprimento) das fibras musculares. O tecido muscular que forma o coração é de tipo especial **tecido muscular estriado cardíaco** e constitui sua camada média ou **miocárdio**. Forrando internamente o miocárdio, existe o endotélio, contínuo com a camada íntima dos vasos que chegam ou saem do coração. Essa camada interna é denominada **endocárdio**. Externamente ao miocárdio, há uma serosa revestindo-o, denominada **epicárdio**, ou seja, a lâmina visceral do pericárdio seroso. O coração apresenta uma contratilidade própria ou inerente, de modo que, quando removido de um animal, como a rã, e perfundido em uma solução salina aquosa isotônica ou soro fisiológico, continua a bater ritmicamente. O miocárdio é altamente especializado e consiste de fibras que se ramificam e conectam-se por seus ramos com fibras adjacentes. Essa continuidade funcional por todo o miocárdio significa que o coração se comporta como uma unidade, ou seja, um estímulo adequado provoca a contração de todo o órgão (lei do tudo ou nada). Compreende-se que o coração, que começa a bater no feto na 5ª semana de vida intrauterina e continua depois do nascimento até a morte, necessita de grande quantidade de oxigênio, garantido pelo suprimento sanguíneo fornecido pelas artérias coronárias que o irrigam. A cavidade do coração é subdividida em quatro **câmaras** (dois átrios e dois ventrículos) e entre átrios e ventrículos existem orifícios com dispositivos orientadores da corrente sanguínea: são as **valvas**.

Forma

O coração tem a forma aproximada de um cone truncado, apresentando uma **base** voltada para superior e para a direita, um **ápice**, voltado para inferior e para a esquerda, e **faces** (esternocostal, diafragmática e pulmonar). A face esternocostal é formada principalmente pelo ventrículo direito. A face diafragmática é formada principalmente pelo ventrículo esquerdo e parcialmente pelo ventrículo direito; e a face pulmonar, basicamente pelo ventrículo esquerdo e ocupa a impressão cardíaca localizada no pulmão esquerdo. A base do coração não tem uma delimitação nítida, isso porque corresponde à área ocupada pelas raízes dos grandes **vasos da base do coração** e é formada principalmente pelo átrio esquerdo (Figuras 8.2 e 8.3).

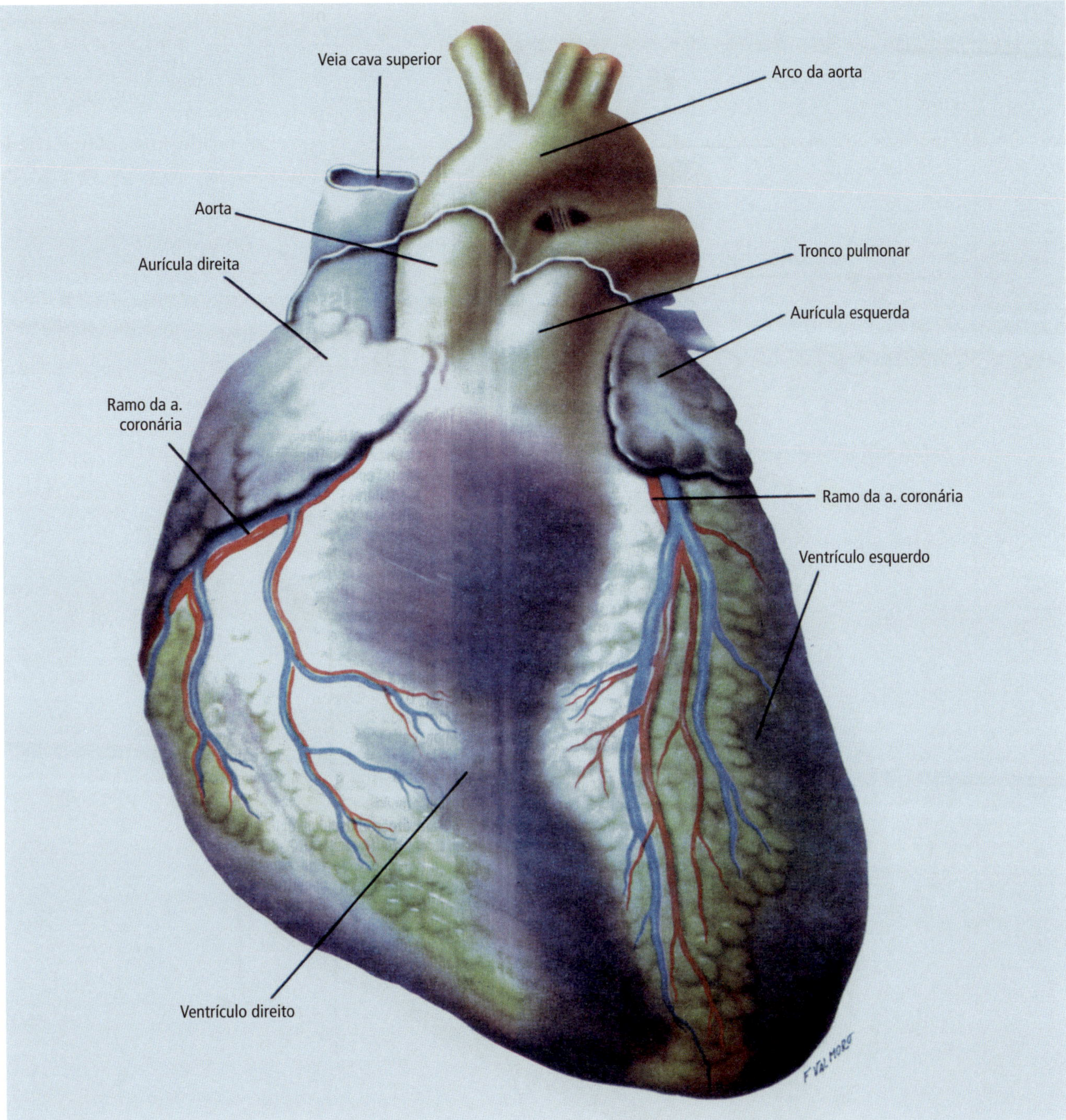

Figura 8.2 Coração e vasos da base vistos anteriormente.

O ápice é formado pelo ventrículo esquerdo e situa-se no 5º espaço intercostal esquerdo, lateralmente ao plano mediano.

Situação

O coração fica situado na cavidade torácica, atrás do esterno, acima do músculo diafragma, sobre o qual, em parte, repousa no espaço compreendido entre os dois sacos pleurais, denominado **mediastino** (Figuras 9.12A e 9.12B do Capítulo 9 – Sistema Respiratório). Sua maior porção se encontra à esquerda do plano mediano. O coração fica disposto obliquamente, de tal forma que a base se situa à direita e posteriormente, e o ápice à esquerda e anteriormente. O maior eixo do coração

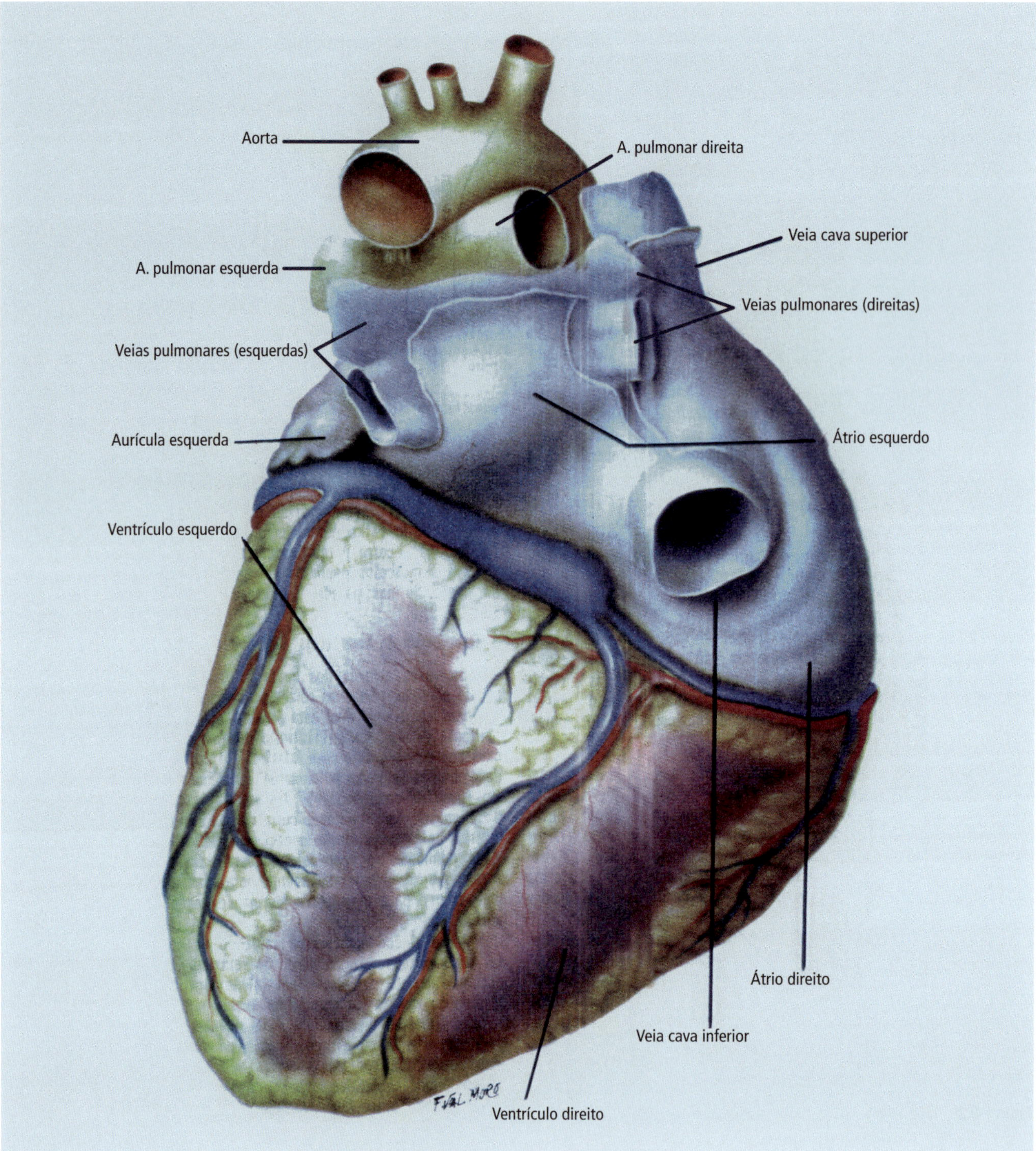

Figura 8.3 Coração e vasos da base vistos pela face diafragmática.

– eixo longitudinal (da base ao ápice) – é, pois, oblíquo e forma um ângulo de aproximadamente 40° com o plano horizontal e também com o plano mediano do corpo.

O ápice do coração – ***ictus cordis*** – pode ser eventualmente palpado, em especial em pacientes com menor panículo adiposo, quando o ápice do ventrículo esquerdo encontra a parede interna do tórax durante a sístole. Ele pode ser encontrado no 5º espaço intercostal esquerdo, no cruzamento da linha hemiclavicular. A posição pode variar pouco a depender do biotipo (longilíneo ou brevelíneo), mas um íctus muito deslocado pode estar relacionado a patologias que dilatam ou hipertrofiam o ventrículo esquerdo.

Morfologia interna

Quando as paredes do coração são abertas, verifica-se que a cavidade cardíaca apresenta **septos**, subdividindo-a em quatro câmaras (Figura 8.4). O septo horizontal, **septo atrioventricular**, divide o coração em duas porções, superior e inferior. A porção superior apresenta um septo sagital, o **septo interatrial**, que a divide em duas câmaras: **átrios direito**; e **esquerdo**. Cada átrio tem um apêndice, o qual, visto na superfície externa do coração, se assemelha a uma orelha de animal e recebe, por isso, o nome de **aurícula** (do latim *auris*, orelha) (Figura 8.2).

Quando os septos não se formam adequadamente, há mistura do sangue oxigenado do lado esquerdo com o sangue não oxigenado do lado direito, diminuindo o aporte de sangue oxigenado que vai para o resto do organismo e podendo, a depender do tipo de defeito, gerar **cianose central**. Os defeitos no septo também geram um turbilhonamento do sangue dentro do coração, que pode ser auscultado na forma dos **sopros cardíacos**, embora não sejam a única causa dos sopros.

A abertura e o fechamento das valvas atrioventriculares geram som, as **bulhas cardíacas**, definidas como B1 e B2. Na maioria das vezes, elas são auscultadas na sequência, como um "tum-tá".

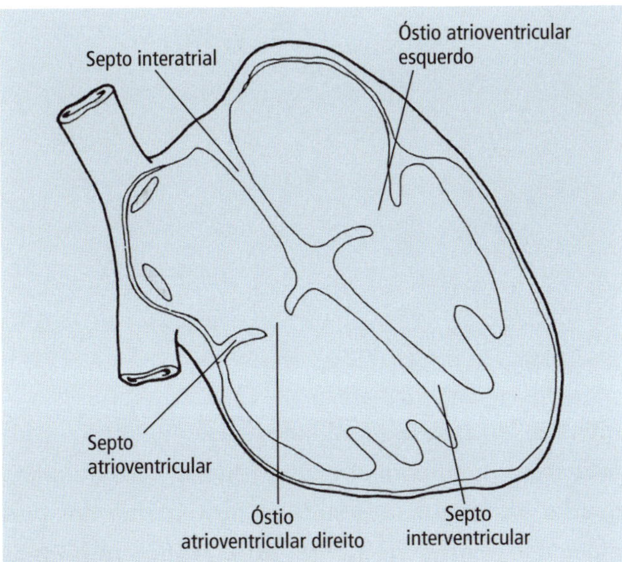

Figura 8.4 Esquema das câmaras cardíacas.

Alterações que impeçam o fechamento das valvas, tanto das atrioventriculares como das válvulas semilunares, também podem gerar turbilhonamento de sangue na região, gerando também **sopros cardíacos**.

A porção inferior apresenta também um **septo interventricular**, que a divide em duas câmaras: **ventrículos direito** e **esquerdo**. O septo atrioventricular tem dois orifícios, um à direita e outro à esquerda, os **óstios atrioventriculares direito** e **esquerdo**. Assim, possibilita-se a comunicação do átrio direito com o ventrículo direito e do átrio esquerdo com o ventrículo esquerdo.

Os óstios atrioventriculares são providos de dispositivos que permitem a passagem do sangue somente do átrio para o ventrículo: são as **valvas atrioventriculares**. A valva é formada por uma lâmina de tecido conectivo denso, recoberta, em ambas as faces, pelo endocárdio. Essa lâmina é descontínua, apresentando subdivisões incompletas, as quais recebem a denominação de **válvulas** ou **cúspides**. A **valva atrioventricular direita** tem três válvulas e denomina-se **valva tricúspide**; a **valva atrioventricular esquerda** apresenta duas válvulas e é conhecida por **valva bicúspide ou mitral** (Figuras 8.4 e 8.5).

Quando ocorre a **sístole** (contração) ventricular, a pressão nessa câmara aumenta consideravelmente, o que poderia provocar a eversão da valva para o átrio e consequente refluxo de sangue para essa câmara. Esse fato não ocorre porque **cordas tendíneas** prendem a valva aos **músculos papilares**, que são projeções do miocárdio nas paredes internas do ventrículo (Figura 8.4). Geralmente, encontram-se três músculos papilares (anterior, posterior e septal) no ventrículo direito; enquanto no ventrículo esquerdo, somente dois músculos papilares (anterior e posterior). Dessa forma, as valvas cardíacas atuam permitindo que o sangue transite em uma única direção: dos átrios para os ventrículos. A valva tricúspide está constituída por três cúspides: anterior; posterior; e septal. A valva mitral ou bicúspide apresenta as cúspides anterior e posterior.

Vasos da base (Figuras 8.2 e 8.3)

Os vasos através dos quais o sangue chega ou sai do coração têm suas raízes situadas na base do órgão, razão pela qual essa área (base) não tem uma delimitação

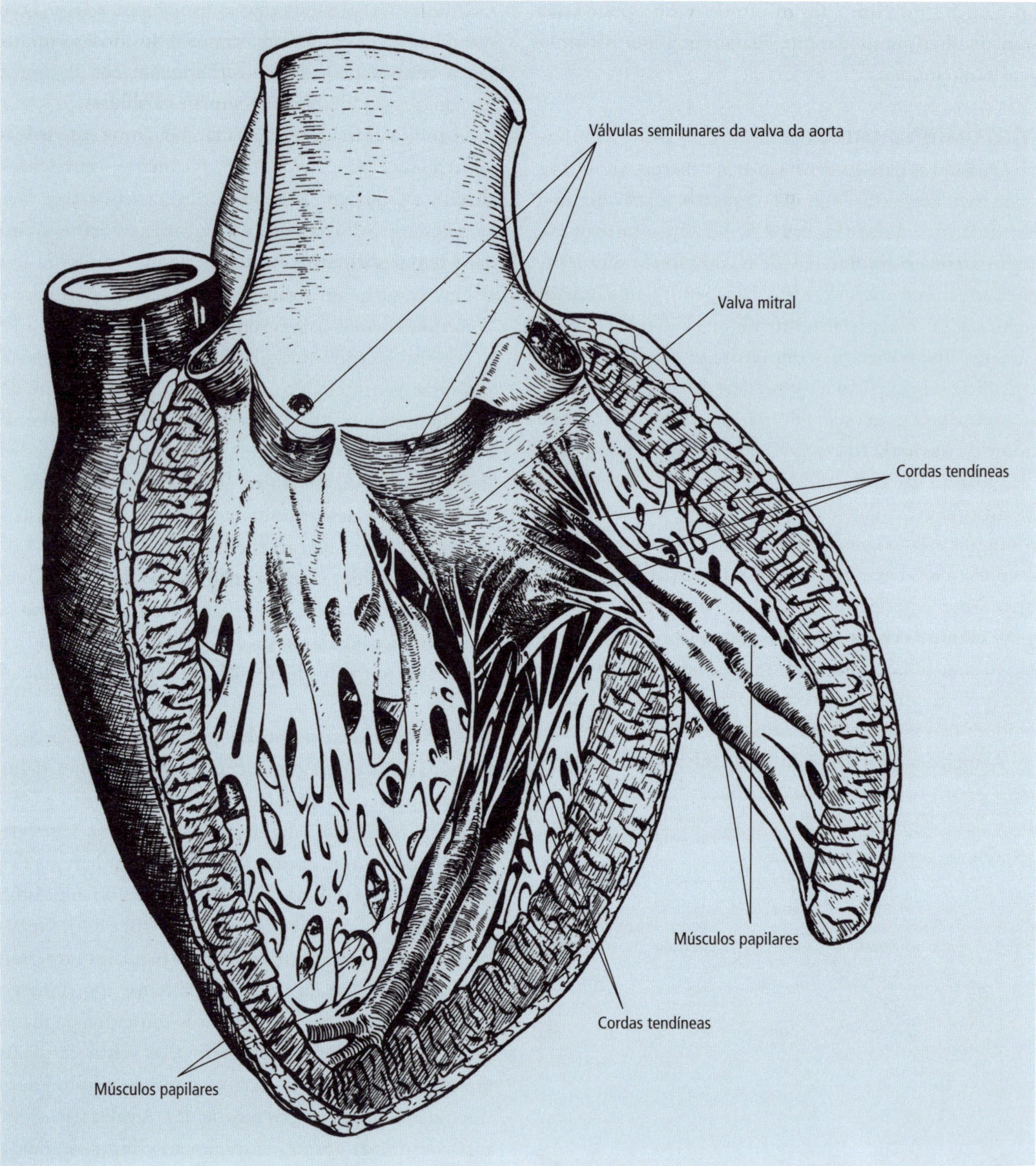

Figura 8.5 O ventrículo esquerdo e a aorta foram abertos para mostrar as suas valvas.

nítida. No átrio direito, desembocam a **veia cava superior**, a **veia cava inferior** e o seio coronário; e, ainda, o seio coronário, responsável pela drenagem venosa do próprio coração. A veia cava inferior e o seio coronário apresentam, em suas respectivas desembocaduras, válvulas. No átrio esquerdo, desembocam as **veias pulmonares**, em número de quatro (duas de cada pulmão), que levam sangue arterializado proveniente dos pulmões. Do ventrículo direito, sai o **tronco pulmonar** que, após curto trajeto, bifurca nas **artérias pulmonares**

direita e **esquerda**, para os respectivos pulmões. Do ventrículo esquerdo, sai a artéria aorta, que se dirige inicialmente para cima e depois para trás e para a esquerda, formando, assim, o **arco da aorta**.

No nível dos orifícios de saída do tronco pulmonar e da aorta, respectivamente no ventrículo direito e esquerdo, existe um dispositivo valvar para impedir o retorno do sangue por ocasião do enchimento dos ventrículos (diástole ventricular): são a **valva do tronco pulmonar (valva pulmonar)** e a **valva da aorta (valva aórtica)**. Constituída por três válvulas semilunares: a posterior; a direita; e a esquerda. **As válvulas semilunares** são lâminas de tecido conectivo forradas de endotélio, em forma de bolso, com o fundo voltado para o ventrículo e a porção aberta voltada para a luz da artéria (Figura 8.5).

Esqueleto fibroso do coração

Consiste de uma massa contínua de tecido conectivo fibroso que circunda os óstios atrioventriculares e os óstios do tronco pulmonar e da aorta. Nele, fixam-se as valvas dos orifícios atrioventriculares e dos orifícios arteriais, além de camadas musculares (Figura 8.6). Esse esqueleto apresenta, interligados, os trígonos fibrosos direito e esquerdo, os anéis fibrosos dos óstios atrioventriculares e dos óstios arteriais, o tendão do infundíbulo e a parte membranácea do septo interventricular. Dessa forma, está constituído por quatro anéis de tecido fibroso denso (atrioventriculares direito e esquerdo, da aorta e do tronco pulmonar) que separam totalmente a musculatura dos átrios em relação aos ventrículos.

Irrigação do coração

Duas **artérias coronárias**, direita e esquerda, são responsáveis pela irrigação do coração e originam-se no seio da aorta. Usualmente a coronária esquerda é mais calibrosa que a direita e é preponderante, isto é, **sua área de distribuição é maior**. Os ramos e a distribuição das artérias coronárias passaram a ser objeto de estudos minuciosos com o advento do cateterismo cardíaco e da cineangiografia, sofisticados métodos auxiliares de diagnóstico das doenças coronarianas. A Figura 8.7 mostra os principais ramos das artérias coronárias. A artéria coronária esquerda fornece o **ramo interventricular anterior** (descendente anterior) e o **ramo circunflexo**. Esse último se anastomosa com a artéria coronária direita. A artéria coronária direita origina o **ramo marginal** e o **ramo interventricular posterior** (descendente posterior), que se anastomosa com o ramo interventricular anterior (DA) da coronária esquerda.

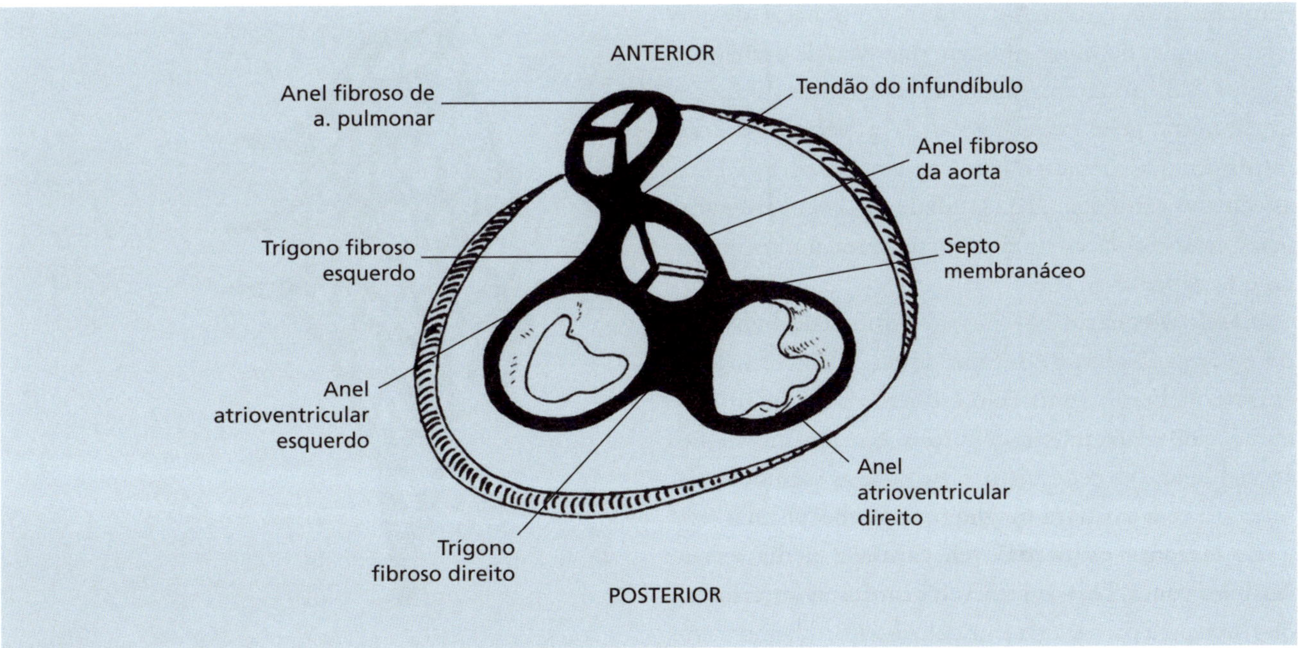

Figura 8.6 Esqueleto fibroso do coração. Os átrios foram removidos.

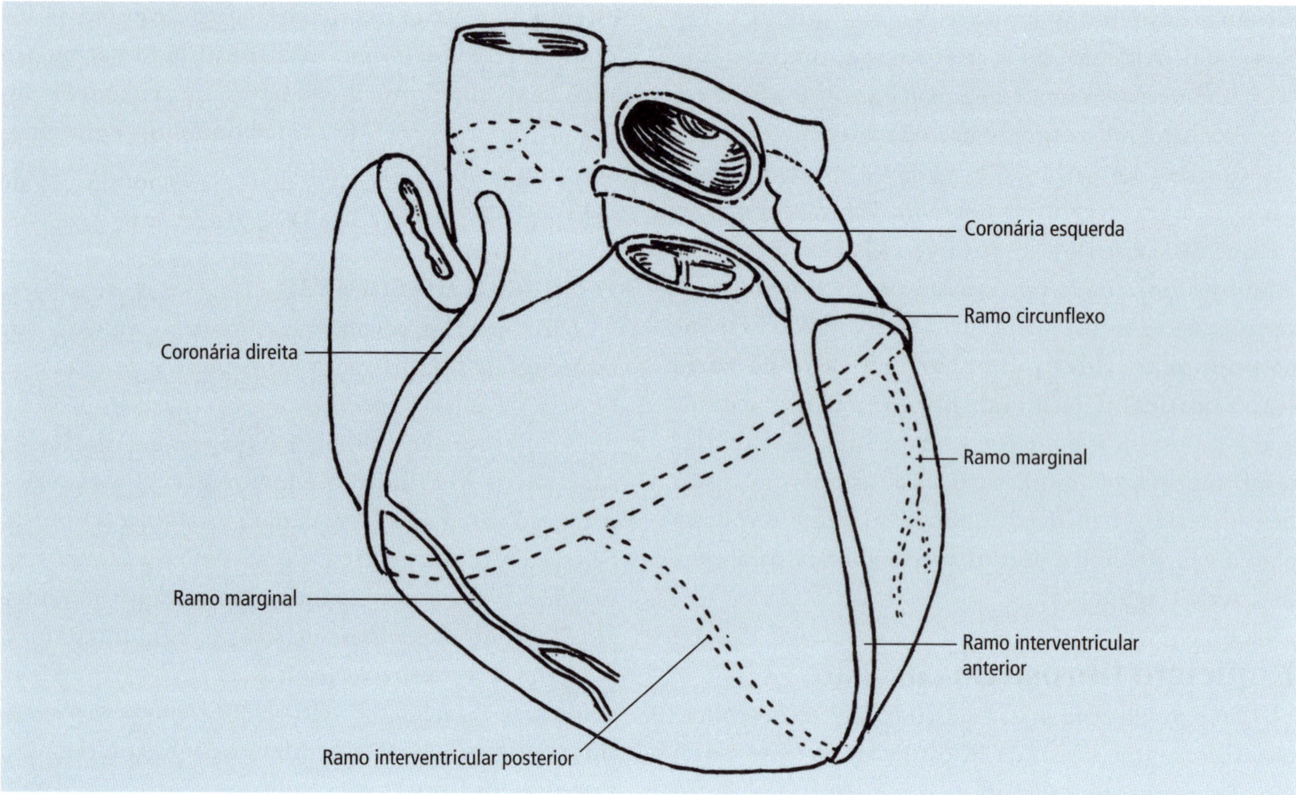

Figura 8.7 Artérias coronárias.

Drenagem do coração

Qualquer estudo da drenagem do coração deve levar em consideração o fato de que o leito capilar do miocárdio é *sui generis*: ele é diferente de qualquer outro no corpo humano. A diferença reside na constatação de que o leito capilar do miocárdio tem duas vias de drenagem (Figura 8.8): uma através do sistema venoso, o que é usual; outra, pelos pequenos canais, as **veias cardíacas mínimas**, que drenam o leito capilar diretamente para as câmaras cardíacas. A quantidade de sangue drenado pelas veias cardíacas mínimas parece ser muito maior do que se pensava.

O **seio coronário** é a principal estrutura de drenagem do coração (Figura 8.9). Situa-se no sulco coronário, entre o átrio e o ventrículo esquerdos. É um tronco curto, mas relativamente calibroso, que desemboca no átrio direito. No seu trajeto, ele recebe as seguintes tributárias: **veia cardíaca magna** (que recebe, por sua vez, a **veia marginal esquerda**); **veia cardíaca média**; e **veia cardíaca parva**. Duas ou três **veias cardíacas anteriores**, que drenam a parede do ventrículo direito, desembocam diretamente no átrio direito.

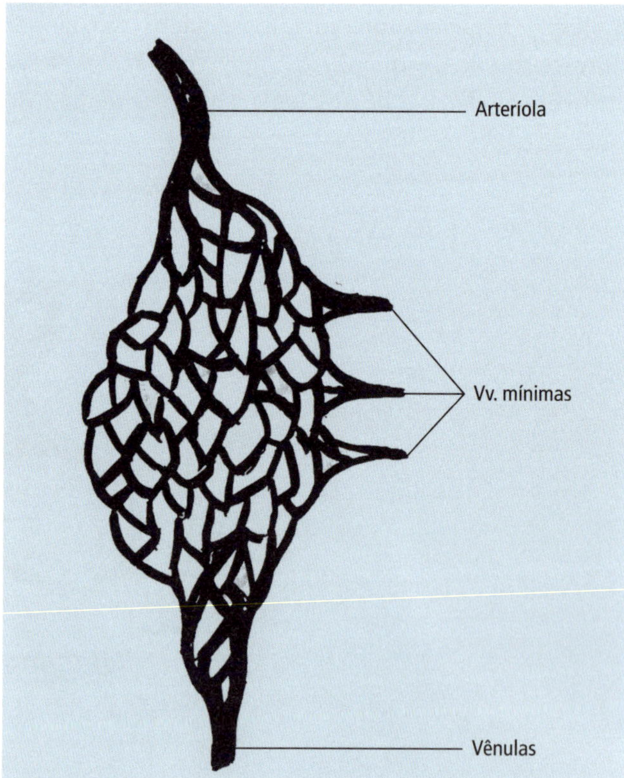

Figura 8.8 Artérias coronárias (esquemático).

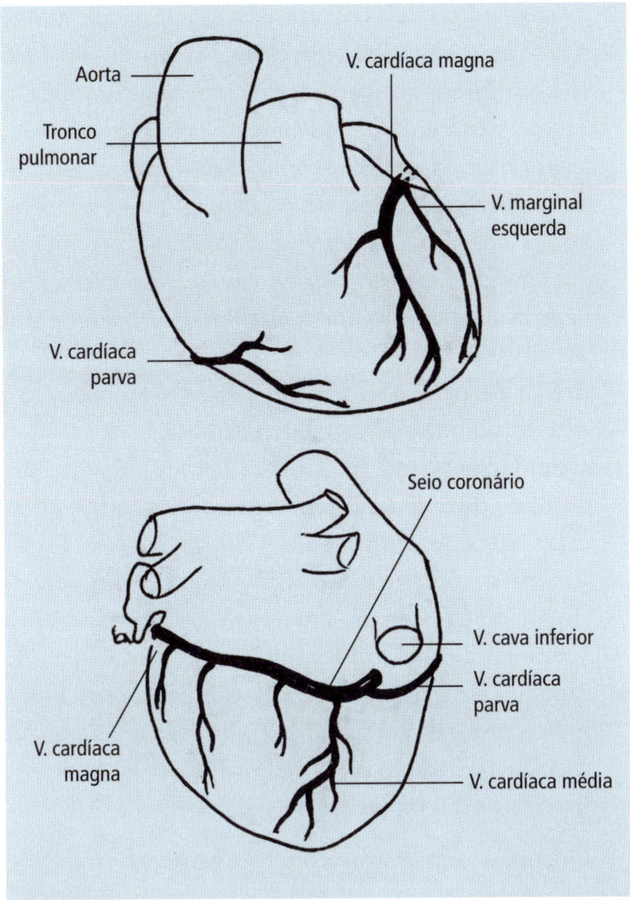

Figura 8.9 Drenagem do coração.

Complexo estimulante do coração (Figura 8.10)

O coração do sapo, quando retirado do corpo do animal, continua a se contrair ritmicamente durante algum tempo. A essa propriedade, deu-se a denominação de "**automatismo cardíaco**". Da mesma forma, corações isolados de animais de sangue quente apresentam esse automatismo, desde que colocados em uma solução líquida especial substitutiva do sangue. O controle da atividade cardíaca é feito por meio do vago (atua inibindo) e do simpático (atua estimulando). Esses nervos agem sobre uma formação situada na parede do átrio direito, o **nó sinoatrial**, considerado o "marcapasso" do coração. Daí, ritmicamente, o impulso espalha-se ao miocárdio, resultando contração. Esse impulso chega ao **nó atrioventricular**, localizado na porção inferior do septo interatrial, e propaga-se aos ventrículos através do **fascículo atrioventricular** que, na porção superior do septo interventricular, emite os **ramos direito** e **esquerdo** (feixe de His); e, assim, o estímulo alcança o miocárdio dos ventrículos (fibras de Purkinje). Ao conjunto dessas estruturas de tecido especial é dada a denominação de **complexo estimulante do coração**. Lesões desse sistema interferem na transmissão do estímulo e, consequentemente, alteram o

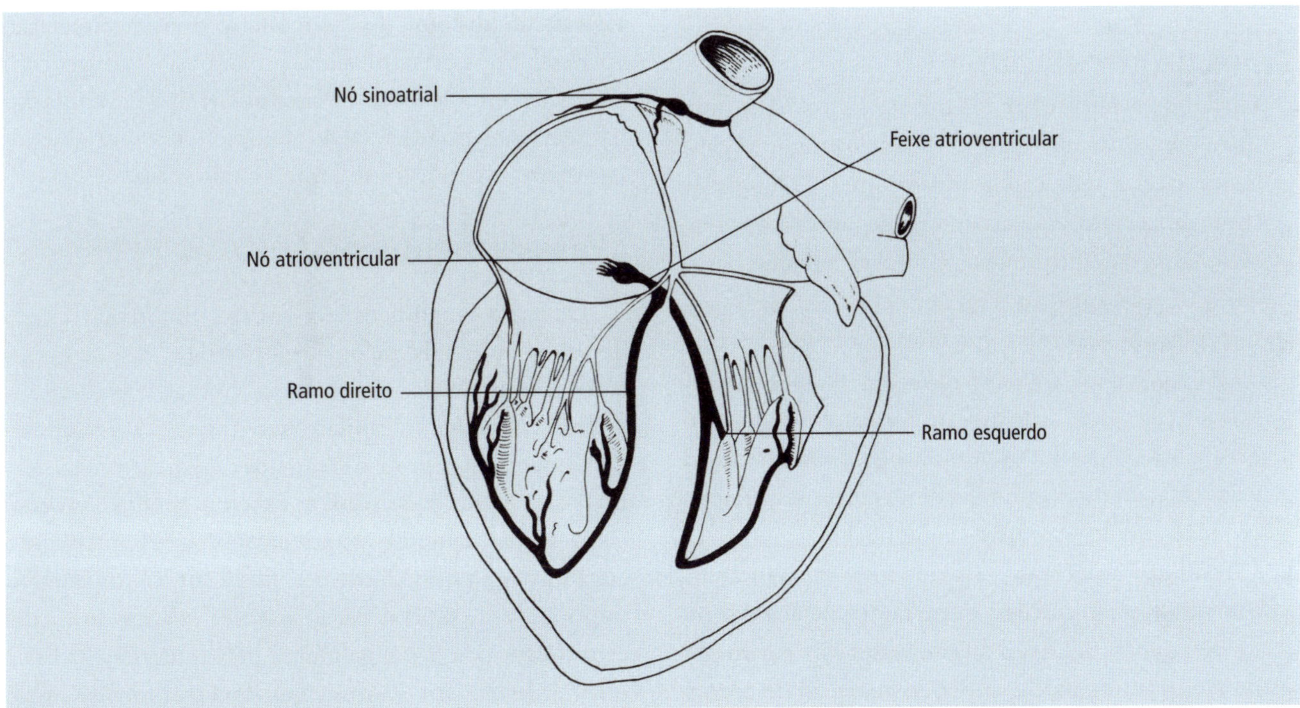

Figura 8.10 Complexo estimulante do coração.

ritmo e o trabalho do coração. Na **miocardite chagásica** (doença de Chagas), ocorre, com frequência, lesão do fascículo atrioventricular ou de seus ramos.

Circulação do sangue

A circulação é a passagem do sangue através do coração e dos vasos. A circulação se faz por meio de duas correntes sanguíneas, as quais partem ao mesmo tempo do coração (Figura 8.11). A primeira corrente sai do ventrículo direito através do **tronco pulmonar** e dirige-se aos capilares pulmonares, onde se processa a **hematose**, ou seja, a troca de CO_2 por O_2. O sangue oxigenado resultante é levado pelas **veias pulmonares** e lançado no átrio esquerdo, de onde passará para o ventrículo esquerdo. A outra corrente sanguínea sai do ventrículo esquerdo, pela **artéria aorta**, a qual se vai ramificando sucessivamente e chega a todos os tecidos do organismo, onde existem extensas redes de **vasos capilares** nos quais se processam as trocas entre o sangue e os tecidos. Após as trocas, o sangue carregado de resíduos e de CO_2 retorna ao coração através de numerosas veias, as quais, em última instância, são tributárias (ou afluentes) de dois grandes troncos venosos – **veia cava inferior** e **veia cava superior** –, que desembocam no átrio direito, de onde o sangue passará para o ventrículo direito.

Tipos de circulação

a) **Circulação pulmonar** ou pequena circulação tem início no ventrículo direito, de onde o sangue é bombeado para a rede capilar dos pulmões. Depois de sofrer a hematose, o sangue oxigenado retorna ao átrio esquerdo. Em síntese, é uma **circulação coração-pulmão-coração** (Figura 8.11).

b) **Circulação sistêmica** ou grande circulação tem início no ventrículo esquerdo, de onde o sangue é bombeado para a rede capilar dos tecidos de todo o organismo. Após as trocas, o sangue retorna pelas veias ao átrio direito. Em resumo, é uma **circulação coração-tecidos-coração** (Figura 8.11).

c) **Circulação colateral:** normalmente, existem anastomoses (comunicações) entre ramos de artérias ou de veias entre si. Essas anastomoses são em maior ou menor número, dependendo da região do corpo. Em condições normais, não há muita passagem de sangue através dessas comunicações, mas, no caso de haver uma obstrução (parcial ou total) de um vaso mais calibroso que participe da rede anastomótica, o sangue passa a circular ativamente por essas variantes, estabelecendo-se uma efetiva **circulação colateral**. É provável que a circulação colateral possa estabelecer-se a partir de capilares, pela adição de tecidos às suas paredes, convertendo-se em artéria ou veia. Pelo exposto, conclui-se que a circulação colateral é um mecanismo de defesa do organismo, para irrigar ou drenar determinado território quando há obstrução de artérias ou veias de relativo calibre.

d) **Circulação portal (Figura 8.12):** nesse tipo de circulação, uma veia ou uma artéria interpõe-se entre duas redes de capilares, sem passar por um órgão intermediário. Isso acontece na circulação portal-hepática, provida de uma rede capilar no intestino (onde há absorção dos alimentos) e outra rede de capilares sinusoides no fígado (onde ocorrem complexos processos metabólicos), ficando a **veia porta** interposta entre as duas redes. Existe também um sistema portal na hipófise e outra no rim.

Quando se tem obstrução ou hipertensão da circulação portal hepática, como ocorre em casos avançados de cirrose, algumas **redes de circulação colateral** se tornam perceptíveis ao exame físico do paciente, com **veias dilatadas visíveis no abdome**. Existem quatro tipos de circulação colateral: tipo portal (dilatadas próximas ao umbigo, com a característica "**cabeça de medusa**"); tipo cava inferior (na região inferior e lateral do abdome); tipo cava superior (na região superior do abdome); e tipo misto.

Vasos sanguíneos

Os vasos sanguíneos constituem uma rede fechada de tubos ou canais, pelos quais circula o sangue graças à contração rítmica do coração. Os vasos incluem as artérias, as veias e os capilares sanguíneos. A parede dos vasos sanguíneos, com exceção dos capilares, tem três camadas, formada pelas **túnicas externa**, **média** e **íntima**.

A túnica externa ou adventícia apresenta tecido conjuntivo e fibras elásticas e, nessa túnica, transitarão tanto a "vasa como o *nervi vasorum*". A túnica média está constituída principalmente pela musculatura lisa e por tecido elástico e a túnica interna está formada pelo endotélio e pela membrana elástica interna.

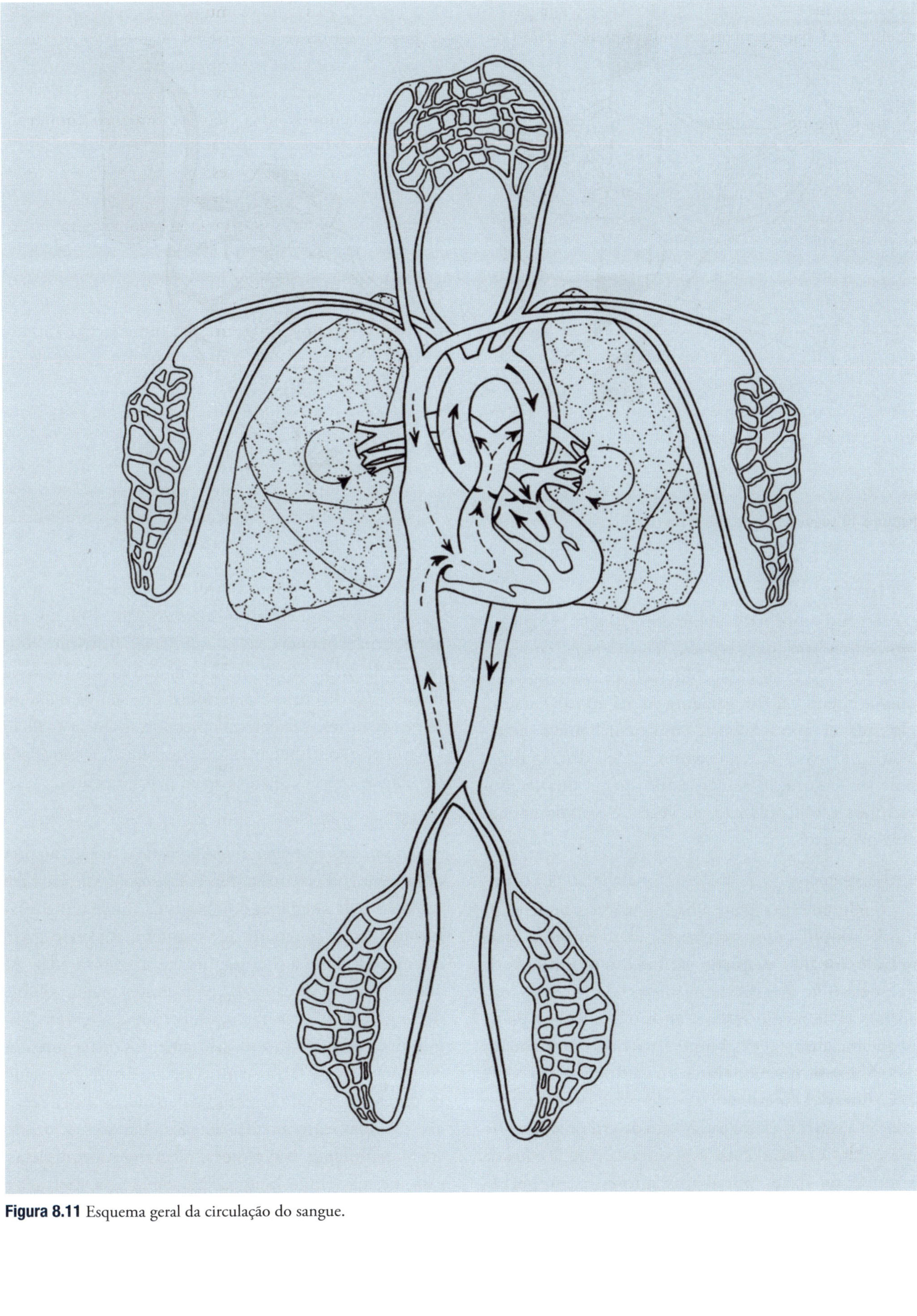

Figura 8.11 Esquema geral da circulação do sangue.

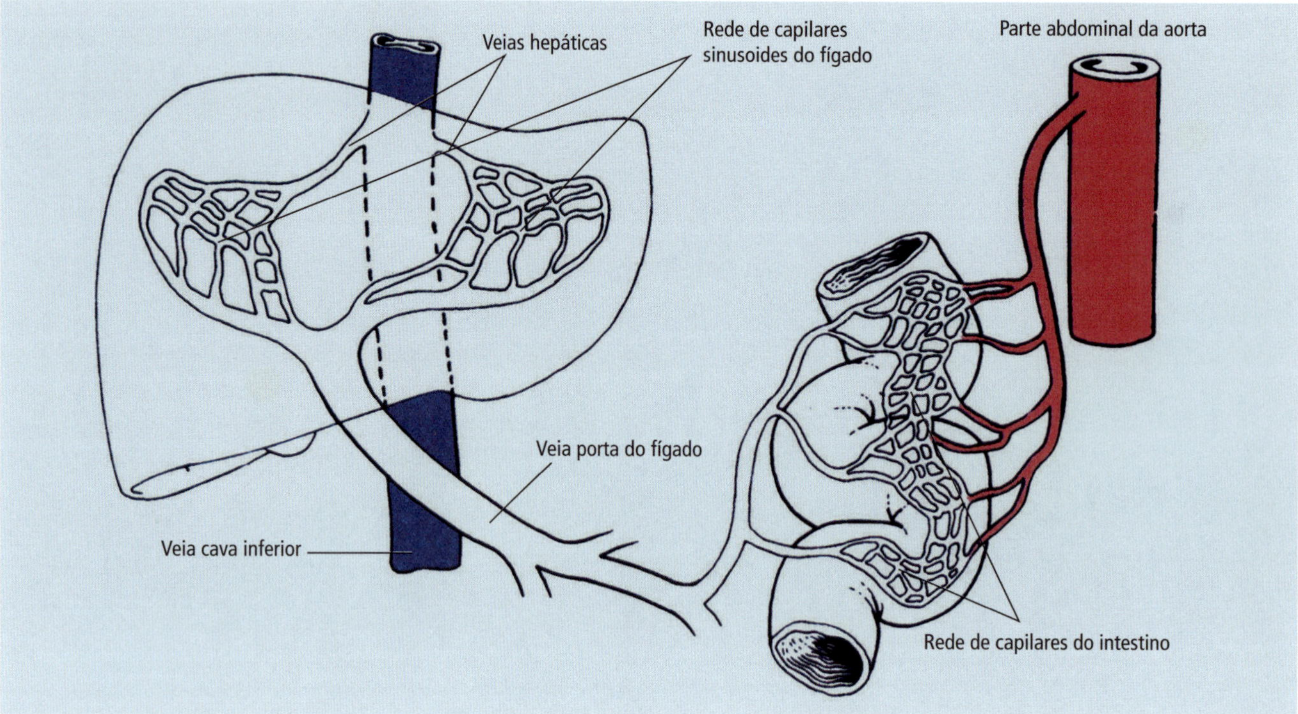

Figura 8.12 Esquema da circulação portal.

Artérias

Definidas por Aristóteles, em 350 a.C., como tubos contendo ar (do grego *aer*, "ar", e *terein*, "conter"), as artérias são vasos cilindroides, elásticos, nos quais o sangue circula centrifugamente em relação ao coração. No cadáver, apresentam-se com a cor branca-amarelada e, no vivente, nem sempre é fácil distingui-las, pois sua coloração se confunde com a dos tecidos vizinhos e sua pulsação, às vezes, é notada apenas pela palpação.

Calibre

Tendo em vista seu calibre, as artérias podem, de modo simplificado, ser classificadas em artérias de **grande**, **médio** e **pequeno calibre** e **arteríolas**. As de grande calibre têm diâmetro interno de 7 mm (p. ex., aorta); as de médio calibre, entre 2,5 e 7 mm; as de pequeno, entre 0,5 e 2,5 mm; e arteríolas, com menos de 0,5 mm de diâmetro interno. Levando-se em conta a considerável espessura das paredes das arteríolas com relação à sua luz, existe o conceito de arteríola baseado nesse fato: a relação entre espessura da parede e luz da arteríola foi fixada por alguns autores na proporção média de 1:2.

Levando-se em conta a estrutura e a função, as artérias classificam-se em: **elásticas** ou de grande calibre (p. ex., aorta, tronco braquiocefálico, subclávia); **distribuidoras** (ou ainda musculares) ou de tamanho médio (maioria das artérias do corpo); **arteríolas**, que são os menores ramos das artérias e oferecem menor resistência ao fluxo sanguíneo e contribuem, assim, para reduzir a velocidade do sangue antes de sua passagem pelos capilares.

Elasticidade

As artérias apresentam elasticidade a fim de manter o fluxo sanguíneo constante. A dilatação das artérias em razão da onda sanguínea bombeada na sístole ventricular forma energia potencial que mantém, até certo grau, a tensão durante a diástole (dilatação) ventricular. As artérias podem se expandir para conter maior volume de sangue; podem, também, se distender no sentido longitudinal, atendendo aos deslocamentos dos segmentos corpóreos. Em geral, as artérias se encontram em estado de tensão no sentido longitudinal, o que explica a retração das duas extremidades do vaso quando seccionado transversalmente. Nas secções transversais incompletas, essa mesma tensão longitudinal força essa abertura e pode ocasionar a secção completa da artéria.

Ramos

As artérias emitem ramos **terminais** e ramos **colaterais** (Figura 8.13):

a) **Ramos terminais:** quando a artéria emite seus ramos (em geral bifurcação), diz-se que os ramos são terminais. É o caso da **artéria braquial** que, no nível do cotovelo, bifurca-se em duas outras: **artérias radial** e **ulnar**, ramos terminais da artéria braquial.
b) **Ramos colaterais:** são assim classificados quando a artéria emite ramos e o tronco de origem segue junto com esses ramos. Entre eles, situa-se a grande maioria dos ramos arteriais. Os ramos colaterais saem das artérias sob ângulos diversos. O mais frequente é a artéria originar o ramo colateral formando um ângulo agudo de vértice voltado para o coração. Essa angulação é funcional, pois permite ao sangue circular com facilidade e no mesmo sentido da corrente da artéria de origem. O ramo colateral pode formar um ângulo reto com a artéria tronco e, neste caso, ocorre diminuição na velocidade de circulação do sangue. Quando o ramo colateral forma com a artéria-tronco um ângulo obtuso, denomina-se **recorrente**, e, nesse caso, o sangue circula em um sentido oposto àquele da artéria de origem (Figura 8.13).

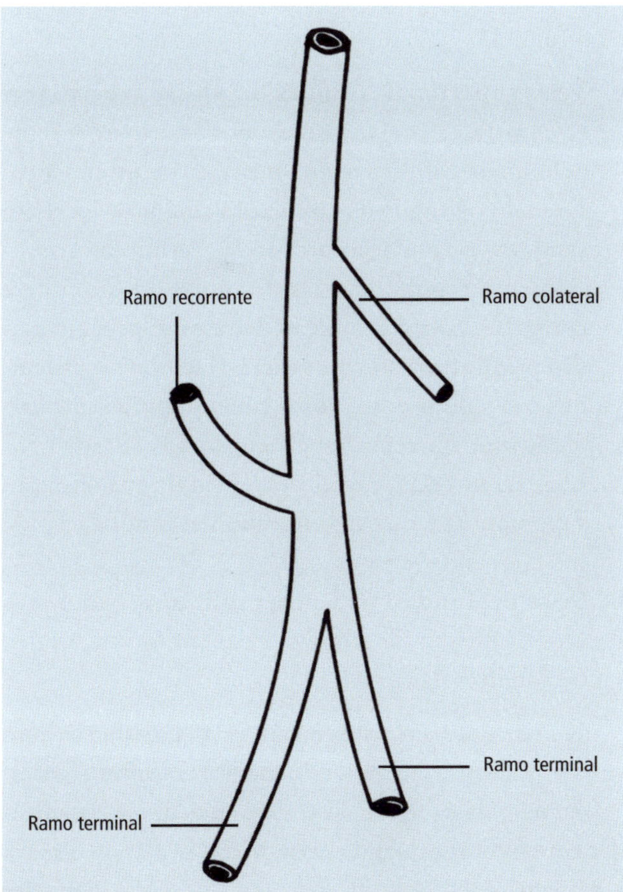

Figura 8.13 Esquema dos ramos de uma artéria.

Número

O número de artérias que irriga determinado órgão é muito variável, mas está em relação não apenas com o volume do órgão, mas principalmente com a sua importância funcional e mesmo com a sua atividade em determinados momentos. Geralmente, um órgão ou uma estrutura recebe sangue de mais de uma artéria, embora haja exceções, como é o caso dos rins e do baço.

Situação

As artérias podem ser superficiais ou profundas. As artérias **superficiais**, em geral, são oriundas de artérias musculares e destinam-se à pele; por isso mesmo, são de calibre reduzido e distribuição irregular. As artérias **profundas** são as mais comuns e isso é funcional, pois, nessa situação, as artérias encontram-se protegidas. As artérias têm "filia" pelos ossos e "fobia" pela pele. Às vezes, a contiguidade entre artéria e osso é tão acentuada que ela faz sulcos nos ossos. No nível das articulações, as artérias principais ficam situadas na face de flexão, onde são mais protegidas contra as trações. As artérias profundas são acompanhadas por uma ou duas veias, tendo esta(s) o mesmo trajeto, calibre semelhante e, em geral, o mesmo nome da artéria que acompanham; são denominadas **veias satélites**. Quando a artéria, veia(s) e nervo(s) estão reunidos, o conjunto se denomina **feixe vasculonervoso**. Alguns pequenos segmentos de artérias profundas apresentam trajetos superficiais, e disso se aproveitam os médicos para as aplicações práticas. Assim, a artéria radial é superficial no nível da extremidade distal do antebraço, podendo o médico comprimi-la contra o rádio e pesquisar a **pulsação**. Também a artéria femoral (na raiz da coxa), a temporal superficial e a dorsal do pé têm segmentos superficiais.

Nomenclatura

Entre os critérios utilizados para designar as artérias, os mais comuns são: localização (artéria braquial); direção (artéria circunflexa da escápula); órgão irrigado (artéria renal); peça óssea contígua (artéria femoral).

Veias

São vasos nos quais o sangue circula de modo centrípeto em relação ao coração. As veias fazem sequência aos capilares e transportam o sangue que já sofreu trocas com os tecidos, da periferia para o centro do sistema circulatório, que é o coração. No vivente, as veias superficiais têm coloração azul-escura porque suas finas paredes deixam transparecer o sangue que nelas circula.

Forma

É variável de acordo com a quantidade de sangue em seu interior. Quando cheias de sangue, as veias são mais ou menos cilíndricas; quando pouco cheias ou mesmo vazias, mostram uma secção elíptica. Fortemente distendidas, apresentam-se moniliformes ou nodosas em virtude da presença das válvulas. Contudo, nem todas as veias têm válvulas.

Calibre

Como as artérias, as veias podem ser classificadas em veias de **grande**, **médio** e **pequeno calibre** e **vênulas**, que se prolongam nos capilares. As veias, em geral, têm maior calibre que as artérias correspondentes. Em virtude da menor tensão em sua parede (paredes mais delgadas), as veias são muito compressíveis, e suas paredes podem entrar em contato (**colabamento**) e assim permanecer por algum tempo. O poder de distensão das veias no sentido transversal é tão acentuado que elas podem acumular volumes consideráveis de sangue.

Tributárias ou afluentes

A formação das veias pode ser comparada à formação dos rios: afluentes vão confluindo no leito principal que se torna progressivamente mais volumoso. As veias recebem numerosas **tributárias** e seu calibre aumenta à medida que se aproximam do coração, exatamente o oposto do que ocorre com as artérias, nas quais o calibre diminui à medida que emitem ramos e afastam-se do coração.

As veias apresentam três túnicas, à semelhança das artérias. A túnica interna apresenta o endotélio e a membrana elástica, a túnica média apresenta pouco tecido muscular e fibras elásticas, porém com muitas fibras colágenas e, por fim, a camada externa ou adventícia com colágeno e fibras elásticas.

Número

O número de veias é maior do que o das artérias, não só porque é muito frequente a existência de duas veias satélites acompanhando uma artéria, como também pela existência de um sistema de veias superficiais não acompanhadas pelas artérias. Em geral, há duas veias acompanhando uma artéria, mas há exceções: por exemplo, na porção proximal dos membros, há uma veia satélite; no pênis e no cordão umbilical, há duas artérias e uma veia.

Tendo-se em conta que a velocidade do sangue é menor nas veias que nas artérias e que as veias têm de transportar o mesmo volume de sangue em determinado tempo, compreende-se por que o número de veias é maior que o de artérias. O leito venoso (soma dos volumes internos) é praticamente o dobro do leito arterial.

Situação

De acordo com sua localização quanto às camadas do corpo humano, as veias são classificadas em superficiais e profundas.

a) **Veias superficiais (Figura 8.14):** são subcutâneas e, com frequência, visíveis por transparência na pele, mais calibrosas nos membros e no pescoço. Drenam o sangue da circulação cutânea e recebem sangue da circulação profunda. Permitem o esvaziamento rápido de veias dos músculos durante a contração pela diminuição do retorno pela circulação profunda. São volumosas e facilmente visíveis nos indivíduos musculosos e menos nítidas no sexo feminino. As veias superficiais não são acompanhas de artérias. Em decorrência de sua situação subcutânea, é nessas veias que se faz aplicação de injeções endovenosas.
b) **Veias profundas:** podem ser **solitárias**, isto é, não acompanhadas de artérias (veias cavas, veia ázigos) ou **satélites** das artérias.

Numerosas veias comunicam veias superficiais com veias profundas e são denominadas **veias comunicantes**.

As veias da cabeça e do tronco podem ser classificadas em **viscerais**, quando drenam as vísceras ou órgãos; e em **parietais**, quando drenam as paredes daqueles segmentos.

Válvulas

A presença de válvulas é uma das principais características das veias, embora haja exceções, pois estão ausentes nas veias do encéfalo e em algumas veias do tronco e do pescoço. As válvulas são pregas membranosas da camada interna da veia, em forma de bolso. Apresentam uma borda aderente à parede do vaso e uma borda livre, voltada sempre para o coração (Figura 8.15).

O espaço delimitado pela borda aderente e situado entre a válvula e a parede da veia denomina-se **seio da válvula**. Comparando-a com um bolso de vestuário, a costura do bolso corresponde à borda aderente; a parte sem costura, à borda livre; e a cavidade do bolso, ao seio da válvula.

Quando o sangue contido na veia é impulsionado, ele comprime a válvula de encontro à parede do vaso, circulando, assim, livremente no sentido do coração (Figura 8.16). Como a progressão da corrente sanguínea venosa não é contínua, cessada a força que impulsiona o sangue, este tende a retornar pela ação da gravidade. Esse fato, entretanto, não ocorre porque o sangue se insinua no seio da válvula, ocupando-o integralmente, o que faz as bordas livres se unirem. Dessa forma, a luz da veia é temporariamente obliterada, até que novo impulso faça o sangue progredir em direção ao coração. Pode haver mais de uma válvula em um mesmo ponto da veia, é frequente encontrar duas e, mais raramente, três. Insuficiência de uma válvula é a impossibilidade de impedir completamente o refluxo do sangue. A insuficiência de muitas válvulas de uma mesma veia provoca sua dilatação e consequente estase sanguínea: esse estado é conhecido pela designação de **varizes**. Contudo, vale salientar que a ocorrência de varizes se deve, primariamente, ao enfraquecimento da parede venosa.

Além de orientarem a direção da corrente sanguínea, permitindo a sua circulação apenas em direção ao coração e impedindo seu refluxo, as válvulas dividem a coluna sanguínea venosa, possibilitando ao sangue progredir de segmento em segmento. Nas veias, tensão e velocidade do sangue são menores que nas artérias. Um dos mais importantes fatores do retorno do sangue venoso ao coração é a **contração muscular**, que comprime as veias e impulsiona o sangue nelas contido (Figura 8.16).

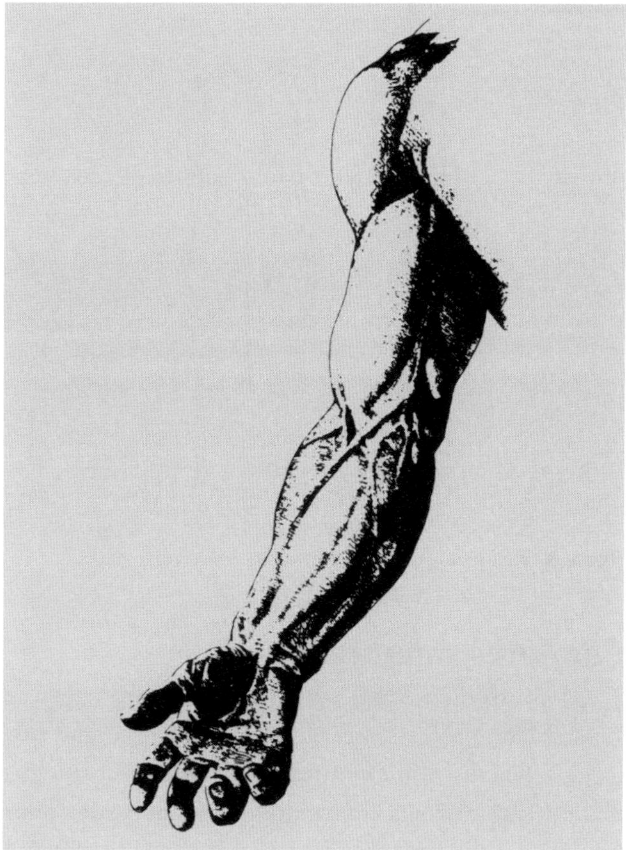

Figura 8.14 Veias superficiais do membro superior.

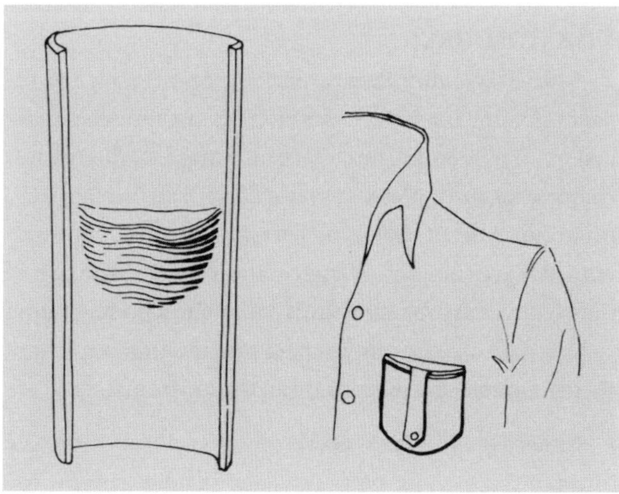

Figura 8.15 Válvula venosa (esquemático).

As varizes podem surgir tanto em veias profundas como em veias superficiais. No caso das **varizes de membros inferiores**, quando acometem as veias superficiais, são facilmente visíveis ao exame físico, mostrando-se engorgitadas e com tortuosidades resultantes de estase de sangue.

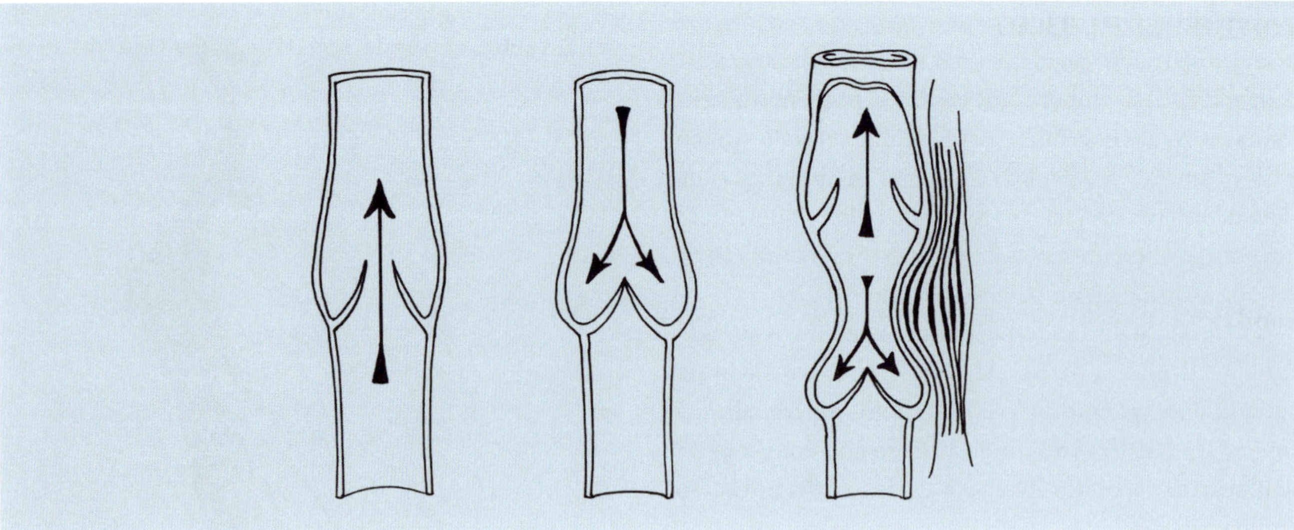

Figura 8.16 Esquema do funcionamento das válvulas venosas.

Capilares sanguíneos

São vasos microscópicos, interpostos entre artérias e veias. Neles, processam-se as trocas entre o sangue e os tecidos. Sua distribuição é quase universal no corpo humano, e sua ausência em tecidos ou órgãos é rara como é o caso da epiderme, da cartilagem hialina, da córnea e da lente. Seu estudo é feito na Histologia.

Anastomoses

As artérias comunicam-se entre si por meio das anastomoses. Assim, as anastomoses arteriais são conexões entre duas ou mais artérias que favorecem a irrigação dos órgãos. Embora existam em todas as partes do corpo humano, são importantes no encéfalo e no coração e predominantes ao redor das articulações. A importância dessa disposição é que, se uma das artérias é obstruída, a outra pode ser uma via alternativa (anastomose) para irrigar o órgão suprido. Há pelo menos cinco tipos de anastomoses arteriais:

- **Anastomose transversal:** como o nome indica, é uma anastomose perpendicular às duas artérias paralelas que ela une. A disposição assemelha-se a uma letra "H".
- **Anastomose por inosculação:** faz-se entre duas artérias que se dirigem uma para a outra e unem-se "boca a boca".
- **Anastomose por convergência:** faz-se entre duas artérias que se unem em ângulo agudo, num tronco único.
- **Anastomose longitudinal:** estabelece-se pela bifurcação de uma artéria, cujos ramos se mantêm independentes por um determinado segmento e voltam a se reunir e formar o tronco principal.
- **Anastomose plexiforme:** estabelece-se entre os ramúsculos de ramos colaterais ou de ramos terminais, originados pela mesma artéria ou por artérias vizinhas. A disposição resultante permite uma distribuição uniforme de sangue no território em que se encontra.

As **anastomoses venosas** também apresentam os cinco tipos descritos para as arteriais, mas são mais frequentes, maiores e mais irregulares do que estas; é difícil delimitar o exato território de drenagem de uma veia. Mesmo a distribuição de uma veia é extremamente variável, o que dificulta fixar o padrão normal de distribuição.

Têm sido descritas também **anastomoses arteriovenulares**, cujo desenvolvimento e funções não são bem conhecidos. Trata-se de um curto-circuito da rede capilar, ou seja, essas anastomoses estabelecem uma comunicação direta entre arteríolas e vênulas sem interposição, portanto, da rede capilar. Têm sido descritas em muitas partes do corpo e sabe-se que, na pele, são importantes fatores de termorregulação; ao passo que, no estômago, estão abertas na fase de repouso do órgão, mas fechadas na fase de absorção, quando, então, o sangue circula através do leito capilar. Isso proporciona uma área de superfície muito maior para a absorção dos produtos da digestão.

Sistema linfático

É um sistema formado por vasos e órgãos linfoides e, nele, circula a linfa; é basicamente um sistema auxiliar de drenagem, ou seja, auxiliar do sistema venoso. Nem todas as moléculas do líquido tecidual passam para os capilares sanguíneos. É o caso de moléculas de grande tamanho, que são recolhidas em capilares especiais – os **capilares linfáticos**, de onde a linfa segue para **vasos linfáticos** e, destes, para **troncos linfáticos**, os mais volumosos e que, por sua vez, lançam a linfa em veias de médio ou grande calibre. Os capilares linfáticos são mais calibrosos e mais irregulares que os sanguíneos e terminam em fundo cego; em geral, são encontrados na maioria das áreas onde estão situados os capilares sanguíneos. São extremamente abundantes junto aos grandes vasos do tórax, do abdome e da pelve e ao longo dos ramos de artérias que irrigam órgãos viscerais. Os vasos linfáticos têm **válvulas** em forma de bolso, como as das veias, e elas asseguram o fluxo da linfa em um único sentido, ou seja, para o coração. Como o calibre do vaso é menor no nível da localização das válvulas, ele se apresenta irregular e lembra as contas de um rosário. O maior tronco linfático recebe a denominação **ducto torácico** e geralmente desemboca na junção da veia jugular interna com a veia subclávia, do lado esquerdo. O ducto torácico drena a linfa de quase todo o corpo, enquanto outro ducto importante, o **linfático direito**, drena a linfa da metade direita da cabeça, do pescoço e do tórax, do pulmão direito, do lado direito do coração, da face diafragmática do fígado e do membro superior direito, desembocando na confluência entre a veia jugular interna direita e a subclávia direita na confluência entre a veia subclávia direita e a veia jugular interna direita. Os vasos linfáticos estão ausentes na parte central do sistema nervoso (sistema nervoso central (SNC)), na medula óssea vermelha, nos músculos esqueléticos (mas não no tecido conectivo de revestimento) e em estruturas avasculares.

Diferenças entre sistema linfático e sistema sanguíneo

O sistema linfático assemelha-se ao sistema sanguíneo em muitos aspectos, mas difere em outros. Assim, o sistema linfático está constituído de capilares onde ocorre a absorção do líquido tecidual, mas esses capilares são tubos de fundo cego. Por outro lado, o sistema linfático não tem um órgão central bombeador, apenas conduz a linfa para vasos mais calibrosos que desembocam principalmente em veias do pescoço. Outra importante diferença é que, aos vasos linfáticos, associam-se a estruturas denominadas **linfonodos**.

Linfonodos

Estão interpostos no trajeto dos vasos linfáticos e agem como uma barreira ou filtro contra a penetração na corrente circulatória de micro-organismos, toxinas ou substâncias estranhas ao organismo. Os linfonodos são, portanto, elementos de defesa para o organismo e, para tanto, têm glóbulos brancos, principalmente linfócitos, a partir de um centro germinativo existente em cada linfonodo, além de produzirem anticorpos. Os linfonodos variam muito em forma, tamanho e coloração; ocorrem geralmente em grupos, embora possam se apresentar isolados. Um linfonodo típico é ovoide, comparável a um "grão de feijão". Em sua margem côncava, penetra uma artéria e saem veias e um **vaso linfático eferente**, numa área conhecida como "hilo". Pela margem convexa, penetram muitos **vasos linfáticos aferentes**. O linfonodo é revestido por uma cápsula fibrosa ausente apenas no hilo e da qual partem trabéculas que septam o linfonodo. Frequentemente, os linfonodos estão localizados ao longo do trajeto de vasos sanguíneos, como ocorre no pescoço e nas cavidades torácica, abdominal e pélvica. Na axila e na região inguinal, são abundantes e, em geral, palpáveis. Como reação a uma inflamação, o linfonodo pode intumescer e tornar-se doloroso, fenômeno conhecido por **íngua**, popularmente.

Fluxo da linfa

O fluxo da linfa é relativamente lento durante os períodos de inatividade de uma área ou de um órgão. A atividade muscular provoca o aparecimento de fluxo mais rápido e regular. A circulação da linfa aumenta durante o peristaltismo (movimento das vísceras do tubo digestório) e com o aumento dos movimentos respiratórios e a contração da musculatura lisa da parede dos troncos linfáticos. É também influenciada pela pulsação arterial nos casos em que os troncos e os ductos linfáticos apresentam íntima relação com artérias.

Baço

É um órgão linfoide, situado no lado esquerdo da cavidade abdominal, junto ao diafragma, ao nível das 9ª, 10ª e 11ª costelas. Apresenta duas faces distintas, uma relacionada com o diafragma, a **face diafragmática**, e outra voltada para as vísceras abdominais, a **face visceral**. Nessa face, verifica-se a presença de uma fenda, **o hilo do baço**, onde penetram vasos e nervos. O baço é drenado pela **veia esplênica**, tributária da veia porta.

Timo (Figura 8.17)

Órgão linfoide, formado por massa irregular, situado na porção anterior do mediastino superior e no anterior, logo posterior ao esterno. O timo cresce após o nascimento até atingir seu maior tamanho na puberdade. A seguir, começa a regredir, e grande parte de sua substância é substituída por tecido adiposo e fibroso; entretanto, parte do tecido tímico pode persistir no adulto.

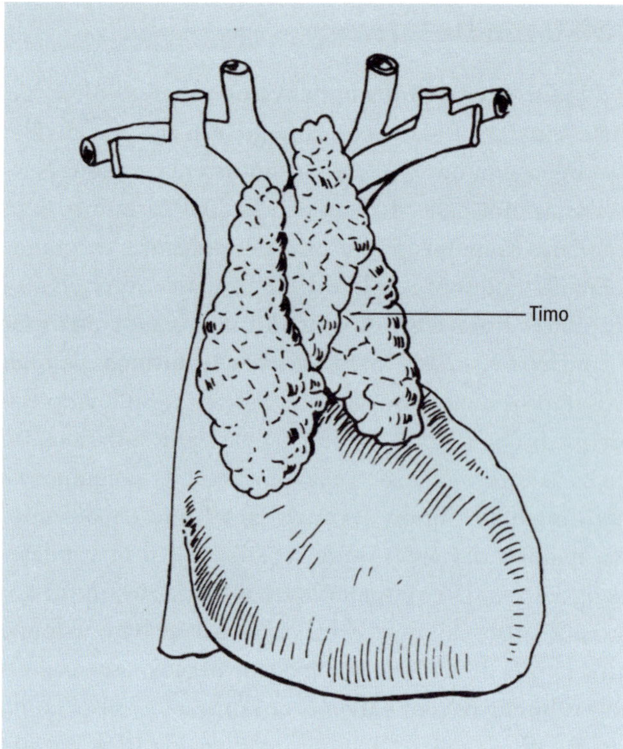

Figura 8.17 Timo, em criança de 12 anos, visto anteriormente.

Roteiro para aula prática de sistema circulatório

- ☐ Coração e vasos da base *in situ* – No cadáver **foi** retirada **a** parede ântero-lateral do tórax para expor a cavidade torácica. Examine os órgãos contidos nesta cavidade. Reconheça os pulmões, e entre eles, o coração. Este está envolvido por uma membrana – o **pericárdio** – e só será visto integralmente afastando-se os retalhos do pericárdio que foi previamente seccionado. Veja agora a posição do coração observando que ele repousa sobre o músculo diafragma e está disposto obliquamente. Sua maior porção fica à esquerda do plano mediano e a maior parte visível do coração nesta vista anterior, corresponde ao ventrículo direito. Identifique as **aurículas** direita e esquerda, semelhantes a orelhas de animal. Repare também como o tecido adiposo, em maior ou menor quantidade, de cor amarelada, acumula-se sobre a superfície cardíaca.

  Identifique agora os vasos da base do coração (Figuras 8.2 e 8.3). Comece pelo **tronco pulmonar,** que logo se bifurca em **artérias pulmonar direita** e **esquerda,** que vão para os respectivos pulmões. Em seguida identifique a **artéria aorta,** o mais calibroso vaso da base, que se dirige inicialmente para cima e depois para trás e para a esquerda, formando o **arco aórtico.** Aproveite e observe que do arco aórtico saem outras artérias. Identifique as **veias cavas superior** e **inferior,** tendo o cuidado de verificar que esta última tem trajeto mínimo no tórax, visto que ela perfura o diafragma e se lança logo no átrio direito. Acompanhe agora as **veias pulmonares**, em número de quatro, provenientes dos pulmões. Elas são as mais posteriores e talvez seja necessário levantar o coração para visualizá-las melhor.

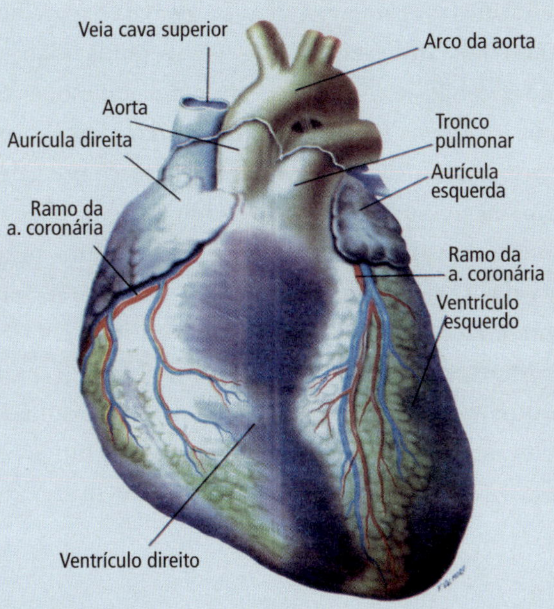

Figura 8.2 Coração e vasos da base vistos anteriormente.

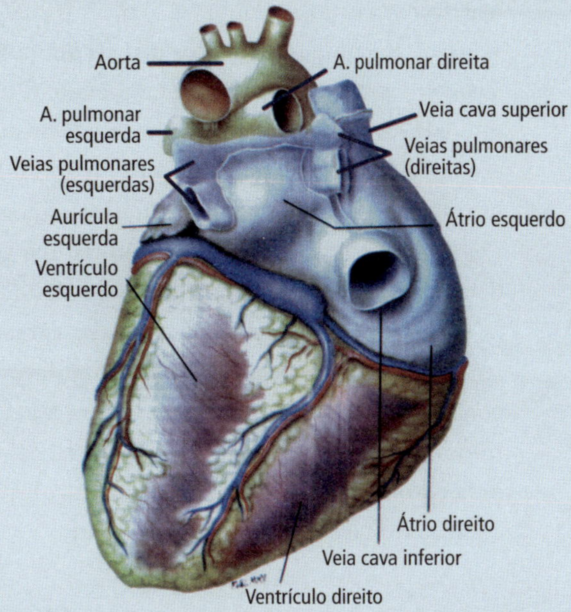

Figura 8.3 Coração e vasos da base vistos pela face diafragmática.

Agora que você identificou os vasos da base, apalpe as paredes do coração junto a esses vasos. A resistência é a mesma? Você tem a impressão de que as paredes têm espessura desigual em pontos diferentes?

☐ **Pequena e grande circulação** – Com os conhecimentos que você já adquiriu acerca dos vasos da base, torna-se agora mais fácil entender a pequena e grande circulação. Reveja o texto da teoria e acompanhe ao mesmo tempo as peças.

☐ **Coração isolado:**

a) **Morfologia externa?** tomando um coração isolado, identifique a **base** e o **ápice** e confirme sua forma de **cone truncado** (há peças que se deformam na preparação e perdem esta forma característica). Aproveite para rever os **vasos da base** e as **aurículas.** Você vai notar a presença de veias e artérias, frequentemente misturadas ao tecido adiposo. As artérias são as **coronárias** e a obstrução, parcial ou total, de seus ramos vai causar os infartos do miocárdio (Figura 8.18). Na mesa neutra você encontrará peças especiais para identificar melhor as artérias coronárias.

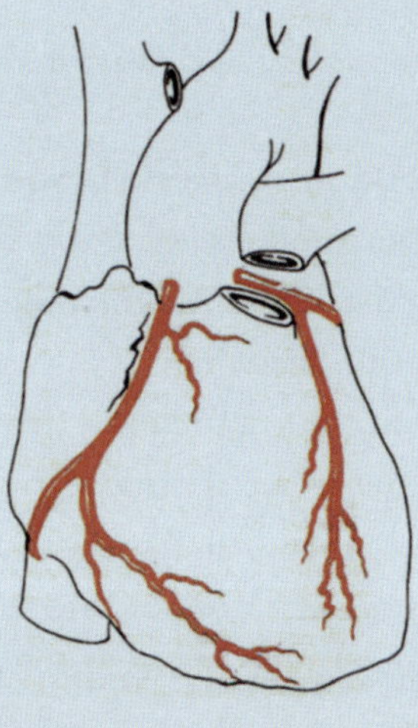

Figura 8.18 Artérias coronárias, esquemático.

b) **Morfologia interna** (Figura 8.5) muitos corações foram abertos para mostrar as câmaras e os aparelhos valvares. Reconheça os **septos atrioventricular**, **interatrial** e **interventricular**, e em seguida os átrios e os ventrículos. Constate que a metade direita do órgão não se comunica com a metade esquerda, mas que átrio e ventrículo do mesmo lado se comunicam através dos **óstios atrioventriculares**. Nestes encontram-se os aparelhos orientadores da corrente sanguínea: valva tricúspide (à direita) e valva mitral (à esquerda) (Figura 8.5). Tome agora os orifícios de saída do tronco pulmonar e da aorta e identifique a presença da **valva do tronco pulmonar** e **da valva aórtica**, formadas cada uma delas de três válvulas em forma de bolso, as chamadas **válvulas semilunares** (Figura 8.5). Para que servem as valvas atrioventriculares e arteriais? Observe agora a face interna do coração e verifique como é irregular. Identifique os **músculos papilares** e as **cordas tendíneas** (Figura 8.5). Para que servem as cordas tendíneas? Veja na mesa neutra a peça de **esqueleto cardíaco.** Observe agora a espessura do miocárdio e conclua se é igual ou desigual nas diferentes câmaras. Procure dar uma explicação funcional para o fato. Em todos os mamíferos, o coração apresenta estrutura idêntica. Veja essa semelhança em coração de cavalo e boi, na mesa neutra.

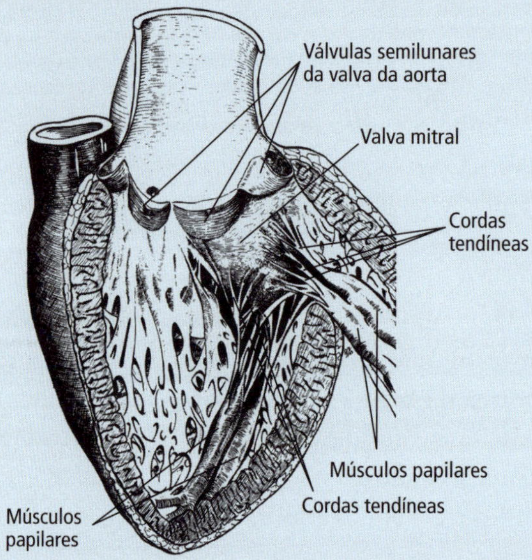

Figura 8.5 O ventrículo esquerdo e a aorta foram abertos para mostrar as suas valvas.

☐ No membro superior dissecado identifique a **artéria braquial** e repare como ela é cilindroide e elástica. Acompanhe-a distalmente e verifique como ela se ramifica, dando ramos para as estruturas adjacentes, sendo facilmente visíveis os ramos musculares. Acompanhe alguns deles. Observe também que a artéria vai diminuindo de calibre à medida que emite ramos.

No membro inferior dissecado, verifique a presença de **veias superficiais** na tela subcutânea. Repare como as **tributárias** confluem, à semelhança de rios, e vão formando veias cada vez mais calibrosas à medida de sua aproximação da raiz do membro. As anastomoses entre elas são extremamente abundantes. Se houver uma veia mais calibrosa aberta no sentido longitudinal, procure identificar uma **válvula venosa**. O que são as válvulas venosas? Para que servem? Convém reler o texto a respeito. Veja na mesa neutra o modelo de válvulas venosas.

- ☐ Na raiz do membro inferior foram retirados os planos superficiais para que você visualize importantes órgãos do sistema linfático: **os linfonodos**. Estes são abundantes na região inguinal e na axila. Qual a função dos linfonodos?
- ☐ Reconheça um **baço** humano em peça isolada e veja como é diferente daquele do cavalo. Este último é mais alongado e suas bordas apresentam fendas pronunciadas. Lembre-se que o baço fica situado na cavidade abdominal e você deve identificá-lo ***in situ***.
- ☐ Volte agora à peça onde você tem aberta a cavidade torácica e procure identificar o **timo**. Leia novamente o texto para relembrar entre outras coisas, que este órgão é substituído em grande parte por tecido adiposo e fibroso, principalmente após a puberdade. O timo deve ser também identificado em fetos onde este órgão é mais desenvolvido (Figura 8.16).

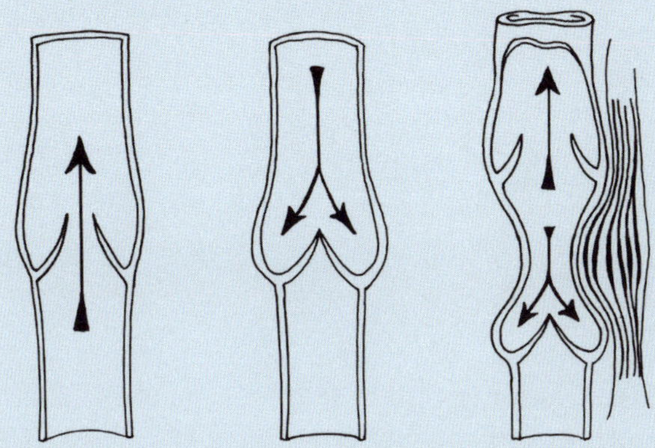

Figura 8.16 Esquema do funcionamento das válvulas venosas.

- ☐ Veja na mesa neutra um coração de boi onde foram dissecados o **nó atrioventricular** e o **feixe atrioventricular** (Figura 8.10).

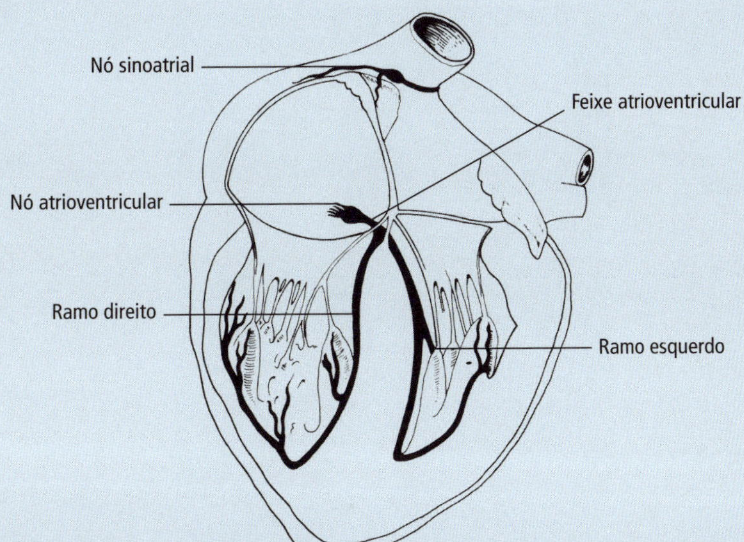

Figura 8.10 Complexo estimulante do coração.

9 Sistema Respiratório

Objetivos específicos

Após o estudo deste capítulo o aluno deverá ser capaz de:

1. Conceituar sistema respiratório dos pontos de vista anatômico e funcional.
2. Citar os elementos constituintes do sistema respiratório.
3. Citar os órgãos do sistema respiratório que têm dupla função.
4. Citar as partes do nariz externo.
5. Citar as formas do dorso do nariz e das narinas.
6. Citar os componentes do esqueleto do nariz.
7. Definir coanas e abertura piriforme.
8. Definir septo nasal e citar as suas partes constituintes.
9. Citar as partes do osso etmoide.
10. Definir meatos nasais.
11. Citar as partes da cavidade nasal e seus respectivos limites.
12. Definir seios paranasais.
13. Citar os seios paranasais, sua localização e comunicações com a cavidade nasal.
14. Descrever as relações topográficas dos seios paranasais com a fossa anterior do crânio, a órbita e as cavidades nasal e bucal, citando sua importância funcional e patológica.
15. Definir faringe e citar sua localização.
16. Citar as partes da faringe e suas respectivas comunicações.
17. Conceituar, morfológica e funcionalmente, a tuba auditiva.
18. Definir laringe e citar sua localização.
19. Descrever o esqueleto cartilaginoso da laringe.
20. Descrever a cavidade da laringe e citar sua divisão.
21. Citar as ações da musculatura intrínseca da laringe.
22. Definir a traqueia, descrevendo sua constituição anatômica.
23. Descrever o trajeto da traqueia.
24. Citar a razão pela qual a traqueia é constituída de anéis cartilaginosos incompletos.
25. Definir brônquios principais, lobares e segmentares.

26. Definir árvore brônquica.
27. Definir pleura e citar seus folhetos.
28. Definir cavidade da pleura.
29. Citar as faces do pulmão.
30. Citar os lobos pulmonares e as respectivas fissuras que os separam.
31. Definir hilo do pulmão.
32. Definir raiz do pulmão e seus componentes.
33. Identificar ***in situ*** os órgãos do sistema respiratório.
34. Identificar as partes do nariz externo.
35. Identificar os elementos anatômicos do esqueleto do nariz.
36. Identificar no crânio: abertura piriforme, lâmina crivosa do osso etmoide, fossa anterior do crânio, cavidade nasal, palato duro, septo nasal, coanas, **crista galli**.
37. Identificar em hemicabeças (homem, cavalo, cabra): septo nasal e suas partes, conchas nasais, meatos, palato duro, palato mole, faringe e suas divisões, óstio faríngico da tuba auditiva, tórus tubal.
38. Identificar em peças cortadas frontalmente os seios paranasais, cavidade nasal, bucal e a órbita.
39. Identificar em peças isoladas, humanas e de outros animais, as principais cartilagens da laringe.
40. Identificar os elementos anatômicos da cavidade da laringe no homem, no cavalo e na cabra.
41. Identificar: anéis traqueais e ligamentos anulares da traqueia.
42. Identificar brônquios principais, lobares e segmentares.
43. Identificar pleuras, pulmonar e parietal, e mediastino.
44. Identificar no pulmão: faces, fissuras, lobos, hilo e elementos constituintes da raiz.
45. Identificar em hemicabeças de cavalo o divertículo nasal e a bolsa gutural.
46. Identificar em crânios de bovino os seios palatino, frontal e maxilar.
47. Identificar ***in situ*** os músculos intercostais externos e internos e o músculo diafragma com sua inervação.
48. Identificar a inclinação das costelas em relação ao plano horizontal no esqueleto do tórax.

Conceito

Em qualquer forma que se apresente, a respiração é uma das características básicas dos seres vivos. Essencialmente, consiste na absorção, pelo organismo, de oxigênio, e a eliminação do gás carbônico resultante de oxidações celulares. Nos animais unicelulares, o oxigênio é retirado diretamente do meio onde vivem, e também é direta a eliminação do CO_2. Nos animais superiormente colocados na escala zoológica, embora o princípio seja o mesmo, a troca de gases é indireta. Nesses casos, o sangue é um elemento intermediário entre as células do organismo e o meio habitado pelo animal, servindo como condutor de gases entre eles. O órgão respiratório, por excelência, é o pulmão, mas, nesses animais, desenvolvem-se órgãos especiais que possam promover o rápido intercâmbio entre o ar e o sangue. No conjunto, esses órgãos constituem o **sistema respiratório**.

Comumente, a entrada e a saída de ar das vias aéreas são referidas como "respiração". Contudo, a respiração, no sentido estrito do termo, é um processo que ocorre no interior de todas as células do corpo. Assim, o fluxo de ar envolvendo as vias aéreas e os pulmões seria, mais corretamente, referido como "ventilação". Na maior parte dos textos, entretanto, por motivos de simplificação, os termos "ventilação" e "respiração" são tratados como sinônimos.

Divisão

Didática e funcionalmente, o sistema respiratório pode ser dividido em duas partes: a porção de condução; e a porção de respiração.

À primeira porção, pertencem órgãos tubulares cuja função é a de levar o ar inspirado até a porção respiratória, representada pelos **pulmões** e, destes, conduzir o ar expirado, eliminando o CO_2. Assim, dos pulmões, o ar expirado é conduzido pelos **brônquios** e pela **traqueia**, órgãos que realmente funcionam apenas como tubos condutores de ar (aeríferos). Acima destes, entretanto, situam-se a **laringe**, a **faringe** e a cavidade nasal que não são apenas condutores aeríferos. Assim, a laringe está evoluída na fonação; a faringe está relacionada com o sistema digestório, parte dela servindo como tubo condutor de alimentos; a cavidade nasal apresenta porções que cumprem função olfatória. A Figura 9.1 mostra, esquematicamente, os órgãos que compõem o sistema respiratório.

Nariz, cavidade nasal e seios paranasais

Nariz

O nariz é visível externamente no plano mediano da face, apresentando-se, no homem, como uma pirâmide triangular em que a extremidade superior, correspondendo ao vértice da pirâmide, é denominada **raiz**, e a inferior, **base**. Nesta, encontram-se duas aberturas em fenda, as **narinas**, separadas por um septo, e que comunicam o meio externo com a **cavidade nasal**. O ponto mais projetado, anteriormente, da base do nariz denomina-se **ápice** e, entre ele e a raiz, estende-se o **dorso do nariz**, cujo perfil é variável, apresentando-se retilíneo, côncavo ou convexo. A forma das narinas é variável nos grupos raciais. A raça negra, por exemplo, apresenta narinas quase horizontais, com grande eixo transversal, ao passo que a raça branca as apresenta com grande eixo no sentido anteroposterior. A Figura 9.2 mostra essas variações de forma.

O esqueleto do nariz é osteocartilagíneo, isto é, além dos **ossos nasais** e das **porções das duas maxilas**, fazem parte do esqueleto do nariz diversas **cartilagens nasais**. Em crânios preparados, as cartilagens são destruídas durante o processo, ficam conservadas apenas as partes ósseas que delimitam a **abertura piriforme** (Figura 9.3).

Cavidade nasal

A cavidade nasal é uma região extremamente importante na respiração, pois, nessa área (juntamente com os seios paranasais), ocorre o processamento do ar inspirado (aquecimento, umidificação e depuração). Pode ser dividida em uma parte superior (olfatória) e uma parte maior e inferior (respiratória).

A cavidade nasal comunica-se com o meio externo através das narinas, situadas anteriormente, e com a porção nasal da faringe posteriormente, através dos **cóanos**, aberturas que podem ser identificadas facilmente no crânio. Na verdade, os cóanos marcam o limite entre a cavidade nasal e a porção nasal da faringe.

A cavidade nasal é dividida em metades direita e esquerda pelo **septo nasal**; o termo "cavidade nasal" pode referir-se tanto à cavidade enquanto um todo, como a cada uma de suas metades, dependendo do sentido do texto.

O **septo nasal** pode, em sua parte cartilaginosa, sofrer perfurações por patologias diversas, desde doenças autoimunes até pelo uso de substâncias nocivas inaladas, como cocaína. A perfuração septal gera um **som de assovio junto com a respiração** e pode ser vista em um exame com o espéculo nasal. Embora pareça que a circulação de ar está aumentada nas narinas, o paciente com perfuração de septo se apresenta com sintomas de congestão nasal.

O septo nasal apresenta-se quase sempre desviado para a direita ou para a esquerda e grandes desvios podem dificultar a respiração, exigindo correção cirúrgica. Está constituído por partes cartilagínea (**cartilagem do septo nasal**) e óssea (**lâmina perpendicular do osso etmoide e osso vômer**). A Figura 9.4 dá uma ideia das partes constituintes do septo nasal.

O osso etmoide é difícil de ser isolado do crânio por ter paredes muito finas que se rompem durante a preparação do material. Fica situado abaixo da porção mediana do osso frontal e entre as órbitas. A Figura 9.5 é uma ilustração simplificada e esquemática das partes que o constituem.

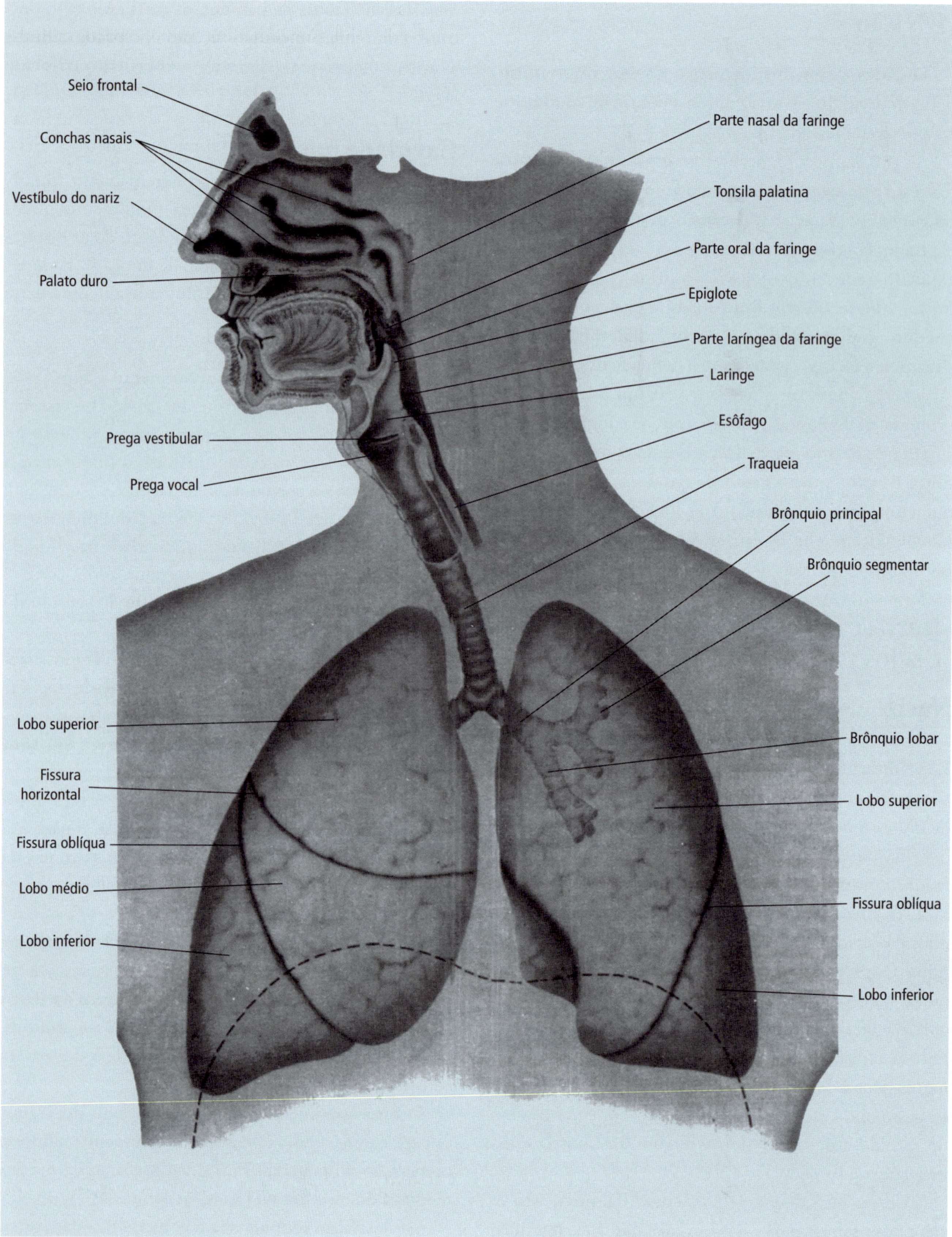

Figura 9.1 Sistema respiratório (esquema geral).

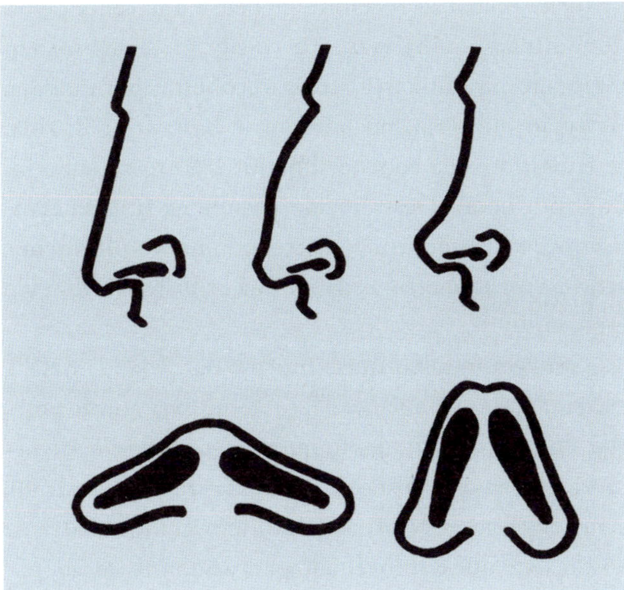

Figura 9.2 Formas do dorso do nariz e das narinas.

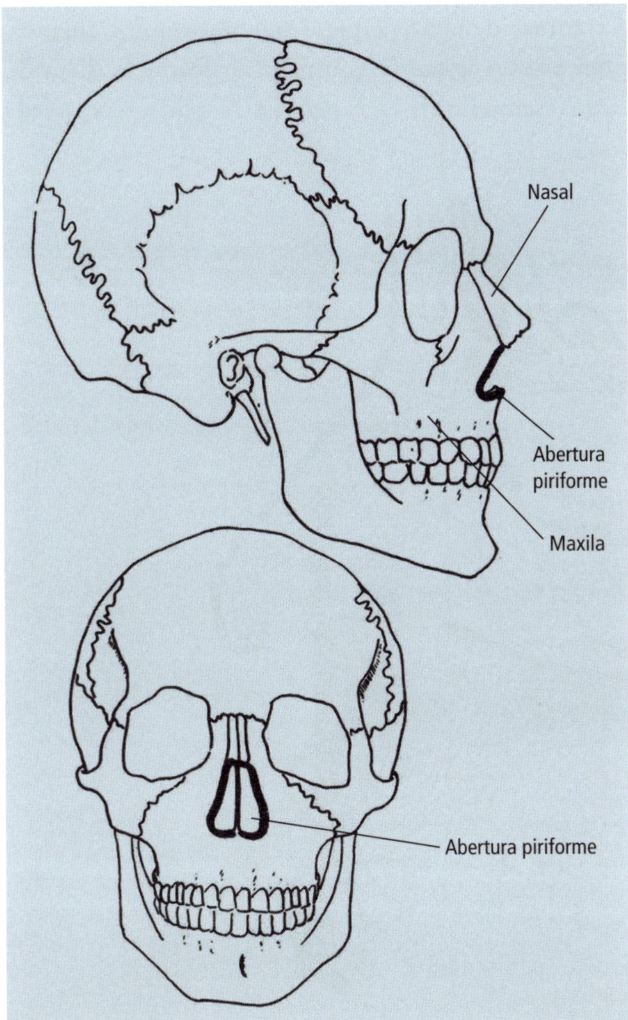

Figura 9.3 Abertura piriforme em vistas lateral e anterior do crânio.

O osso apresenta duas massas laterais (A e B) constituídas de células-pneumáticas, isto é, espaços delimitados por delgadas trabéculas ósseas não representadas na Figura, denominadas **labirintos etmoidais**; na sua parte superior, unindo os labirintos, aparece a **lâmina cribriforme** (C) apresentando numerosas aberturas destinadas à passagem de fibras do nervo olfatório (**forames da lâmina cribriforme**); a última porção é a **lâmina perpendicular** (D) que contribui para a formação do septo nasal. No plano mediano, a lâmina cribriforme apresenta uma projeção, a **crista etmoidal** (E). Em traumatismos cranianos, pode haver, eventualmente, fratura da lâmina cribriforme do etmoide, associada à ruptura da meninge, com consequente extravasamento do líquido cerebrospinal (LCS) pelo nariz. Os labirintos etmoidais recebem também a denominação **seios etmoidais**, um dos **seios paranasais** que serão discutidos posteriormente. A Figura 9.5 mostra também projeções da face medial

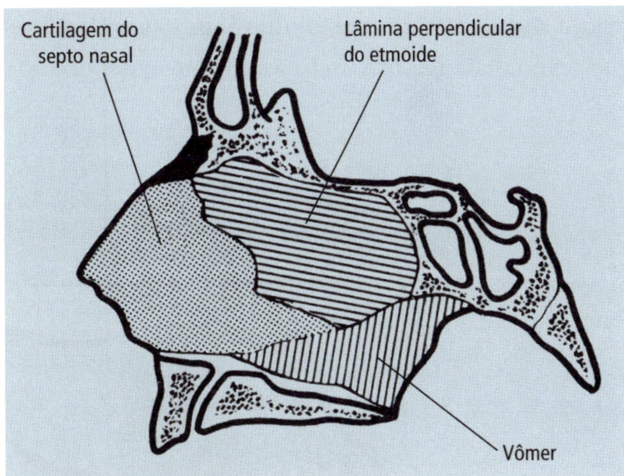

Figura 9.4 Septo nasal, com suas partes óssea e cartilagínea, visto pelo lado esquerdo.

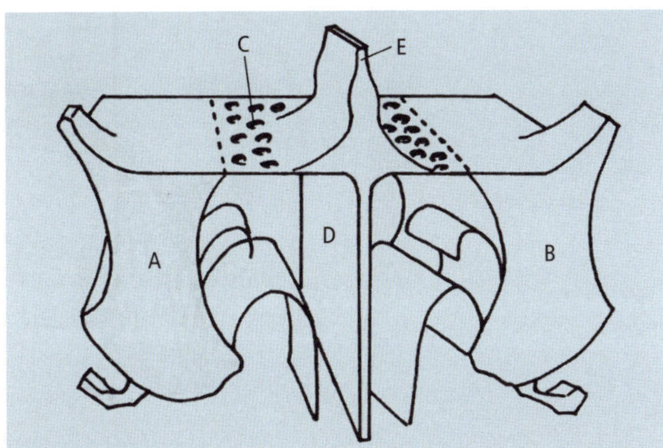

Figura 9.5 Osso etmoide, em visão oblíqua anterior (esquemático).

de cada labirinto, geralmente duas, como lâminas ósseas recurvadas, que são as **conchas nasais** superior e média; a concha inferior é um osso separado. Essas conchas projetam-se na cavidade nasal, estão recobertas pela mucosa e delimitam espaços denominados **meatos**: o meato superior fica entre a concha superior e a média; o meato médio, entre a concha média e inferior; o inferior, sob a concha inferior. Os seios paranasais desembocam nesses meatos; e, no inferior, encontra-se a abertura do **ducto lacrimonasal**, responsável pela drenagem da secreção lacrimal em direção às cavidades nasais. A Figura 9.6 mostra as conchas nasais.

As conchas nasais aumentam a superfície mucosa da cavidade nasal, pois é essa superfície mucosa que umedece e aquece o ar inspirado, "condicionando-o" para que seja mais bem aproveitado na hematose que se dá no nível dos pulmões.

A cavidade nasal pode ser dividida em **vestíbulo**, **região respiratória** e **região olfatória**. O vestíbulo segue-se imediatamente às narinas, compreendendo uma pequena dilatação revestida de pele e apresenta pelos, denominados **vibrissas**. Ao vestíbulo, seguem-se as regiões respiratória e olfatória, recobertas por mucosa. A região olfatória, no homem, é bastante reduzida, restringindo-se à concha superior e ao terço superior do septo nasal. Dessa região partem as fibras nervosas que, em conjunto, constituem o **nervo olfatório** e atravessam as aberturas da lâmina cribriforme do osso etmoide.

Convém ressaltar que a mucosa da cavidade nasal é extremamente vascularizada, sobretudo na porção anterior do septo nasal que, frequentemente, é sede de hemorragias nasais (epistaxe). A vascularização abundante, além de aquecer o ar inspirado, tem grande poder de absorção, o que é aproveitado para a administração, por via nasal, de substâncias medicamentosas.

A fratura **do osso etmoide**, geralmente relacionada a traumas de alta energia e traumatismos cranianos, pode causar lesão da lâmina cribriforme e, além do extravasamento de LCS pelo nariz, pode gerar **perda**

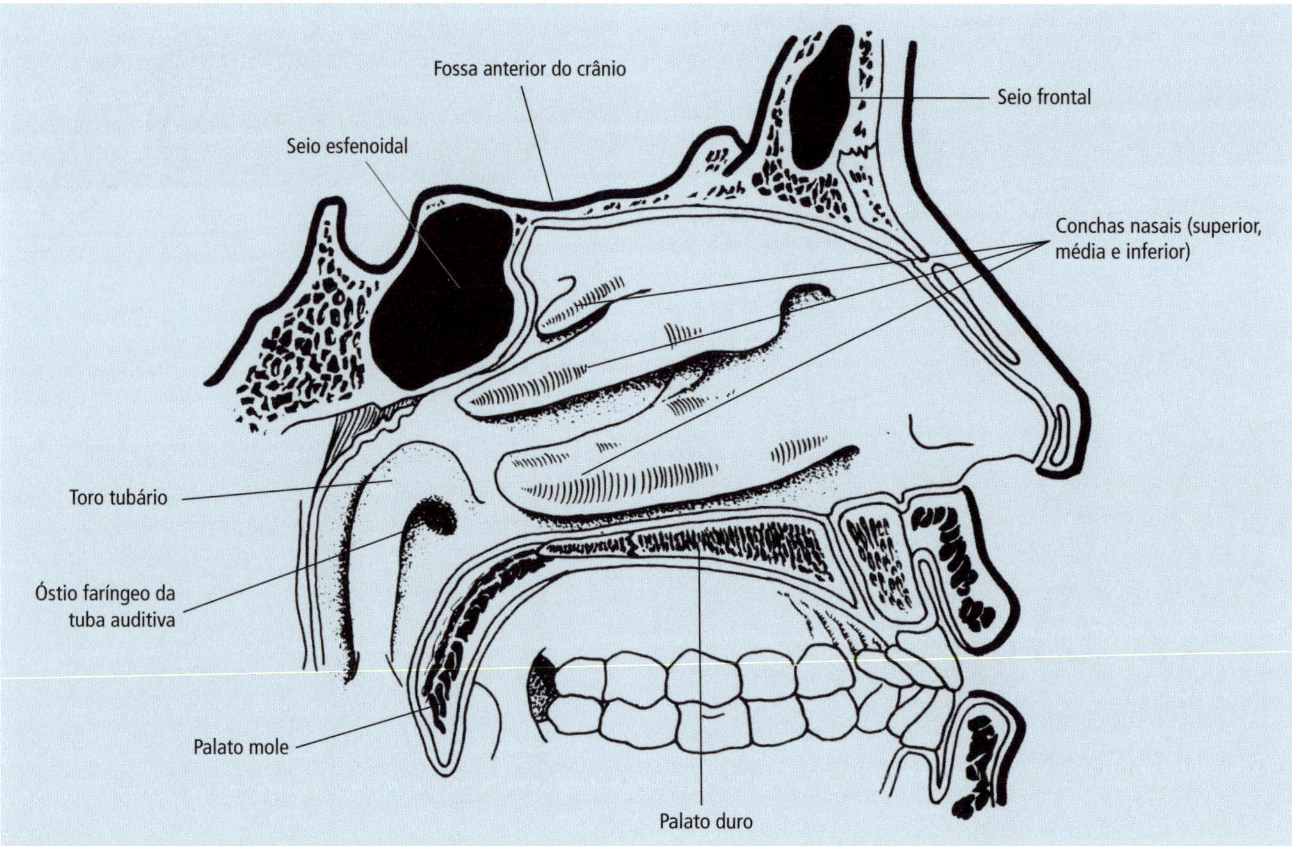

Figura 9.6 Conchas e meatos nasais vistos em corte sagital mediano.

do olfato, dadas as inúmeras terminações nervosas do nervo olfatório. Para avaliar o olfato do paciente, pode-se pedir para ele cheirar café em grãos ou álcool embebido em um chumaço de algodão, após assoar o nariz.

Seios paranasais

Alguns ossos do crânio, entre eles o frontal, a maxila, o esfenoide e o etmoide, apresentam cavidades denominadas **seios paranasais** que auxiliam no processamento do ar inspirado. A Figura 9.7 mostra, esquematicamente, a topografia dos seios maxilar, frontal e etmoidal em relação às cavidades nasal e oral, à órbita e à fossa anterior do crânio.

As paredes ósseas que separam os seios paranasais das cavidades assinaladas são muito finas, podendo ser rompidas em processos patológicos. O simples exame de um crânio revela a perigosa topografia dessas cavidades sob o ponto de vista patológico. Os seios paranasais se comunicam com a cavidade nasal, sendo, ambos os espaços revestidos pela mucosa respiratória. Assim, o **seio esfenoidal**, que pode ser visto na Figura 9.6, desemboca acima da concha superior; os **seios etmoidais**, no meato superior e médio; e, nesse último, abrem-se também os orifícios de comunicação com os **seios frontal** e **maxilar**. A cavidade nasal, portanto, ocupa o centro de um círculo cavitário importante: situa-se superiormente à cavidade oral, dela separada pelo **palato** (em parte ósseo, **palato duro**, e, em parte muscular, **palato mole**) que forma o teto da cavidade oral (Figura 9.6); o seio frontal e a fossa anterior do crânio são superiores a ela; o seio esfenoidal, posterior; os seios etmoidais e maxilares são laterais à cavidade nasal.

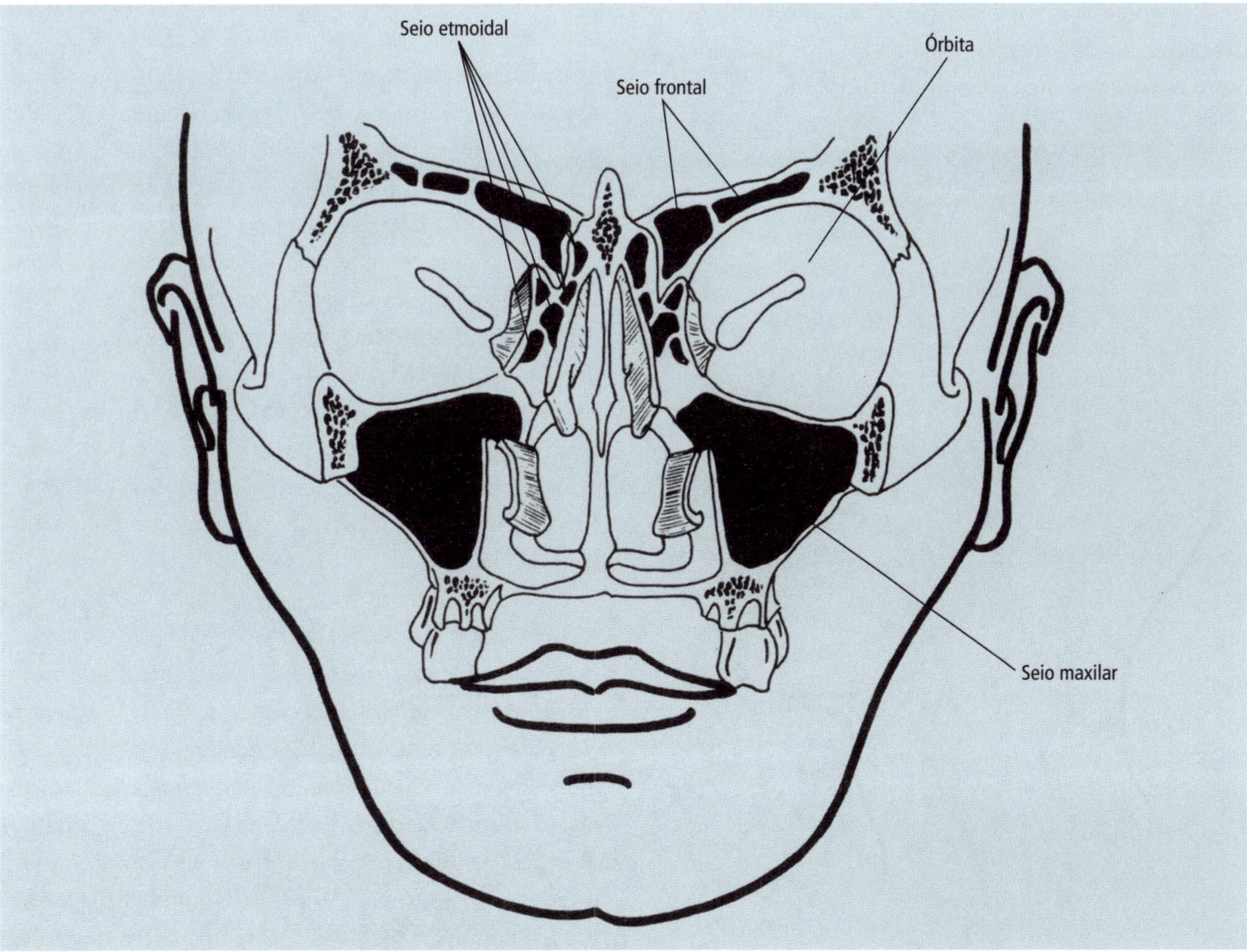

Figura 9.7 Seios paranasais vistos em corte frontal do crânio.

Faringe

É um tubo muscular associado a dois sistemas – respiratório e digestório –, situando-se posteriormente à cavidade nasal, oral e à laringe, identificando-se, por esta razão, três partes – **parte nasal**, superior, que se comunica com a cavidade nasal através dos cóanos; **parte oral**, média, comunicando-se com a cavidade oral propriamente dita por uma abertura denominada **istmo das fauces**; **parte laríngea**, inferior, situada posteriormente à laringe e continuada diretamente com o esôfago. Não existem limites precisos entre as três partes da faringe que pode ser vista nas Figuras 9.1 e 9.6. Trata-se de um canal que é comum para a passagem do alimento ingerido e do ar e, no seu trajeto, as vias seguidas pelo bolo alimentar e pela corrente aérea se cruzam (Figura 9.8).

Na parede lateral da parte nasal da faringe, apresenta-se o **óstio faríngeo da tuba auditiva**, abertura em fenda que marca a desembocadura da tuba auditiva nessa porção da faringe. A tuba auditiva comunica a parte nasal da faringe à **cavidade timpânica** da orelha média, situada no osso temporal; desse modo, permite equilibrar as pressões do ar externo e daquele contido na cavidade timpânica. Por sua vez, essa comunicação explica como infecções da faringe podem se propagar à orelha média. O óstio faríngeo da tuba auditiva está limitado, superiormente, por uma elevação em forma de meia-lua, muito nítida, denominada **toro tubário**, produzida pela cartilagem da tuba revestida de mucosa (Figura 9.6). Outras pregas da mucosa podem também ser observadas nessa região.

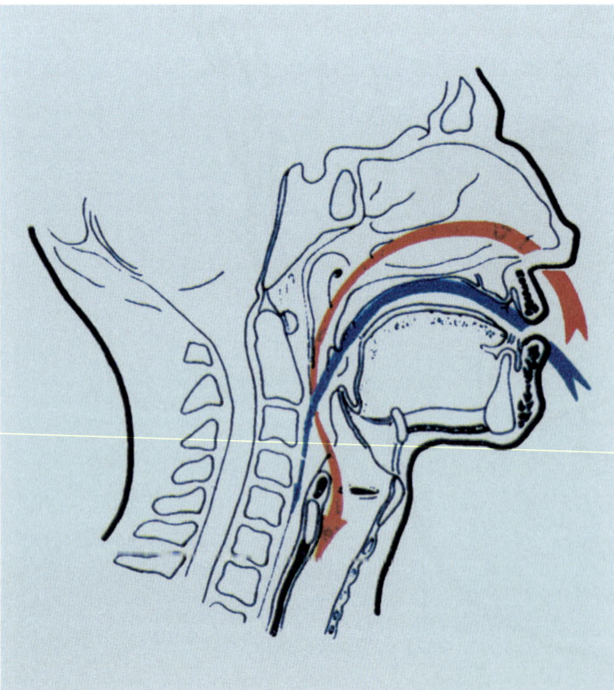

Figura 9.8 Cruzamento das vias respiratória e digestória.

Laringe

É um órgão tubular, situado no plano mediano e anterior do pescoço que faz parte da via aérea, agindo ainda na fonação. Coloca-se anteriormente à faringe e estende-se diretamente com a traqueia. Em virtude de sua dupla função, a laringe é um órgão complexo. Aqui são abordados apenas os aspectos gerais dessa estrutura.

Esqueleto da laringe

A laringe apresenta um esqueleto cartilaginoso que pode ser visto nas Figuras 9.9A e 9.9B. A maior das cartilagens é a **tireoidea**, constituída de duas lâminas que se unem anteriormente em "V"; a **cartilagem cricoidea** é ímpar e tem forma de um anel de sinete, situando-se inferiormente à cartilagem tireoidea; a **cartilagem aritenoidea**, uma de cada lado, é semelhante a uma pequena pirâmide triangular de ápice superior e cuja base se articula com a cartilagem cricoidea (Figura 9.9B); a **cartilagem epiglotica,** ímpar e mediana, é fina e lembra uma folha peciolada, situando-se posteriormente à raiz da língua e à cartilagem tireoidea. Outras cartilagens de menor importância fazem parte do esqueleto da laringe e, inclusive, podem ser encontradas pequenas cartilagens supranumerárias. Ligamentos unem as diversas cartilagens da laringe.

Cavidade da laringe

Quando se examina a superfície interna de uma laringe cortada sagitalmente, como na Figura 9.10, o que chama a atenção de imediato é a presença de uma fenda anteroposterior que leva a uma pequena invaginação, o **ventrículo da laringe**. Essa fenda está delimitada por duas pregas: uma superior, a **prega vestibular**; e outra inferior, a **prega vocal**. A porção da cavidade da laringe situada acima da prega vestibular é o **vestíbulo**, que se estende até o orifício de entrada da laringe, o **ádito da**

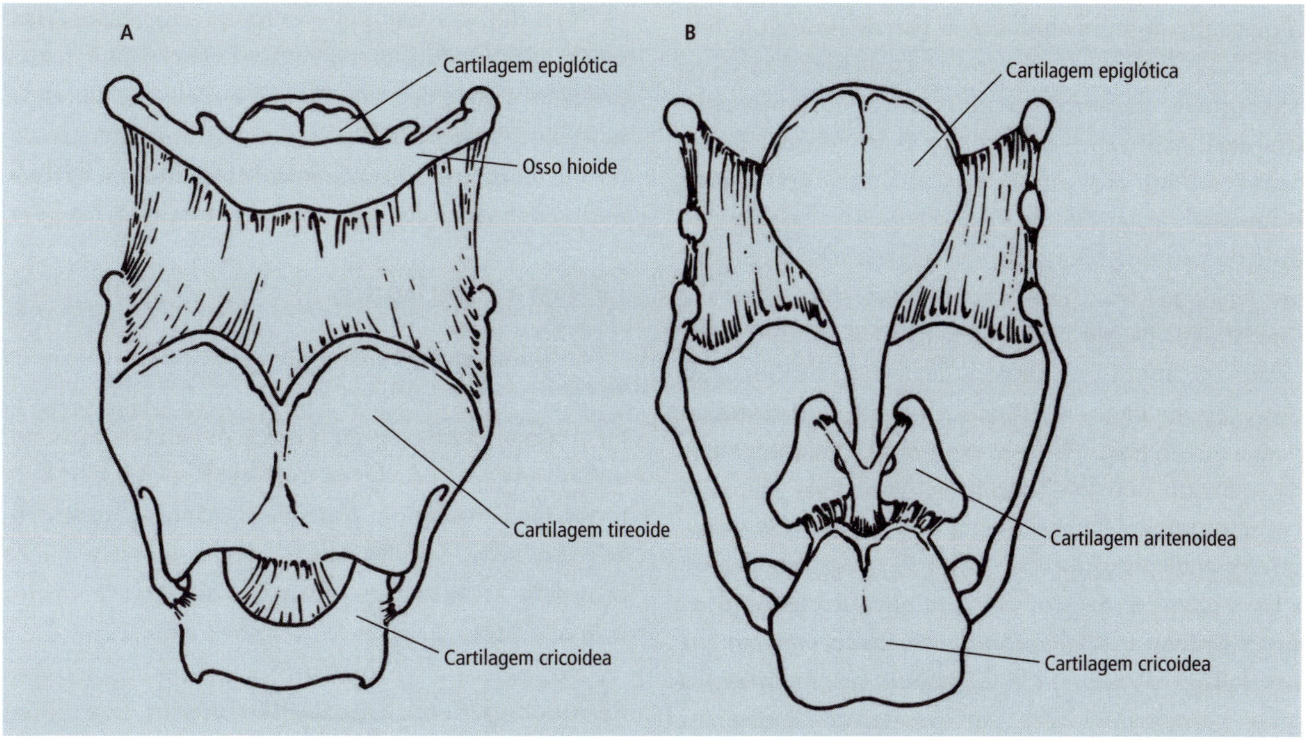

Figura 9.9 Esqueleto cartilaginoso da laringe. **A.** Visto anteriormente. **B.** Visto posteriormente.

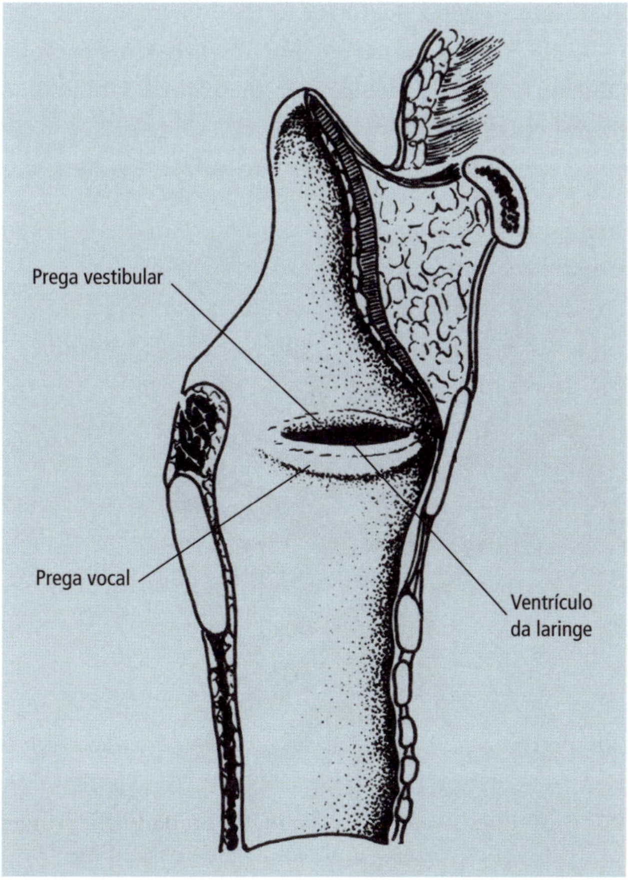

Figura 9.10 Cavidade da laringe em corte sagital mediano.

laringe. A região compreendida entre as pregas vestibular e vocal de cada lado é a **glote**, já aquela situada abaixo das pregas vocais é a **cavidade infraglótica** que se prolonga com a cavidade da traqueia. As pregas vocais são constituídas pelo **ligamento** e pelos **músculos vocais**, revestidos por mucosa, e o espaço existente entre elas é denominado **rima glótica**. Em condições normais, as pregas vestibulares não tomam parte na fonação, elas têm função protetora. Para que se produza o som laríngeo, no nível das pregas vocais, a laringe tem numerosos músculos, denominados, genericamente, **músculos intrínsecos da laringe** que podem aduzir ou abduzir as pregas vocais, isto é, que podem aproximá-las ou afastá-las, respectivamente. A musculatura intrínseca da laringe, da qual é parte o próprio músculo vocal contido na prega vocal, pode também provocar tensão ou relaxamento das pregas vocais, o que interfere sobremaneira na frequência do som produzido.

Traqueia e brônquios

À laringe, segue-se a traqueia, estrutura cilindroide constituída por uma série de anéis cartilaginosos incompletos, em forma de C, sobrepostos e ligados entre si pelos **ligamentos anulares**. A parede posterior, desprovida de cartilagem, constitui a **parede membranácea da traqueia**, que apresenta musculatura lisa, o **músculo traqueal**. Assim como ocorre com outros órgãos do sistema respiratório, as cartilagens da traqueia (**cartilagens traqueais**) proporcionam rigidez suficiente para impedi-la de entrar em colapso e, ao mesmo tempo, unidas por tecido elástico, ficam asseguradas a mobilidade e a flexibilidade da estrutura que se desloca durante a respiração e com os movimentos da laringe. Embora seja um tubo mediano, a traqueia sofre um ligeiro desvio para a direita próximo à sua extremidade inferior, antes de se dividir nos dois **brônquios principais**, direito e esquerdo, que se dirigem para os pulmões. Os brônquios principais apresentam estrutura muito semelhante à da traqueia e são também denominados **brônquios de 1ª ordem**. Cada brônquio principal dá origem aos **brônquios lobares**, ou de **2ª ordem**, que ventilam os lobos pulmonares. Estes, por sua vez, dividem-se em **brônquios segmentares** ou de **3ª ordem**, que se destinam aos **segmentos broncopulmonares**. Os brônquios segmentares sofrem ainda sucessivas divisões antes de terminar nos alvéolos pulmonares. Vê-se, assim, que cada brônquio principal dá origem, no pulmão, a uma série de ramificações conhecidas, em conjunto, como **árvore bronquial** (Figura 9.11).

Na perfuração de qualquer estrutura aérea (**laringe, traqueia**), o ar inspirado extravasa da estrutura para as demais cavidades e pode dissecar as partes moles – tecido celular subcutâneo especificamente –, gerando um achado ao exame físico denominado **enfisema de subcutâneo**. O fenômeno pode acontecer nas perfurações esofágicas também.

Pleura e pulmão

Os **pulmões**, direito e esquerdo, órgãos principais da respiração, que captam o oxigênio inalado proveniente do ar atmosférico e desprendem o dióxido de carbono, estão contidos na cavidade torácica. Entre eles, há uma região mediana denominada **mediastino**, ocupada pelo coração, pelos grandes vasos e alguns dos seus ramos proximais, pelo esôfago, por parte da traqueia e pelos brônquios principais, além de nervos e linfáticos.

No mediastino, identificam-se duas porções: o **mediastino superior**; e o **mediastino inferior**. Esse último está subdividido em **mediastino anterior** (na frente do pericárdio), **mediastino médio** (que contém o pericárdio) e **mediastino posterior** (atrás do pericárdio).

Cada pulmão está envolto por um saco seroso completamente fechado, a **pleura**, que apresenta dois folhetos: a **pleura visceral** que reveste a superfície do pulmão e mantém continuidade com a **pleura parietal** que recobre a face

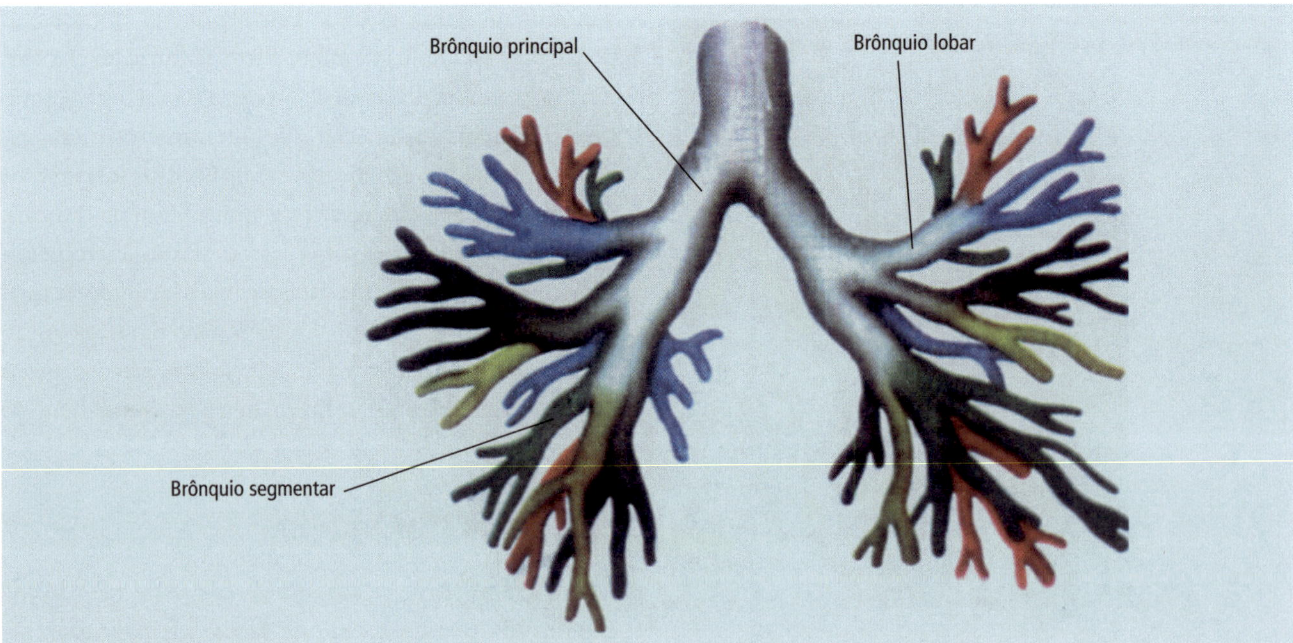

Figura 9.11 Árvore bronquial.

interna da parede do tórax (Figuras 9.12A e 9.12B). Entre as pleuras pulmonar e parietal, há um espaço em forma de fenda, a **cavidade da pleura**, contendo uma película de líquido de espessura capilar que permite o livre deslizamento de um folheto contra o outro nas constantes variações de volume do pulmão, durante movimentos respiratórios. No interior da cavidade pleural, a pressão é subatmosférica, um fator importante na mecânica respiratória.

Os pulmões são órgãos de forma cônica e apresentam um **ápice** superior, uma **base** inferior e duas faces: **costal** (em relação com as costelas); e **mediastinal** (voltada para o mediastino). A base está apoiada no diafragma,

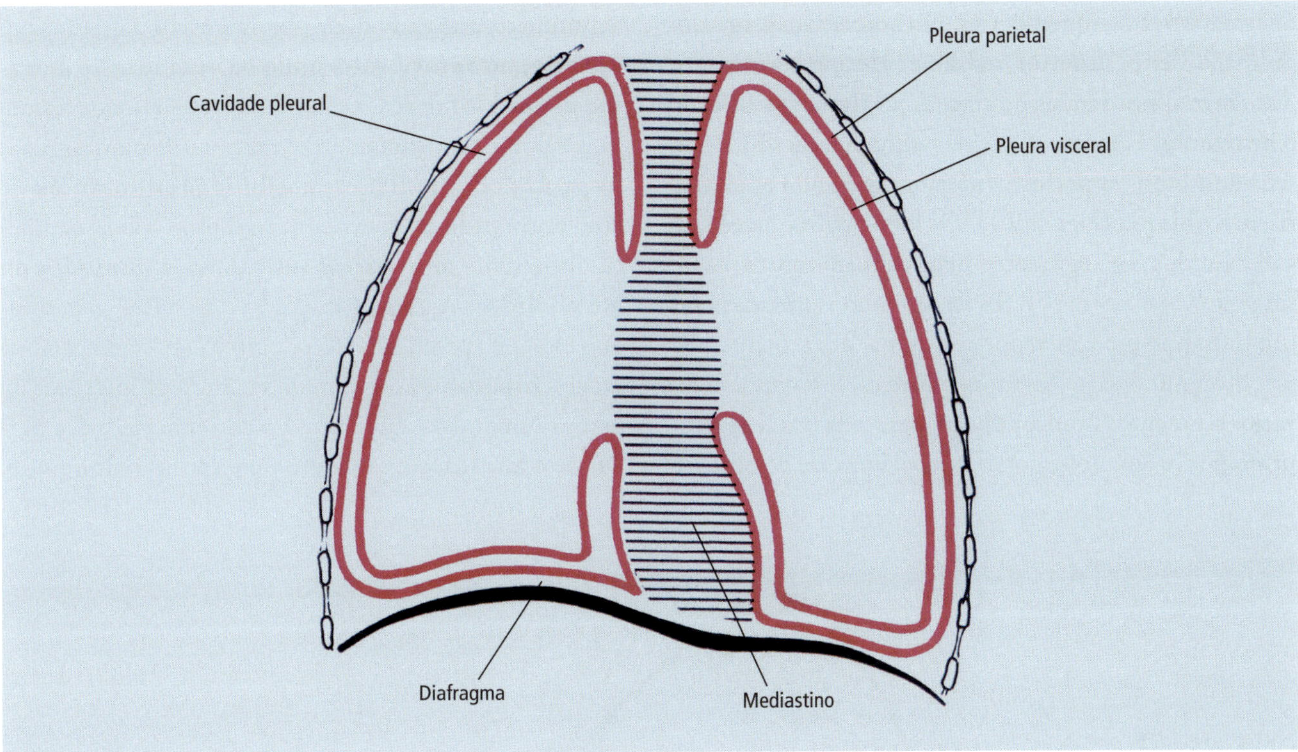

Figura 9.12A Pleuras e mediastino em corte frontal (esquemático).

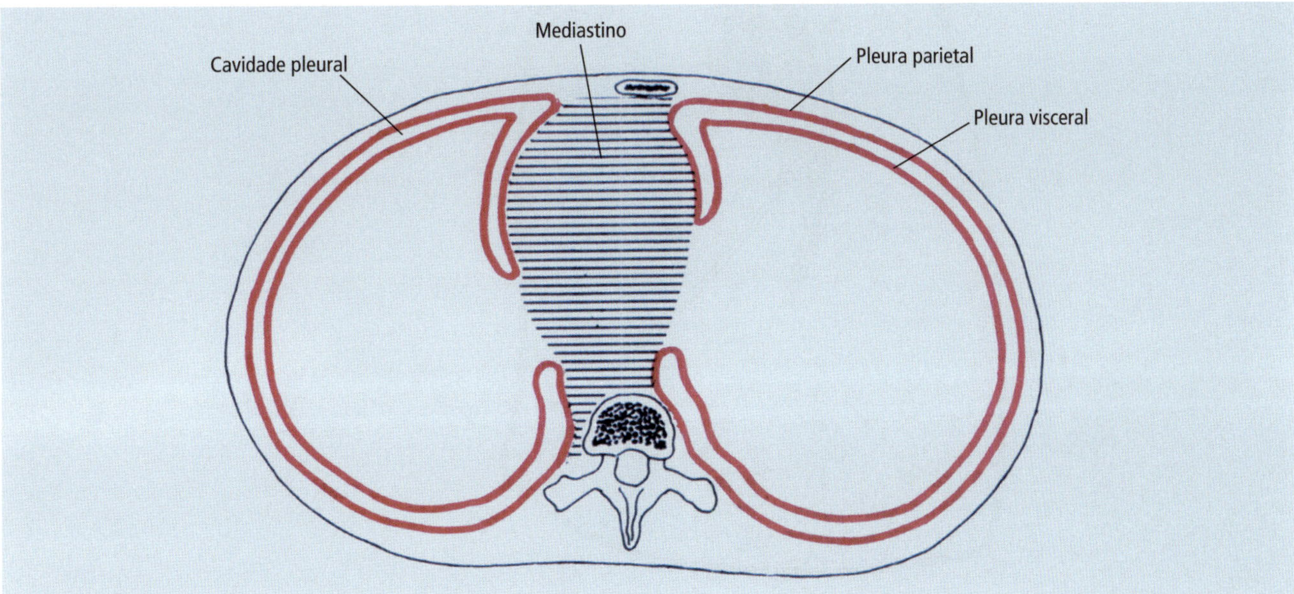

Figura 9.12B Pleuras e mediastino em corte transversal (esquemático).

músculo que separa, internamente, o tórax do abdome, e, por essa razão, ela é conhecida também como **face diafragmática**. Os pulmões se subdividem em **lobos** cujo número, embora possam existir variações, é de três para o direito e dois para o esquerdo, no homem. Em outros animais, o número de lobos é variável com a espécie: no cão, por exemplo, o pulmão direito apresenta quatro lobos e o esquerdo, três. No homem, os lobos do pulmão direito, **superior**, **médio** e **inferior**, são separados entre si por fendas profundas, as **fissuras oblíqua** e **horizontal** (Figura 9.1). Já o pulmão esquerdo, com seus dois lobos **superior** e **inferior**, apresenta apenas a **fissura oblíqua** (Figura 9.1). Os lobos pulmonares são subdivididos em **segmentos broncopulmonares**, considerados as maiores porções de um lobo ventiladas por um brônquio específico que se origina, diretamente, de um brônquio lobar. Assim, um mesmo lobo apresenta vários segmentos broncopulmonares, cada um deles suprido por brônquio segmentar específico, de 3ª ordem, que tem origem no brônquio lobar, de 2ª ordem. Na sua face mediastinal, cada um dos pulmões apresenta uma fenda em forma de raquete, o **hilo do pulmão**, pelo qual entram ou saem brônquios, vasos e nervos pulmonares, constituindo a **raiz do pulmão** (Figura 9.13).

A **cavidade pleural** é virtual, mas pode apresentar acúmulo de ar ou de líquido em algumas patologias. O acúmulo de ar na cavidade pleural recebe a denominação **pneumotórax** e o acúmulo de líquido, a de **derrame pleural**. Ambas as situações apresentam alterações no exame físico torácico. Em ambas as patologias, a inspeção pode mostrar **expansibilidade diminuída** no lado acometido do tórax e, na ausculta, o lado acometido apresenta **murmúrios vesiculares diminuídos ou até abolidos**. A grande diferenciação entre as patologias estará na percussão: no pneumotórax a percussão se mostra **hipertimpânica** em decorrência de interposição gasosa aumentada; enquanto no derrame pleural, a percussão é **maciça**, consequente à interposição de líquido.

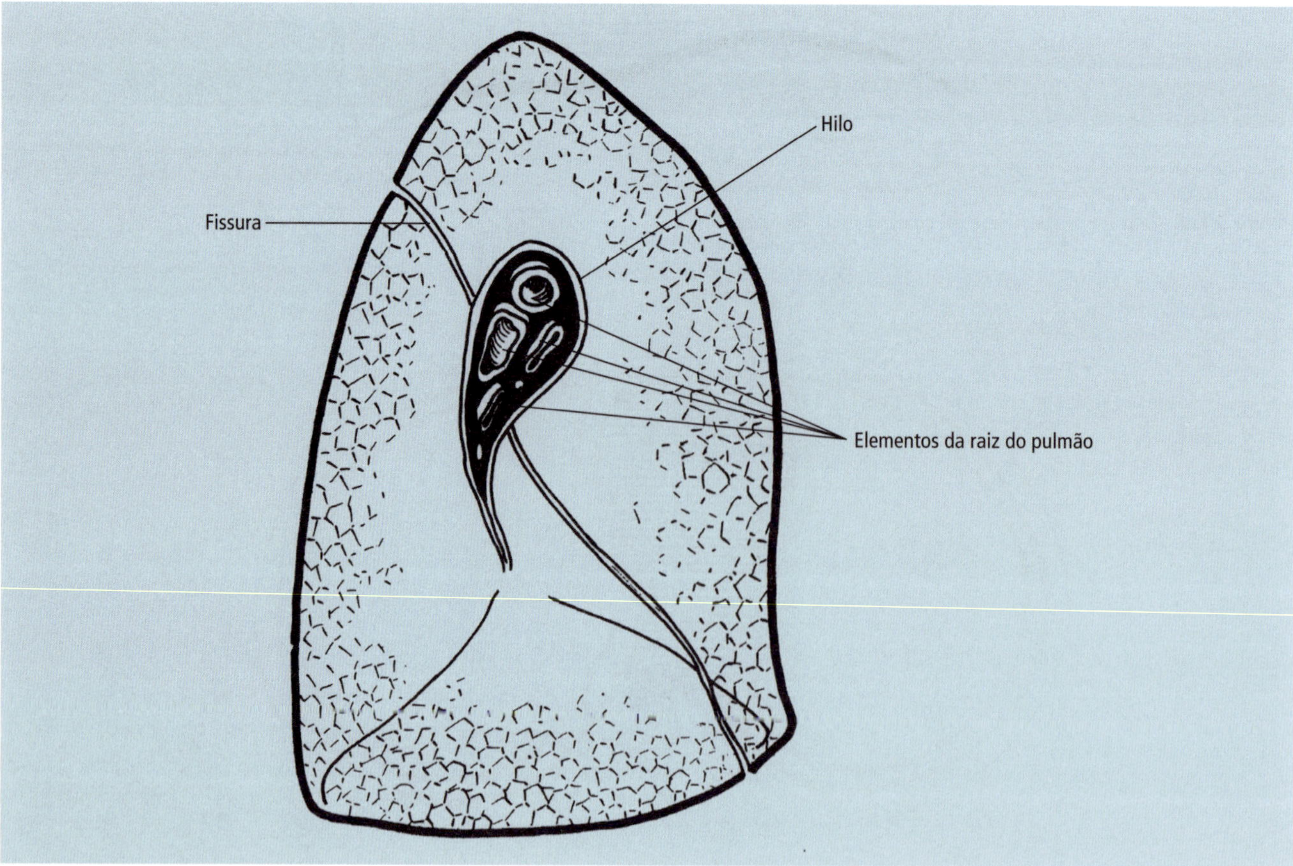

Figura 9.13 Hilo do pulmão esquerdo.

Roteiro para aula prática de sistema respiratório

- ☐ Tenha presente as normas gerais, descritas em capítulo anterior que regem o estudo prático desta disciplina. Sobretudo, lembre-se que o texto teórico, as ilustrações do capítulo e este roteiro são os seus meios de informação; o cadáver e as peças, o seu objeto de investigação, descoberta, análise e conclusão. Não se acomode pretendendo obter respostas ditas do professor para problemas que você e seu grupo não tenham, sozinhos, tentado resolver.
- ☐ Comece identificando, no homem, os órgãos que constituem o sistema respiratório: **nariz, cavidade nasal, faringe, laringe, traqueia, brônquios** e **pulmão**. Algumas destas estruturas devem ser vistas em hemicabeças e outras no cadáver. Recorra às ilustrações deste capítulo para fazer a identificação. Que órgãos do sistema respiratório têm dupla função? E quais aqueles que são considerados apenas como condutores de ar?
- ☐ **Nariz:** observe nos seus colegas de grupo a forma do dorso do nariz e identifique a **raiz do nariz**, a **base do nariz** e as **narinas**, observando a orientação do maior eixo destas aberturas. Que importância tem a forma das narinas? Segure o seu próprio nariz entre o polegar e o indicador e desloque-o com movimentos laterais. Repare a mobilidade exagerada dos dois terços inferiores do órgão em contraposição à imobilidade da raiz do nariz. Explique o fato. Examine um crânio e identifique nele a **abertura piriforme** (Figura 9.3). Na mesa neutra há uma hemicabeça de cavalo. Introduza o dedo na narina e veja como ela se comunica com a cavidade nasal. Entretanto se o dedo introduzido na narina for dirigido lateralmente, penetrará em uma bolsa de fundo cego que só existe nestes animais: é o **divertículo nasal**. Peça ao professor para localizá-lo se por acaso você mesmo não conseguir fazê-lo.

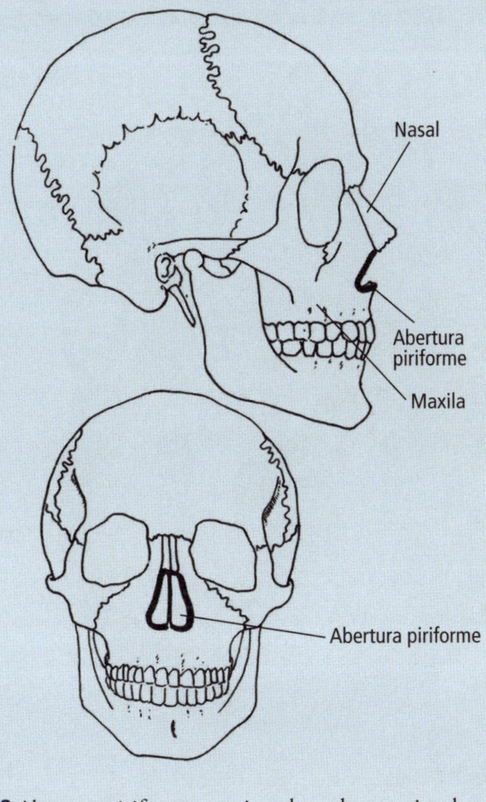

Figura 9.3 Abertura piriforme em vistas lateral e anterior do crânio.

☐ **Cavidade nasal e seios paranasais:** identifique no crânio a cavidade nasal cuja abertura anterior é a abertura piriforme e a posterior está representada pelas **coanas.** Para identificar as coanas recorra a Figura 2.7 do Capítulo 2 – Sistema Esquelético. Através da abertura piriforme observe o **septo nasal** e a presença das **conchas nasais.** No crânio, geralmente, só permanece intata a parte óssea do septo nasal **(lâmina perpendicular do osso etmoide** e **osso vômer),** sendo destruída a parte cartilagínea **(cartilagem do septo nasal)** durante o processo de preparação. Esta última, entretanto, pode ser visualizada em uma hemicabeça em que o septo nasal esteja íntegro. Compare com a Figura 9.4. Examine um crânio onde tenha sido retirada a calota e procure identificar a **lâmina crivosa** do osso etmoide bem como a **crista galli** (Figura 9.5). Observe agora uma hemicabeça de onde o septo nasal tenha sido removido para visualizar a cavidade nasal revestida por mucosa. Identifique as **conchas nasais** (Figura 9.6). Compare com a hemicabeça de um ruminante, o cabrito, e também com a do cavalo. Nestes animais só há duas conchas, chamadas **dorsal** e **ventral.** A Figura 9.14 mostra a localização. Volte à hemicabeça humana e identifique os **meatos.** Levante com cuidado as conchas e observe como existem orifícios (óstios) e fendas nos meatos. São aberturas finais de canais que comunicam os seios paranasais e o ducto nasolacrimal com a cavidade nasal. Para que servem as conchas? O que são seios paranasais? Na mesa neutra há peças cortadas frontalmente que mostram a localização dos seios paranasais. Identifique-os, lembrando que o seio esfenoidal pode ser visto em hemicabeças cortadas sagitalmente (Figuras 9.6 e 9.7). Verifique o grau de proximidade entre os seios paranasais e as cavidades nasal, bucal e órbita. Que importância tem este fato? No crânio, identifique o **palato duro** e na hemicabeça o **palato mole,** que formam o assoalho da cavidade nasal e, ao mesmo tempo, o teto da cavidade da boca. Examine agora, na mesa neutra, o palato duro do bovino em um crânio cortado sagitalmente para identificar o **seio palatino,** próprio destes animais. Aproveite a ocasião para, na mesma peça, verificar a grande extensão do seio frontal, geralmente septado, o que também pode ocorrer na espécie humana.

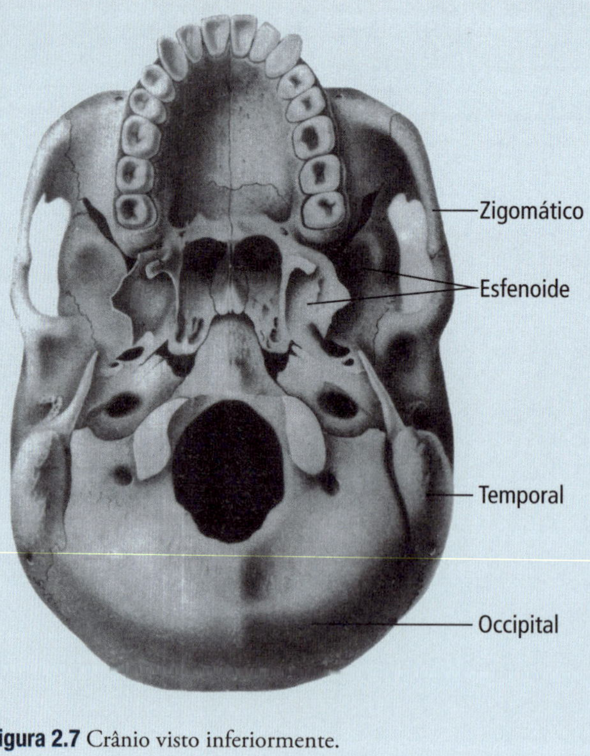

Figura 2.7 Crânio visto inferiormente.

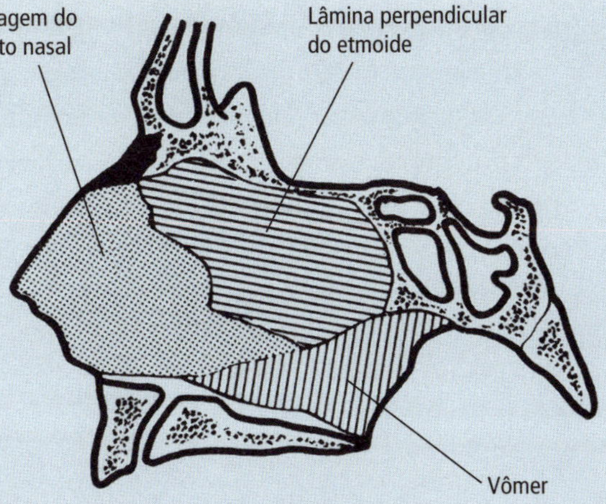

Figura 9.4 Septo nasal, com suas partes óssea e cartilagínea, visto pelo lado esquerdo.

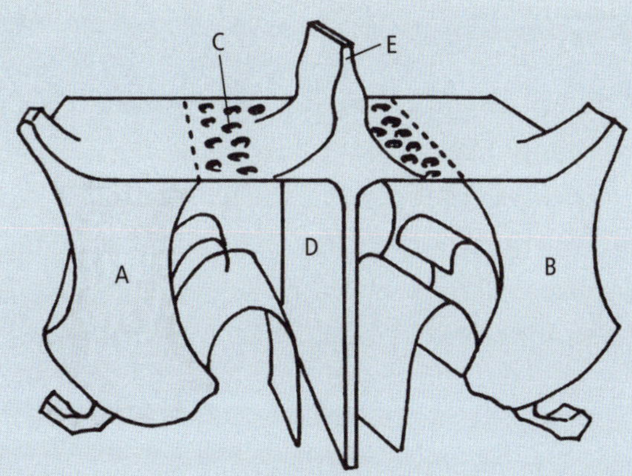

Figura 9.5 Osso etmoide, em visão oblíqua anterior (esquemático).

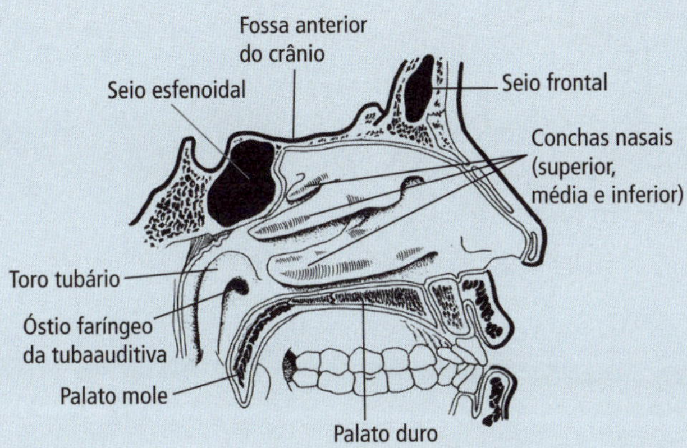

Figura 9.6 Conchas e meatos nasais vistos em corte sagital mediano.

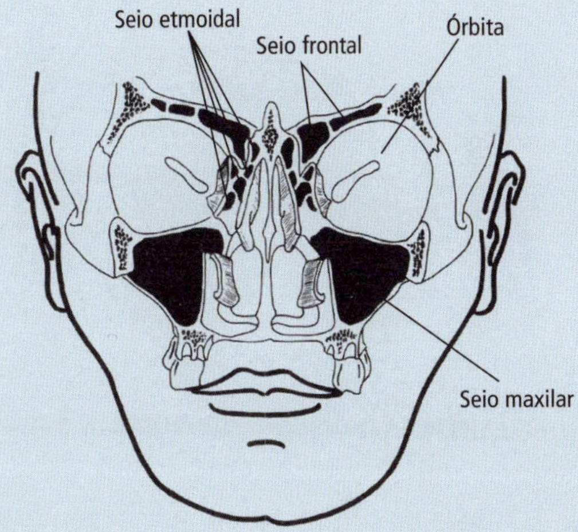

Figura 9.7 Seios paranasais vistos em corte frontal do crânio.

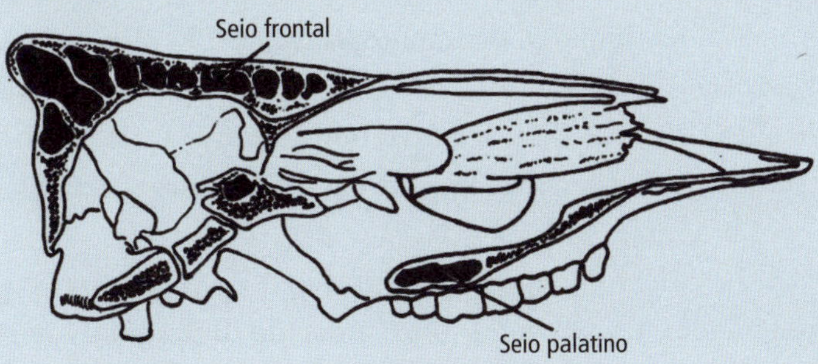

Figura 9.14 Seio palatino de bovino, visto num corte sagital.

- ☐ **Faringe:** localize a faringe na hemicabeça e distinga suas partes: **nasal, bucal** e **laríngea**. Observe as comunicações que elas mantêm, respectivamente, com as cavidades nasal, bucal e com a laringe. Repare que ela é continuada pelo esôfago. Onde se localiza o **óstio faríngico da tuba auditiva?** Identifique-o. Para fazê-lo, localize primeiro o **tórus tubal.** Qual a função da tuba auditiva? Localize o óstio faríngico da tuba auditiva em hemicabeças de outros animais: cavalo e cabrito.

☐ **Laringe:** observe a posição da laringe no cadáver e veja a sua continuidade com a traqueia. Com o auxílio da Figura 9.9 e em peças isoladas de laringe, identifique as cartilagens mais importantes do esqueleto da laringe: **tireoide**, **cricoide**, **aritenoide** e **epiglótica**. Observe como as cartilagens estão unidas uma às outras por ligamentos e músculos. Em laringes cortadas sagitalmente identifique o **ventrículo da laringe**, **as pregas vestibulares** e **vocais**, o **ádito da laringe**, **vestíbulo**, **glote** e **cavidade infraglótica**. Examine uma laringe fechada, através do ádito da laringe: reconheça as pregas vestibulares e vocais. O que é a **rima glótica**? Observe a laringe de outros animais e veja a semelhança com a do homem. Note, entretanto, que nos bovinos (ruminantes) não há pregas vestibulares.

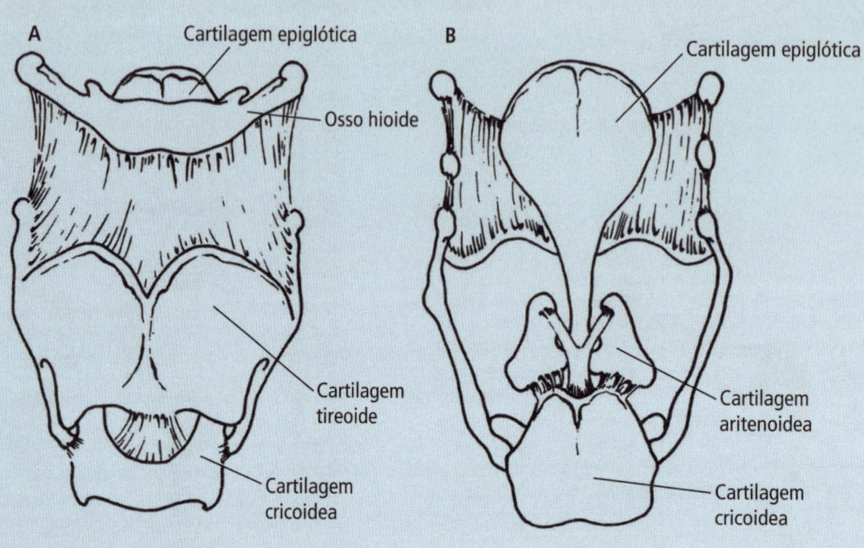

Figura 9.9 Esqueleto cartilaginoso da laringe. **A.** Visto anteriormente. **B.** Visto posteriormente.

☐ **Traqueia e brônquios:** no cadáver localize a **traqueia** e veja como ela se bifurca nos **brônquios principais**; note também o seu desvio para a direita. Em peças isoladas observe atentamente como a traqueia e os brônquios principais estão estruturados com seus anéis. Note que parte da parede posterior da traqueia é desprovida de anéis. Identifique os **ligamentos anulares**. Explique por que razão a traqueia não é constituída de anéis cartilagíneos completos. Na mesa neutra observe peças onde os brônquios lobares podem ser identificados. Em algumas delas o parênquima pulmonar foi parcialmente retirado para demonstrar a **árvore brônquica**. Nestas peças, **brônquios segmentares** podem também ser identificados como divisões diretas dos brônquios lobares.

☐ **Pleura e pulmão:** no cadáver identifique a **pleura pulmonar** e a **pleura parietal**, bem como o **mediastino**. Observe como os pulmões "descansam" sobre o **músculo diafragma**. Em peças isoladas identifique as **faces do pulmão**, bem como seus **lobos** e **fissuras** (Figura 9.1). Note as diferenças entre o pulmão direito e o esquerdo. Observe na mesa neutra como o pulmão do cabrito apresenta mais lobos que o do homem. Examine a face medial dos pulmões direito e esquerdo: identifique o **hilo do pulmão**. Que elementos constituem a **raiz do pulmão**? Tente identificá-los nas peças.

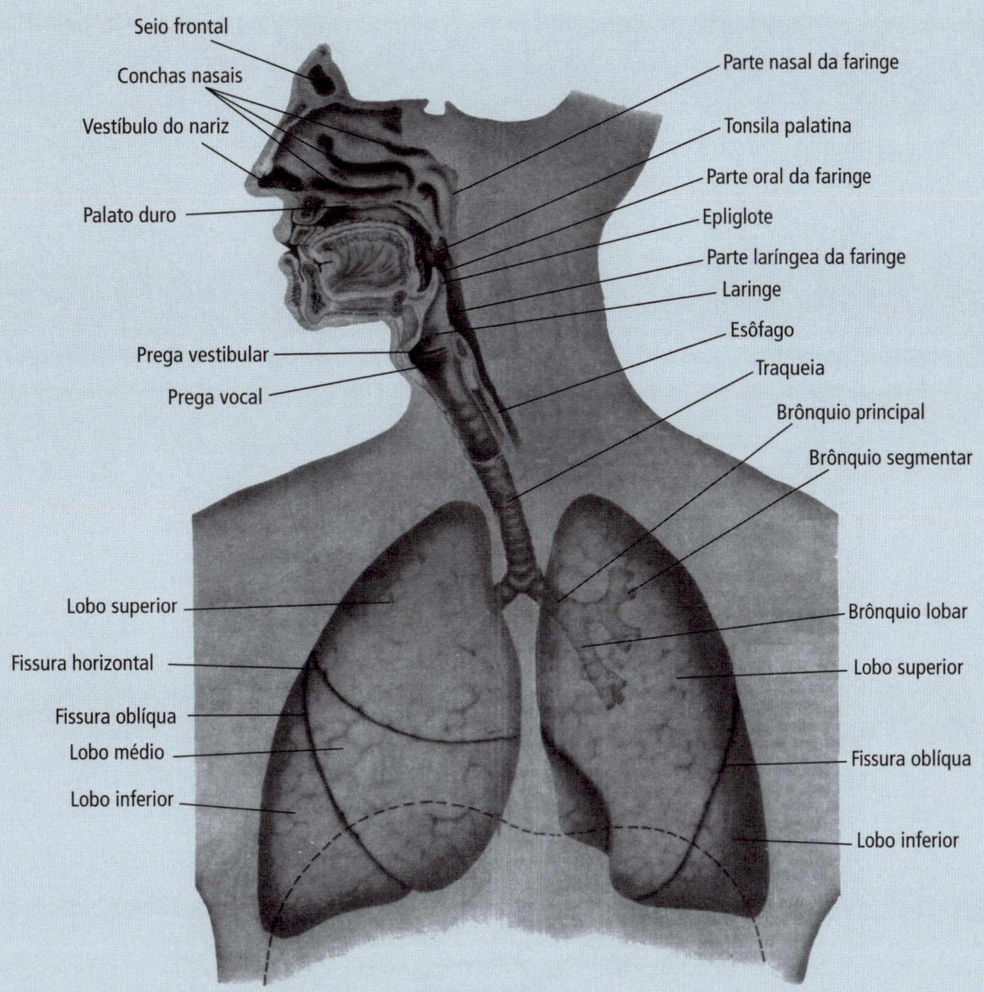

Figura 9.1 Sistema respiratório (esquema geral).

- ☐ Finalmente, identifique em uma hemicabeça de cavalo a **bolsa gutural** que não existe em outros animais domésticos nem no homem. A bolsa gutural é um divertículo da tuba auditiva que se comunica com a faringe através do óstio faríngico da tuba auditiva. Sua função é desconhecida. Se não conseguir identificá-la peça ao professor para fazê-lo.
- ☐ Na mesa neutra estão peças onde você pode identificar músculos que interferem diretamente na mecânica respiratória: **diafragma** e **músculos intercostais (internos** e **externos)**. A inervação do músculo diafragma foi dissecada para que seja possível a identificação dos **nervos frênicos** (Figura 9.15). Observe que estes nervos têm origem cervical. Identifique-os também no cão. Examine agora uma peça onde foram dissecados os músculos intercostais internos e externos (Figura 9.16). Observe que as fibras dos músculos intercostais externos se dirigem para baixo e para diante, enquanto as dos músculos intercostais internos se dirigem para baixo e para trás. Ambos estão envolvidos no fenómeno respiratório.

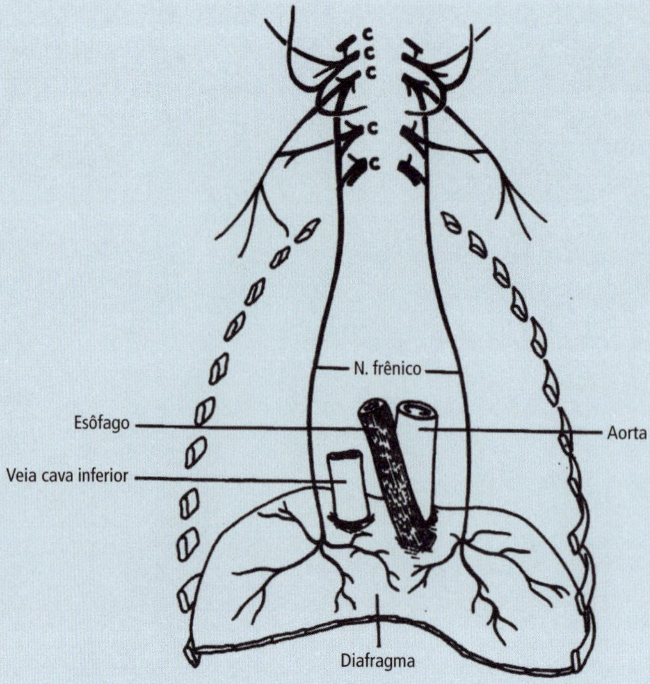

Figura 9.15 Inervação do músculo diafragma.

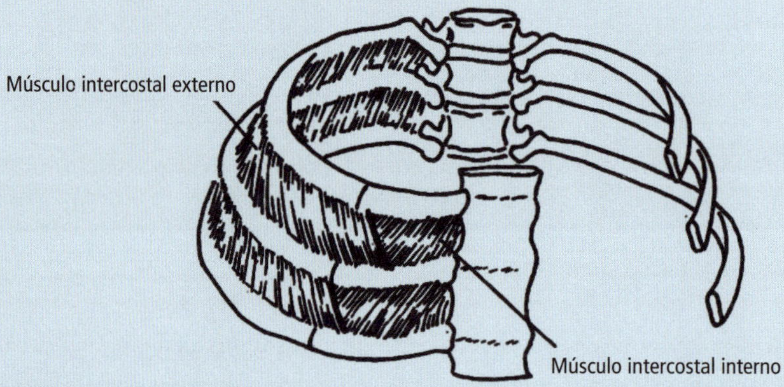

Figura 9.16 Músculos intercostais.

- ☐ Examine o esqueleto do tórax humano e note como as costelas apresentam uma inclinação para baixo. Com essa disposição, qualquer elevação das costelas resulta num movimento do esterno para cima e para diante, com consequente aumento do diâmetro anteroposterior do tórax, fato importante na mecânica respiratória e no qual interferem os músculos intercostais. (*)

(*) A ação dos músculos intercostais no movimento das costelas é altamente complexa, resultando, na verdade, no aumento dos diâmetros anteroposterior e transverso do tórax, ocorrendo por conta do diafragma, pelo seu abaixamento ao contrair-se, o aumento do diâmetro longitudinal do tórax. Não cabe aqui, evidentemente, uma descrição pormenorizada da ação desses músculos.

10 Sistema Digestório

Objetivos específicos

Após o estudo deste capítulo o aluno deverá ser capaz de:

1. Conceituar, do ponto de vista funcional, o sistema digestivo.
2. Citar as partes componentes do sistema digestivo.
3. Definir cavidade bucal e citar suas partes com respectivos limites.
4. Definir palato.
5. Citar os limites do istmo das fauces.
6. Definir fossa tonsilar.
7. Citar as partes da língua.
8. Definir dentes, citar suas partes anatômicas e as características morfológicas essenciais de cada tipo.
9. Descrever as dentições.
10. Citar as glândulas salivares extraparietais, sua localização e trajeto de seus duetos excretores.
11. Definir faringe, citar suas partes com respectivos limites e suas comunicações.
12. Definir esôfago, citar suas porções, localização e comunicações.
13. Definir diafragma.
14. Definir peritônio.
15. Definir órgão retroperitoneal e citar exemplos.
16. Definir estômago, citar sua localização, suas partes e comunicações.
17. Conceituar o piloro do ponto de vista anatômico e funcional.
18. Citar as partes do estômago dos ruminantes.
19. Definir intestino delgado e citar suas partes com respectivos limites.
20. Citar as comunicações do intestino delgado.
21. Definir intestino grosso e citar suas partes com respectivos limites.
22. Citar as características diferenciais macroscópicas entre intestinos delgado e grosso.
23. Definir fígado, morfológica e funcionalmente, e citar sua localização.
24. Descrever a circulação portal.

25. Conceituar, dos pontos de vista morfológico e funcional, vesícula biliar e citar sua localização.
26. Descrever a formação anatômica e o trajeto das vias bilíferas extra-hepáticas.
27. Conceituar, dos pontos de vista morfológico e funcional, o pâncreas e citar sua localização.
28. Descrever a formação anatômica e trajeto das vias condutoras do suco pancreático.
29. Identificar em hemicabeças: palato, gengivas, dentes, língua, vestíbulo da boca, cavidade bucal propriamente dita, úvula, arcos palatoglosso e palatofaríngico, fossa tonsilar e tonsila palatina.
30. Identificar na língua: dorso da língua, sulco terminal, corpo, raiz e papilas valadas.
31. Identificar as partes constituintes e os diversos tipos de dentes.
32. Identificar em hemicabeças as glândulas salivares e o ducto parotídico.
33. Identificar as partes da faringe e sua musculatura estriada.
34. Identificar as porções do esôfago e suas relações com a traqueia, coluna vertebral e aorta.
35. Identificar o centro tendíneo, hiatos e forame da veia cava inferior no diafragma.
36. Identificar os omentos maior e menor e o mesentério.
37. Identificar as partes do estômago, as pregas da mucosa gástrica, piloro e as curvaturas maior e menor.
38. Identificar as partes do estômago de ruminantes.
39. Identificar as partes do intestino delgado e grosso e respectivos limites.
40. Identificar o óstio ileocecal, o apêndice vermiforme, haustros, tênias e apêndices epiploicos.
41. Identificar no fígado: faces, lobos, ligamento falciforme, vesícula biliar, sulco para a veia cava inferior, porta do fígado, pedículo hepático (e seus componentes) e veias hepáticas.
42. Identificar em peças preparadas as vias bilíferas e o ducto pancreático.
43. Identificar o pâncreas e suas partes.

Conceito

Para que o organismo se mantenha vivo e funcionante, é necessário que receba um suprimento constante de material nutritivo. Muitos dos alimentos ingeridos pelo animal precisam ser tornados solúveis e sofrer modificações químicas para que sejam absorvidos e assimilados, nisso consistindo a digestão. Os órgãos que, no conjunto, constituem o **sistema digestório** são especialmente adaptados para que essas exigências sejam cumpridas. Assim, suas funções são de preensão, mastigação, transformação química e absorção dos alimentos, e a expulsão dos resíduos, eliminados sob a forma de fezes. A atividade enzimática e a motilidade são dois dos mais complexos mecanismos pelos quais o alimento é reduzido à sua forma mais simples para ser absorvido. A motilidade do sistema digestório é denominada **peristalse**, definida como o movimento de ondas de contração por várias distâncias, pelo qual os segmentos do sistema digestório propulsionam o seu conteúdo.

Em pacientes com pouco panículo adiposo e com obstrução intestinal, as alças de intestino delgado se distendem e o seu movimento é visível através da pele do paciente, chamada de **peristalse visível**. A **peristalse** também é avaliada no exame físico abdominal por meio da ausculta abdominal, em que os **ruídos hidroaéreos** podem estar aumentados (como em situações de diarreia), diminuídos (como em situações de íleo paralítico), ou apresentar sons específicos como os timbres metálicos (em algumas situações específicas de obstrução intestinal).

Divisão do sistema digestório

A grande divisão do sistema digestório compreende o **tubo digestório** e os **órgãos anexos**. Do primeiro, fazem parte órgãos situados na cabeça, no pescoço, no tórax, no abdome e na pelve. São eles: **cavidade oral**; **fauces**; **faringe**; **esôfago**; **estômago**; **intestinos (delgado e grosso)**; e o **reto**, que se abre no **ânus**. O tubo digestório é, portanto, aberto nas duas extremidades, boca e ânus, o que faz sua luz, pela qual transita o conteúdo, ser parte do meio externo. Os órgãos anexos compreendem as **glândulas salivares**, o **fígado**, o **pâncreas** e **as vias biliares**. A Figura 10.1 mostra os órgãos constituintes do canal alimentar no homem.

Cavidade oral

A cavidade da boca tem início no orifício interlabial e termina, posteriormente, no nível dos **arcos palatoglossos**, que correspondem ao limite anterior das **fauces**. Divide-se em **vestíbulo da boca** e **cavidade própria da boca**. O vestíbulo da boca é um espaço limitado, por um lado, pelos lábios e bochechas e, por outro, pelas gengivas

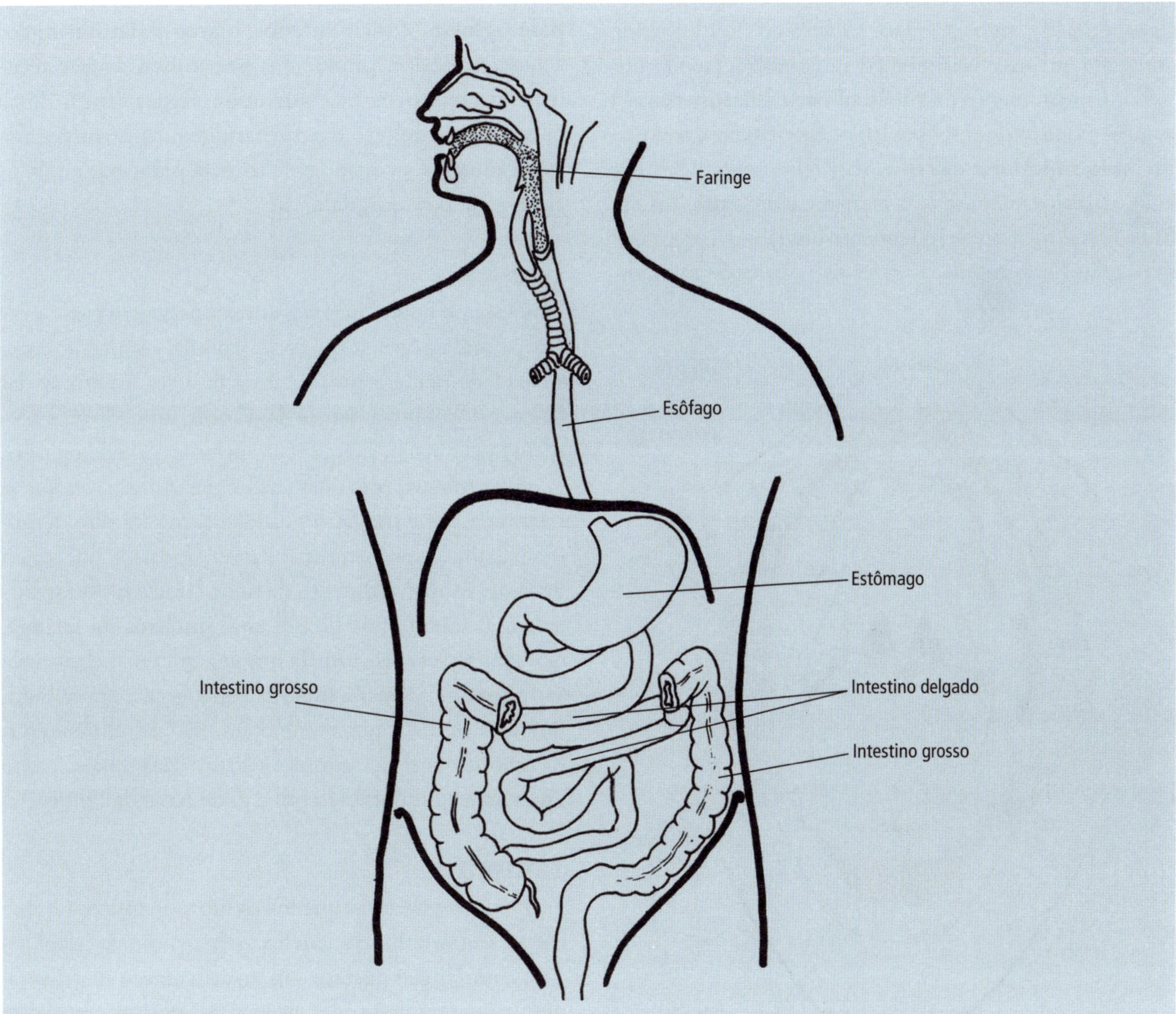

Figura 10.1 Órgãos constituintes do sistema digestório. Os órgãos anexos não estão representados (esquemático).

e pelos dentes, constituindo o restante a cavidade própria da boca. A Figura 10.2 ilustra a divisão. Quando os dentes superiores e inferiores estão em contato, o vestíbulo da boca é um espaço restrito, tornando-se real com o movimento dos lábios e das bochechas. Está em comunicação com o exterior através da **rima da boca**, isto é, a fenda existente entre os lábios superior e inferior.

No vestíbulo, no nível do 2º dente molar superior, encontra-se a **papila do ducto parotídeo**, em cujo ápice abre-se o **ducto parotídeo**, canal de escoamento da secreção da **glândula parótida**, uma das glândulas salivares.

Os **lábios**, que delimitam a rima da boca, são estruturas constituídas pela pele, músculos e mucosa, com faces cutânea e mucosa. A face cutânea do lábio superior apresenta um sulco vertical mediano, o **filtro**, cujo limite inferior, proeminente, é o **tubérculo do lábio superior**. Já as faces mucosas de ambos os lábios apresentam o **frênulo do lábio superior e inferior**, respectivamente. De cada lado, os lábios unem-se para formar a **comissura dos lábios**. O mecanismo de fechamento dos lábios é representado pelas fibras circulares ou semicirculares do músculo

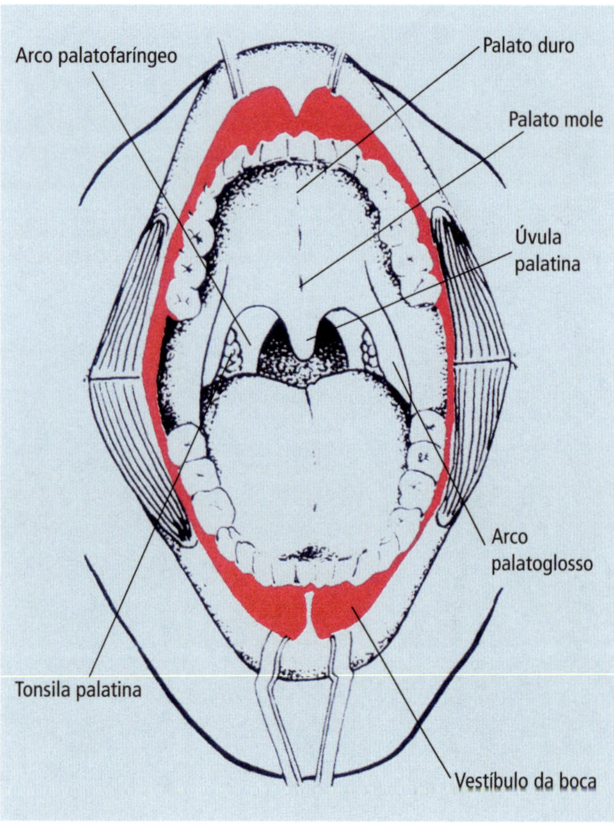

Figura 10.2 Cavidade da boca. O vestíbulo da boca está indicado em magenta.

orbicular da boca, auxiliado pelo **músculo mentual**; o mecanismo de abertura pelas fibras radiais de vários músculos faciais: **levantador do lábio superior e da asa do nariz**, **levantador do lábio superior**, **zigomático maior**, **bucinador**, **abaixador do ângulo da boca**, **abaixador do lábio inferior** e **levantador do ângulo da boca**.

O teto da cavidade da boca está constituído pelo **palato** e identificamos o **palato duro**, anterior, ósseo, e o **palato mole**, posterior, muscular. O palato separa a cavidade nasal da cavidade oral, como já foi dito no Capítulo 9 – Sistema Respiratório. Do palato, mole projeta-se uma saliência cônica, mediana, a **úvula palatina**, e, lateralmente, duas pregas denominadas **arco palatoglosso**, a mais anterior, e **arco palatofaríngeo**, a mais posterior, produzidas por músculos que recebem os mesmos nomes dos arcos (Figura 10.2). Entre os arcos palatoglosso e palatofaríngeo, há um espaço, a **fossa tonsilar**, ocupado pela **tonsila palatina**, também conhecida por **amígdala**.

Fauces

O termo **fauces** indica a estreita passagem entre a cavidade oral e a faringe ou, melhor ainda, a transição entre a cavidade oral e a parte oral da faringe. A entrada das fauces é denominada **istmo das fauces**, limitado superiormente pela úvula, lateralmente pelos arcos palatoglossos e, inferiormente, pelo dorso da língua. A fossa tonsilar, já referida, é parte das fauces e aloja, como foi dito, a tonsila palatina, uma estrutura bilateral, formada por tecido linfoide, com revestimento de túnica mucosa. As tonsilas palatinas fazem parte de um **anel linfático da faringe**, que se completa pela **tonsila lingual**, inferior, pela **tonsila faríngea** e pela **tonsila tubária**, superiores, e por nódulos linfoides esparsos que completam, não só a intercomunicação do anel que protege o istmo das fauces, como também a comunicação com a parte nasal da faringe.

Língua

É um órgão muscular revestido por mucosa e que exerce importantes funções na mastigação, na deglutição, como órgão gustativo, e na articulação da palavra. Tem uma **raiz** de implantação e um **corpo**, no qual se distinguem um **dorso** e um **ápice**. O ápice corresponde à extremidade anterior, arredondada, que faz contato com os dentes incisivos anteriores e inferiores. No dorso da língua, na junção dos dois terços anteriores com o terço posterior, nota-se o **sulco terminal**, em forma de "V" (Figura 10.3).

A porção anterior da língua apresenta as **papilas linguais**, que são de diversos tipos: **filiformes** (em forma de fio, numerosas); **cônicas**; **fungiformes** (em forma de cogumelo, são cerca de 150 a 200, localizadas no ápice e nas margens da língua); **circunvaladas** (dispõem-se à frente do sulco terminal, 11 em média, cercadas por orla) (Figura 10.3); e **folhadas** (em forma de folha, situadas nas margens da língua, formando pregas verticais da túnica mucosa).

Calículos gustatórios, responsáveis pelo sentido do paladar, são encontrados, geralmente, nas paredes das papilas circunvaladas e folhadas, mas também existem nas papilas fungiformes, no palato mole e na epiglote.

Logo atrás do vértice do sulco terminal, encontra-se o **forame cego da língua**. Essa porção posterior da língua apresenta a **tonsila lingual**, que faz parte do anel linfático da faringe, como já mencionado. No seu limite posterior, está unida à epiglote pelas **pregas glossoepiglóticas**, **mediana** e **lateral**, que limitam as **valéculas epiglóticas**, **direita** e **esquerda**. Na face inferior da língua, encontram-se o **frênulo da língua**, mediano, e, de cada lado, as **pregas franjadas**.

A língua é um órgão essencialmente muscular e, assim, dois grupos de músculos são nela identificados:

a) **Músculos extrínsecos:** fixam a língua em partes vizinhas, particularmente à mandíbula (**genioglosso**), ao osso hioide (**hioglosso**), ao processo estiloide (**estiloglosso**) e ao palato mole (**palatoglosso**).
b) **Músculos intrínsecos:** são peculiares à língua e compreendem os **músculos longitudinais**, **superior e inferior**, **transverso da língua** e **vertical da língua**.

Dentes

Os dentes são estruturas rijas, esbranquiçadas, implantadas em cavidades da maxila e da mandíbula, denominadas **alvéolos dentais**, e com função de mastigação (que inclui incisão, perfuração esmagamento e trituração do alimento), desenvolvimento e proteção das estruturas adjacentes e articulação da palavra. Em cada dente, distinguem-se três partes: **raiz**, implantada no alvéolo; **coroa**, livre; e, entre as duas, uma zona estreitada, o **colo**, circundado pela gengiva (Figura 10.4).

No homem adulto, há 32 dentes; destes, oito incisivos, quatro caninos, oito pré-molares e 12 molares. A Figura 10.5 mostra as características morfológicas essenciais desses diversos tipos de dentes.

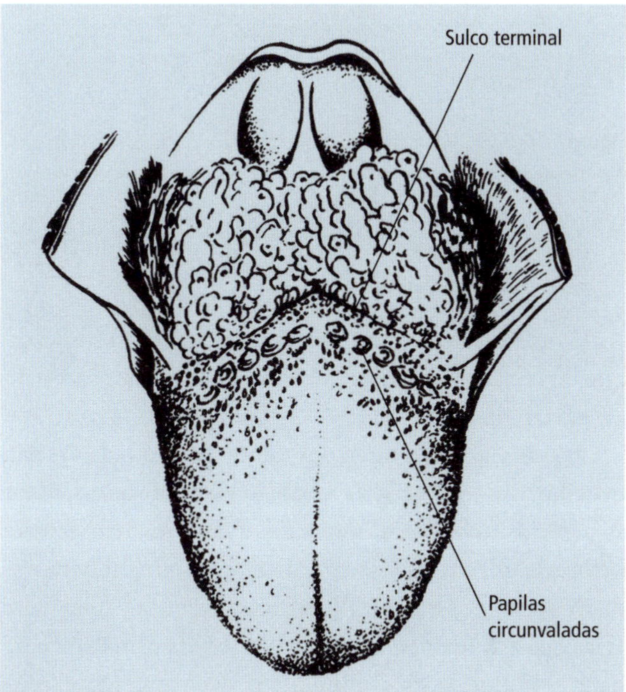

Figura 10.3 Dorso da língua.

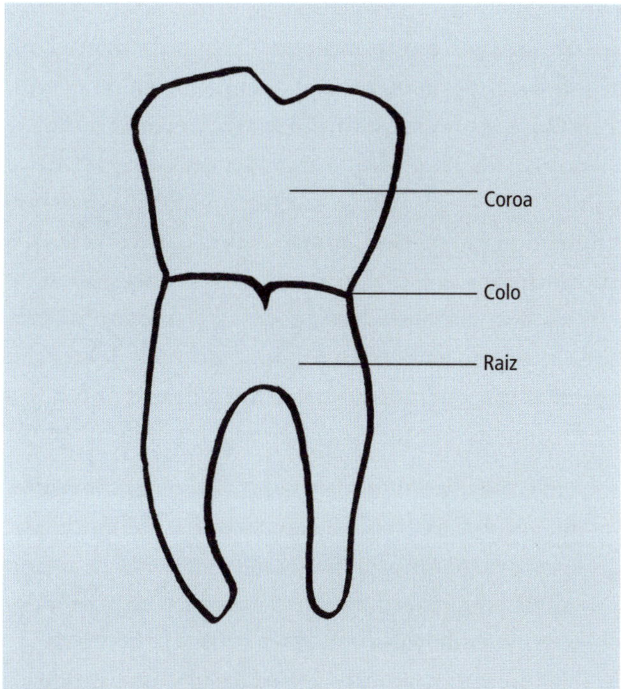

Figura 10.4 Partes do dente.

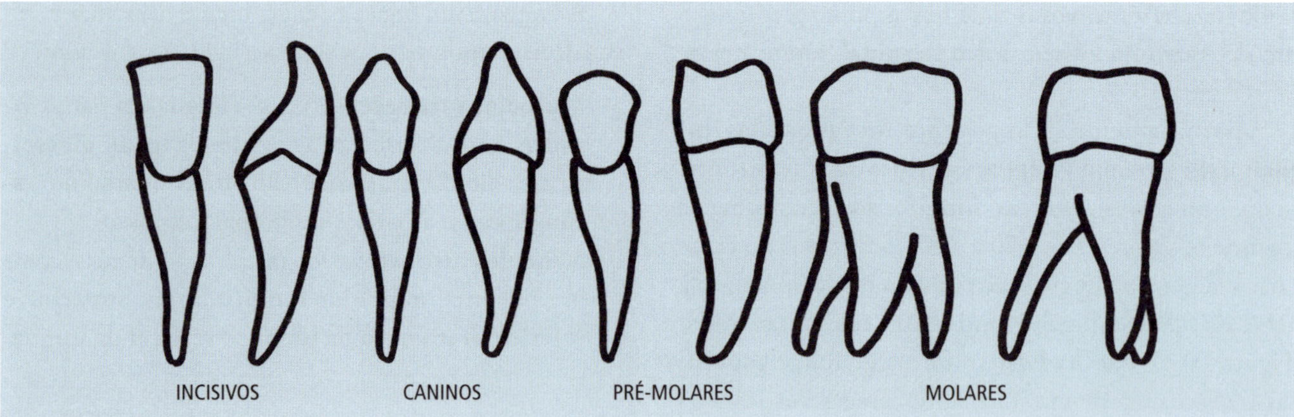

Figura 10.5 Tipos de dentes.

a) **Incisivos:** coroa em bisel, com margem cortante e uma única raiz; estão situados anteriormente na arcada dentária.
b) **Caninos:** coroa cônica, terminando em ponta, e raiz única; localizam-se lateralmente aos incisivos.
c) **Pré-molares:** coroa apresentando dois tubérculos e raiz única ou bífida; situam-se na região lateral da arcada dentária, posteriormente aos caninos.
d) **Molares:** têm coroa com três a cinco tubérculos e duas ou três raízes; são posteriores aos pré-molares.

No homem, há duas dentições: a primeira é denominada **primária** ("de leite"), com 20 dentes que começam a aparecer a partir dos 6 meses de idade: oito incisivos, quatro caninos e oito molares; a segunda dentição é denominada **permanente** e apresenta-se com 32 dentes, como foi visto. A substituição começa a partir dos 6 ou 7 anos de idade, podendo estender-se, com variações, até os 25 anos de idade. Os mamíferos são os únicos que apresentam, no mesmo animal, dentes com características morfológicas diferentes, ou seja, uma heterodontia. Abaixo dos mamíferos, os animais apresentam homodontia, isto é, no mesmo animal, todos os dentes são semelhantes, variando apenas o tamanho.

Distinguem-se no dente permanente (Figura 10.6):

1. Uma camada externa de tecido calcificado, o **esmalte**, que recobre a coroa, e o **cemento**, que recobre a raiz.
2. Uma camada média, também constituída de tecido calcificado, mais dura que o esmalte o cemento, denominada **dentina**.
3. Um tecido conjuntivo especializado, que produz e nutre a dentina, chamado **polpa do dente**, situado na cavidade pulpar da coroa (**polpa coronal**) e da raiz (**polpa radicular**).

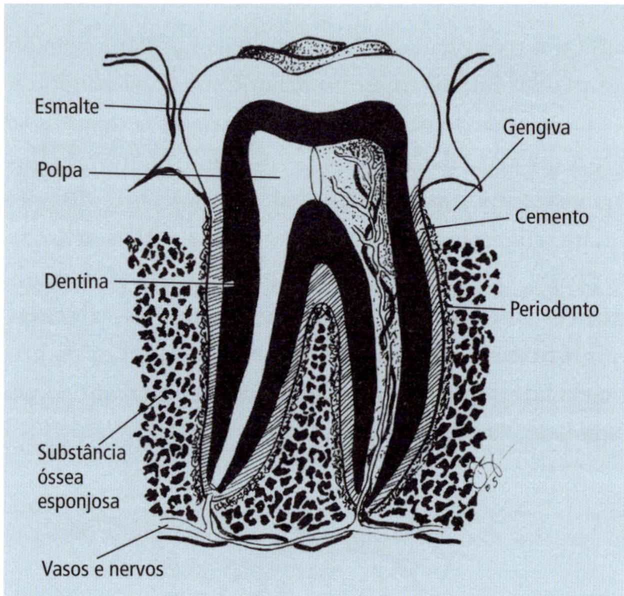

Figura 10.6 Secção de molar e parede alveolar para mostrar arquitetura do dente. A polpa do dente contém nervos e vasos sanguíneos.

O **periodonto** é um periósteo alveolar modificado que estabelece a conexão entre o cemento e a parede do alvéolo dental.

A irrigação sanguínea dos dentes é feita pela **artéria maxilar** (ramo da artéria carótida externa) que fornece as **artérias alveolares**, **superior** e **inferior**, e a **artéria infraorbital**, das quais, por sua vez, se originam os ramos de irrigação dos dentes. A drenagem venosa é feita pelas veias que acompanham as artérias e a linfa é drenada para os linfonodos submandibulares e, eventualmente, para o linfonodo submentual.

Os nervos sensitivos dos dentes superiores se originam do nervo maxilar e os dos dentes inferiores, pelo nervo mandibular, ambos divisões do nervo trigêmeo.

Glândulas salivares

As glândulas salivares são consideradas órgãos anexos do sistema digestório, mas, em razão de suas relações com a cavidade oral, são descritas neste tópico. Sua secreção, a saliva, é responsável pelo umedecimento, pela dissolução, pela lubrificação do alimento e pelo início da digestão de polissacarídeos por ação de enzima (amilase ou ptialina). Uma função adicional é a de manter presente uma camada líquida que preserva a túnica mucosa oral sadia e facilita a função dos botões gustativos. Embora existam **glândulas salivares menores** (labiais, bucais, palatinas, linguais, incisivas e molares), são mais importantes os três pares de **glândulas salivares maiores**: **parótidas**; **submandibulares;** e **sublinguais**.

a) **Glândula parótida (Figura 10.7):** é a maior das glândulas salivares e está situada lateralmente na face e anteriormente à orelha. Seu canal excretor, o **ducto parotídeo**, abre-se no vestíbulo da boca, no nível do 2º dente molar superior, depois de atravessar o músculo bucinador. A inflamação da **parótida** pode decorrer de processos infecciosos (p. ex., na caxumba, uma infecção viral) ou até mesmo tumorais, causando edema (inchaço) e dor local. Como o nervo facial, que inerva os principais músculos da mímica facial, tem um de seus troncos passando por dentro da parótida; em processos malignos, é frequente um acometimento desse nervo, gerando **paralisia facial**.
b) **Glândula submandibular (Figura 10.7):** localiza-se anteriormente à parte mais inferior da parótida, protegida pelo corpo da mandíbula. O **ducto submandibular** abre-se no assoalho da boca, abaixo da língua, próximo ao plano mediano.
c) **Glândula sublingual (Figura 10.8):** é menor do que as duas anteriores, situando-se lateral e inferiormente à língua, sob a mucosa que reveste o assoalho da boca. Sua secreção é lançada na cavidade oral, sob a porção mais anterior da língua, por canais que desembocam, independentemente, por uma série de orifícios, no assoalho da cavidade oral.

Faringe

Trata-se de um órgão visceral mediano e que faz parte dos sistemas respiratório e digestório; constitui passagem comum para alimentos sólidos, líquidos e ar. Assim, atua na deglutição e na respiração.

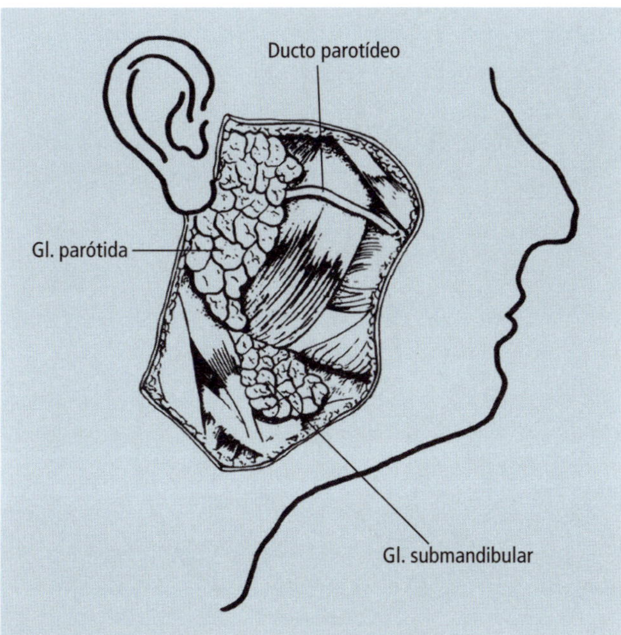

Figura 10.7 Glândulas parótida e submandibular.

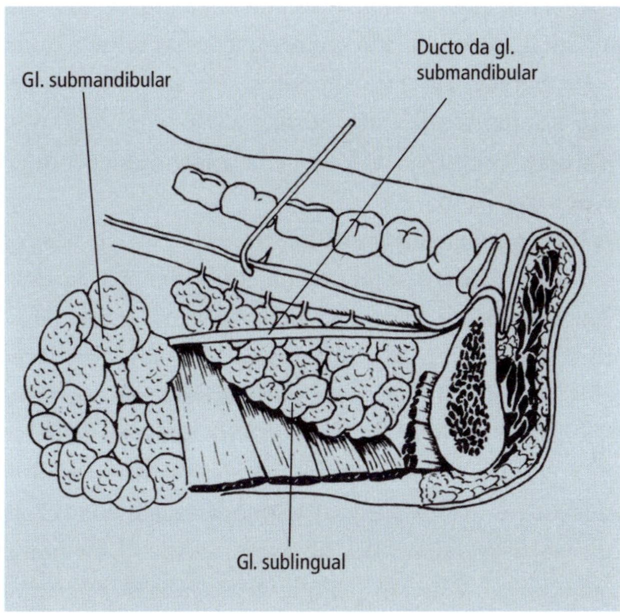

Figura 10.8 Glândulas submandibular e sublingual, vistas pela cavidade oral.

A faringe está dividida em três partes: **nasal**; **oral**; e **laríngea**. A parte nasal da faringe foi descrita em conexão com o sistema respiratório, no Capítulo 9 – Sistema Respiratório (Figuras 9.1 e 9.6). A parte oral da faringe comunica-se com a cavidade própria da boca através do **istmo das fauces**, já definido (Figura 10.2), e a parte laríngea da faringe, com o **adito da laringe**. A faringe continua-se com o **esôfago**.

Na deglutição, o palato mole é elevado, bloqueando a comunicação entre a parte nasal e o restante desse tubo muscular. Desse modo, o alimento é impedido de passar à parte nasal da faringe e, eventualmente, de penetrar na cavidade nasal. Por sua vez, a cartilagem epiglótica, da laringe, fecha o adito da laringe, evitando que o alimento penetre na via respiratória.

Esôfago

É um tubo que comunica a faringe ao estômago. Distinguem-se três partes no esôfago: **cervical**, **torácica** e **abdominal**; a parte torácica é a mais longa. Como para atingir o abdome, o esôfago atravessa o músculo diafragma, alguns autores costumam considerar ainda uma **parte diafragmática** do esôfago, justamente aquela que se restringe à passagem do esôfago pelo diafragma. No tórax, o esôfago situa-se anteriormente à coluna vertebral e à aorta, mas é posterior à traqueia (Figura 10.9). A luz do esôfago aumenta durante a passagem do bolo alimentar, impulsionado por contrações da musculatura de sua parede. Esses movimentos, que são próprios de todo o restante tubo digestório, são denominados **peristáticos** e, à capacidade de realizá-los, dá-se o nome de **peristaltismo**.

Na junção esofagogástrica, descreve-se um dispositivo muscular de ação esfinctérica, ainda que não existam fibras musculares circulares, como ocorre na maioria dos outros esfíncteres. Esse dispositivo tem sido chamado pelos gastroenterologistas **esfíncter inferior do esôfago**, cuja hipotonia, quer dizer, a perda de tônus da musculatura, resulta em refluxo do conteúdo gástrico para o esôfago, com consequências patológicas. Por sua vez, a falta de relaxamento das fibras musculares lisas nessa região, como, aliás, em qualquer outra zona de transição do sistema digestório, conhecida como "acalasia", ou cardioespasmo da junção esofagogástrica, é causada pela degeneração de células ganglionares do plexo mioentérico (da parte parassimpática da divisão autônoma do sistema nervoso (SN)), que causa a dilatação do esôfago, denominada **megaesôfago**. Lesão do plexo mioentérico pelo *Trypanosoma cruzi* é justamente o que pode ocorrer na doença de Chagas, resultando em megaesôfago.

A parte cervical do esôfago é irrigada por ramos da artéria tireoidea inferior; a porção torácica recebe ramos esofágicos das artérias bronquiais, das artérias intercostais e das artérias esofágicas; a porção abdominal é irrigada por ramos das artérias frênicas inferiores e da artéria gástrica esquerda. No que diz respeito à drenagem venosa, é importante ressaltar que ela é feita de tal modo que o plexo venoso submucoso estabelece uma comunicação portocava superior, portossistêmica, ou seja, entre a circulação portal (da veia porta do fígado) e a circulação sistêmica.

O vago e os troncos simpáticos inervam o esôfago através dos plexos mioentérico e submucoso.

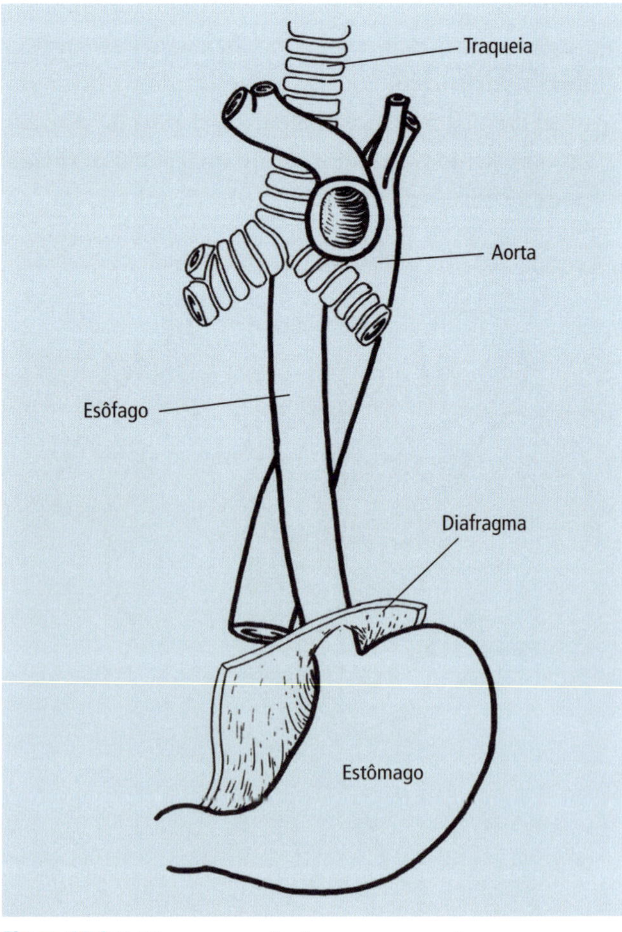

Figura 10.9 Esôfago e suas relações com a traqueia e a aorta.

Abdome: generalidades

Os órgãos descritos até o parágrafo anterior, com exceção da porção mais inferior do esôfago, estão situados na cabeça, no pescoço e no tórax. O restante do tubo digestório localiza-se no abdome e algumas considerações preliminares devem ser feitas antes de prosseguiremos na descrição dos órgãos do sistema digestório.

Diafragma (Figura 10.10)

O abdome está separado do tórax, internamente, por um septo muscular, o **diafragma**, disposto em cúpula de concavidade inferior. O diafragma apresenta uma parte tendínea, o **centro tendíneo**, e outra carnosa, periférica, que se prende às seis últimas costelas, à extremidade inferior do esterno e à coluna vertebral. A **aorta**, a **veia cava inferior** e o **esôfago** atravessam o diafragma passando, respectivamente, pelo **hiato aórtico**, pelo **forame da veia cava** e pelo **hiato esofágico**. O músculo diafragma exerce importante função na mecânica respiratória.

Peritônio

No sistema respiratório, os pulmões são revestidos por um saco de dupla parede, a **pleura**. Os órgãos abdominais também são revestidos por uma membrana serosa em maior ou menor extensão, o **peritônio**, que apresenta duas lâminas: o **peritônio parietal** reveste as paredes da cavidade abdominal; e o **peritônio visceral** envolve as vísceras. As duas lâminas são contínuas, permanecendo entre elas uma cavidade em forma de fenda, a **cavidade peritoneal**, que contém pequena quantidade de líquido. Alguns órgãos abdominais situam-se junto à parede posterior do abdome e, nesses casos, o peritônio parietal é anterior a eles: diz-se que essas estruturas são **retroperitoneais**. A Figura 10.11, esquemática, mostra como os rins e o pâncreas são órgãos retroperitoneais, embora não sejam os únicos. É evidente que as vísceras que ocupam posição retroperitoneal são fixas. Muitas outras, entretanto, salientam-se na cavidade abdominal, destacando-se da parede, e o peritônio que as reveste as acompanha, de modo que, entre o órgão e a parede, forma-se uma lâmina peritoneal denominada **meso**. Outras vezes, essas pregas se estendem entre dois órgãos e recebem o nome de **omento**. A Figura 10.12 mostra esquematicamente o comportamento dessas pregas peritoneais. A disposição do peritônio é bem mais complexa do que essa descrição simplificada pode deixar supor.

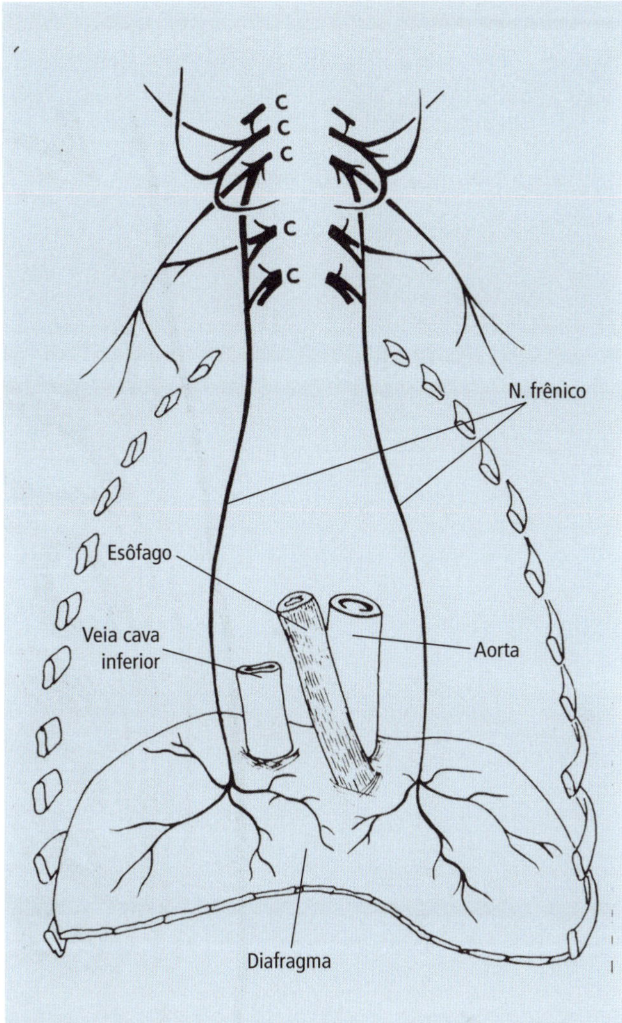

Figura 10.10 Diafragma e estruturas que o atravessam.

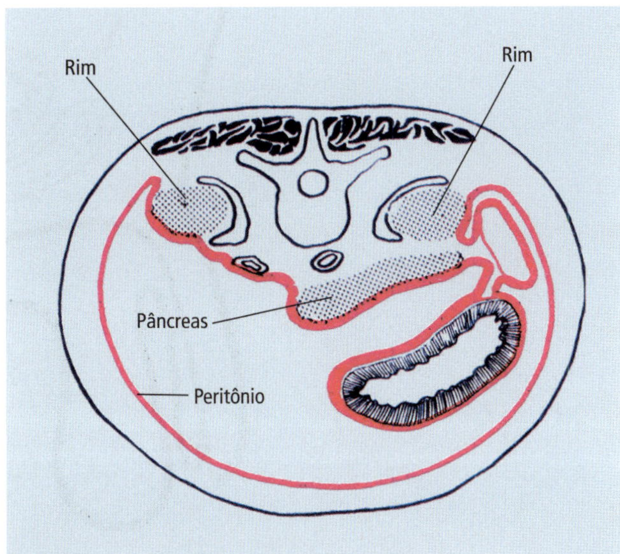

Figura 10.11 Órgãos retroperitoneais (em reticulado) em corte transversal do abdome (esquemático).

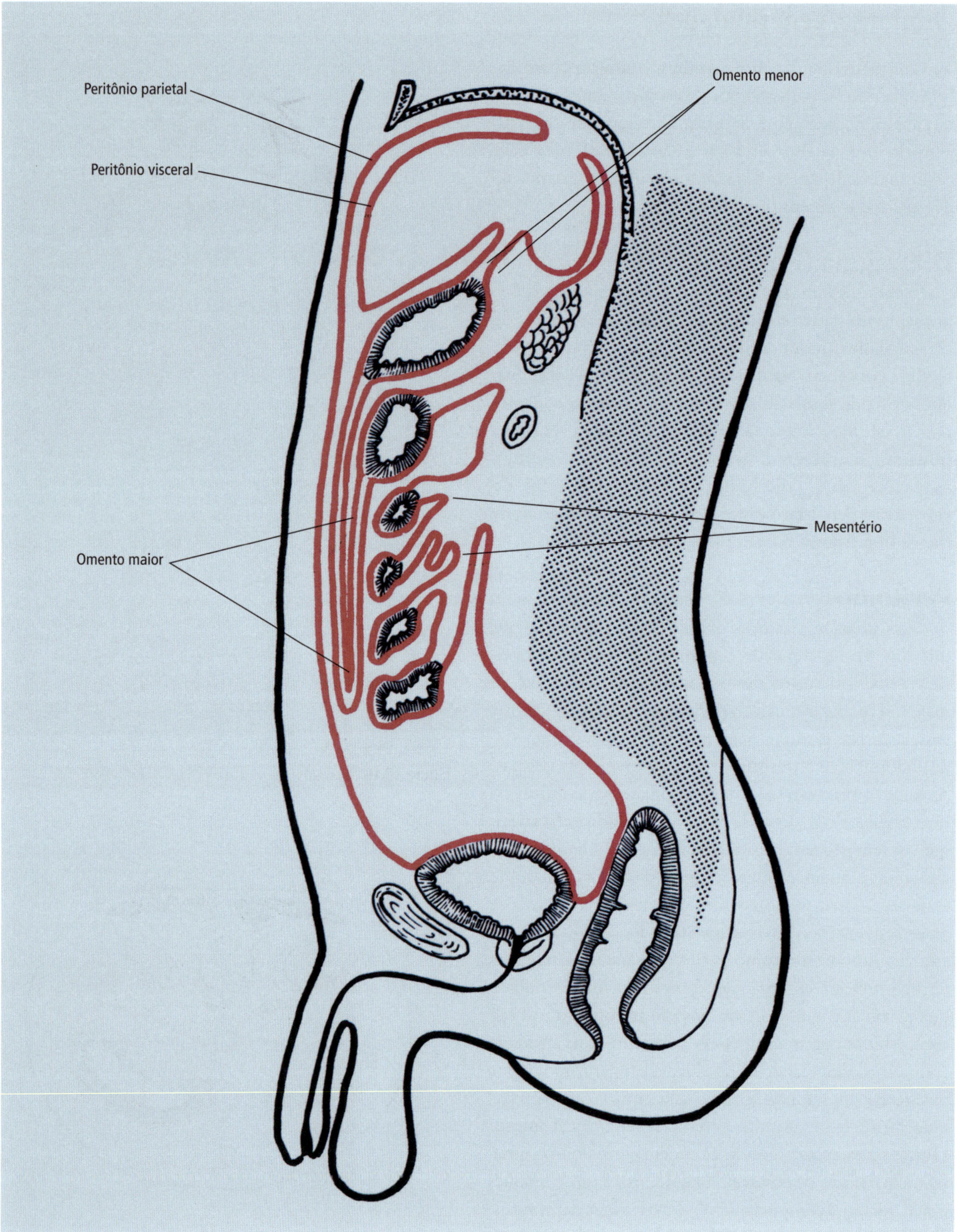

Figura 10.12 Esquema geral do comportamento do peritônio (corte sagital do abdome).

O acúmulo de líquido na **cavidade peritoneal** é denominado "ascite"; a presença de ar dentro da cavidade peritoneal é chamada de **pneumoperitônio** e a presença de sangue livre na cavidade, de **hemoperitônio**. A ascite pode ser identificada ao exame físico durante a percussão e a palpação: na percussão, encontra-se um som maciço, que pode ser ouvido ao se mudar o paciente para o decúbito lateral, sinal chamado de **macicez móvel**. Outro achado na percussão é o **sinal semicírculos de Skoda**, que permite a identificação de quantidades menores de líquido. Quantidades maiores também ser palpadas por intermédio do **sinal do piparote.**

Estômago

É um órgão visceral, oco, com paredes estratificadas, e pode ser visto como uma dilatação do tubo digestório que se segue ao esôfago e prolonga-se com o intestino delgado. Está situado logo abaixo do diafragma, com sua maior porção à esquerda do plano mediano. Apresenta dois orifícios: um, proximal, de comunicação com o esôfago, o **óstio cárdico**; e outro distal, o **óstio pilórico**, que se comunica com a porção inicial do intestino delgado denominada **duodeno**. Nesse nível, existe uma condensação de feixes musculares longitudinais e circulares que constituem um mecanismo de abertura e fechamento do óstio pilórico para regular o trânsito do bolo alimentar na sua passagem do estômago para o duodeno. Esse dispositivo é chamado **piloro**. Um dispositivo com função semelhante foi descrito para a junção esofagogástrica, no nível do óstio cárdico.

A forma e a posição do estômago variam de acordo com idade, tipo constitucional, posição do indivíduo e estado fisiológico do órgão. Descrevem-se no estômago as seguintes partes (Figura 10.13).

a) **Cárdia:** corresponde à junção com o esôfago.
b) **Fundo:** situada superiormente a um plano horizontal que tangencia a junção esofagogástrica.
c) **Corpo gástrico:** corresponde à maior parte do órgão.
d) **Parte pilórica:** porção terminal, estendendo-se com o duodeno; a porção proximal da parte pilórica é denominada **antro pilórico**, à qual se segue uma porção mais estreitada, o **canal pilórico**, e, finalmente, o **piloro**, que corresponde à transição entre o estômago e o duodeno.

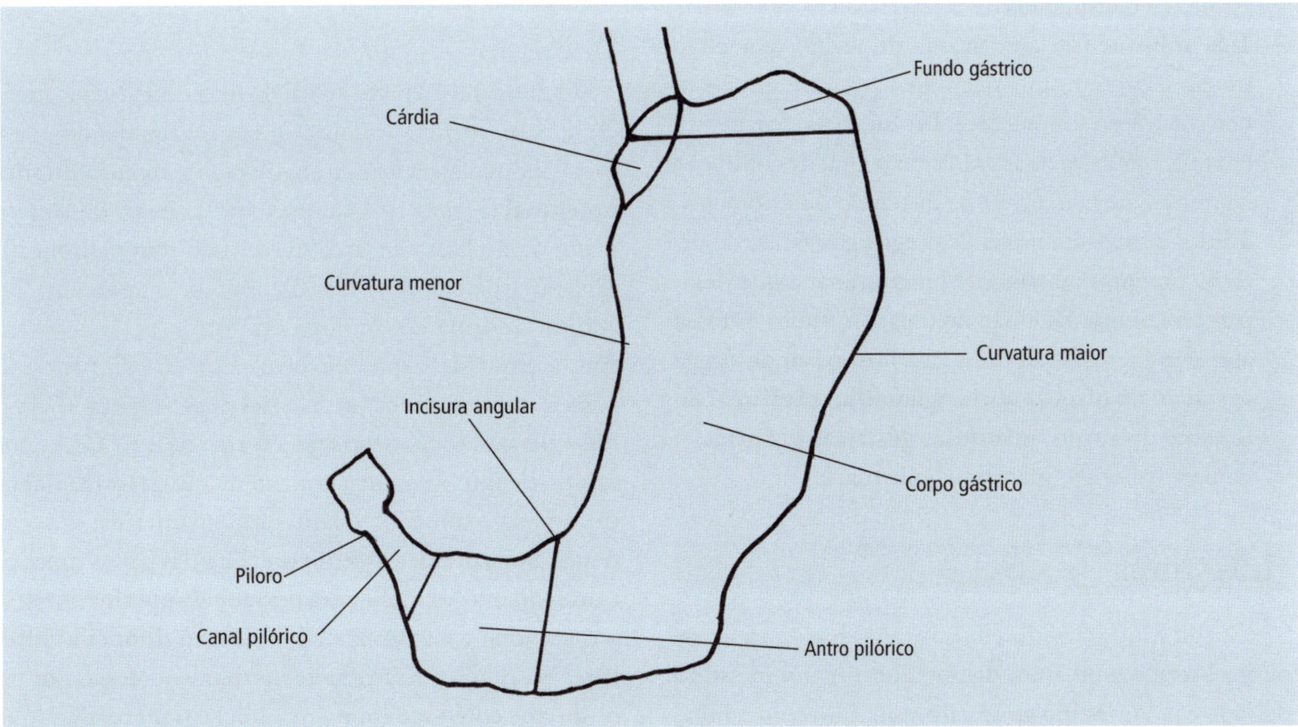

Figura 10.13 Partes do estômago.

As duas margens do estômago são denominadas **curvatura maior**, à esquerda, e **curvatura menor**, à direita. Essa última é também conhecida como **canal gástrico**, uma via preferencial dos líquidos. Na curvatura menor, entre sua parte vertical e a horizontal, existe um sulco, a **incisura angular**, que corresponde, aproximadamente, ao limite do antro pilórico (Figura 10.13).

A **estenose pilórica** é uma patologia infantil em que o **piloro** é espessado em sua camada muscular, dificultando a passagem do quimo para o intestino delgado. Nas crianças acometidas, ao exame físico, pode ser possível a visualização da peristalse gástrica e pode ser palpado o piloro espessado, também chamado de **oliva pilórica**.

A arquitetura da parede do estômago compreende os seguintes estratos:

a) **Túnica serosa:** formada pelo peritônio, que reveste a maior parte do órgão, exceção feita à **área nua**, uma pequena porção da parte posterior do estômago, na região do cárdia, e às curvaturas, que também são áreas nuas.
b) **Túnica muscular:** consiste de dois estratos (longitudinal e circular) ou três estratos (longitudinal, circular e fibras oblíquas), dependendo da porção do estômago considerada.
c) **Tela submucosa:** constituída de tecido conectivo frouxo e contém uma rica rede vascular e um plexo nervoso (plexo submucoso). Permite o pregueamento da túnica mucosa de acordo com o grau de contração da musculatura e o grau de distensão do estômago.
d) **Túnica mucosa:** apresenta **pregas gástricas**, de direção predominantemente longitudinal e que desaparecem com a distensão do órgão. A túnica mucosa abriga numerosas glândulas gástricas, existindo as que se situam no nível da cárdia (**glândulas cárdicas**), do fundo e do corpo (**glândulas gástricas próprias**) e da parte pilórica (**glândulas pilóricas**).

Intestinos

Os intestinos constituem um tubo que se inicia no piloro e termina no ânus, distinguindo-se um intestino delgado e um intestino grosso, diferenciados pelo calibre, pela aparência e pelas propriedades fisiológicas.

Intestino delgado

Estende-se do piloro ao óstio ileal da papila ileal e nele são identificados três segmentos: **duodeno**; **jejuno**; e **íleo**. Suas funções incluem **completar a digestão**, a **absorção** e a **secreção**. A digestão dos alimentos ocorre pela ação do suco entérico (ou intestinal), que contém muco, enzimas e hormônios.

A túnica mucosa do intestino delgado é responsável pela absorção e, para isso, é especialmente adaptada, apresentando uma grande superfície de contato com o quimo (no vivente, o intestino delgado pode ter o comprimento de 5 m, aproximadamente) e rica vascularização. Os produtos absorvidos são levados ao sangue e à linfa e conduzidos pelas veias e pelos linfáticos para a circulação portal e sistêmica, respectivamente. A secreção do muco é feita pelas glândulas de Brunner e pelas células caliciformes; a das enzimas, pelas glândulas de Lieberkhün e pelo hormônio **secretina**, pela túnica mucosa do duodeno e pela porção proximal do jejuno. A secretina estimula a liberação de bicarbonato e água pelas células acinosas do pâncreas que, lançados no duodeno, alteram o pH de ácido para alcalino, o que facilita a ação das enzimas digestivas. Com menos intensidade, a secretina também estimula a secreção de bile e a secreção intestinal.

Duodeno

O duodeno é a parte inicial do intestino delgado, com 26 cm, em média, de comprimento. Estendendo-se do óstio pilórico até a brusca angulação da **flexura duodenojejunal** (Figura 10.14), que marca o início do jejuno. É um órgão bastante fixo (quase todo retroperitoneal), acolado à parede posterior do abdome e apresenta, no adulto, a forma de um arco em forma de "U" aberto para a esquerda e que "envolve" a cabeça do pâncreas, com o qual mantém íntimas relações (Figura 10.14). Nas crianças, o duodeno tem a forma de um "C", e, nos idosos, de um "V". Independentemente da forma, identificamos no duodeno quatro partes: **superior**; **descendente**; **horizontal**; e **ascendente**. Entre as partes superior e descendente, está a **flexura duodenal superior**, e, entre a descendente e a horizontal, a **flexura duodenal inferior**. Na porção descendente do duodeno desembocam os **ductos colédoco** (que traz a bile) e **pancreático** (que traz a secreção pancreática) numa projeção mamilar da

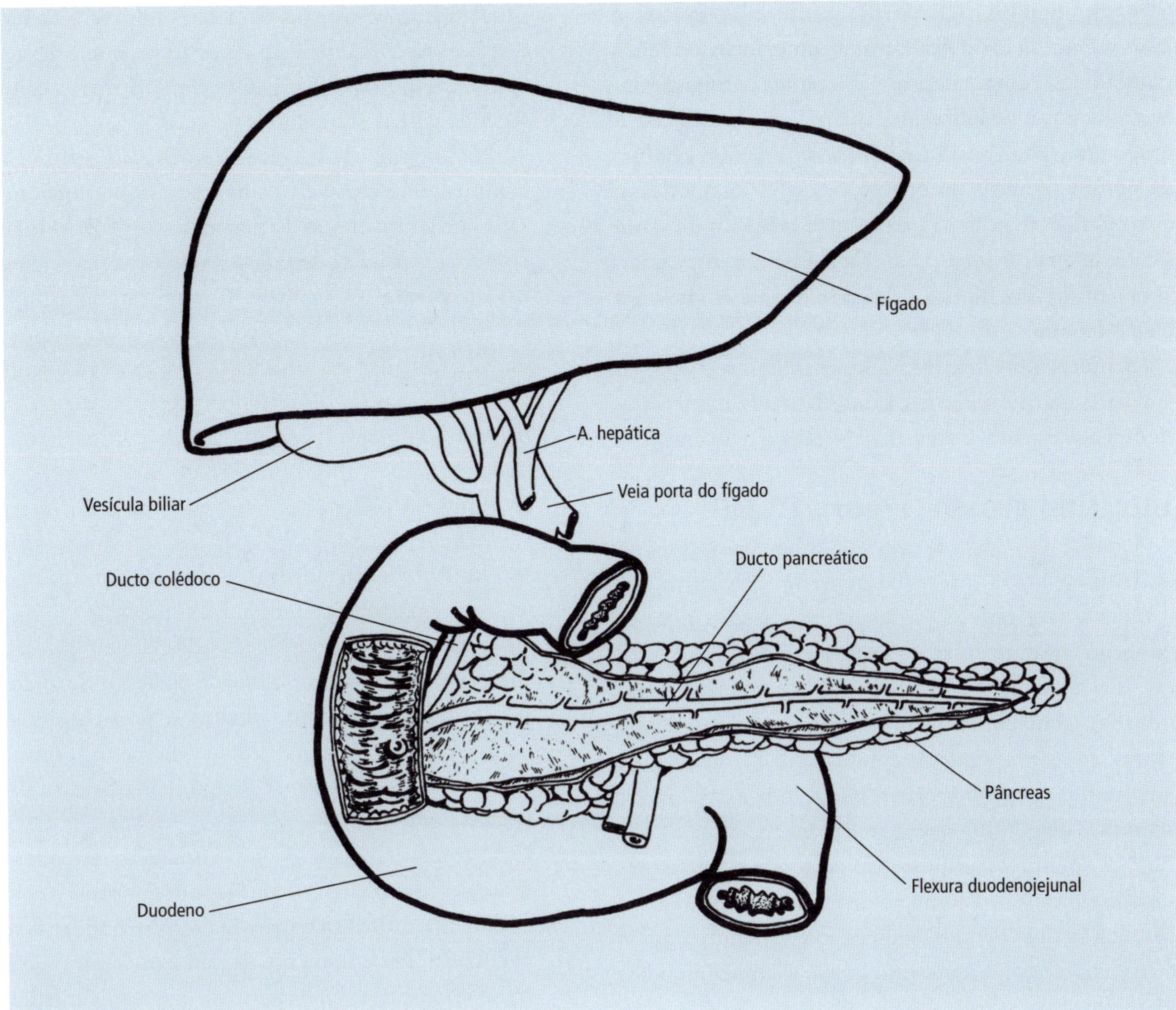

Figura 10.14 Duodeno, fígado, pâncreas e vias biliares.

mucosa denominada **papila maior do duodeno**. Antes de desembocarem na papila duodenal maior, os ductos colédoco e pancreático, geralmente, unem-se na **ampola hepatopancreática**. Eventualmente, a ampola pode não existir e, nesse caso, os dois ductos estão separados por um septo. Um pouco acima da papila duodenal maior, existe outra saliência, a **papila menor do duodeno**, na qual desemboca o ducto **pancreático acessório**.

Jejuno-íleo

O jejuno, por não ter limite nítido na sua continuação com o íleo, pode ser descrito em conjunto com este. Compreendem a parte móvel do intestino delgado, que começa no nível da flexura duodenojejunal e termina no nível da fossa ilíaca direita, com o íleo terminal, onde este estabelece continuidade com o intestino grosso. O jejuno-íleo apresenta numerosas alças intestinais e está fixado à parede posterior do abdome por uma prega peritoneal ampla, o **mesentério**, de aproximadamente 15 cm de comprimento, que é oblíqua, estendendo-se de cima para baixo e da esquerda para a direita. O mesentério tem a forma de leque porque sua inserção no intestino é muito mais longa do que o comprimento da sua raiz. Entre as duas lâminas que constituem o mesentério, encontram-se ramos da artéria mesentérica superior, tributárias da veia mesentérica superior, nervos, diversas cadeias de linfonodos, vasos linfáticos e quantidade variável de gordura.

O íleo abre-se na 1ª porção do intestino grosso, o **ceco**, através do **óstio ileal** de uma projeção denominada **papila ileal**. A nomenclatura anatômica consigna também os termos de **lábios ileocólico** e **ileocecal** delimitando uma fenda horizontal que seria a desembocadura da porção terminal do íleo no ceco. Entretanto, essas estruturas, bem como a presença de **frênulos do óstio ileal**, são mais evidentes em cadáveres e muitas horas após a morte. No vivente, o mais frequente é a presença da papila ileal.

A mucosa do intestino apresenta inúmeras pregas circulares que se salientam na luz intestinal e aumentam, significativamente, a superfície interna da víscera.

Intestino grosso (Figura 10.15)

Constitui a porção terminal do tubo digestório, sendo mais calibroso (daí o seu nome) e mais curto que o intestino delgado. O intestino grosso distingue-se também por apresentar, ao exame externo, bosseladuras (dilatações limitadas por sulcos transversais) denominadas **saculações do colo**, três formações em fita, as **tênias**, que correspondem à condensação da musculatura longitudinal e que percorrem quase toda a extensão, e acúmulos de gordura que se salientam na serosa da víscera, os **apêndices adiposos do colo**. São suas funções mais importantes, a absorção de água e de eletrólitos, a eliminação dos resíduos da digestão e a manutenção da continência fecal. O intestino grosso é subdividido nos seguintes segmentos:

a) **Ceco:** segmento inicial, em fundo cego, que se prolonga com o colo ascendente. O limite entre eles é determinado por um plano horizontal que passa no nível do centro da papila ileal, onde se abre o óstio ileal. Desse modo, a metade superior é **ileocólica**, e a metade inferior é ileocecal, correspondendo aos lábios homônimos observados nos cadáveres. Um prolongamento cilindroide, o **apêndice vermiforme**, destaca-se, do ceco, no ponto de convergência das tênias. Processos infecciosos que atingem o apêndice vermiforme, bastante comuns, causam a apendicite, que exige tratamento cirúrgico. São três as tênias do colo: **mesocólica**, que é posteromedial nos colos ascendente, descendente e no ceco, e posterossuperior no colo transverso; **omental**, que é anterossuperior no colo transverso e posterolateral nos colos ascendente e descendente e no ceco; **livre**, que é posteroinferior no colo transverso e anterior nos colos ascendente e descendente e no ceco.

Na **apendicite**, há sinais de irritação peritoneal facilmente perceptíveis à palpação do abdome, causados pela inflamação do peritônio parietal. O mais comum é o **sinal de descompressão brusca**, ou **sinal de Blumberg**. O sinal de Rovsing também pode ser identificado, ao se palpar a fossa ilíaca esquerda, elicita-se dor na fossa ilíaca direita consequente à distensão gasosa do intestino grosso. A depender da posição do apêndice, é possível encontrar outros sinais:

- **Sinal do psoas:** dor à extensão da coxa D em apêndices cecais.
- **Sinal do obturador:** dor à rotação interna da coxa em apêndices em posição pélvica.

b) **Colo ascendente:** continuação do ceco em direção superior, estando fixado à parede posterior do abdome. Ao alcançar o fígado, inclina-se para continuar com o colo transverso. A flexão que marca o limite entre os dois segmentos é denominada **flexura direita do colo.**

c) **Colo transverso:** o mais móvel dos colos, estendendo-se da flexura direita do colo, onde continua o colo ascendente, à **flexura esquerda do colo**, onde se flete para continuar como colo descendente. Seu trajeto transversal apresenta, na parte média, uma curvatura de convexidade inferior que, na posição ereta, pode atingir, no homem, um nível 9 cm abaixo do plano supracristal (tangente às cristas ilíacas), em média, chegando, nas mulheres, a 11 cm.

d) **Colo descendente:** como ocorre com o colo ascendente, o colo descendente está fixado à parede posterior do abdome; inicia-se na flexura esquerda do colo e termina, após um trajeto aproximadamente vertical, na altura de um plano horizontal que passa pelas cristas ilíacas, onde é continuado pelo colo sigmoide.

e) **Colo sigmoide:** continuação do colo descendente e tem trajeto sinuoso, dirigindo-se para o plano mediano da pelve, onde se prolonga com o reto. Geralmente, o colo sigmoide funciona como um reservatório de fezes, ao passo que o intestino reto desempenha essa função somente pouco tempo antes

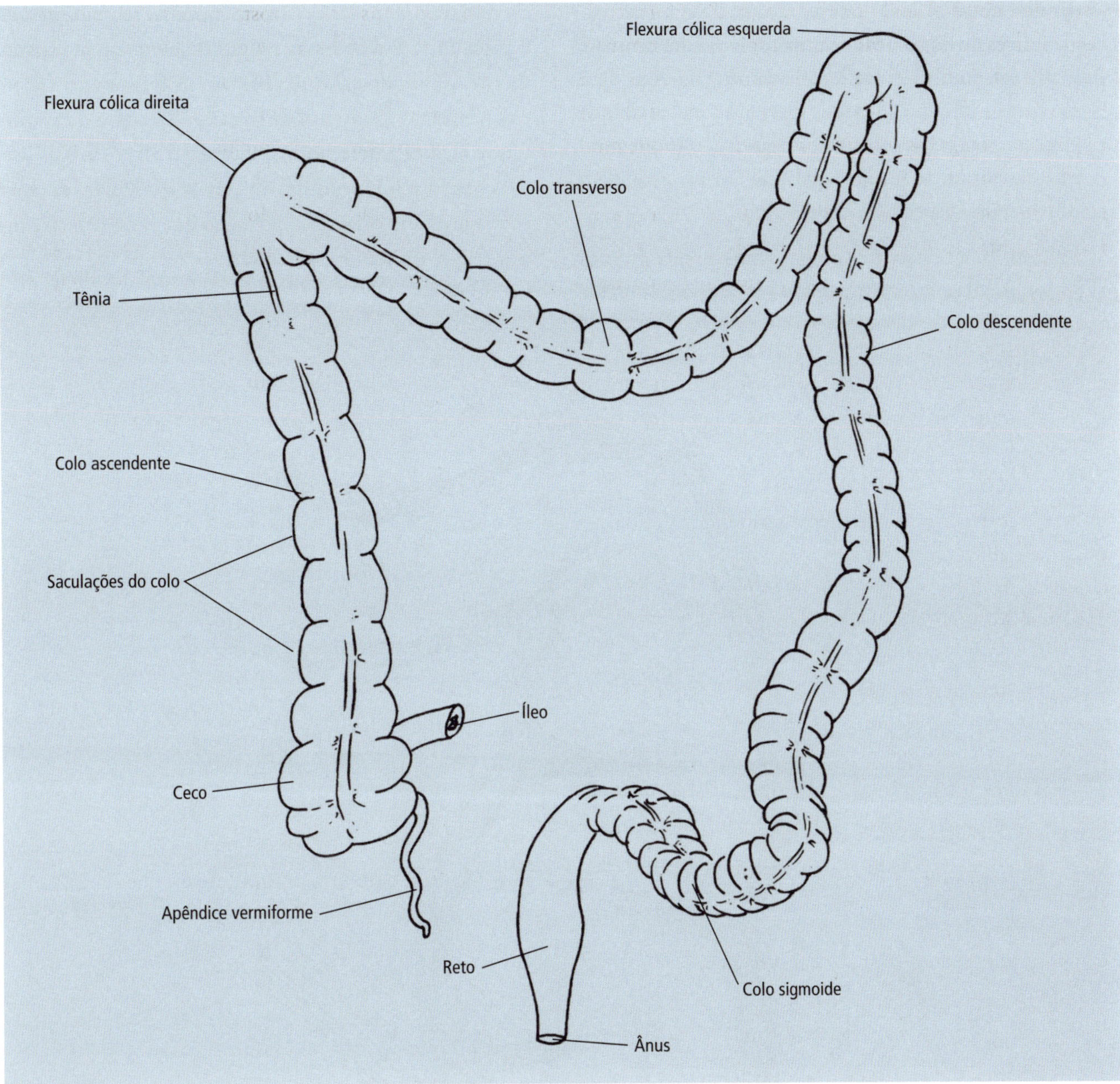

Figura 10.15 Intestino grosso.

da defecação. O colo sigmoide, com suas partes ilíaca e pélvica, é móvel, existindo, inclusive, um **mesocolo sigmoide**. No colo sigmoide, as tênias são menos evidentes e as saculações do colo, menos acentuadas. A parte pélvica do colo sigmoide apresenta apenas duas tênias, anterior e posterior.

f) **Reto:** continuação do colo sigmoide, com cerca de 15 cm de comprimento. Apresenta uma porção dilatada, a **ampola do reto**, e sua parte final, estreitada, denominada **canal anal**, atravessa o conjunto de partes moles que oblitera, inferiormente, a pelve óssea, formando a região do **períneo**. O canal anal abre-se ao exterior através do **ânus**. O reto apresenta uma **flexura sacral**, com convexidade posterior e, na junção com o canal anal, a flexura **anorretal**, com convexidade anterior. No nível dessa flexura, a alça do **músculo puborretal** encaixa-se na sua concavidade (voltada posteriormente). Estão presentes também três **flexuras laterais**: **flexura superolateral direita; flexura intermediolateral esquerda;** e **flexura inferolateral**

direita. O **canal anal** pode ser alvo de diversas patologias, desde benignas, por exemplo, as hemorroidas, até malignas, como os tumores. Essas alterações podem ser vistas a olho nu ao exame físico do canal anal, que engloba a **inspeção estática e dinâmica**, o **toque retal** e a **anuscopia**, no qual o canal anal é visualizado com um aparelho específico, o anuscópio.

Existem, além disso, três **pregas transversais do reto** (superior, média e inferior) que são proeminentes na luz do reto, constituídas de túnica mucosa, tela submucosa e túnica muscular. Essas pregas dispõem-se alternadamente, de modo tal que obrigam as fezes a um trajeto espiralado no momento de sua expulsão para o exterior, o que facilita a defecação (Figuras 10.15 e 10.16).

O estrato longitudinal da túnica muscular funciona como músculo dilatador, ao passo que o estrato circular age como músculo esfíncter, para fechar ou reduzir a luz do reto.

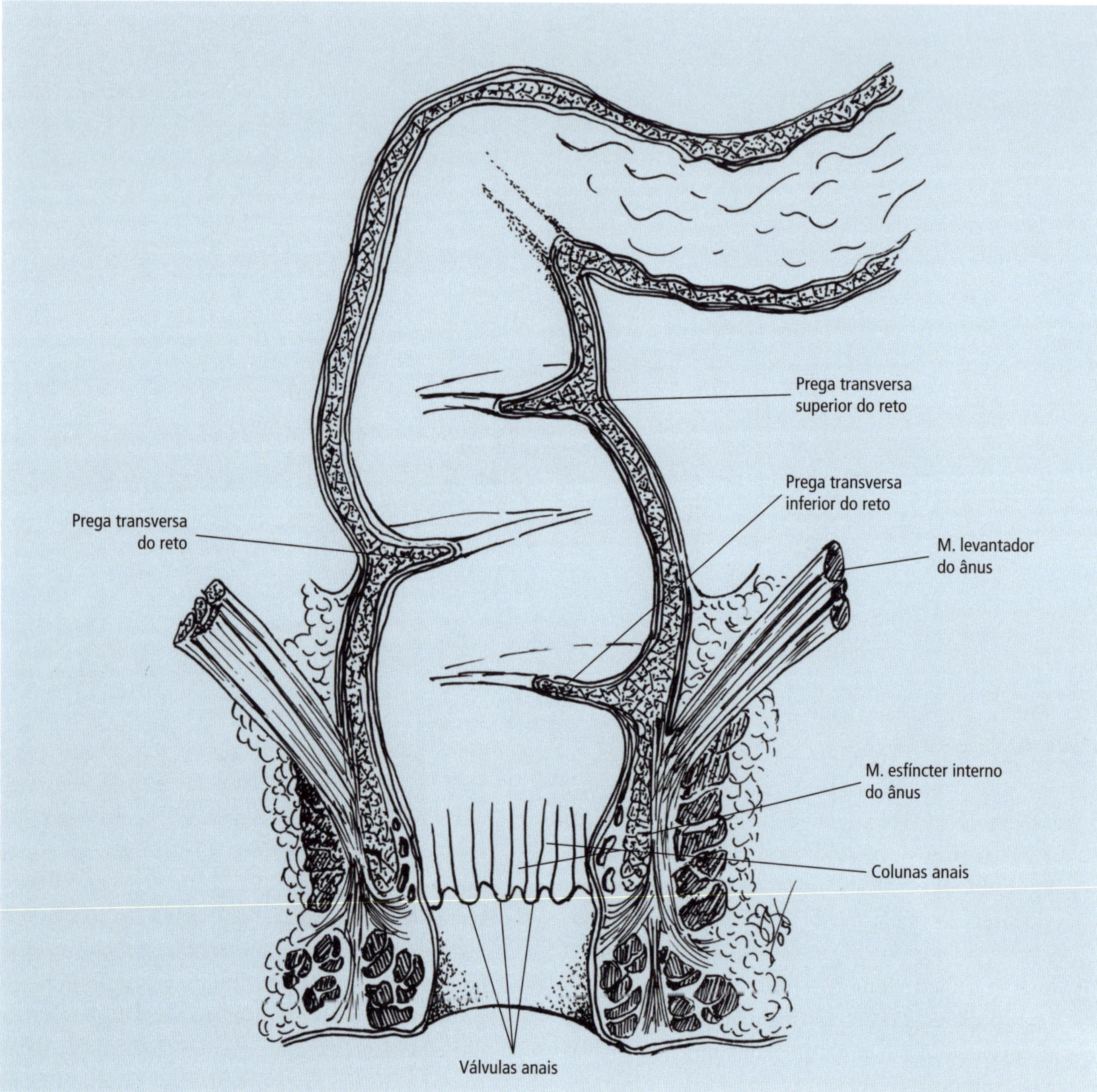

Figura 10.16 Reto, canal anal e musculatura retoanal (esquemático).

O **canal anal** tem apenas cerca de 3 cm de comprimento, atravessa o diafragma pélvico e aí é circundado pelos músculos levantadores do ânus e, inferiormente a eles, pelo esfíncter externo do ânus. A túnica mucosa do canal anal apresenta cinco a dez **colunas anais**, unidas por **válvulas anais**, cada válvula limitando um **seio anal** (Figura 10.16). O orifício do canal anal é o **ânus**, que tem um aspecto pregueado, que se supõe seja provocado por ação do músculo **corrugador da pele do ânus**.

Anexos do tubo digestório

Por razão de localização topográfica, as glândulas salivares foram descritas na cavidade oral. Assim, resta abordar os aspectos morfológicos gerais do fígado, do pâncreas e das vias biliares são considerados como anexos do tubo digestório.

Fígado

É o mais volumoso órgão do corpo, localizando-se imediatamente abaixo do diafragma e à direita, embora uma pequena porção ocupe também a metade esquerda do abdome. Trata-se de uma glândula que desempenha importante papel nas atividades vitais do organismo, seja interferindo no metabolismo dos carboidratos, gordura e proteínas, seja secretando a bile e participando de mecanismos de defesa.

O fígado pode ter seu tamanho delimitado por intermédio da **percussão do andar superior do abdome**, já que o som difere na porção do fígado – sendo mais maciço – e na parte ocupada pelos intestinos – mais timpânico. Em pacientes eutróficos, também pode ser palpado ao longo do rebordo costal direito, sendo que o movimento deve ser coordenado com a expiração do paciente.

Descrevem-se duas faces no fígado: **diafragmática**, em relação com o diafragma; e **visceral**, em contato com várias vísceras abdominais, como o estômago, o duodeno, o rim e o colo, entre outras. Na face visceral, distinguem-se quatro **lobos** (Figura 10.17): **direito**; **esquerdo**; **quadrado**; e **caudado**. Na diafragmática, os lobos direito e esquerdo são separados por uma prega do peritônio, o **ligamento falciforme** (Figura 10.18). A Figura 10.17 mostra que:

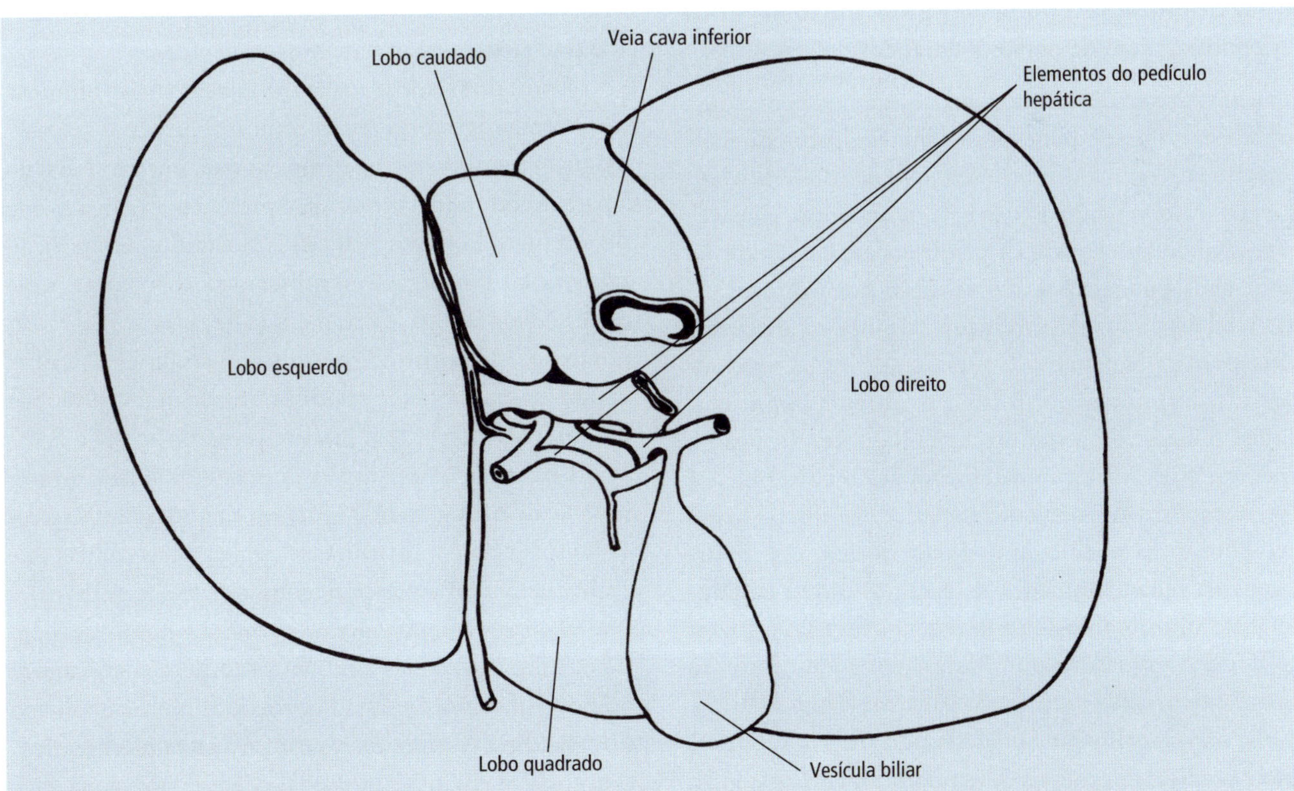

Figura 10.17 Face visceral do fígado.

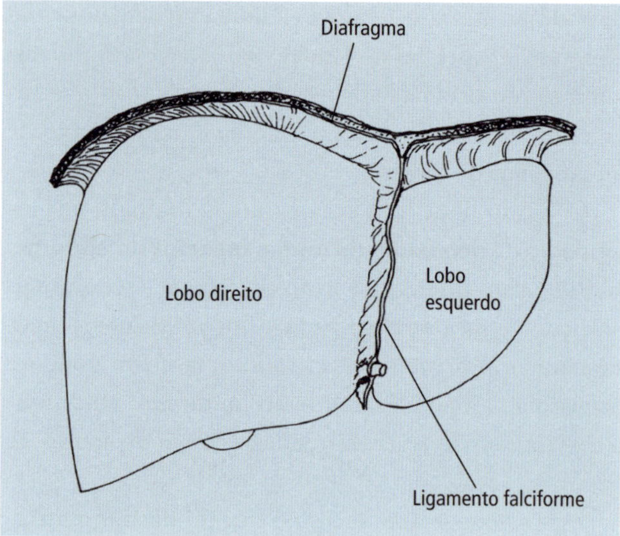

Figura 10.18 Face diafragmática do fígado.

a) Entre o lobo direito e o lobo quadrado situa-se a **vesícula biliar**.
b) Entre os lobos direito e caudado há um sulco que aloja a **veia cava inferior**.
c) Entre os lobos quadrado e caudado há uma fenda transversal, a **porta do fígado**, por onde passam os elementos que constituem o pedículo hepático: **artéria hepática, veia porta do fígado, ducto hepático comum**, além de nervos e linfáticos.

Com base na distribuição dos vasos sanguíneos e ductos biliares, o fígado pode ser dividido em partes direita e esquerda, cada uma delas contendo lobos, divisões e segmentos. O lobo esquerdo não é, habitualmente, palpável, mas, quando aumentado (hepatomegalia), em condições patológicas, pode ser palpado na região lateral direita.

A bile, produzida no fígado, alcança os **dúctulos biliares** intra-hepáticos, os quais, após confluências sucessivas, terminam por formar os **ductos hepáticos**, direito e esquerdo; estes, no nível da porta do fígado, unem-se para formar o **ducto hepático comum**, um dos elementos do pedículo hepático. O ducto hepático comum conflui com o **ducto cístico**, que drena a vesícula biliar, formando-se, assim, o **ducto colédoco**. Este último abre-se no duodeno, na papila maior do duodeno, quase sempre, juntamente com o **ducto pancreático**, canal excretor do pâncreas (Figura 10.19). A bile não flui diretamente do fígado para o duodeno. Isso é possível porque, na desembocadura do colédoco, há um dispositivo muscular que controla a abertura e o fechamento desse ducto. Quando fechado, a bile reflui para a vesícula biliar, onde é armazenada e concentrada. A contração da vesícula biliar, eliminando o seu conteúdo no colédoco através do ducto cístico, coincide com a abertura da desembocadura do colédoco no duodeno. A vesícula biliar é um saco piriforme que apresenta as seguintes partes: **fundo**; **corpo**; **infundíbulo**; e **colo**. O fundo faz uma proeminência de até 2 cm na margem inferior do fígado (quando a vesícula está cheia), entre o lobo direito e o lobo quadrado. Ele se prolonga com o corpo, que se afunila para formar o infundíbulo, e logo se estreita no colo. A continuação do colo é o **ducto** cístico. São frequentes os processos inflamatórios na vesícula biliar (colecistites) assim como a presença de cálculos (colelitíase), que podem ser demonstrados em exames de ultrassonografia.

Em processos patológicos hepáticos, pode-se ter o acúmulo de **bile** no organismo, que aumenta os níveis de bilirrubina do paciente, provocando **icterícia**, cor amarelada da pele e mucosas. A icterícia pode ser mais bem caracterizada na esclera e na palma das mãos. O acúmulo de bilirrubina também pode gerar coceira no corpo, denominado **prurido**.

Pâncreas

Depois do fígado, é a glândula anexa mais volumosa do sistema digestório. Situa-se posteriormente ao estômago, em posição retroperitoneal; está, portanto, fixado à parede abdominal posterior. Apresenta-se com a forma de um martelo (Figura 10.14) e, no adulto, em posição transversal. No órgão, identificam-se três partes: uma extremidade direita, dilatada, a **cabeça**, envolvida pelo duodeno; um **corpo**, disposto transversalmente; e uma **cauda**, na extremidade esquerda, afilada que se prolonga diretamente do corpo e situa-se próximo ao baço.

O pâncreas é um órgão de secreção mista, isto é, trata-se de uma glândula exócrina e endócrina. A secreção endócrina é a **insulina**, secretada pelas células que constituem as **ilhotas pancreáticas** (de Langerhans) e que é lançada diretamente na corrente sanguínea. Além da insulina, as células também produzem o **glucagon**: ambos os hormônios estão envolvidos no metabolismo dos glicídios. A secreção exócrina é o **suco pancreático**, que contém enzimas, capazes de digerir proteínas, lipídios e glicídios. Quando o quimo alcança o duodeno,

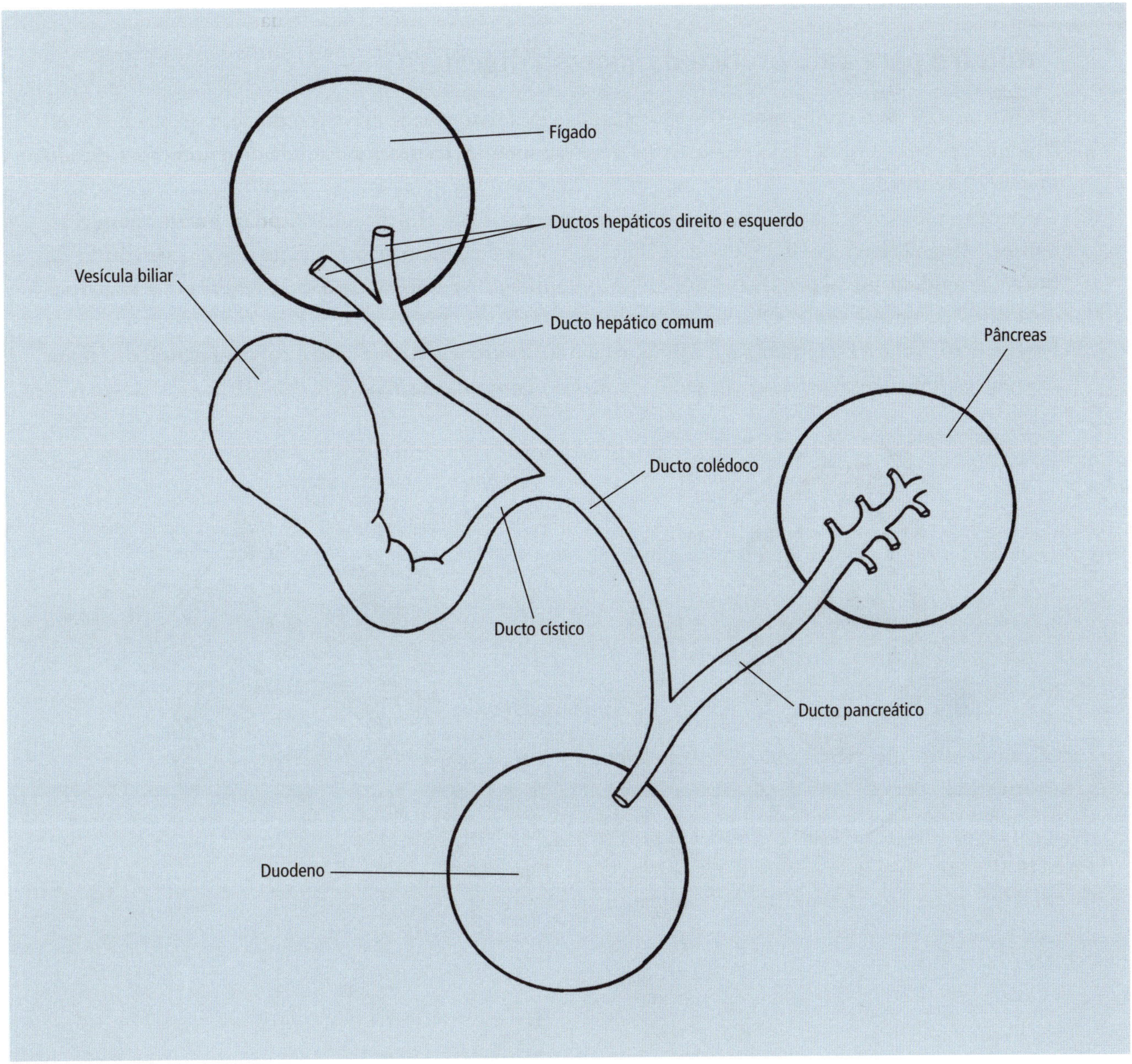

Figura 10.19 Vias biliares e ducto pancreático (esquemático).

este secreta um hormônio, a secretina, que ativa as células pancreáticas. A secreção do pâncreas também é controlada pela parte parassimpática da divisão autônoma do SN.

O suco pancreático é recolhido por dúctulos que confluem, quase sempre, em dois canais (Figuras 10.14 e 10.19): o **ducto pancreático**; e o **ducto pancreático acessório** (menor e inconstante). Na sua terminação, o ducto pancreático acola-se ao ducto colédoco para desembocar no duodeno por um ducto comum. Entretanto, o ducto pancreático pode também desembocar separadamente no duodeno.

O **pâncreas** pode ser acometido em um processo inflamatório do órgão, denominado "pancreatite", que pode ter um componente de sangramento (hemorrágico). O pâncreas também pode sangrar em situações de trauma. Quando há sangramento na região pancreática, consequente à sua localização retroperitoneal, tem-se um extravasamento do hematoma para as partes moles locais, podendo gerar o **sinal de Grey Turner**, um hematoma na região dos flancos que e pode ser bilateral. Em situações mais graves, pode-se observar um hematoma na região periumbilical, denominado **sinal de Cullen**.

Roteiro para aula prática de sistema digestivo

- O sistema digestivo compreende órgãos situados em várias partes do corpo: cabeça, pescoço, tórax, abdome e pelve. Por essa razão, o estudante deve examinar numerosas peças para fazer um bom estudo prático deste sistema.
- Comece tomando uma hemicabeça onde várias estruturas podem ser identificadas: **palato, gengivas, dentes** e **língua** (Figuras 10.2 e 9.6 do Capítulo 9 – Sistema Respiratório). Reconheça o **vestíbulo da boca** e a **cavidade bucal propriamente dita**. Como definir o vestíbulo da boca? Identifique o palato nas duas porções, **duro** e **mole**. Observe em um crânio o palato duro (Figura 2.7 do Capítulo 2 – Sistema Esquelético). Volte à hemicabeça e reconheça a **úvula**, os **arcos palatoglosso** e **palato-faríngico**, a **fossa tonsilar** e a **tonsila palatina**. Quais são os limites do **istmo das fauces**?

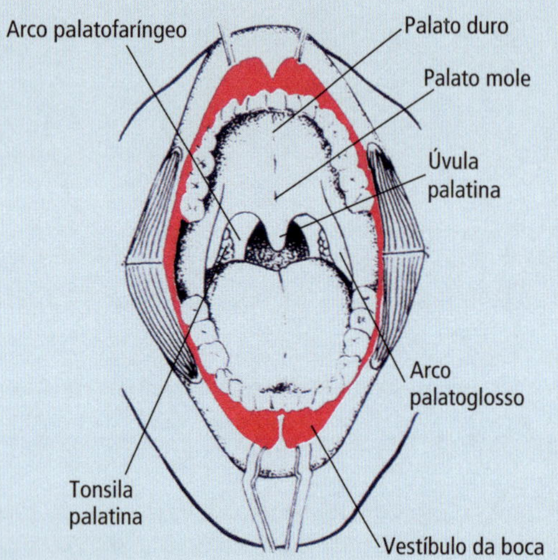

Figura 10.2 Cavidade da boca. O vestíbulo da boca está indicado em magenta.

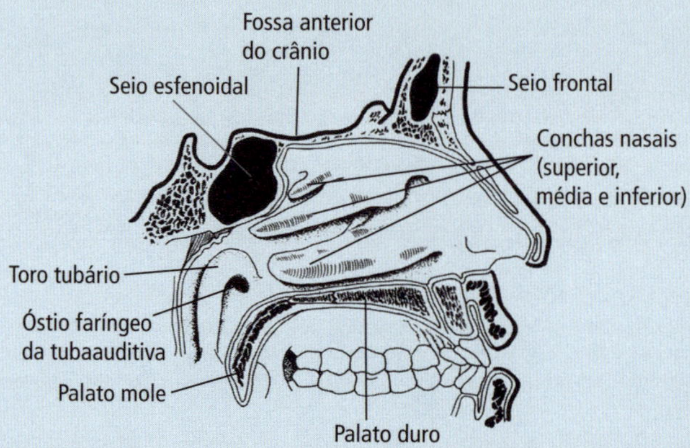

Figura 9.6 Conchas e meatos nasais vistos em corte sagital mediano.

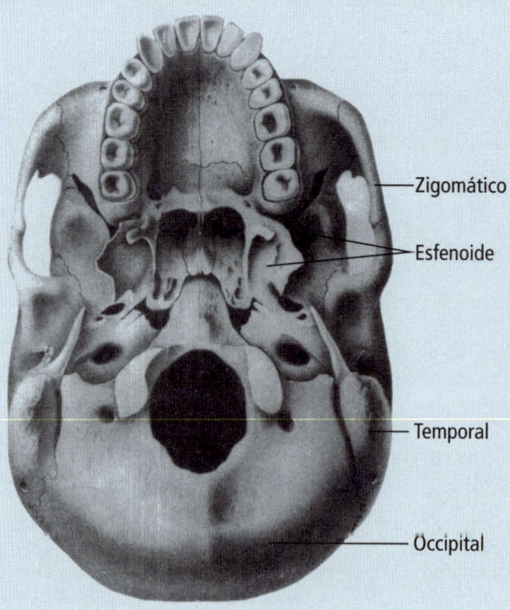

Figura 2.7 Crânio visto inferiormente.

☐ Observe um bloco visceral onde a língua pode ser visualizada. Identifique no **dorso da língua** o **sulco terminal**, o **corpo**, a **raiz** e as **papilas valadas**. Verifique se estão presentes outras **papilas linguais**, de tipo diferente (Figura 10.3).

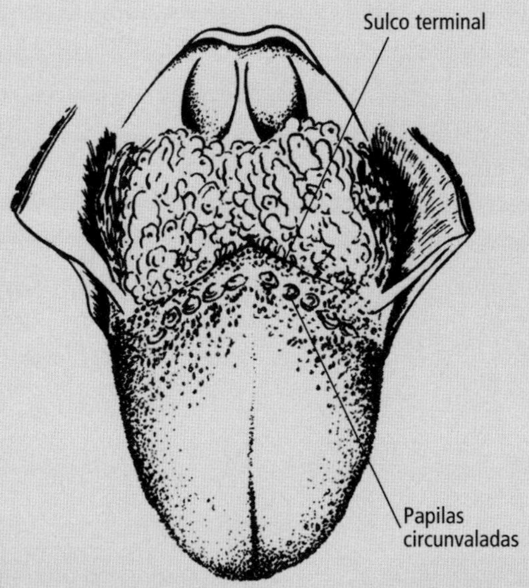

Figura 10.3 Dorso da língua.

☐ Moldes de arcadas dentárias devem ser agora observados para você identificar os tipos de dentes: **incisivos**, **caninos**, **pré-molares** e **molares**. Dentes isolados também podem ser estudados e classificados. Reconheça neles a **raiz**, a **coroa** e o **colo**. Quantos dentes possui o homem na dentição primária? E na permanente? Observe as arcadas dentárias de outros mamíferos.

☐ Examine agora uma hemicabeça onde foram dissecadas as **glândulas salivares**. Comece pela **parótida** (Figura 10.7) e identifique também o seu canal excretor, o **ducto parotídico**. Onde desemboca o ducto parotídico? Identifique a **glândula sublingual** e a **submandibular**.

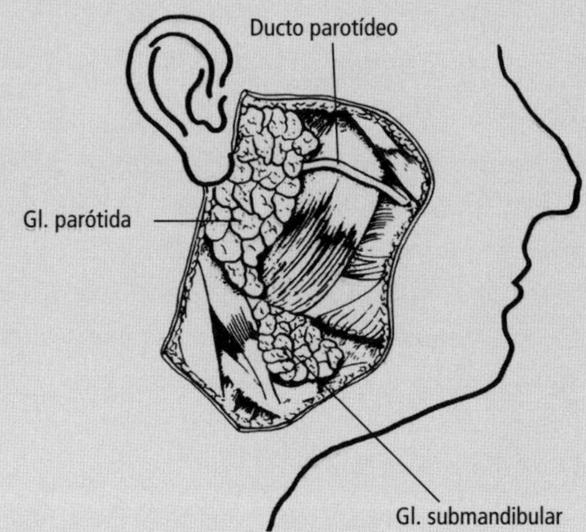

Figura 10.7 Glândulas parótida e submandibular.

☐ No Capítulo 9 – Sistema Respiratório você estudou a faringe. Faça agora uma revisão deste órgão. Reconheça suas partes: **nasal, bucal** e **laríngica**. Observe as comunicações de cada uma das partes. Peças especiais foram colocadas na mesa neutra para que você veja a musculatura estriada da faringe. Explique porque o alimento deglutido não passa à parte nasal da faringe nem penetra no trato respiratório.

- ☐ A faringe é continuada pelo **esôfago**. Observe no cadáver essa continuidade e as relações que esse tubo muscular mantém com a coluna vertebral, a traqueia e a aorta (Figura 10.9). Repare como o esôfago atravessa o **músculo diafragma** para atingir o abdome e ser continuado pelo estômago.
- ☐ Peças do **músculo diafragma** foram especialmente preparadas e estão na mesa neutra: identifique o **centro tendíneo**, os **hiatos aórtico** e **esofágico** e o **forame da veia cava** (Figura 10.10).

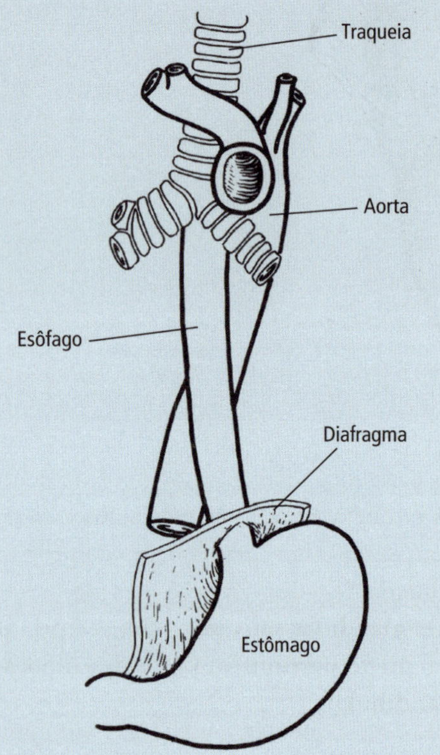

Figura 10.9 Esôfago e suas relações com a traqueia e a aorta.

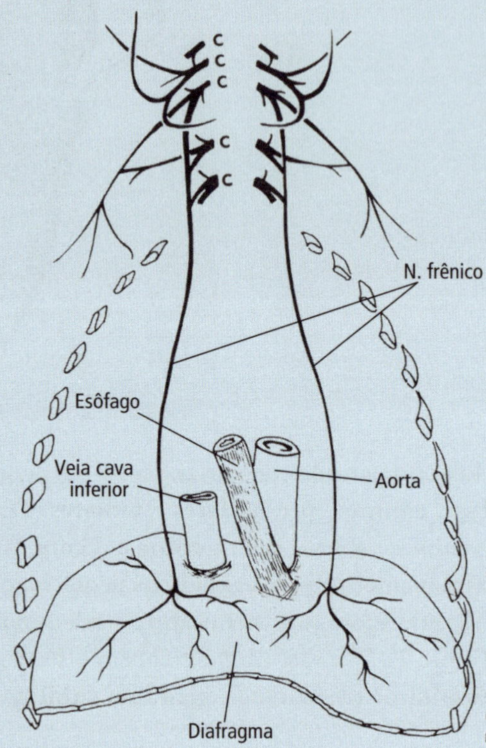

Figura 10.10 Diafragma e estruturas que o atravessam.

Na mesa neutra estão peças onde você pode identificar músculos que interferem diretamente na mecânica respiratória: **diafragma** e **músculos intercostais** (**internos** e **externos**). A inervação do músculo diafragma foi dissecada para que seja possível a identificação dos **nervos frênicos**. Observe que estes nervos têm origem cervical. Identifique-os também no cão. Examine agora uma peça onde foram dissecados os músculos intercostais internos e externos. Observe que as fibras dos músculos intercostais externos se dirigem para baixo e para diante, enquanto que as dos músculos intercostais internos se dirigem para baixo e para trás. Ambos estão envolvidos no fenômeno respiratório.

- ☐ Examine na mesa neutra cortes transversais de abdome para observar (Figuras 10.11 e 10.12):
  a) A posição retroperitoneal dos rins e pâncreas.
  b) O peritônio parietal e o visceral.
  c) Pregas peritoneais que prendem vísceras à parede posterior do abdome.

O estudo do peritônio não é fácil. A assistência do professor pode ser necessária e deve ser solicitada quando as dificuldades não puderem ser resolvidas pelo grupo de estudo. Foi preparada uma peça especial para a identificação de dois **omentos**: **maior** e **menor**. O omento maior estende-se como um avental sobre as alças intestinais e o menor estende-se do fígado ao estômago e duodeno. Cuidado no manuseio deste tipo de peça para não romper estas pregas peritoneais. Se for necessário peça o auxílio do professor. Uma das pregas mais importantes do peritônio é o **mesentério**, que prende as alças intestinais à parede posterior do abdome. Peça ao professor para mostrá-lo no cadáver.

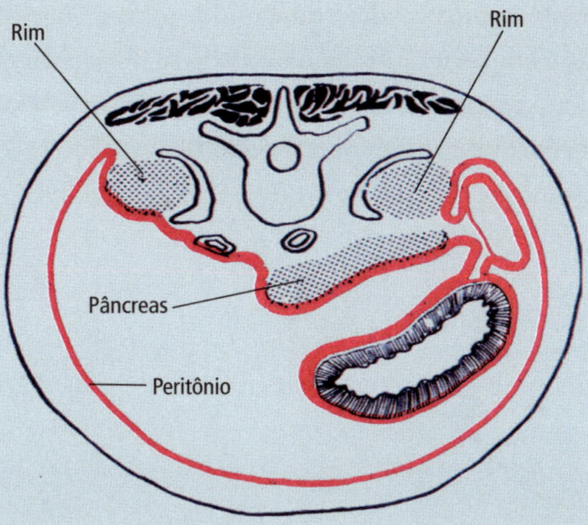

Figura 10.11 Órgãos retroperitoneais (em reticulado) em corte transversal do abdome (esquemático).

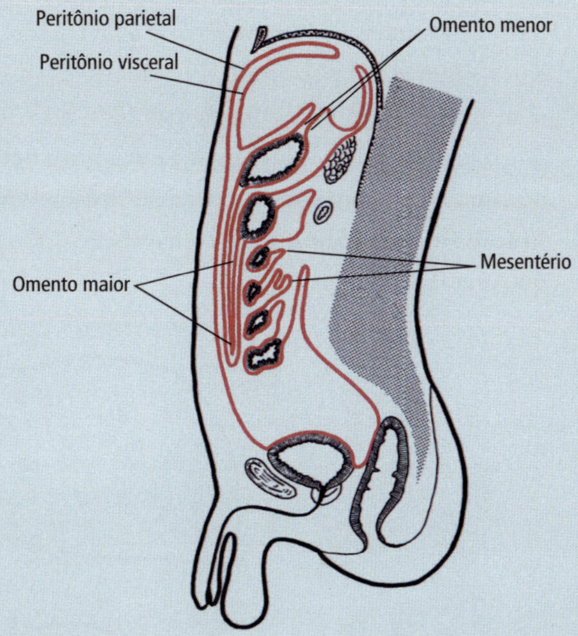

Figura 10.12 Esquema geral do comportamento do peritônio (corte sagital do abdome).

- ☐ No cadáver, examine o estômago. Note a junção esofagogástrica e a gastroduodenal (**piloro**). Observe as **curvaturas maior** (à esquerda) e **menor** (à direita). Em peças isoladas de estômago e com o auxílio da Figura 10.13 note as partes do estômago: **parte cárdica, fundo, corpo** e **parte pilórica**. Algumas destas peças foram abertas na curvatura maior para que você observe as pregas da mucosa, de direção predominantemente longitudinal. No material cadavérico estas pregas podem estar ausentes ou ser pouco nítidas. Compare o estômago humano com o estômago de um ruminante da mesa neutra e note as diferenças. Com o auxílio da Figura 10.20, reconheça no último o **rúmen, retículo, omaso** e **abomaso**.

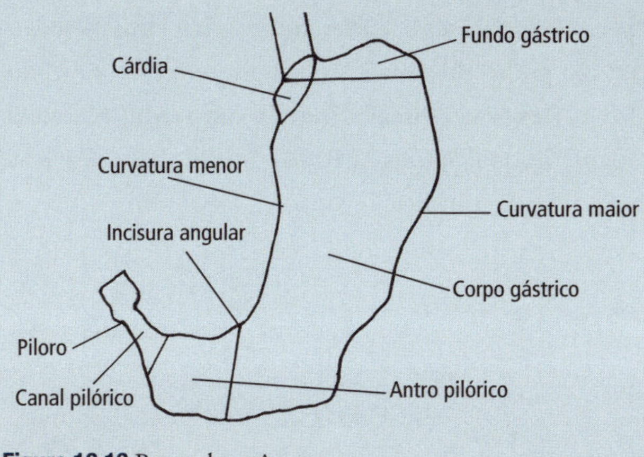

Figura 10.13 Partes do estômago.

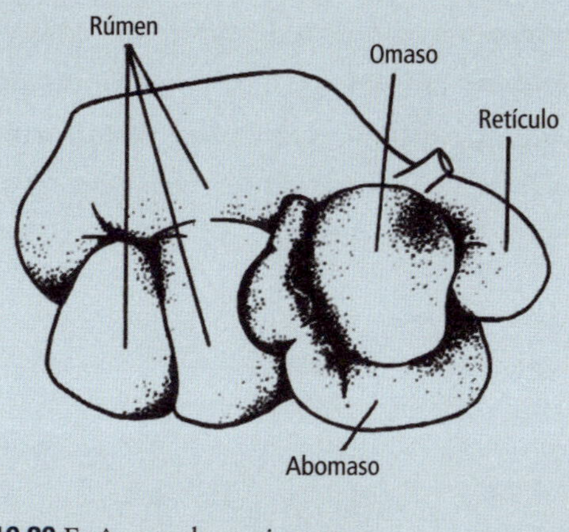

Figura 10.20 Estômago de ruminante.

☐ Observe agora, no cadáver, o **duodeno**. Note como ele continua o estômago e termina na **flexura duodeno-jejunal**, brusca angulação que marca o início do **jejuno**. Para localizar a flexura acompanhe a extensão do duodeno até descobrir onde ele se angula. Observe como este ponto de transição separa uma parte fixa do intestino delgado (duodeno) de outra móvel (jejuno-íleo). Examine o duodeno e compare com a Figura 10.14: veja como o duodeno "abraça" a cabeça do pâncreas, uma relação da mais alta importância clínica e cirúrgica. Repare agora como as alças intestinais são ricamente vascularizadas. Por que apresentam tantas curvaturas? No cadáver é praticamente impossível determinar onde termina o jejuno e começa o íleo, embora isto possa ser feito no vivente ou em cortes histológicos. Pode-se dizer entretanto que o jejuno corresponde aos 2/5 iniciais e o íleo aos 3/5 terminais. Observe como o íleo desemboca no **cécum** do intestino grosso. Em peças isoladas onde o cécum foi aberto note o **óstio ileocecal** ao nível da **junção ileocecocólica**. Observe também as pregas circulares da mucosa do intestino delgado em peças que estão na mesa neutra.

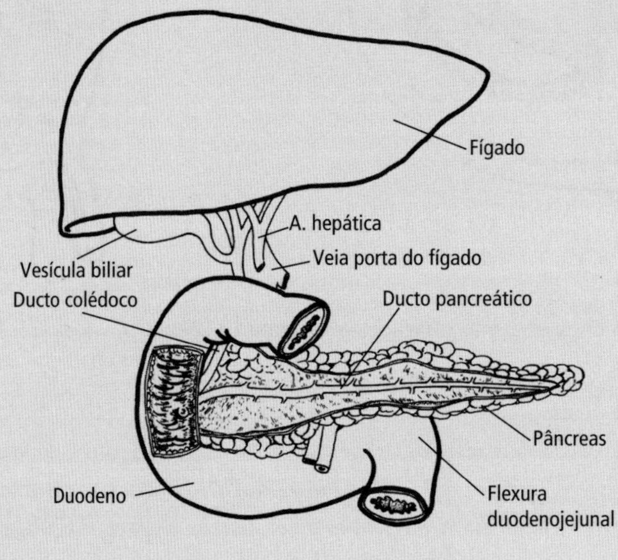

Figura 10.14 Duodeno fígado, pâncreas e vias biliares.

☐ Com o auxílio da Figura 10.15 reconheça as partes do **intestino grosso**: **cécum, cólon ascendente, cólon transverso, cólon descendente, cólon sigmoide** e o **reto**. Observe a presença dos haustros, tênias e **apêndices epiploicos**. Como definir estas estruturas? No ponto de convergência das tênias, ao nível do cécum, identifique o **apêndice vermiforme**. Localize as **flexuras cólicas direita** e **esquerda**. Na mesa neutra há hemipelves onde o reto deve ser também identificado (Figuras 12.1 do Capítulo 12 – Sistema Genital Masculino e 13.1 do Capítulo 13 – Sistema Genital Feminino).

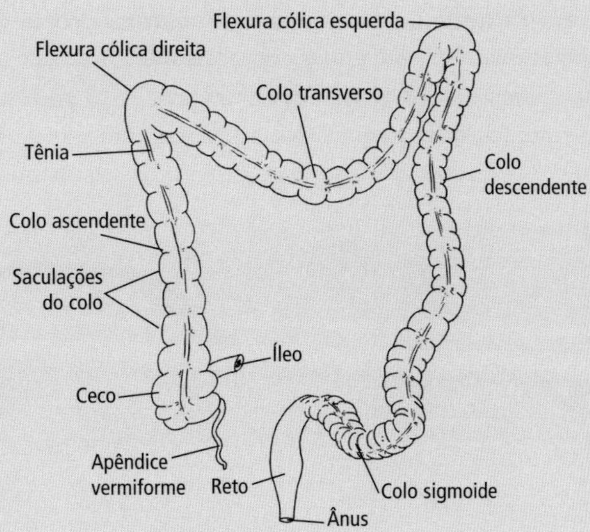

Figura 10.15 Intestino grosso.

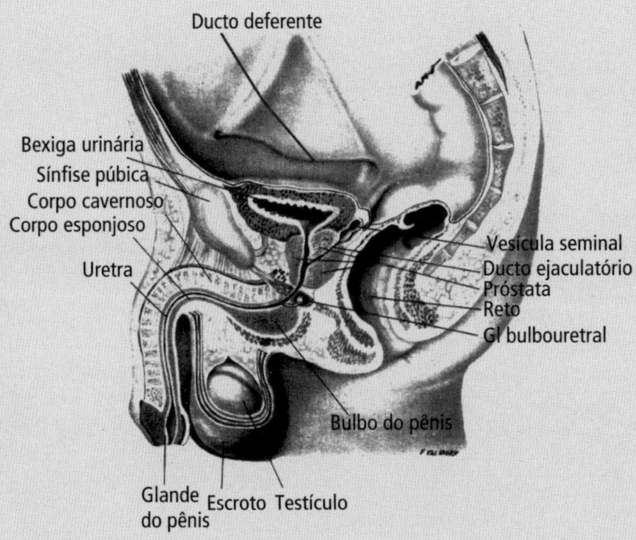

Figura 12.1 Órgãos do sistema genital masculino em corte sagital mediano.

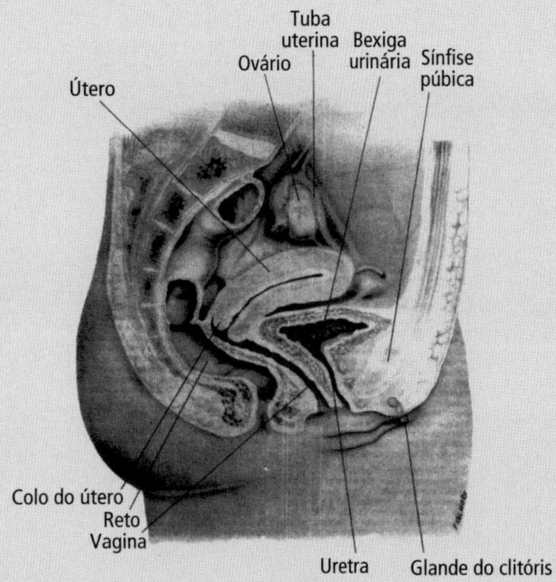

Figura 13.1 Órgãos do sistema genital feminino em corte sagital mediano.

☐ Veja no cadáver a localização do **fígado** e em peças isoladas deste órgão identifique as **faces diafragmática** e **visceral**. Nesta última e usando as Figuras 10.17 e 10.18 reconheça os **lobos direito, esquerdo, quadrado** e **caudado**, bem como o **ligamento falciforme**, a **vesícula biliar**, o **sulco para a veia cava inferior** (e a própria **veia cava inferior**, se estiver presente) e a **porta do fígado** com os elementos que constituem o **pedículo**

hepático: artéria hepática, veia porta e **ducto hepático comum**. (*) Blocos especiais foram preparados para você estudar as vias bilíferas: identifique nestas peças os **ductos hepáticos direito** e **esquerdo**, o **ducto hepático comum**, o **ducto cístico** e o **ducto colédoco**. A Figura 10.19 pode ser valiosa nessa identificação, bem como no reconhecimento do **ducto pancreático**. Onde desemboca o colédoco? O que acontece com a bile produzida no fígado? No Capítulo 8 – Sistema Circulatório você estudou a **circulação portal**.

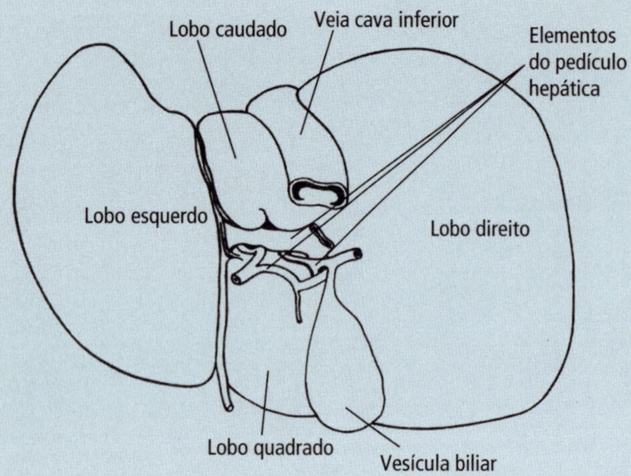

Figura 10.17 Face visceral do fígado.

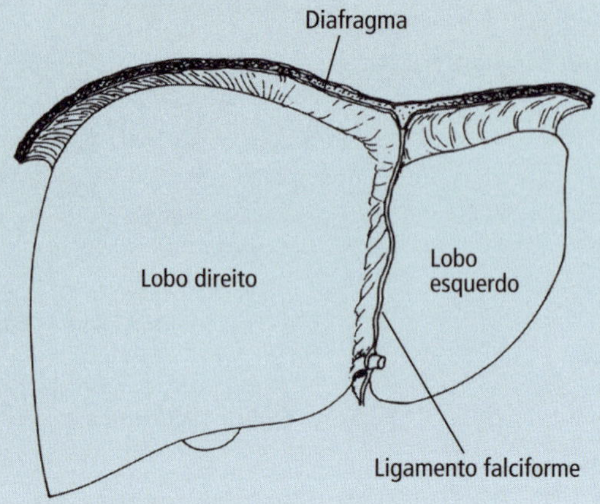

Figura 10.18 Face diafragmática do fígado.

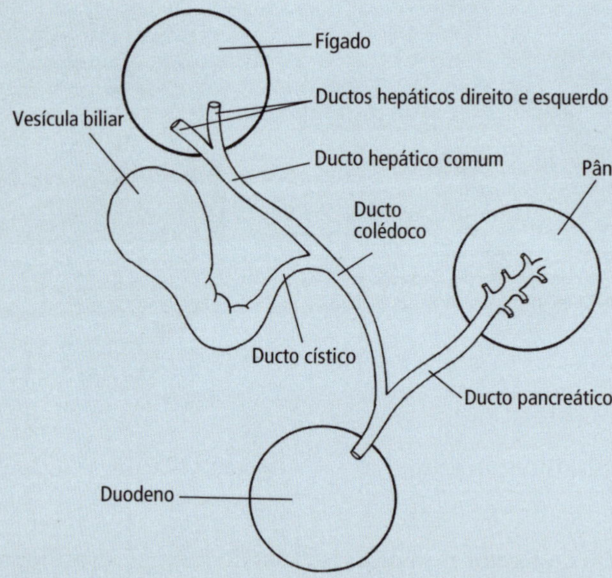

Figura 10.19 Vias biliares e ducto pancreático (esquemático).

- ☐ Volte ao cadáver e observe o pâncreas. Veja as relações que mantém com o duodeno. Em peças isoladas identifique a **cabeça**, o **corpo** e a **cauda do pâncreas** bem como o ducto pancreático. Qual a função do pâncreas? Onde desemboca o ducto pancreático?
- ☐ Você deve ter observado que o sistema digestivo tem órgãos em várias partes do corpo. Será que agora tem uma imagem visual de todo o sistema? Seria capaz de fazer um esquema da continuidade que eles representam?

(*) Os ductos hepáticos direito e esquerdo podem fazer parte do pedículo hepático quando se fundem abaixo do nível da porta do fígado para formar o ducto hepático comum.

11 Sistema Urinário

Objetivos específicos

Após o estudo deste capítulo o aluno deverá ser capaz de:

1. Conceituar o sistema urinário em função do metabolismo.
2. Citar os órgãos que constituem o sistema urinário.
3. Descrever a localização topográfica dos rins no homem.
4. Citar as diferenças morfológicas existentes entre o rim humano e o de cavalo, boi, cabra, cão e porco.
5. Citar as faces, bordas e extremidades do rim.
6. Citar os envoltórios do rim.
7. Definir hilo, pedículo, seio e pelve renais.
8. Definir e citar as partes e trajeto do ureter.
9. Definir morfológica e funcionalmente a bexiga.
10. Citar os fatores que influenciam a forma, volume, situação topográfica e relações da bexiga.
11. Citar a localização da bexiga no feto, recém-nascido e na puberdade.
12. Definir a uretra.
13. Citar a diferença entre a uretra masculina e feminina sob o ponto de vista funcional.
14. Identificar os órgãos do sistema urinário em cadáveres e peças isoladas.
15. Identificar as faces, bordas e extremidades do rim, hilo, pedículo (e elementos componentes) e seio renais.
16. Identificar em corte frontal do rim: córtex, medula, coluna, pirâmide, papilas renais, pelve renal, cálices renais maiores e menores.
17. Identificar o rim do cavalo, boi, cabra e cão.
18. Identificar em hemipelve: ureter, bexiga, escavações retovesical e vesicouterina e uretra.
19. Identificar em peças preparadas o óstio interno da uretra.

Conceito

As atividades orgânicas resultam na decomposição de proteínas, lipídios e carboidratos, acompanhadas de liberação de energia e da formação de produtos que devem ser eliminados para o meio exterior. A urina é um dos veículos de excreção com que conta o organismo. Assim, o sistema urinário compreende os órgãos responsáveis pela formação da urina, os rins, e outros, a eles associados a eliminação da urina: **ureteres**; **bexiga urinária**; e **uretra** (Figura 11.1). Esses mecanismos são essenciais para a manutenção da homeostase, isto é, o estado de equilíbrio nas funções e na composição química dos fluidos, como o equilíbrio iônico do sangue e dos tecidos do corpo. Por essa razão, quando os rins deixam de cumprir suas funções de maneira adequada, uma intervenção médica é obrigatória para manter a homeostase; em geral, uma terapia de substituição renal que vai desde os mais diversos tipos de diálise até um transplante renal.

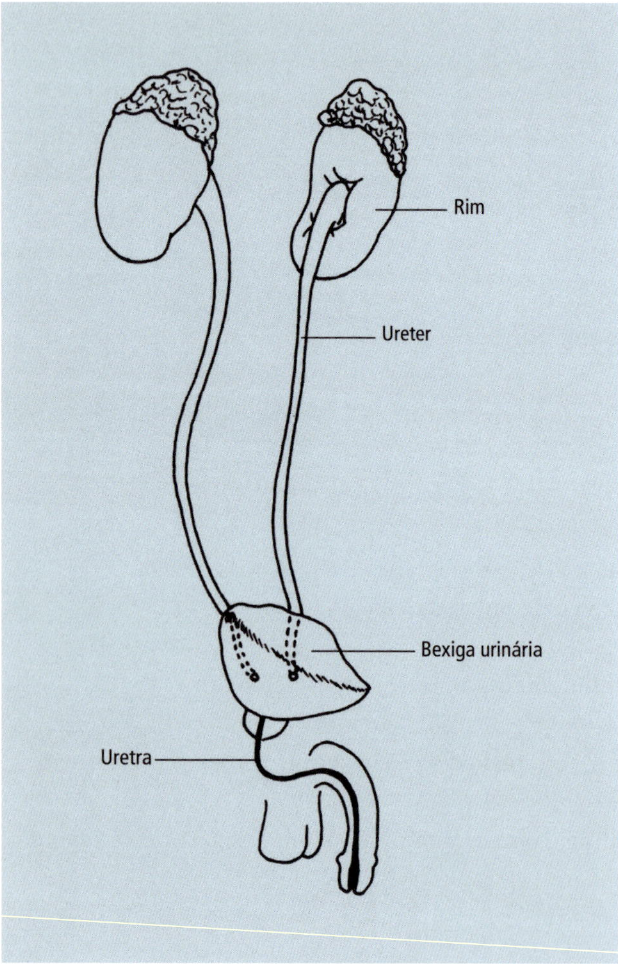

Figura 11.1 Desenho dos componentes do sistema urinário do sexo masculino (esquemático).

Órgãos do sistema urinário

Rim

É um órgão par, abdominal, localizado posteriormente ao peritônio parietal, o que o identifica como retroperitoneal. Os rins são responsáveis pela produção e emissão da urina e funcionam também como glândulas endócrinas, pois produzem a **renina** que controla a secreção de aldosterona. Além disso, os rins são a principal fonte de produção de **eritropoetina** em adultos, que atua sobre as células da medula óssea vermelha para estimular a produção de hemácias. Cada rim tem 1.250.000 **néfrons**, a unidade estrutural e funcional do órgão. Os glomérulos renais filtram 125 mL de sangue por minuto, no adulto masculino, e um pouco menos no adulto feminino (110 mL). Os rins estão situados à direita e à esquerda da coluna vertebral, sendo que o rim direito ocupa uma posição inferior em relação ao esquerdo, em virtude da presença do fígado à direita. O órgão, no homem, tem a forma de um "grão de feijão", apresentando duas faces, **anterior** e **posterior**, e duas margens, **medial** e **lateral**. Suas duas extremidades, superior e inferior, são denominadas **polos** e, sobre o polo superior, situa-se a glândula suprarrenal, pertencente ao sistema endócrino (Figura 11.2).

Diante de processos inflamatórios que acometam a **cápsula renal** – infecções (pielonefrite) e litíase renal

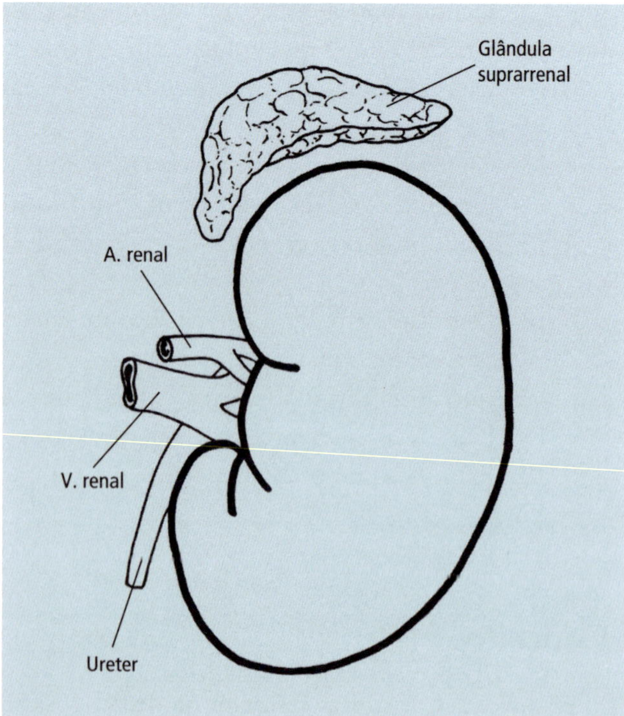

Figura 11.2 Rim esquerdo e glândula suprarrenal vistos anteriormente.

–, tem-se dor local. A cápsula renal pode ser acessada através da punho-percussão do dorso do paciente, na altura das 11ª e 12ª costelas, na busca pelo **sinal de Giordano**.

Os rins estão envolvidos por uma **cápsula fibrosa** e, ao redor da cápsula fibrosa, existe a **cápsula adiposa** do rim, representada por uma grande quantidade de gordura, separada em duas camadas pela **fáscia renal**: a camada interna é denominada **gordura perirrenal**; e a camada externa é a **gordura pararrenal**. Essa última é conhecida como **corpo adiposo pararrenal**. As duas cápsulas, fibrosa e adiposa, juntamente com o pedículo renal e a pressão intra-abdominal, ajudam a manter os rins em sua posição normal.

A margem medial do rim apresenta uma fissura vertical, o **hilo**, por onde passam o **ureter**, a **artéria** e a **veia renais**, os **linfáticos** e os **nervos**. Esses elementos constituem, em conjunto, o **pedículo renal** (Figura 11.2). Dentro do rim, o hilo se expande em uma cavidade central denominada **seio renal** que aloja a **pelve renal**, que não é mais que a extremidade dilatada do ureter (Figura 11.3).

Em cada rim, é possível identificar **segmentos renais**, ou seja, territórios anatomocirúrgicos, que se baseiam na distribuição independente de artérias e veias. Esses segmentos são visíveis em peças anatômicas preparadas por corrosão, após injeção vascular de uma substância plástica. Os segmentos renais arteriais são cinco: **superior**; **anterossuperior**; **anteroinferior**; **inferior**; e **posterior** (Figura 11.4).

Corte frontal do rim

O rim pode ser estudado em um corte macroscópico frontal que o divide em duas metades, anterior e posterior (Figura 11.3). Examinando-se uma das metades, é fácil identificar, na periferia do órgão uma porção mais pálida, o **córtex renal**, que se projeta em uma 2ª porção, mais escura, a **medula renal**. Essas projeções do córtex têm a forma de colunas, as **colunas renais**, e separam porções cônicas da medula denominadas **pirâmides renais**. As pirâmides têm os ápices voltados para a pelve renal, ao passo que suas bases são direcionadas para a superfície do órgão. A pelve renal, por sua vez, está dividida em dois ou três tubos curtos e largos, os **cálices renais maiores**, que se subdividem em um número variável de

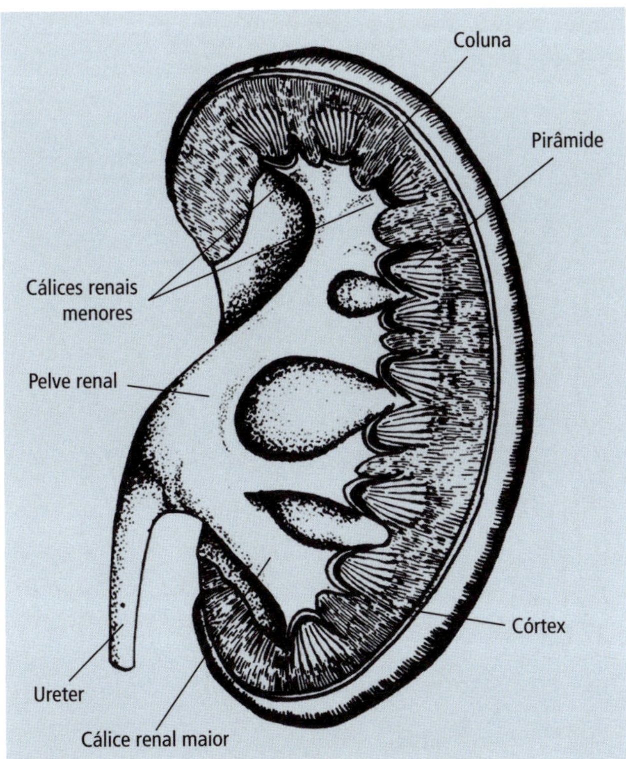

Figura 11.3 Rim em corte frontal.

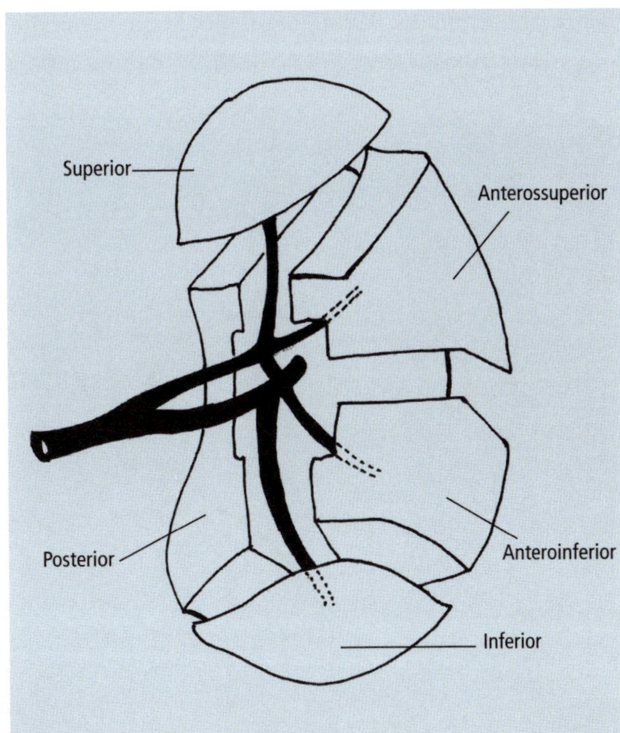

Figura 11.4 Segmentos arteriais do rim, visão anteromedial do rim esquerdo.

cálices renais menores. Cada um desses últimos oferece um encaixe, em forma de taça, para receber o ápice das pirâmides renais. Esse ápice denomina-se **papila renal**. Um exame cuidadoso da medula renal mostra a presença de estriações, os **raios medulares**. A unidade estrutural e funcional do rim é o **néfron**, como foi dito, e seu estudo é feito na Histologia.

Ureter (Figura 11.1)

É definido como um tubo muscular que une o rim à bexiga urinária, com um comprimento aproximado de 25 cm. Partindo da pelve renal, que constitui sua extremidade superior dilatada, o ureter, com trajeto descendente, segue junto à parede posterior do abdome e penetra na pelve para terminar na bexiga urinária, desembocando nesse órgão pelo **óstio ureteral**. Em virtude do seu trajeto, distinguem-se três partes do ureter: **abdominal**; **pélvica**; e **intramural**. Essa última é a parte do ureter que atravessa a parede da bexiga urinária para desembocar em sua cavidade. A parte pélvica cruza a artéria ilíaca comum e curva-se medialmente (**flexura pélvica**) para chegar à bexiga urinária. Esse tubo muscular é capaz de contrair e realizar movimentos peristálticos. Pode também apresentar estreitamentos na junção pieloureteral, na flexura pélvica e na porção intramural. Esses pontos são, frequentemente, locais de dificuldade de migração de cálculos urinários. Os ureteres também permitem a introdução de endoscópios com finalidade diagnóstica e terapêutica.

Bexiga urinária (Figuras 11.1, 11.5, 12.1 e 13.1)

É uma bolsa situada posteriormente à sínfise púbica e que funciona como reservatório da urina. O fluxo contínuo de urina que chega pelos ureteres é transformado, graças a ela, em emissão intermitente (micção periódica). Pode conter, quando cheia, cerca de 500 mL de urina, mas o desejo de micção geralmente ocorre já com 350 mL. A forma, o tamanho, a situação e as relações da bexiga urinária com órgãos vizinhos variam com as suas fases de esvaziamento, plenitude ou intermediárias, com as mesmas fases em que se encontram os órgãos vizinhos e, ainda, com a idade e o sexo. No adulto, vazia, ela se achata contra a sínfise púbica; cheia, toma a forma de um ovoide e faz saliência na cavidade abdominal. No feto e no recém-nascido, ocupa posição abdominal, atingindo a pelve na época da puberdade. No sexo masculino, o reto coloca-se posteriormente a ela; no sexo feminino, entre o reto e a bexiga urinária, situa-se o útero. Somente a porção mais superior da bexiga urinária é coberta pelo peritônio (Figura 11.5), que se prolonga nos órgãos vizinhos e forra as **fossas paravesicais**, uma de cada lado da bexiga urinária.

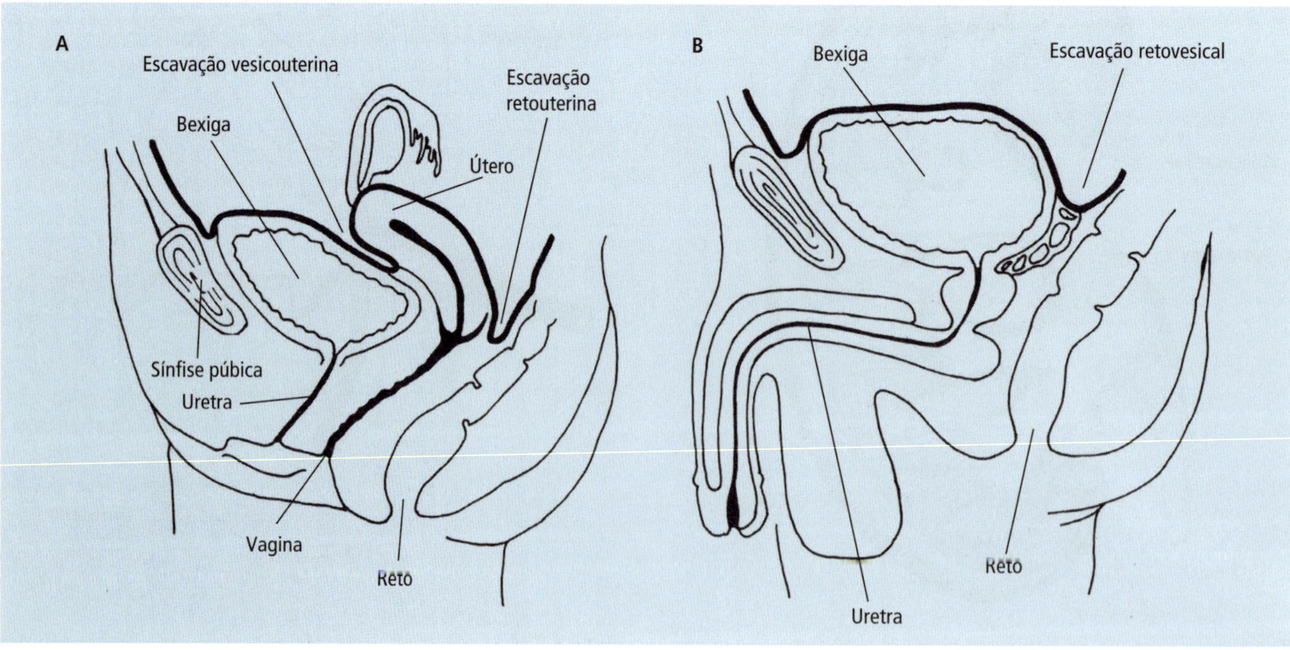

Figura 11.5 Comportamento do peritônio na cavidade pélvica feminina (**A**) e masculina (**B**).

A bexiga urinária tem um **corpo**, um **fundo** (porção posteroinferior), um **colo** (a parte que envolve o **óstio interno da uretra**) e um **ápice** (voltado em direção anterior). O colo da bexiga urinária está firmemente fixado ao diafragma pélvico. Os **ligamentos pubovesicais lateral** e medial e o **ligamento lateral** da bexiga urinária são os responsáveis pela fixação do órgão. A superfície interna da bexiga urinária pode ser observada *in vivo* por meio do cistoscópio. Quando vazia, ela parece enrugada e de cor amarelo pálida e são identificados facilmente três orifícios: os **óstios do ureter** (direito e esquerdo); e o **óstio interno da uretra**. Esses orifícios limitam o **trígono da bexiga**, cuja superfície mucosa é lisa e plana. O óstio interno da uretra pode aparecer como uma fenda de convexidade anterior, com lábios anterior e posterior. O lábio posterior é saliente e forma uma proeminência mediana, a **úvula da bexiga**, relacionada com a convergência de numerosas fibras do músculo do trígono da bexiga urinária ao passar através do músculo esfíncter interno da uretra para terminar na uretra.

A túnica muscular da bexiga tem disposição complexa, descrevendo-se um **músculo esfíncter interno da uretra** no nível do **óstio interno da uretra** que corresponde ao início da uretra. O músculo esfíncter interno da uretra, bem como a camada muscular do órgão estão envolvidos no fenômeno da micção.

Em casos de obstrução do esvaziamento da **bexiga**, que pode ocorrer em razão de diversas patologias, benignas e malignas, a distensão do órgão pode se tornar facilmente palpável ao exame abdominal e eventualmente visível, atingindo a cicatriz umbilical. Essa situação é denominada **bexigoma** e, na maioria das vezes, só é resolvida com a passagem de um cateter através da uretra para drenagem da urina ou com uma punção da própria bexiga.

Uretra (Figuras 11.5, 12.1 e 13.1)

Constitui o último segmento das vias urinárias e será descrita junto com o sistema genital (Capítulos 12 – Sistema Genital Masculino e 13 – Sistema Genital Feminino). Aqui vale lembrar que ela difere nos dois sexos, mas em ambos é um tubo mediano que estabelece a comunicação entre a bexiga urinária e o meio exterior. No homem, é uma via comum para a **micção** e a **ejaculação**, ao passo que na mulher serve apenas à excreção da urina.

Roteiro para aula prática de sistema urinário

- [ ] O cadáver foi preparado para que os órgãos constituintes do sistema urinário possam ser identificados *in situ*, isto é, na posição que ocupam no vivente. Com o auxílio da Figura 11.1, reconheça os **rins**, os **ureteres** e a **bexiga**. Nesta peça a uretra não é visível. Alguns pontos devem ser cuidadosamente observados nesta peça:

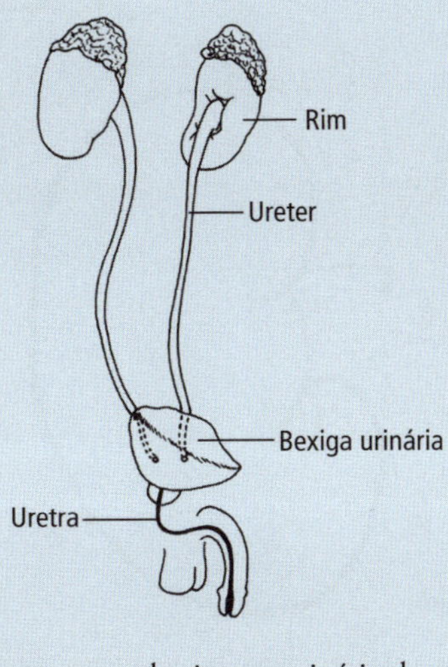

Figura 11.1 Desenho dos componentes do sistema urinário do sexo masculino (esquemático).

a) os rins ocupam posição diferente à direita e à esquerda? explique o fato;

b) à direita, o peritônio parietal foi conservado e os rins e ureteres, retroperitoneais, não são muito visíveis; estes órgãos podem ser melhor identificados à esquerda onde o peritônio parietal foi removido;

c) o comportamento do peritônio deve ser observado em outras peças, hemipelves masculinas e femininas.

☐ Em uma hemipelve masculina repare como o peritônio se reflete da bexiga para o reto, formando-se uma escavação entre os dois órgãos – **escavação retovesical** (Figura 11.5.B). Cerca de 1/3 do reto fica abaixo do nível do peritônio. Se a mesma observação for feita numa hemipelve feminina (Figura 11.5.A) você notará a diferença: o peritônio se reflete da bexiga para o útero e deste para o reto, formando duas escavações – **vesicouterina** e **retouterina**. Estas formações, entretanto, serão estudadas melhor no Capítulo 13 – Sistema Genital Feminino.

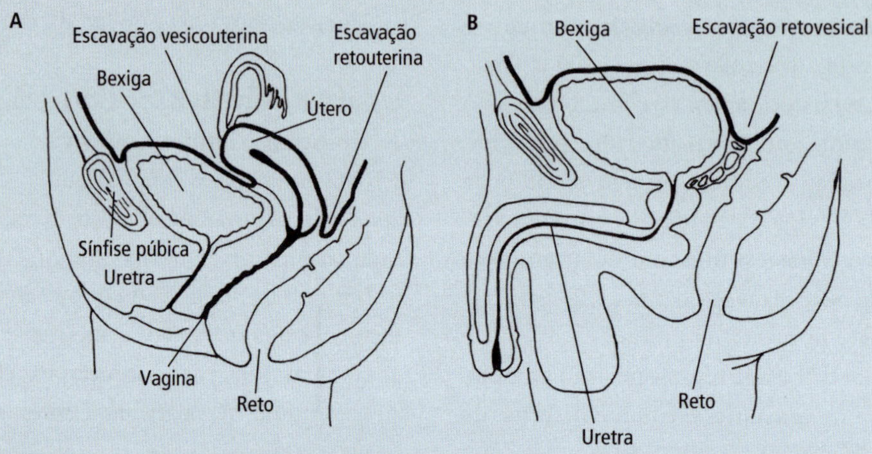

Figura 11.5 Comportamento do peritônio na cavidade pélvica feminina (**A**) e masculina (**B**).

☐ Tome agora um rim isolado e com o auxílio da Figura 11.2 identifique as faces **anterior** e **posterior**, as bordas **medial** e **lateral** e os polos **superior** e **inferior**. Observe a forma do órgão. Reconheça o **hilo do rim** e os elementos que constituem o pedículo renal: **ureter, artéria** e **veia renais** (na peça foram retirados os linfáticos c os nervos). Na mesa neutra há rins de outros animais (cavalo, boi, cabrito e cão). Note as diferenças e semelhanças com o auxílio da Figura 11.6.

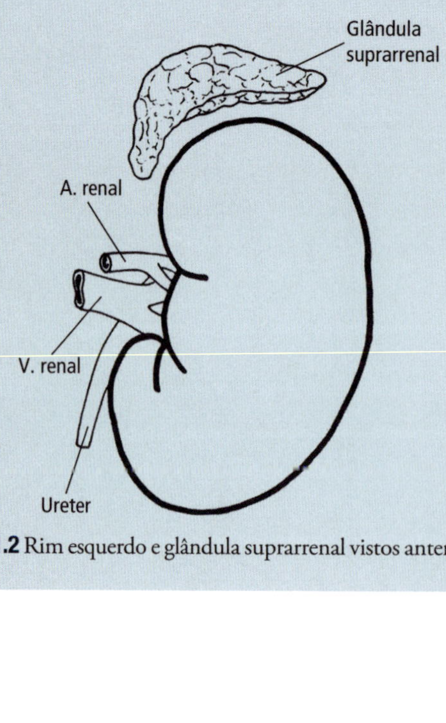

Figura 11.2 Rim esquerdo e glândula suprarrenal vistos anteriormente.

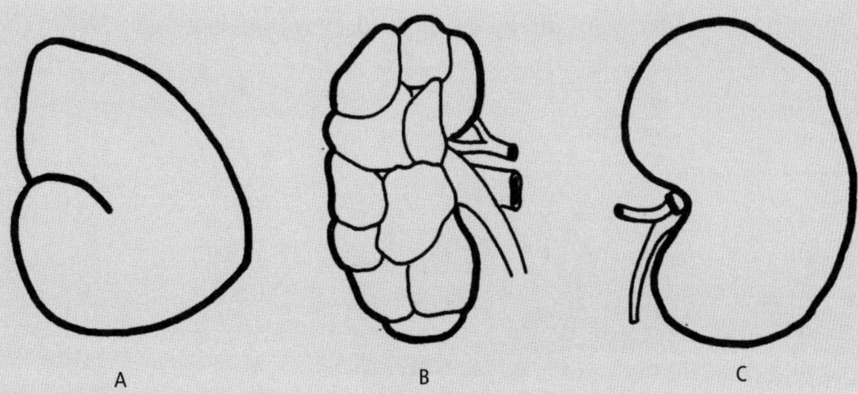

Figura 11.6 Rim de cavalo (**A**), de bovino (**B**) e de cabra (**C**).

- ☐ Examine agora um corte macroscópico frontal do rim humano, compare com a Figura 11.3 e identifique: **córtex renal, colunas renais, pirâmides renais, cálices renais maiores, cálices renais menores** e a **papila renal**.

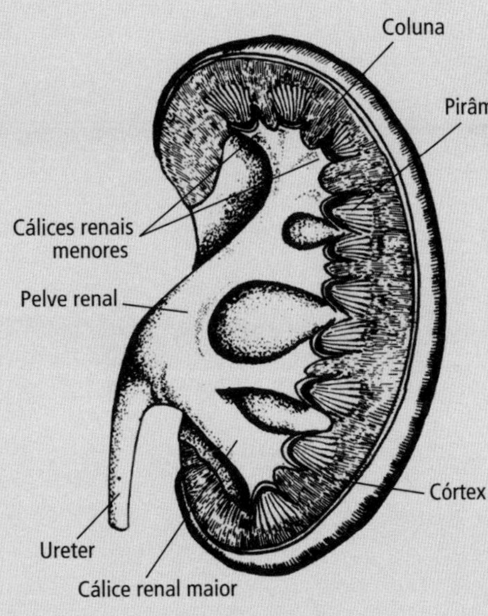

Figura 11.3 Rim em corte frontal.

- ☐ Volte à hemipelve masculina e observe cuidadosamente como o ureter desemboca na bexiga. Note também o trajeto da uretra, da bexiga à extremidade livre do pênis. Estudo mais detalhado da uretra será feito no Capítulo 12 – Sistema Genital Masculino. Passe a uma hemipelve feminina e observe como a uretra é bem mais curta que no homem (Figura 13.1 do Capítulo 13 – Sistema Genital Feminino).

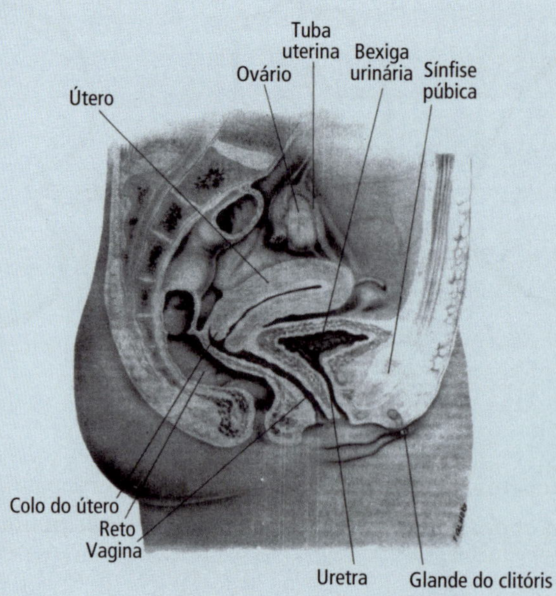

Figura 13.1 Órgãos do sistema genital feminino em corte sagital mediano.

12 Sistema Genital Masculino

Objetivos específicos

Após o estudo deste capítulo o aluno deverá ser capaz de:

1. Conceituar a reprodução nos mamíferos e o sistema reprodutor.
2. Citar e definir, morfológica e funcionalmente, os órgãos genitais masculinos.
3. Definir: túnica albugínea, lóbulos do testículo, mediastino do testículo, rede testicular.
4. Definir epidídimo e citar sua função e partes.
5. Citar o trajeto do dueto deferente.
6. Definir canal inguinal e seu conteúdo.
7. Definir funículo espermático e citar seus componentes.
8. Definir ducto ejaculatório e citar sua desembocadura.
9. Definir uretra masculina, e citar suas funções, trajeto, estios e partes.
10. Definir vesícula seminal e citar sua localização e função.
11. Definir próstata e citar sua localização e função.
12. Definir pênis e descrever suas partes.
13. Definir prepúcio e frênulo do prepúcio.
14. Explicar o mecanismo da ereção.
15. Definir escroto, citar suas túnicas e função.
16. Identificar: túnica albugínea, lóbulos do testículo, mediastino do testículo, rede testicular, epidídimo (e suas partes), ducto deferente (e seu trajeto), canal inguinal, funículo espermático (e seus componentes), vesículas seminais, próstata, uretra (e suas partes), óstios da uretra, pênis e suas partes.

Conceito de reprodução

À capacidade do ser vivo gerar outro ser vivo da mesma espécie, isto é, com as mesmas características, dá-se a denominação **reprodução**. Por meio dessa importante função é que ocorre a perpetuação da espécie. O **sistema genital** é o encarregado de executá-la e, na espécie humana, bem como na maioria dos animais superiores, a reprodução é **sexuada**, realizada por células especiais – **os gametas** –, de cuja união (fecundação) resultará o

zigoto, ponto de partida para a formação do novo ser vivo. Como se vê, na espécie humana, a reprodução necessita do concurso de dois indivíduos, um macho e uma fêmea, dotados de órgãos que se ajustarão com tamanha contiguidade, a ponto de permitir a passagem do gameta masculino para os órgãos genitais femininos. Assim, o sistema genital masculino é o conjunto de órgãos que formam, emitem e introduzem o líquido fecundante, **esperma** ou **sêmen**, nas vias do sistema genital feminino durante o ato sexual (coito) de indivíduos maduros. Deve-se, ainda, ressaltar que essa atividade reprodutora é limitada a certos períodos de vida: inicia-se ao fim da puberdade, atinge seu clímax na fase adulta e decresce com o avançar da idade. A função gametogênica cessa mais cedo na mulher que no homem e, neste, em idades extremamente variáveis. A reprodução é, sem dúvida, um dos fenômenos biológicos mais importantes, pois dele depende a perpetuação da espécie.

Até o fim do 2º mês de vida intrauterina (embrião de 3 cm), é impossível evidenciar, com as técnicas disponíveis até o momento, as diferenças morfológicas resultantes do sexo, isto é, o **dimorfismo sexual**. Antes dessa fase, o embrião tem a forma fundamental idêntica nos dois sexos, constituindo a fase da **indiferença sexual**. Segue-se a fase da diferenciação sexual, morfológica e funcional, entre homem e mulher, com diferenças visíveis particularmente nos sistemas genitais. É preciso ressalvar que, embora determinado o sexo, quando se diferencia a gônada, os tubos que deveriam originar as vias do outro sexo regridem e permanecem como restos embrionários.

Órgãos genitais masculinos

Pelo que ficou exposto, assim podemos esquematizar os órgãos genitais masculinos (Figura 12.1):

a) **Gônadas:** órgãos produtores de gametas: são os **testículos**.
b) **Vias condutoras dos gametas:** também conhecidas como **vias espermáticas**, são percorridas pelos gametas masculinos (espermatozoides) desde o local onde são produzidos até sua eliminação nas vias genitais femininas: **túbulos** e **ductos dos testículos**, **epidídimo**, **ducto deferente**, **ducto ejaculatório e uretra**.
c) **Órgão de cópula:** ou seja, órgão que penetrará nas vias genitais femininas, possibilitando a introdução dos espermatozoides: é o **pênis**.
d) **Glândulas anexas:** cujas secreções facilitarão a progressão dos espermatozoides nas vias genitais: **vesículas seminais**, **próstata** e **glândulas bulbo uretrais**.
e) **Estruturas eréteis:** formadas por tecido especial que se enche de sangue, ocorrendo, então, aumento de seu volume: são os **corpos cavernosos** e o **corpo esponjoso do pênis**.
f) **Órgãos genitais externos:** são aqueles visíveis na superfície do corpo: **pênis**, já referido, e **escroto**; que aloja os testículos.

Testículos

São os órgãos produtores dos espermatozoides e que, a partir da puberdade, produzem também um hormônio, a testosterona, responsável pelo aparecimento dos caracteres sexuais secundários. São órgãos pares, ovoides, facilmente palpáveis no interior da bolsa que os aloja (escroto), onde o esquerdo está, em geral, em um nível inferior ao direito. O testículo desenvolve-se na região renal e migra para se alojar no escroto. Aos 3 meses de vida intrauterina, o testículo ocupa posição ilíaca; entre 6 e 8 meses, posição inguinal; e, no recém-nascido, ele já ocupa o escroto. A condição na qual não se observa a descida do testículo é denominada **criptorquidismo**, que pode ser uni ou bilateral. Cada testículo é um corpo ovoidal, de cerca de 5 cm de comprimento por 3 cm de largura e 2 cm de espessura. Apresenta extremidades, os **polos**, **superior** e **inferior**; duas faces, **medial** e **lateral**; e duas margens, **anterior** e **posterior**.

A estrutura do testículo é mais bem estudada em Histologia, mas algumas informações podem aqui ser registradas de modo esquemático. O testículo é revestido por uma membrana fibrosa – **túnica albugínea**. Delicados septos dividem incompletamente o testículo em lóbulos cuneiformes – são os **lóbulos do testículo** (Figura 12.2). Os ápices desses lóbulos em forma de cunha convergem e formam o **mediastino do testículo**, que é uma massa de tecido fibroso contínuo com a túnica albugínea. Nos

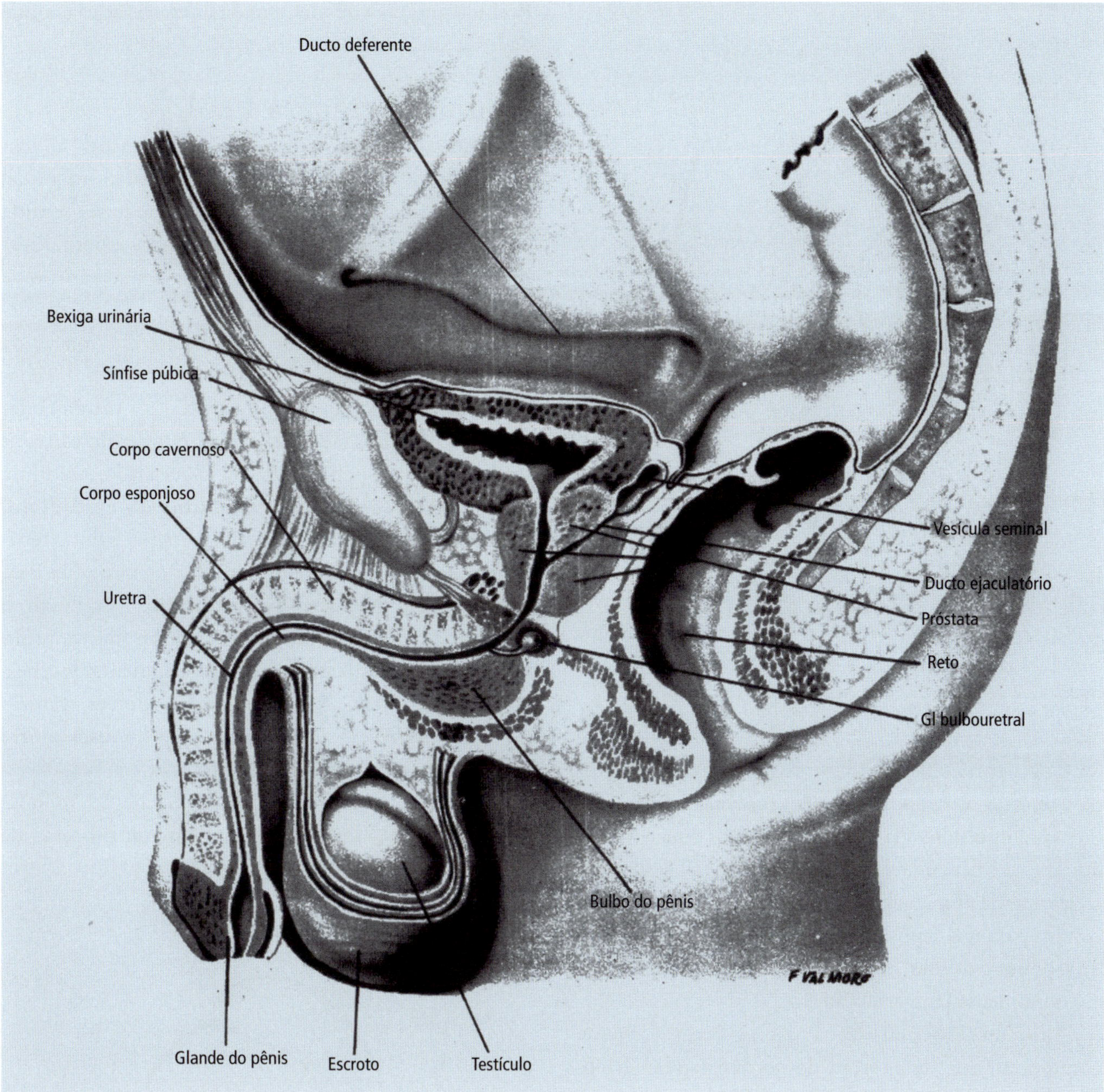

Figura 12.1 Órgãos do sistema genital masculino, em corte sagital mediano.

lóbulos, localiza-se o parênquima do testículo: consiste de **túbulos seminíferos contorcidos**, onde ocorre a **espermatogênese**. À medida que esses túbulos se aproximam do ápice dos lóbulos, tornam-se retilíneos e passam a ser denominados **túbulos seminíferos retos**. Estes, por sua vez, se anastomosam, formando a **rede do testículo**, que atravessa o mediastino do testículo. Dessa rede, formam-se 15 a 20 canais, os ductos **eferentes do testículo,** que penetram no epidídimo.

Além da túnica albigínea, o testículo apresenta uma **túnica vaginal**, com **lâminas visceral** e **parietal**. A lâmina parietal contém fibras musculares lisas, pertencentes ao **músculo cremaster**. Na cavidade virtual do saco seroso da túnica vaginal do testículo, existe uma camada capilar de líquido lubrificante. Esse líquido seroso pode aumentar, numa condição patológica denominada **hidrocele**, e chegar até 1 L, se o aumento for lento. Obviamente, o líquido aumentado pode comprimir o testículo e provocar uma lesão.

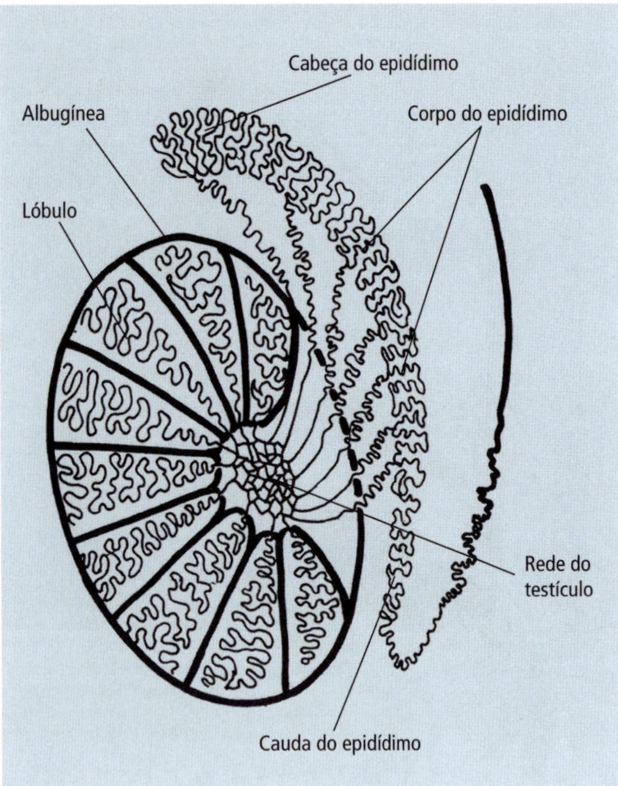

Figura 12.2 Testículo em corte sagital (esquemático).

Os espermatozoides são formados nos túbulos seminíferos, mas nesse local, não têm movimento próprio. Eles são impulsionados, passivamente, por uma corrente líquida, que depende da tensão garantida pela estrutura funcional da túnica albugínea. É essa corrente que os conduz para um depósito, no epidídimo, o **reservatório de espermatozoides**, onde são ativados e aí permanecem até o momento da ejaculação.

A **torção testicular** é uma patologia relativamente comum em que há a torção do **cordão espermático**, que contém os vasos que nutrem o órgão, ao redor do próprio eixo, gerando dor intensa e súbita. Diante de uma torção verdadeira, o testículo acometido encontra-se edemaciado, dolorido, com um achado clássico ao exame físico: **a deformidade em badalo do sino, ou** *bell clappe*, também chamado de **sinal de Angell**. Nessa deformidade, o testículo se apresenta horizontalizado e tracionado em direção proximal. O **reflexo cremastérico** é ausente nesses pacientes, ajudando a distinguir a torção de um quadro de orquiepididimite, de causa infecciosa, que pode ter apresentação semelhante. Outro sinal que pode estar presente é o **sinal de Prehn** – ausência de melhora da dor à elevação manual da bolsa escrotal.

Epidídimo (Figura 12.3)

É uma estrutura alongada, em forma de "C", situada contra a margem posterior do testículo, à qual se acha intimamente aderida e onde pode ser sentida pela palpação. Constitui a parte das vias espermáticas interposta entre a rede do testículo e o reservatório de espermatozoides. Os espermatozoides são aí armazenados até o momento da **ejaculação** (fenômeno da eliminação do sêmen). Descrevem-se, no epidídimo, a **cabeça** (superior), o **corpo** (média) e a **cauda** (inferior). Os dúctulos eferentes retos do testículo tornam-se tortuosos ao penetrarem na cabeça do epidídimo. Nessa região, formam-se os **lóbulos do epidídimo**, cuneiformes, cujos ápices estão voltados para o testículo. Cada dútulo eferente termina na frente da base de um lóbulo no **ducto do epidídimo**. Esse ducto se origina na cabeça do epidídimo, tem um trajeto muito tortuoso através do corpo e na cauda aumenta de espessura, constituindo a parte de entrada do reservatório de espermatozoides. A parte de saída do reservatório se estende com o ducto deferente.

À cabeça e ao corpo do epidídimo, chegam milhões de espermatozoides que passam por um processo de

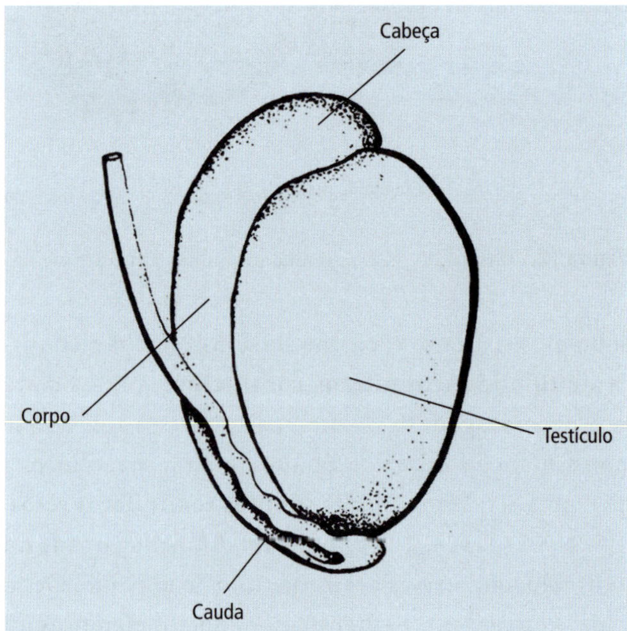

Figura 12.3 Testículo e epidídimo.

seleção chamado **espermiofagia fisiológica**. Esse fenômeno reduziria o excesso de produção de espermatozoides, garantindo, entretanto, o mínimo necessário para a fecundação.

Ducto deferente (Figura 12.4)

É a continuação da cauda do epidídimo. Origina-se no reservatório de espermatozoides e os conduz até o ducto ejaculatório. Considerando-se que os testículos estão localizados externamente à parede da pelve e que o ducto ejaculador encontra-se no interior da cavidade pélvica, torna-se necessária a existência de um túnel através da parede do abdome para permitir a passagem do ducto deferente. A essa passagem, dá-se à designação de **canal inguinal**, situado na porção mais inferior da parede abdominal, de trajeto oblíquo e com 3 a 5 cm de comprimento. Compreende-se, assim, que o ducto deferente é um tubo longo, no qual são descritas as seguintes partes: **funicular**, contida no funículo espermático (ver adiante); **escrotal**, contida no escroto; **inguinal**, trajeto na região inguinal; **pélvica**, contida na pelve.

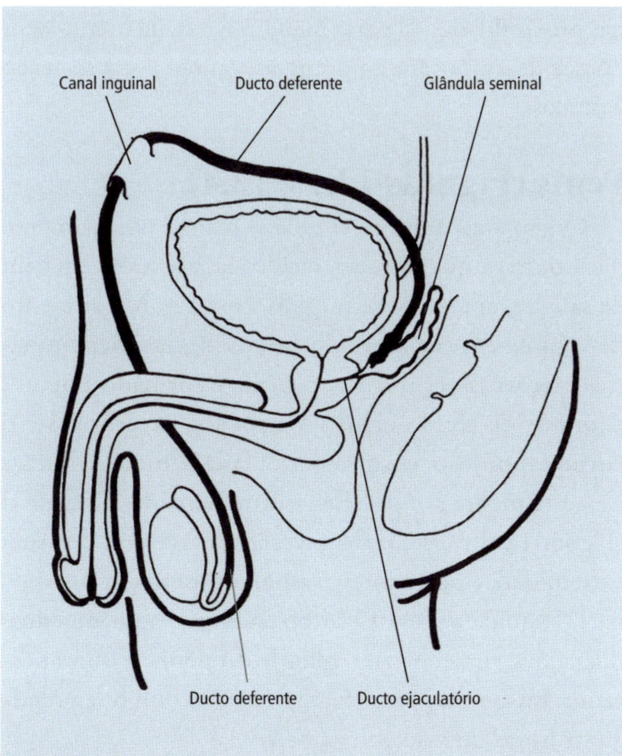

Figura 12.4 Ducto deferente e seu trajeto, inclusive sua passagem através do canal inguinal. Corte sagital mediano da pelve (esquemático).

Pelo canal inguinal, passam também as demais estruturas relacionadas com os testículos, como artérias, veias, linfáticos e nervos. Ao conjunto dessas estruturas que passam pelo canal inguinal, incluindo-se o ducto deferente, dá-se a denominação **funículo espermático**. Na mulher, o canal inguinal é ocupado pelo **ligamento redondo do útero** e por alguns filetes nervosos. O canal é uma área potencialmente fraca no sexo masculino, onde podem surgir as **hérnias inguinais**. O ducto deferente tem cerca de 30 cm de comprimento e pode ser palpado como um cordão duro, antes de penetrar no canal inguinal. Na face posterior da bexiga urinária, a superfície externa do ducto deferente torna-se irregular à medida que se alarga para formar a **ampola do ducto deferente**. Termina unindo-se ao ducto da glândula seminal para formar o **ducto ejaculatório**.

Ducto ejaculatório (Figura 12.5)

É formado pela junção do ducto deferente com o ducto da glândula seminal. Das vias condutoras dos espermatozoides, é a porção de menor dimensão e de calibre mais reduzido. Em quase todo o seu trajeto, atravessa o parênquima da próstata e desemboca na **parte prostática da uretra**, junto de uma saliência denominada **colículo seminal**.

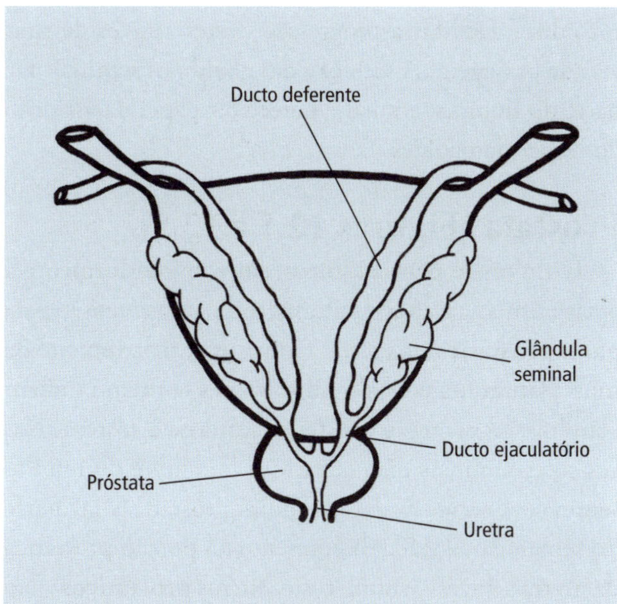

Figura 12.5 Ducto deferente, glândula seminal, ducto ejaculatório, próstata e uretra, vistos posteriormente.

Uretra (Figura 12.1)

A uretra masculina é um canal comum para a micção e para a ejaculação, com cerca de 20 cm de comprimento. Inicia-se no **óstio interno da uretra**, na bexiga urinária, e atravessa sucessivamente a próstata, o assoalho da pelve e o pênis, terminando na extremidade desse órgão pelo **óstio externo da uretra**. Identificamos três partes na uretra masculina: **parte prostática**, quando atravessa a próstata; **parte membranosa**, quando atravessa o assoalho da pelve; e **parte esponjosa**, localizada no corpo esponjoso do pênis. A parte prostática apresenta uma pequena saliência, o **colículo seminal**, de cada lado, no qual desembocam os ductos ejaculatórios. Na parte esponjosa, adjacente ao óstio externo da uretra, há uma porção dilatada conhecida como **fossa navicular da uretra**.

Glândulas seminais (Figura 12.5)

São bolsas sacciformes, situadas na parte posteroinferior da bexiga urinária. Cada vesícula seminal consiste em um tubo enovelado que emite vários divertículos e termina superiormente em fundo cego. Inferiormente, sua extremidade torna-se estreita e reta para formar o **ducto excretor**, que se junta ao correspondente ducto deferente para constituir o **ducto ejaculatório**.

O **sêmen** consta de espermatozoides e componentes líquidos; a função desses últimos é ativar os espermatozoides e facilitar a progressão destes através de suas vias de passagem. A secreção das glândulas seminais faz parte do líquido seminal e parece ter papel na ativação dos espermatozoides.

Próstata (Figuras 12.1 e 12.5)

É um órgão pélvico, ímpar, situado inferiormente à bexiga urinária e atravessado em toda a sua extensão pela **parte prostática** da uretra. Consiste principalmente de musculatura lisa e tecido fibroso, mas contém também glândulas. A secreção prostática junta-se à secreção das vesículas seminais para constituir o volume do líquido seminal. A secreção das glândulas prostáticas faz parte do sêmen e é lançada diretamente na porção prostática da uretra através de numerosos ductos **prostáticos** (não visíveis macroscopicamente), conferindo odor característico ao sêmen.

Na próstata, descreve-se uma **base**, superior, e um **ápice**, anterior e inferior, além de **lobos**, **direito**, **esquerdo** e **médio**. Esse último é a parte da próstata que se projeta internamente a partir da parte superior da face posterior do órgão. Estruturalmente, no entanto, ele é inseparável dos lobos laterais. Na puberdade, suas dimensões aumentam rapidamente e, aos 25 anos, tem 27 mm no seu eixo vertical, 40 mm no seu eixo máximo transversal e 35 mm no seu eixo máximo sagital, pesando 25 g. No idoso, é comum um aumento patológico, causando dificuldade de esvaziamento da bexiga urinária. Em virtude de estar situada anteriormente ao reto, a próstata é palpável, *in vivo*, pelo toque retal, exame que pode ser utilizado para o diagnóstico de afecções da próstata, tanto benignas (como a hiperplasia prostática benigna) como malignas (p. ex., câncer). O câncer da próstata é um dos mais frequentes no homem e o diagnóstico precoce é fundamental para a cura.

Glândulas bulbouretrais (Figura 12.1)

São duas formações arredondadas, pequenas, situadas nas proximidades da parte membranácea da uretra. Seus ductos desembocam na uretra esponjosa e sua secreção é mucosa.

Pênis (Figuras 12.1 e 12.4)

Órgão masculino da cópula, o pênis é normalmente flácido, mas, quando seus tecidos lacunares se enchem de sangue, apresenta-se túrgido, com sensível aumento de volume e torna-se rígido, ao que se dá a denominação **ereção**. Basicamente, o pênis é formado por três cilindros de tecido erétil – os **corpos cavernosos** e o **corpo esponjoso**, envolvidos por fáscias, túnicas fibrosas e externamente por pele fina e extremamente distensível (Figura 12.6). Os corpos cavernosos fixam-se por suas extremidades posteriores (**ramos do pênis**) a ossos da bacia (ísquio e púbis). O corpo esponjoso apresenta duas dilatações, uma anterior, **glande do pênis**, e outra posterior, **bulbo do pênis** (Figura 12.7); o bulbo se prende a estruturas do assoalho da pelve.

O pênis apresenta uma **raiz** e um **corpo**. A raiz é sua porção fixa, compreendendo os **ramos do pênis**

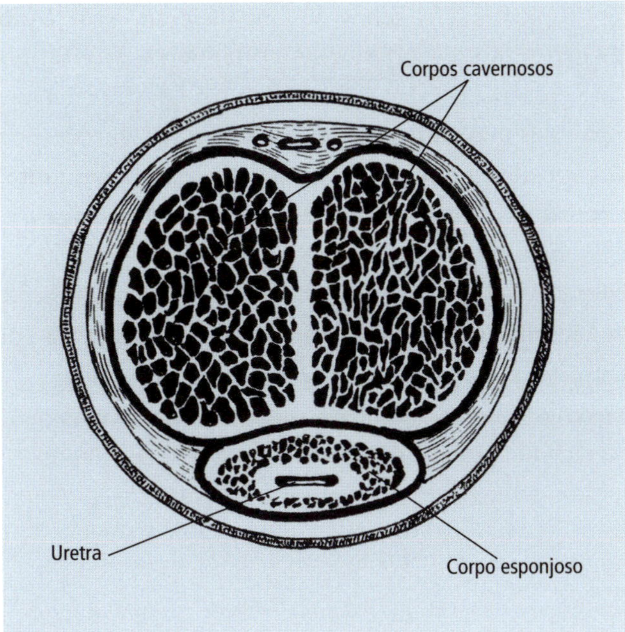

Figura 12.6 Corpo do pênis, em corte transversal.

e o **bulbo do pênis**. O corpo do pênis é a parte livre, pendente, e é recoberta pela pele. No corpo do pênis, os ramos são continuados pelos **corpos cavernosos** e o bulbo é continuado pelo **corpo esponjoso**, o qual é mais delgado que os corpos cavernosos, mas, na sua terminação anterior, dilata-se para constituir a **glande do pênis**. Como a parte esponjosa da uretra percorre o corpo esponjoso, encontra-se na extremidade da glande uma fenda mediana – é o **óstio externo da uretra**. A glande está recoberta, em extensão variável, por uma dupla camada de pele – o **prepúcio**. O **frênulo do prepúcio** é uma prega mediana e inferior que passa de sua camada profunda para as adjacências do óstio externo da uretra.

Fimose é uma condição em que ocorre um estreitamento em graus variáveis do prepúcio. Quando o estreitamento é acentuado, a glande fica permanentemente recoberta, condição esta que dificulta os cuidados higiênicos e pode causar desconforto durante a ereção. A fimose é facilmente corrigida por meio de intervenção cirúrgica.

A **fratura do pênis** pode ocorrer, resultando de traumas com pênis ereto, normalmente durante o ato sexual. Diante de fratura, o pênis se apresenta com equimoses (roxos), edema (inchaço) e detumescido, pela perda da ereção. O tratamento da fratura peniana é cirúrgico.

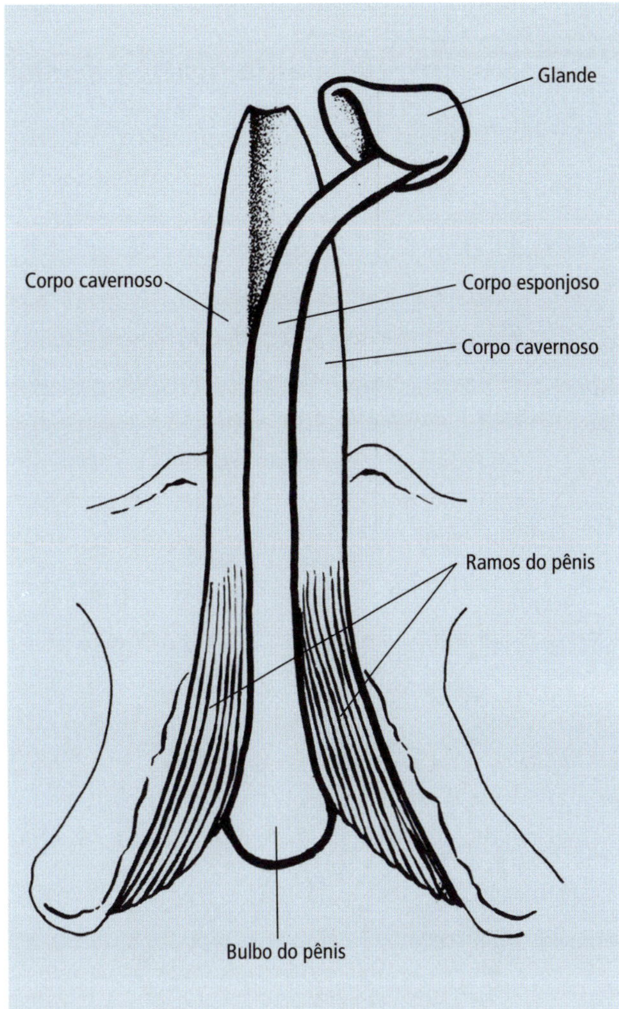

Figura 12.7 Corpos cavernosos e corpo esponjoso. Uma parte deste e a glande foram separados dos corpos cavernosos.

Escroto (Figura 12.1)

É uma bolsa situada atrás do pênis e abaixo da sínfise púbica. É dividida pelo **septo do escroto** em dois compartimentos, cada um contendo um testículo, ao qual corresponde, externamente, a **rafe do escroto**. O escroto apresenta várias camadas, entre as quais a **pele**, que é fina, hiperpigmentada e com pelos, e a **túnica dartos**, constituída essencialmente de fibras musculares lisas. O aspecto do escroto varia com o estado de contração ou relaxamento da musculatura lisa da túnica dartos, aparecendo curto e enrugado quando contraído, como acontece no frio. O escroto, por meio de sua arquitetura, propicia uma temperatura favorável à espermatogênese, e a túnica dartos atua como um "termostato", visando manter a constância dessa temperatura.

Roteiro para aula prática de sistema genital masculino

- ☐ Inicialmente, faça uma chave esquemática dos órgãos genitais masculinos. Quais são os órgãos considerados como externos? Quais são os internos? Você será capaz de citar o exato trajeto por onde passam os espermatozoides, desde onde são produzidos até sua eliminação? Se não estiver seguro, volte a ler o texto antes de iniciar a prática. O que é **sêmen** e quais são seus componentes? O que é **ejaculação**?
- ☐ Observe no cadáver o **escroto** e o aspecto da pele do mesmo. Veja o escroto aberto e os **testículos** alojados nele. Em um corte de testículo (Figura 12.2), procure identificar sua **túnica albugínea**, os **lóbulos do testículo**, o **mediastino do testículo**, os **túbulos seminíferos contorcidos** e **retos**, a **rede testicular**. Quais as funções do testículo? Eles são palpáveis no vivente? Quando você examinava o testículo deve ter reparado uma estrutura acolada a ele e já deve ter concluído que é o **epidídimo** (Figura 12.3). Tente identificar suas três porções, embora elas não tenham limites anatômicos precisos. Qual parte do epidídimo vai-se continuar com o ducto deferente? Qual a função do epidídimo?

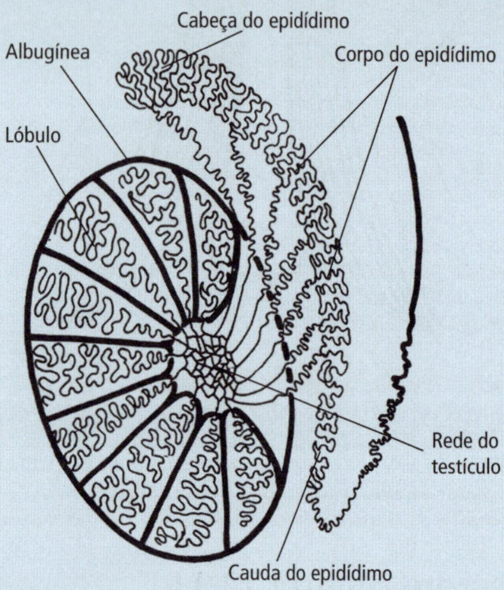

Figura 12.2 Testículo em corte sagital (esquemático).

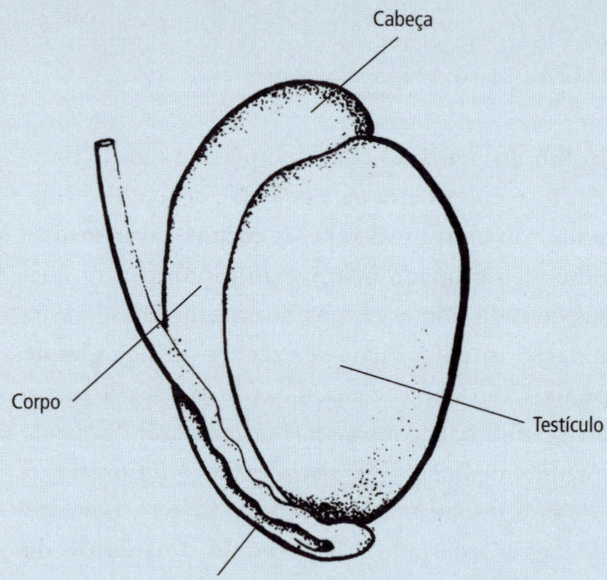

Figura 12.3 Testículo e epidídimo.

- ☐ Identifique no cadáver o **ducto deferente** (Figura 12.4). Qual parte do ducto deferente é palpável no vivente? Observe que o dueto deferente desaparece junto da parede do abdome: por que? O que é o **canal inguinal** e para que ele serve? O que é **funículo espermático** e quais seus componentes? Identifique no cadáver o funículo espermático e o canal inguinal, que deve estar aberto de um lado. No sexo feminino, o que passa no canal inguinal? Em uma hemipelve continue acompanhando o ducto deferente: observe que dentro da cavidade pélvica ele se afasta dos demais componentes do funículo e se dirige em direção à face posterior da bexiga. Nesta mesma hemipelve reconheça outros órgãos: as **vesículas seminais**, a **próstata** e a **uretra prostética** (Figuras 12.1 e 12.5) Como se forma o **ducto ejaculatório**? Embora nem sempre seja fácil visualizá-lo nas peças à disposição, devido a seu reduzido calibre, tente fazê-lo e esquematize seu trajeto na peça. Volte sempre que necessário às figuras do texto. Qual a função das vesículas seminais?

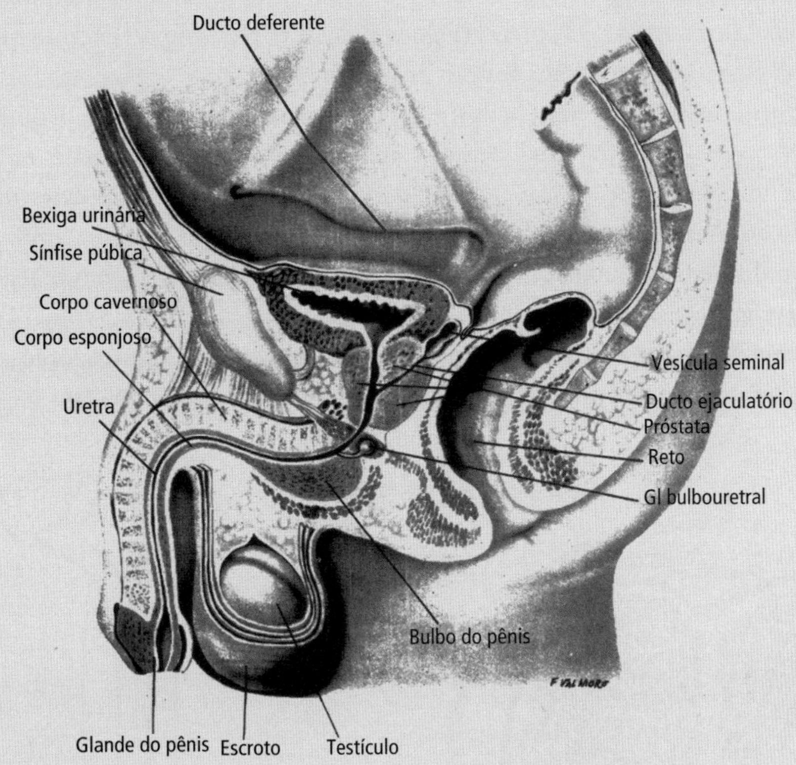

Figura 12.1 Órgãos do sistema genital masculino, em corte sagital mediano.

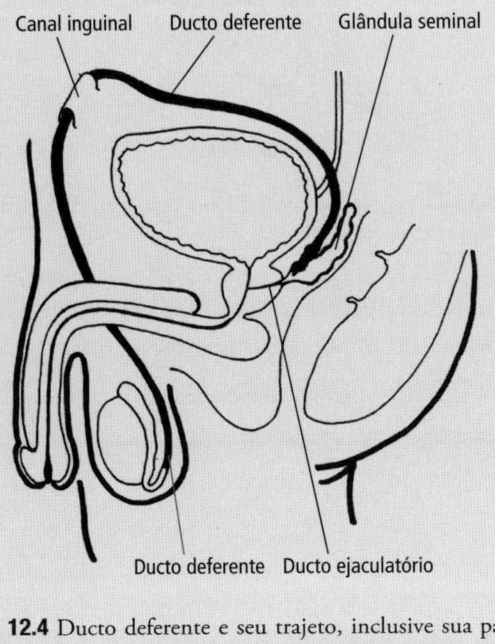

Figura 12.4 Ducto deferente e seu trajeto, inclusive sua passagem através do canal inguinal. Corte sagital mediano da pelve (esquemático).

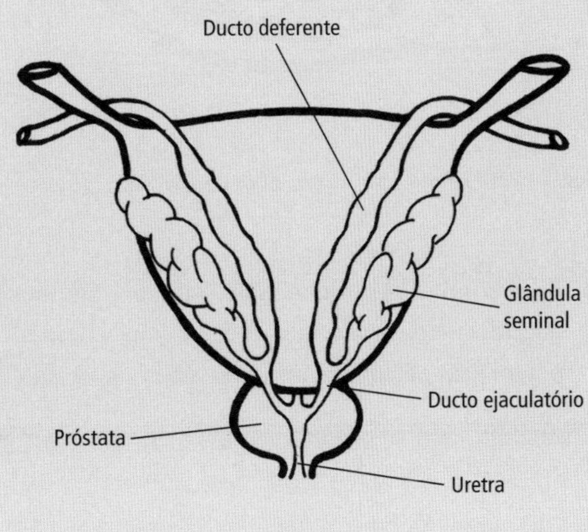

Figura 12.5 Ducto deferente, glândula seminal, ducto ejaculatório, próstata e uretra, vistos posteriormente.

- ☐ Nas hemipelves, a próstata é bastante visível e tem a forma de uma castanha. Localize-a inferiormente à bexiga e note como é atravessada pela uretra (Figura 12.1). Em peças especiais da mesa neutra, a próstata pode ser vista sob outro ângulo. Qual a função da próstata?
- ☐ Acompanhe nas hemipelves todo o trajeto da uretra, desde o **óstio interno** até o **óstio externo** da mesma. Identifique as três partes da uretra. Qual delas é a menor? E a maior? O que passa na uretra masculina?
- ☐ Observe o **pênis** no cadáver: identifique o **corpo do pênis**, a **glande**, o **óstio externo da uretra**, o **prepúcio**, o **frênulo do prepúcio**. Em peças especiais da mesa neutra, identifique a **raiz do pênis**, com os **ramos** e o **bulbo do pênis** (Figura 12.7); em cortes transversais, identifique os **corpos cavernosos** e o corpo esponjoso (Figura 12.6). Observe como este último é atravessado por um canal – **uretra esponjosa**. Também nas hemipelves você pode reconhecer os corpos cavernosos, o corpo esponjoso, o bulbo do pênis e a uretra, bem como os envoltórios do pênis. Explique o mecanismo da **ereção**.

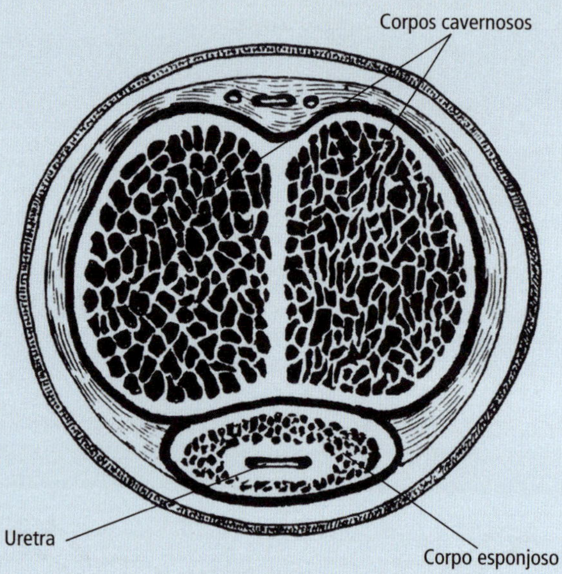

Figura 12.6 Corpo do pênis, em corte transversal.

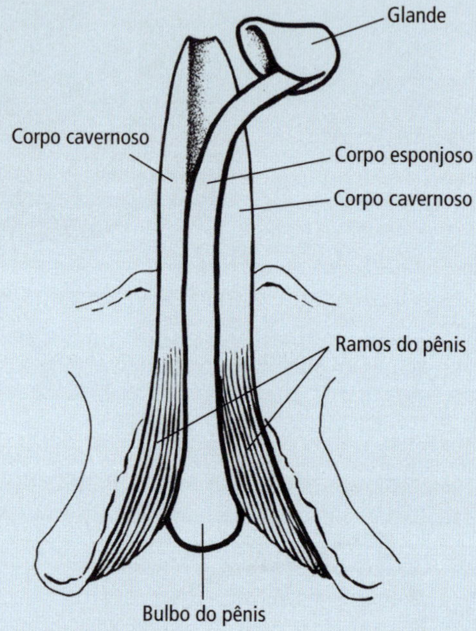

Figura 12.7 Corpos cavernosos e corpo esponjoso. Uma parte deste e a glande foram separados dos corpos cavernosos.

- ☐ Agora que você já identificou os órgãos genitais masculinos, acompanhe nas peças de hemipelve o trajeto seguido pelos espermatozoides e correlatamente a formação do sêmen. Acompanhe também o trajeto percorrido pela urina após sua saída da bexiga.

13 Sistema Genital Feminino

Objetivos específicos

Após o estudo deste capítulo o aluno deverá ser capaz de:

1. Citar e definir, morfológica e funcionalmente, os órgãos genitais femininos.
2. Descrever o comportamento do peritônio na cavidade pélvica.
3. Definir escavação vesicouterina e retouterina.
4. Citar os principais meios de fixação do útero.
5. Citar a localização e fixação do ovário.
6. Citar as diferenças morfológicas macroscópicas observadas no ovário antes e depois das ovulações.
7. Definir e citar a localização das tubas uterinas, comunicações e partes.
8. Citar a localização ou útero, comunicações e partes.
9. Citar os fatores que determinam as variações de forma, tamanho e posição do útero.
10. Citar a posição do útero com relação à vagina.
11. Definir vagina e citar suas comunicações.
12. Definir o canal do parto.
13. Definir hímen e citar suas características morfológicas.
14. Citar os órgãos genitais externos.
15. Definir vestíbulo da vagina e citar os elementos nele situados.
16. Citar a localização e descrever a morfologia do clitóris e do bulbo do vestíbulo.
17. Definir mama, citar sua localização e descrever sua morfologia externa e arquitetura.
18. Definir assoalho da pelve.
19. Identificar: ligamentos largo e redondo do útero, mesovário, escavações vesicouterina e retouterina, ovários, tubas, útero e suas partes, vagina e pudendo feminino com seus elementos.
20. Identificar a papila e a aréola na mama feminina.

Conceito

Tal como no sistema genital masculino, o sistema genital feminino é o conjunto de órgãos encarregados da reprodução na mulher. Na verdade, o sistema genital masculino, o sistema genital feminino e o sistema tegumentar, este principalmente por incluir as mamas, constituem o **sistema reprodutor**. O sistema genital feminino compõe-se de órgãos gametógenos (produtores de gametas) e órgãos gametóforos (por onde transitam os gametas), e de um órgão que abrigará o novo ser vivo em desenvolvimento. Do ponto de vista da reprodução, o organismo feminino é mais complexo que o do homem, pelo fato de ter mais um órgão e, consequentemente, mais uma função, ou seja, a de abrigar e propiciar o desenvolvimento do novo ser vivo. Assim, os órgãos do sistema genital feminino desempenham as funções de fornecer os gametas femininos, de cópula, de fecundação, de receber, alojar e manter o produto conceptual em desenvolvimento e da expulsão no parto. Além disso, as mamas, embora pertencentes ao sistema tegumentar, são anexadas a esse sistema em virtude de sua função de lactação para nutrir o lactente.

Órgãos genitais femininos (Figura 13.1)

Anatômica e funcionalmente, assim podemos distribuí-los:

a) **Gônadas ou órgãos produtores de gametas:** são os **ovários**, que produzem os **ovócitos**.
b) **Vias condutoras dos gametas:** são as **tubas uterinas**.
c) **Órgão que abriga o novo ser vivo:** é o **útero**.
d) **Órgão de cópula:** representado pela **vagina**.
e) **Estruturas eréteis:** são o **clitóris** e o **bulbo do vestíbulo**.
f) **Glândulas anexas: glândulas vestibulares maiores** e **menores**.
g) **Órgãos genitais externos:** no conjunto também conhecidos pelas expressões **pudendo feminino** ou **vulva**: **monte do púbis**, **lábios maiores**, **lábios menores**, **clitóris**, **bulbo do vestíbulo** e **glândulas vestibulares**.

Comportamento do peritônio na cavidade pélvica

Antes de descrever os órgãos genitais femininos, é oportuna uma breve descrição do peritônio na cavidade pélvica. Os ovários, as tubas e o útero estão situados nesta cavidade entre a bexiga urinária – anteriormente e o reto posteriormente (Figura 11.5 do Capítulo 11 – Sistema Urinário). O peritônio, após recobrir a bexiga urinária, reflete-se do assoalho e das paredes laterais da pelve sobre o útero, formando uma ampla prega transversal denominada **ligamento largo do útero** (Figura 13.2). Após recobrir quase todo o útero, o peritônio reflete sobre o reto. O ligamento largo divide a cavidade pélvica em um compartimento anterior e outro posterior. O anterior fica entre a bexiga urinária e o útero, a **escavação vesicouterina**, e o posterior, entre o útero e o reto, a **escavação retouterina.** O útero, pois, fica envolvido pelo ligamento largo, o mesmo acontecendo com as tubas uterinas, que ficam incluídas na margem superior do ligamento (Figura 13.3). Já os ovários prendem-se à face posterior do ligamento largo por uma prega denominada "mesovário" e, dessa forma, projetam-se na escavação retouterina. O ligamento largo do útero, juntamente com o **ligamento redondo do útero**, é o principal meio de fixação do útero. Em virtude de sua arquitetura e disposição, o ligamento largo é extremamente distensível e acompanha o útero quando este aumenta de volume na gestação. Como as tubas uterinas estão incluídas no ligamento largo e os ovários, fixados à sua face posterior, também, tubas e ovários acompanham o útero na gravidez.

As **escavações vesicouterina e retouterina** podem ser locais de depósito de metástases em carcinomas de disseminação peritoneal (cólon, ovário, estômago) e essas metástases podem ser eventualmente palpadas em forma de nódulos, ao toque retal: **sinal de prateleiras de Blumer**.

Ovários (Figura 13.3)

Produzem os gametas femininos, ou **ovócitos**, no final da puberdade. Além dessa função gametogênica, produzem também hormônios, como os estrógenos e a progesterona, que controlam o desenvolvimento dos

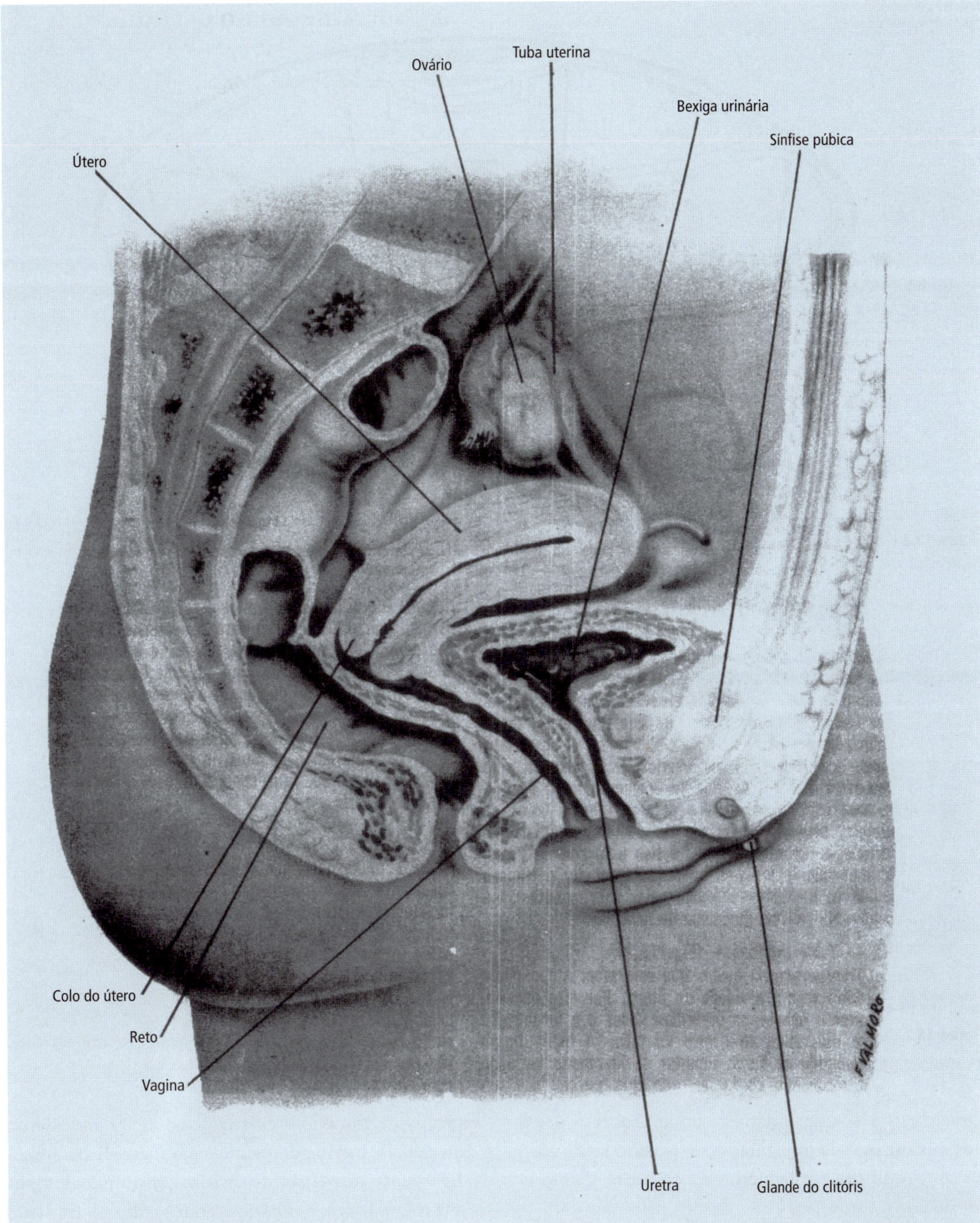

Figura 13.1 Órgãos do sistema genital feminino em corte sagital mediano.

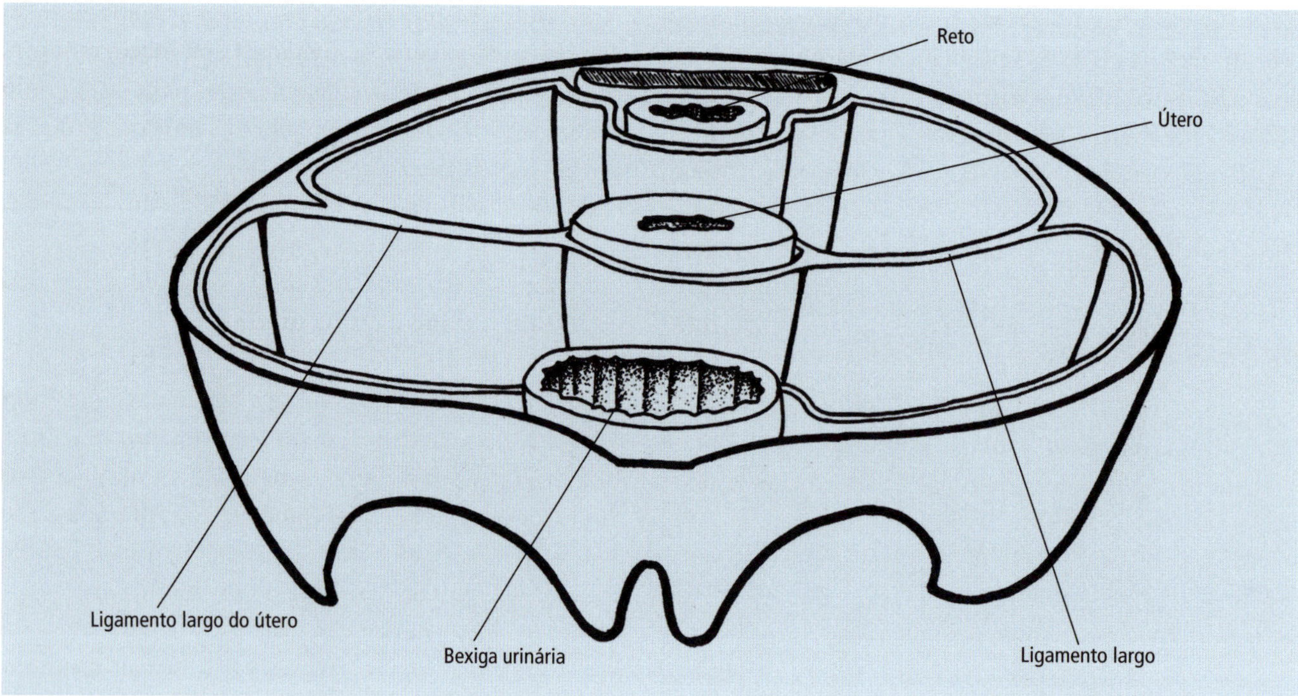

Figura 13.2 Comportamento do peritônio na cavidade pélvica feminina. Posição e relações do ligamento largo do útero. Corte transversal esquemático.

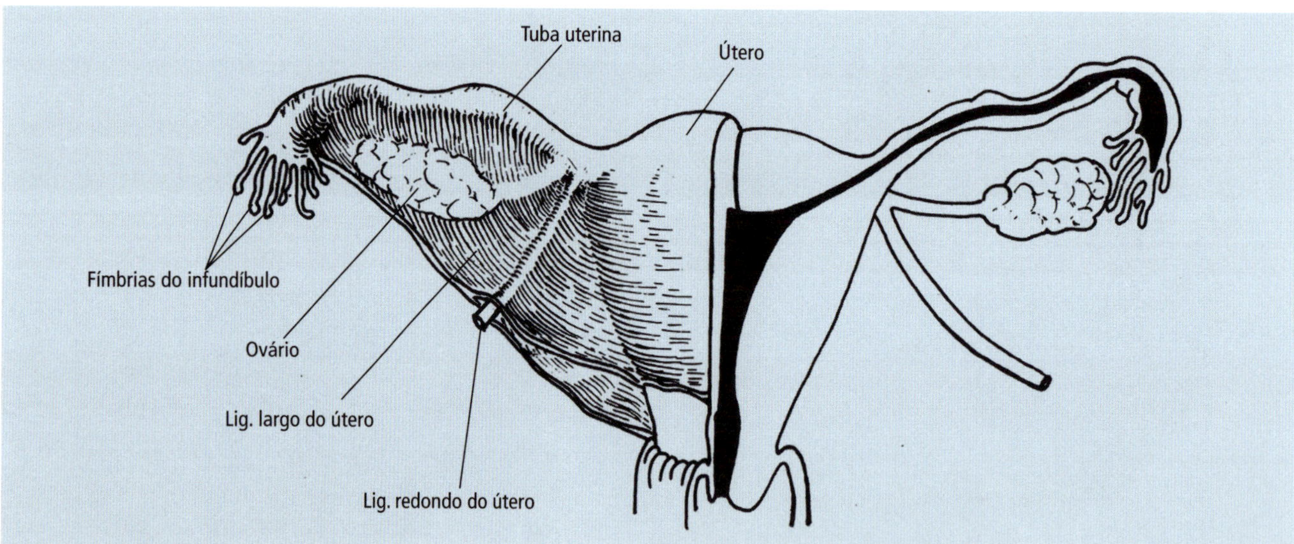

Figura 13.3 Órgãos genitais femininos internos vistos posteriormente. Do lado direito foi retirado o ligamento largo e foi feito um corte frontal para mostrar a luz do útero e da tuba uterina.

caracteres sexuais secundários e atuam sobre o útero nos mecanismos de implantação do ovócito fecundado e o início do desenvolvimento do embrião. Como já foi descrito, os ovários estão fixados pelo mesovário à face posterior do ligamento largo do útero, mas não são revestidos pelo peritônio. O **ligamento próprio do ovário**, outro meio de fixação do órgão, contém tecido conectivo e fibras musculares lisas, estendendo-se da extremidade uterina do ovário até o útero. Existe ainda o **ligamento suspensor do ovário**, constituído de vasos e nervos ováricos e tubários, com tecido conectivo e fibras musculares lisas. Identificamos no ovário as faces **medial** e **lateral**, as **extremidades tubária** e **uterina**, e as **margens livre** e **mesovárica**. Na margem mesovárica, a área onde entram ou saem vasos e nervos é denominada **hilo do ovário**. Antes da primeira **ovulação** (expulsão do óvulo através da superfície do ovário), o ovário é liso e róseo vivo, mas depois torna-se branco-acinzentado e rugoso em virtude das cicatrizes deixadas pelas subsequentes ovulações. Na velhice, diminuem de tamanho. Por volta dos 50 anos, não há mais formação de ovócitos pelos ovários.

Os **ovários** podem ser palpados através do **toque vaginal** quando aumentados, situação que pode ocorrer por conta do próprio processo ovulatório, por tumores benignos ou malignos. Uma palpação dolorosa de um anexo pode significar inflamação, que pode ter causa infecciosa ou isquêmica.

Tubas uterinas (Figura 13.3)

Transportam os óvulos que romperam a superfície do ovário para a cavidade do útero. Por elas passam, em direção oposta, os espermatozoides e a fecundação ocorre habitualmente no interior da tuba. A tuba uterina está incluída na margem superior do ligamento largo do útero. É um tubo de luz estreita, cuja extremidade medial (**óstio uterino da tuba**) se comunica com a cavidade uterina e cuja extremidade lateral (**óstio abdominal da tuba**) se comunica com a cavidade peritoneal. O óstio abdominal da tuba permite a comunicação da cavidade peritoneal com o meio exterior (através da tuba, da cavidade uterina, da vagina e do pudendo), comunicação esta inexistente no sexo masculino, em que a cavidade peritoneal é dita fechada. A tuba é subdividida em quatro partes, que, do útero para o ovário, são: **uterina** (na parede do útero); **istmo**; **ampola**; e **infundíbulo**.

O infundíbulo, a 1ª porção e a mais lateral da tuba uterina, é semelhante à parte alargada de um funil, em cuja base se encontra o óstio abdominal da tuba e é dotado, em suas margens, de uma série de franjas irregulares – **as fímbrias da tuba uterina**. Entre as fímbrias, merece destaque a **fímbria ovárica**, situada ao longo da margem livre do mesossalpinge, à qual adere com sua face lateral, alcança a extremidade tubária do ovário e termina a pouco milímetros desta.

A ampola da tuba uterina, considerada a parte principal do órgão, com aproximadamente 7 cm de comprimento médio, tem trajeto tortuoso e tem parede delgada.

O istmo da tuba uterina é a continuação da ampola, apresentando-se curta e estreitada. Com trajeto retilíneo, dirige-se para o corpo do útero, que alcança no nível do seu ângulo superolateral, em que se estende com a última porção da tuba uterina.

A parte uterina da tuba uterina é intramural, isto é, está contida na espessura da parede do útero. Tem 1 cm de comprimento médio e abre-se na cavidade uterina pelo **óstio uterino da tuba uterina**.

Supõe-se que contrações rítmicas da tuba uterina podem realizar um movimento tipo sanfona, com as fases alternadas de encurtamento e alongamento/distensão. Essa ação é mais acentuada na parte da ampola e da fímbria ovárica, onde a espiralidade da túnica muscular é mais pronunciada, o que favoreceria a captação do ovócito liberado do ovário na ovulação.

A ovulação é mensal e ocorre, em mulher com ciclos menstruais regulares, do 10º ao 14º dia (mais frequente no 14º dia). O ovócito liberado é captado, passa pelo óstio abdominal da tuba uterina e inicia o seu percurso na luz da tuba uterina. Se não encontrar um espermatozoide, o óvulo começa a degenerar, torna-se estéril e é transportado ao útero para ser expelido com a menstrual, que se inicia em alguns dias. Quando o ovócito é fecundado, isto é, penetrado pelo espermatozoide, com formação do ovo, a fecundação geralmente ocorre no terço lateral da tuba uterina, no nível da ampola, dentro de aproximadamente 6 a 12 horas após a ovulação.

O ovo forma a mórula, seguida do blastocisto. No 7º dia após a fecundação, o blastocisto faz contato direto com a túnica mucosa do útero (endométrio) e a ele adere. No 12º dia, o ovo completa sua implantação, ou seja, a nidação.

O ovócito já fecundado pode ocasionalmente se fixar na tuba uterina e aí se dá o início do desenvolvimento do embrião, fato conhecido com o nome de **gravidez tubária**, que exige intervenção cirúrgica.

Útero (Figuras 13.1 e 13.3)

É o órgão que recebe os ovócitos e, em caso de gravidez, aloja o embrião que aí se desenvolve até o nascimento. A cavidade uterina e a vagina, pelas quais o feto, após a vida intrauterina, no fim da gestação, passa para ser liberado, formam, no interior da pelve, o **canal do parto**. O útero situa-se na pelve, entre a bexiga urinária e o intestino reto. Trata-se de um órgão muscular, oco, com cerca de 8 cm de comprimento, 5 cm de largura e 3 cm de espessura. Envolvido pelo ligamento largo, tem em geral a forma de uma pera invertida e nele se distinguem três partes: **fundo**; **corpo**; e **colo**.

O **corpo** comunica-se, de cada lado, com as tubas uterinas, e a porção que fica acima da desembocadura das tubas uterinas é o **fundo do útero**, ladeado pelos **cornos do útero**, direito e esquerdo, que são os ângulos superolaterais do corpo do útero, correspondentes às entradas das tubas uterinas. O corpo é a porção principal e estende-se até uma região estreitada inferior, o **istmo**, que é parte do colo do útero. O **colo do útero** faz projeção na vagina e com ela se comunica pelo **óstio do útero**, em forma de fenda, e que apresenta dois **lábios**, **anterior** e **posterior**. Entretanto, a forma do óstio do útero, e mesmo a de seus lábios, sofre variações com a idade e com a fase funcional do órgão. Na sua porção principal, o útero apresenta as **faces**, **anterior** e **posterior**, e duas **margens**, **direita** e **esquerda** arredondadas no sentido anteroposterior. O útero varia de forma, tamanho, posição e estrutura. Essas variações dependem da idade, do estado de plenitude ou esvaziamento da bexiga urinária e do reto e, sobretudo, do estado de gestação. Quando visto lateralmente, o útero está curvado anteriormente sobre si mesmo, de modo que o corpo faz um ângulo com o colo: diz-se que o útero está em **anteflexão**. Por sua vez, **versão** é o movimento de rotação do corpo do útero ao redor de um eixo que passe pelo istmo e que permita ao corpo deslocar-se em direção diferente da do colo, sem que mude o ângulo entre o corpo e o colo. Se essa rotação for ao redor do eixo transversal, haverá **anteversão** ou **retroversão**, conforme o fundo do útero se incline para frente ou para trás. Na posição típica, o útero da mulher virgem ou nulípara está em anteversão e anteflexão, além de discretamente deslocado para a direita (dextroposição). Com relação ao eixo da vagina, o eixo do útero faz com ele um ângulo de cerca de 90° (Figura 13.1).

O **útero** pode ser facilmente palpado através do **toque vaginal bimanual** e sua posição, verificada. A posição está alterada em diversas patologias, como na endometriose, e também durante a gestação. O útero também pode estar aumentado patologicamente por causas não gestacionais, como leiomiomatose, adenomiose e tumores.

Alguns dos meios de fixação do útero foram já descritos quando se tratou do comportamento do peritônio e descreveu-se o ligamento largo. O útero ganha muito do seu suporte por uma inserção direta na vagina, auxiliada por inserções indiretas. Entre os meios de fixação do útero, devem ser citados **o ligamento redondo do útero** e o **ligamento transverso do colo do útero**:

- **Ligamento redondo:** faixa de tecido fibroso, estreita e achatada, que se prende ao útero imediatamente inferior à desembocadura da tuba uterina (Figura 13.3). Ele passa entre as lâminas do ligamento largo, cruza os vasos ilíacos externos e penetra no canal inguinal pelo anel inguinal profundo. Às vezes, ele pode ser seguido através do canal inguinal até a tela subcutânea dos lábios maiores, onde se fixa. Outras vezes, no entanto, o tecido de que se compõe se funde com o do canal e o ligamento se torna indistinto no interior do canal inguinal.
- **Ligamento transverso do colo do útero:** lâmina fibrosa formada pela fáscia subserosa e por tecido adiposo, de cada lado do colo e da vagina. As fáscias das paredes anterior e posterior do colo e da vagina unem-se na margem lateral desses órgãos e constituem uma lâmina que se estende no soalho da pelve como extensão profunda do ligamento largo. **A artéria uterina passa sobre a face superior do ligamento transverso do colo do útero**. Parte desse ligamento segue em direção posterior na prega retouterina e prende-se à face anterior do sacro, formando, assim, o ligamento **uterossacral**.

A flacidez dos meios de fixação do útero, particularmente decorrente de gravidezes múltiplas, provoca a "queda" do útero na vagina, uma condição conhecida como prolapso do útero e que é corrigida cirurgicamente.

Na sua estrutura, o útero apresenta três camadas:

a) Interna ou **endométrio**, que sofre modificações com a fase do ciclo menstrual ou na gravidez.
b) Média ou **miométrio**, de fibras musculares lisas e constituindo a maior parte da parede uterina.
c) Externa ou **perimétrio**, derivada do peritônio e constituída por uma túnica serosa e pela tela subserosa.

As paredes do útero são espessas em razão da musculatura, mas a **cavidade uterina** é relativamente estreita no útero não grávido. A cada mês, o endométrio se prepara para receber o ovócito fecundado, ou seja, o futuro embrião. Para tanto, há um aumento de volume do endométrio com formação de abundantes redes capilares, além de outras modificações. Não ocorrendo a fecundação, isto é, na ausência de embrião, toda essa camada do endométrio que se preparou sofre descamação, com hemorragia, e consequente eliminação sanguínea através da vagina e do pudendo, fenômeno denominado **menstruação**.

Diversas teorias tentam explicar a disposição das fibras musculares do miométrio, a camada média e a mais espessa da parede do útero. O desafio está em compreender como o útero sofre aumento considerável na gravidez e, após o parto, volta praticamente às suas dimensões normais. Primeiramente, suas fibras musculares foram descritas como tendo disposição complexa em três estratos, ou seja, dois longitudinais, externo e interno, e um circular, médio, muito mais espesso. Posteriormente, as fibras foram consideradas como estando organizadas em dois grupos de espirais, um direito e outro esquerdo, provenientes das tubas uterinas respectivas, entrelaçadas no corpo do útero (teoria espiral de Goerttler). Atualmente, a teoria mais aceita descreve as fibras do miométrio dispostas em lâminas concêntricas (teoria laminar de Fumagalli e Piovanelli) à semelhança de uma cebola. Por meio de deslizamento das lamelas musculares, o volume da cavidade uterina aumentaria, com redução da espessura da parede. Após o parto, ocorreria o inverso, isto é, diminuição da cavidade com aumento da espessura da parede.

Vagina (Figura 13.1)

É o órgão feminino da cópula, recebe o sêmen, serve para o escoamento do sangue menstrual e às secreções uterinas e, no parto, dá passagem ao feto. O termo "vagina" vem do latim e significa bainha, nome dado a essa estrutura por analogia funcional, pois a vagina atuará como uma bainha ao ser penetrada pelo pênis durante a cópula. Estende-se do vestíbulo da vagina até o colo do útero e atravessa o soalho pélvico. A vagina é um tubo cujas paredes normalmente se tocam (isto é, estão "colabadas") e no seu exame clínico (ou no exame do colo do útero) o médico coloca um aparelho para afastá-las. Comunica-se superiormente com a cavidade uterina através do **óstio do útero** e inferiormente abre-se no **vestíbulo da vagina** através do **óstio da vagina**. Denomina-se **fórnice** o fundo da vagina, cuja extremidade superior envolve o colo do útero. É essa relação uterovaginal que permite dividir o colo do útero em porção supravaginal, acima da vagina, e porção vaginal, no interior da vagina, onde proemina. Nesse recesso, o fórnice da vagina, identificam-se partes anterior, posterior e laterais, direita e esquerda.

Nas mulheres virgens, o óstio da vagina é fechado parcialmente pelo **hímen**, membrana de tecido conectivo forrada por mucosa interna e externamente. O hímen é variável em forma e tamanho e frequentemente é anular ou em crescente. Em geral, tem abertura única, mas pode ser cribriforme, isto é, com múltiplos orifícios. Condições raras são a imperfuração, em que o hímen fecha completamente o óstio da vagina e que exige intervenção cirúrgica e a agenesia (ausência) do hímen. Às vezes o hímen pode persistir após a cópula ou, em casos de hímen complacente, distensível, limitando óstio amplo, pode haver penetração do pênis sem ruptura do hímen. A presença do hímen não garante o estado de virgindade, fato que deve ser levado em consideração em casos que requeiram perícia médico-legal. Pode também ocorrer a existência de hímen espesso e resistente, dificultando ou, mesmo, impossibilitando, a penetração do pênis, exigindo correção cirúrgica para a realização normal e completa do ato sexual. A ruptura do hímen (defloração) após o coito (ou decorrente de manipulação ou durante exame da vagina) provoca lacerações que respeitam a margem aderente, com divisões da margem livre em fragmentos irregulares, a formação de linguetas ou pequenas elevações, as **carúnculas himenais**. Por se tratar, em geral, de membrana de pequena espessura e de vascularização reduzida, o rompimento do hímen durante a cópula embora doloroso, não provoca grandes hemorragias, ao contrário do que erroneamente tem sido divulgado. Pode ocorrer, ainda, uma sensação de ligeiro desconforto nas primeiras relações sexuais, em virtude de músculos e outras estruturas vizinhas do óstio da vagina não terem ainda sofrido um necessário relaxamento.

Na situação de **hímen imperfurado** não diagnosticado, na puberdade é possível ver, ao exame físico, o acúmulo de sangue dentro do útero, advindo da menstruação. A esse achado dá-se o nome de **hematocolpo** e ao sangue dentro do útero, de **hematometra**.

A superfície interna da vagina, na mulher adulta, é lisa na parte superior (proximal), mas apresenta **rugas vaginais**, transversais, na parte inferior (distal), formadas por espessamentos da túnica mucosa e pela presença de muitas pequenas veias subjacentes. As rugas vaginais dirigem-se para as **colunas das rugas**, **anterior** e **posterior**, que são relevos longitudinais, próximos do plano mediano das paredes anterior e posterior e que, quando a vagina está fechada, ficam em contato uma ao lado da outra. As colunas iniciam-se no nível do óstio da vagina e terminam na parte média, ou pouco acima, da vagina. A coluna anterior, maior do que a posterior, apresenta um pouco atrás e abaixo do óstio externo da uretra uma pequena dilatação, a **carina uretral da vagina**. As colunas são determinadas pela presença de tecido cavernoso, erétil. Descreve-se uma **área erógena da vagina**, pequena superfície da vagina cuja estimulação pode resultar em satisfação sexual.

Na **menopausa**, é possível visualizar a perda das **rugas vaginais** ao exame físico, acompanhada de uma atrofia generalizada da vulva por conta da diminuição dos níveis hormonais.

Órgãos genitais externos (Figura 13.4)

Os órgãos genitais externos da mulher são denominados, em conjunto, de **pudendo feminino**, ou **vulva**, de que fazem parte o monte do púbis, lábios maior e menor, vestíbulo da vagina, bulbo do vestíbulo, óstio vaginal, glândula vestibular maior, glândulas vestibulares menores, clitóris e uretra.

Monte do púbis

É uma elevação mediana, anterior à sínfise púbica e constituída principalmente de tecido adiposo, que se estende posteriormente com duas pregas proeminentes, os lábios maiores do pudendo. Apresenta pelos espessos após a puberdade, com distribuição característica, que também cobrem a superfície externa dos lábios maiores do pudendo.

Lábios maiores

São duas pregas cutâneas, alongadas anteroposteriormente, que se estendem do monte do púbis ao períneo e delimitam entre si uma fenda, a **rima do pudendo**. Na face lateral, a pele, semelhante à do escroto, é pigmentada e, após a puberdade, coberta de pelos. Já as faces mediais dos lábios maiores são róseas, úmidas, sempre lisas e glabras (sem pelos). A face lateral, convexa, dos lábios maiores está separada da face medial da coxa pelo **sulco genitofemoral**.

Lábios menores

São duas pequenas pregas cutâneas, localizadas medialmente aos lábios maiores. No vivo, a pele que os recobre é lisa, úmida e vermelha. Ficam escondidos pelos lábios maiores, exceto nas crianças e na idade avançada, quando os lábios maiores contêm menos tecido adiposo e consequentemente menor volume. Cada lábio menor apresenta abundante tecido conectivo elástico, sem gordura, com fascículos de células musculares e numerosas veias calibrosas, o que lhe confere, no conjunto, as características de tecido erétil: na excitação sexual os lábios

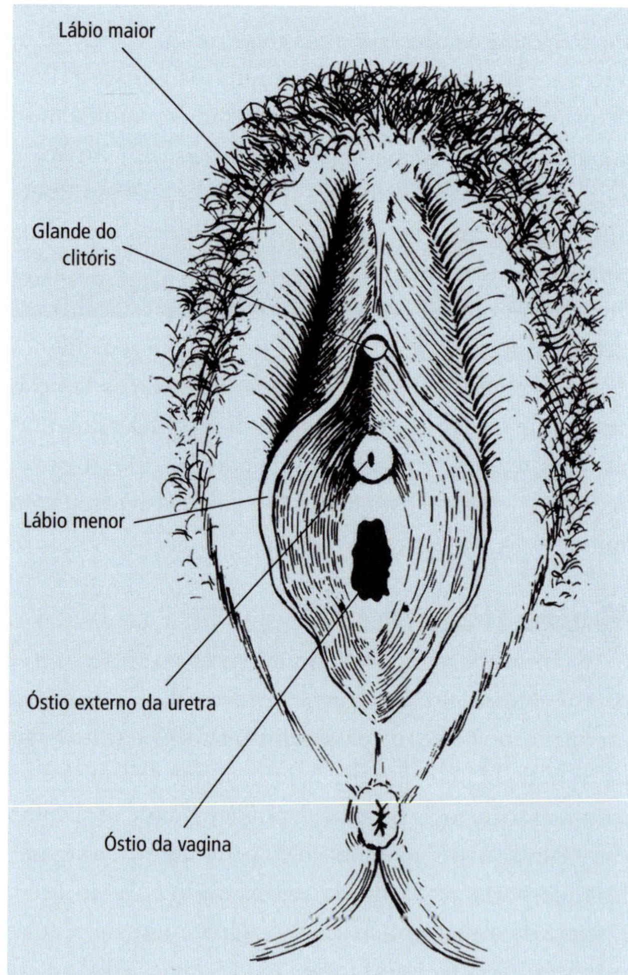

Figura 13.4 Órgãos genitais femininos externos (pudendo ou vulva).

menores tornam-se túrgidos. O espaço entre os lábios menores é o **vestíbulo da vagina**, onde se apresentam o **óstio externo da uretra**, o **óstio da vagina** e os **orifícios dos ductos das glândulas vestibulares**.

Estruturas eréteis

No sexo feminino, há formação de tecido erétil, capaz de se dilatar como resultado de engurgitamento sanguíneo. O **clitóris** (Figuras 13.4 e 13.5) é homólogo ao pênis ou, mais exatamente, aos corpos cavernosos. Tem duas extremidades fixadas ao ísquio e ao púbis, os **ramos do clitóris**, que depois se juntam formando o **corpo do clitóris**, e este termina por uma dilatação, a **glande do clitóris**. O clitóris é uma estrutura rudimentar quando comparada ao pênis e apenas a glande do clitóris é visível, no local onde se fundem anteriormente os lábios menores. O clitóris, e mais particularmente a sua glande, é estrutura extremamente sensível e ligada à excitabilidade sexual feminina. O **bulbo do vestíbulo** é formado por duas massas pares de tecido erétil, alongadas e dispostas como uma ferradura ao redor do óstio da vagina. Não são visíveis na superfície porque estão profundamente situadas, recobertas que são pelos **músculos bulboesponjosos**. São os homólogos rudimentares do bulbo do pênis e porção adjacente do corpo esponjoso. Quando cheios de sangue, dilatam-se e, dessa forma, proporcionam maior contato entre o pênis e o orifício da vagina. O engurgitamento sanguíneo das estruturas eréteis da mulher confere-lhe a sensação de edema e de peso na região pudenda.

Diante de alterações hormonais, que podem ser propositais ou patológicas, o **clitóris** pode aumentar, gerando um **megaclitóris**, facilmente identificável ao exame físico.

Glândulas vestibulares maiores (Figura 13.5)

São em número de duas, situadas profundamente e nas proximidades do vestíbulo da vagina, onde se abrem seus ductos. Durante o coito, são comprimidas e secretam um muco, que serve para lubrificar a porção inferior da vagina. As **glândulas vestibulares menores**, em número variável, têm seus minúsculos ductos se abrindo no vestíbulo, entre os óstios da uretra e da vagina.

De modo geral, as glândulas da pele da região do vestíbulo e as glândulas da mucosa da vagina produzem

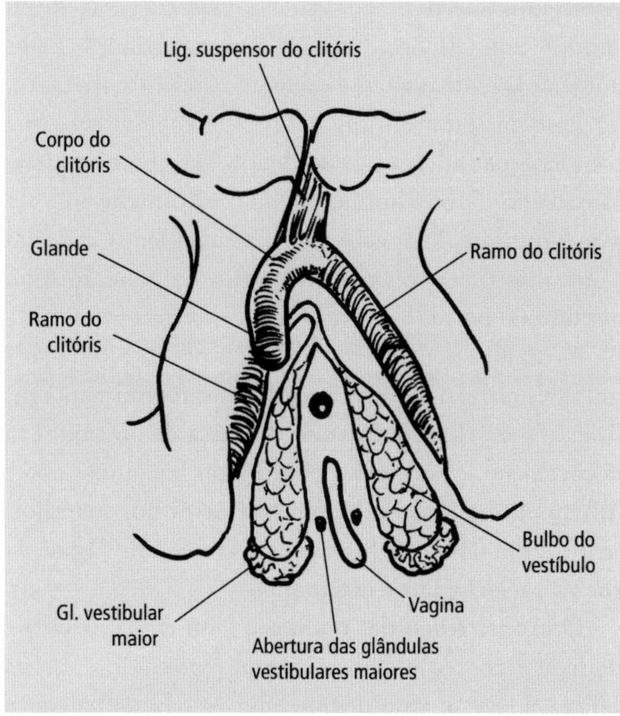

Figura 13.5 Clitóris e bulbo do vestíbulo.

secreção nos momentos preparatórios e durante o coito, visando tornar as estruturas úmidas e propícias à relação sexual.

Para mais informações sobre irrigação, drenagem e inervação dos órgãos genitais femininos, internos e externos.

Também chamadas de **glândulas de Bartholin**, as **glândulas vestibulares maiores** podem ter seus canais de drenagem eventualmente entupidos, o que resulta em inflamação e edema local. Ao exame físico, é possível perceber um abaulamento, que pode inclusive se estender para o vestíbulo vaginal. O tratamento é variável, podendo ser uma simples incisão e drenagem, uma marsupializacão da glândula ou sua retirada completa.

Mamas

Neste capítulo estudaremos as mamas em razão de suas relações funcionais com os órgãos da reprodução e seus hormônios. As mamas são anexos da pele, pois seu parênquima é formado de glândulas cutâneas modificadas que se especializam na produção de leite após a gestação. A mama é uma proeminência bilateral da parede anterior do tórax, formada por uma porção glandular, por tecido conectivo e por variável, mas, em geral, abundante tecido adiposo. Em lactentes, nas crianças e nos homens, as mamas são rudimentares. Podem, entretanto, no homem, estar anormalmente desenvolvidas, uma condição patológica que se denomina **ginecomastia**, causada por fatores hormonais ou medicamentosos. No sexo feminino, desenvolvem-se na puberdade e atingem o máximo desenvolvimento no fim da gestação e no período do parto.

As **mamas** podem ser acometidas por patologias que causam sua inflamação, tanto infecciosas como tumorais, deixando a pele com **aspecto de casca de laranja**. Em decorrência de tumores, benignos ou malignos, não é infrequente a saída de secreção através dos mamilos, sendo uma das mais famosas a secreção em **"água de rocha"**, relacionada a carcinomas.

O **exame físico das mamas** é feito com a paciente deitada e com o braço ipsilateral repousado atrás da cabeça. Deve-se fazer a inspeção, seguida da palpação do parênquima, não deixando de palpar o parênquima atrás da auréola. Também se deve fazer uma leve expressão dos mamilos, a fim de verificar a saída de eventuais secreções. A palpação dos **linfonodos axilares** também é de extrema importância, sendo o primeiro ponto de drenagem linfática da mama e, consequentemente, onde se tem metastatização de carcinomas.

Situação e arquitetura (Figura 13.6)

As mamas situam-se anteriormente aos músculos da região peitoral (peitoral maior, serrátil anterior e oblíquo externo), no estrato areolar da tela subcutânea. A mama direita está separada da esquerda pelo **sulco intermamário**. Na sua arquitetura, a mama é constituída de:

a) **Parênquima:** de tecido glandular ou **glândula mamária**, composta de 15 a 20 **lobos** piramidais, cujos ápices estão voltados para a superfície e as bases, para a parte profunda da mama. Cada um dos lobos é formado por lóbulos e têm **ductos lactíferos** que se abrem na papila mamária. Ao conjunto destes lobos, dá-se a denominação **corpo da mama**, que pode ser sentido pela palpação como uma região de consistência mais firme do que a das áreas vizinhas.

b) **Estroma:** de tecido conectivo, que envolve cada lobo e o corpo mamário como um todo. Predomina o tecido adiposo e este é sustentado por inúmeras trabéculas de tecido conectivo denso. O tamanho e a forma da mama estão diretamente relacionados com a quantidade de tecido adiposo do estroma.

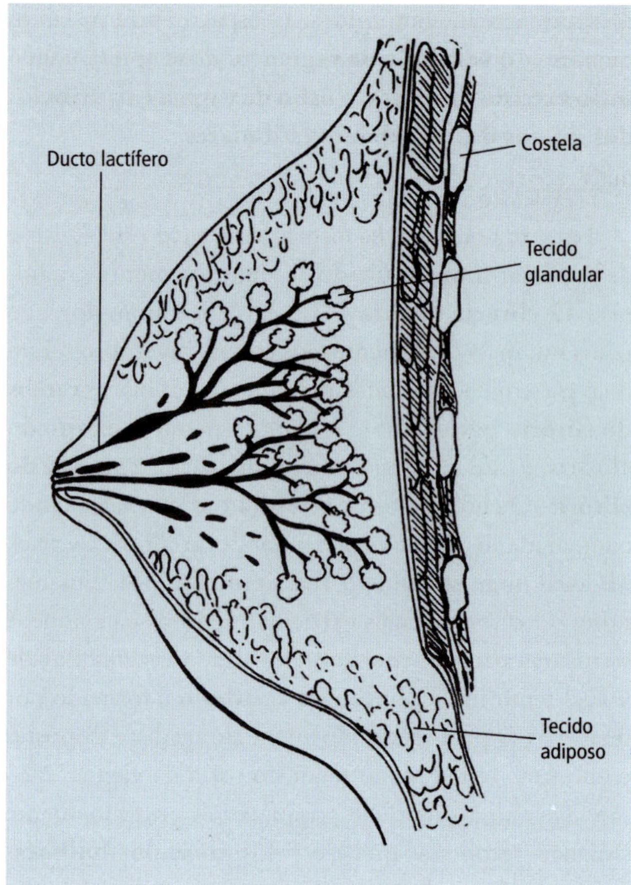

Figura 13.6 Mama em corte sagital.

c) **Pele:** dotada de glândulas sebáceas e sudoríferas, muito fina e onde se notam, por transparência, as veias superficiais.

Morfologia externa (Figura 13.7)

A forma da mama é geralmente cônica, mas há muita variação, dependendo da quantidade de tecido adiposo, do estado funcional (gestação, lactação) e da idade. As mamas iniciam o seu desenvolvimento na puberdade e, com as gestações sucessivas ou o avançar da idade, tornam-se progressivamente pedunculadas, fato explicado pela perda de elasticidade das estruturas de sustentação do estroma.

A **papila mamária** é uma projeção onde desembocam os 15 a 20 **ductos lactíferos** dos respectivos lobos da glândula mamária. A papila é composta principalmente de fibras musculares lisas, podendo se tornar rija. A papila da mama é ricamente inervada. Ao redor da papila, há uma área de maior pigmentação, a **aréola mamária**, onde existem glândulas sudoríferas e sebáceas, que formam pequenos tubérculos. Durante a gravidez, a aréola torna-se mais escura e retém essa cor posteriormente.

O maior aumento da mama ocorre evidentemente na fase final da gestação, quando o seu volume pode até triplicar. Não há, entretanto, relação entre o tamanho da mama e a quantidade de leite produzida. Uma mama pode ser grande não por causa da quantidade de tecido secretante, e sim da quantidade de gordura. Em razão da ação de hormônios femininos, não é raro ocorrer um discreto enrijecimento das mamas, às vezes doloroso, durante o período pré-menstrual.

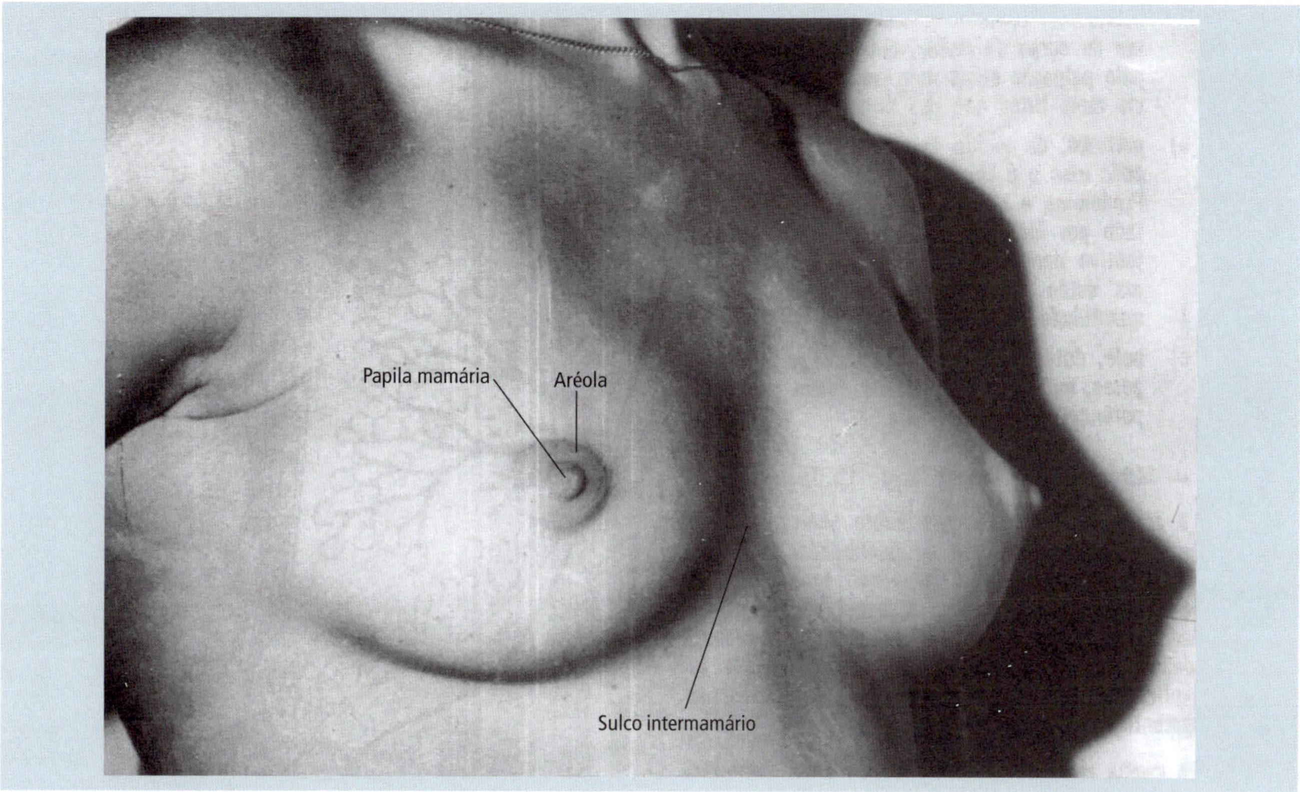

Figura 13.7 Fotografia de mamas.

Roteiro para aula prática de sistema genital feminino

- ☐ Faça inicialmente uma chave esquemática dos órgãos genitais femininos. Quais são os órgãos considerados como externos? E os internos? Você é capaz de descrever o caminho seguido pelo **óvulo**, fecundado e não fecundado? O que é **ovulação**? Defina **menstruação** e explique seu significado funcional.
- ☐ Examine uma **pelve óssea** e repare a **cavidade pélvica**, que abriga órgãos importantes do sistema genital feminino. Note como, inferiormente, a pelve óssea é aberta. Esta abertura inferior está fechada, no vivente, por um conjunto de partes moles (fáscias, ligamentos, músculos, tecido adiposo), denominado assoalho da pelve. Por que se diz que estas estruturas só fecham **parcialmente** a abertura inferior da pelve?

□ Examine agora a pelve do cadáver. Observe que há órgãos pélvicos (situados na cavidade pélvica) – como os **ovários**, as **tubas uterinas** e o **útero**, e órgãos que não são pélvicos, constituintes do **pudendo feminino** ou **vulva**.

□ **Comportamento do peritônio na cavidade pélvica:** no cadáver, examine detidamente a cavidade pélvica e acompanhe o peritônio refletindo-se sobre órgãos aí situados, de modo a formar pregas – como o **ligamento largo do útero** (Figura 13.2) e espaços – **escavações vesicouterina** e **retouterina** (Figura 11.5 do Capítulo 11 – Sistema Urinário). Uma observação feita também em hemipelve pode ajudá-lo a melhor compreender o assunto. Em que compartimentos o ligamento largo divide a cavidade pélvica? Aproveite para localizar as **tubas uterinas** e o **ligamento redondo do útero**, todos incluídos no ligamento largo e os **ovários**, fixados à face posterior desta ampla prega peritoneal (Figuras 13.1 e 13.3).

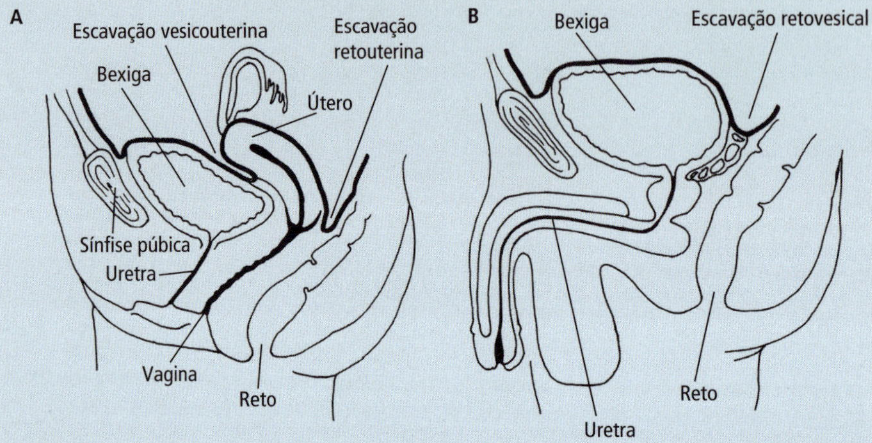

Figura 11.5 Comportamento do peritônio na cavidade pélvica feminina (**A**) e masculina (**B**).

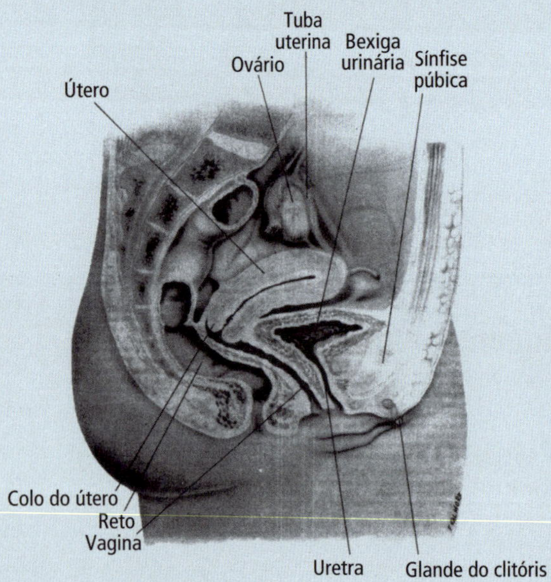

Figura 13.1 Órgãos do sistema genital feminino em corte sagital mediano.

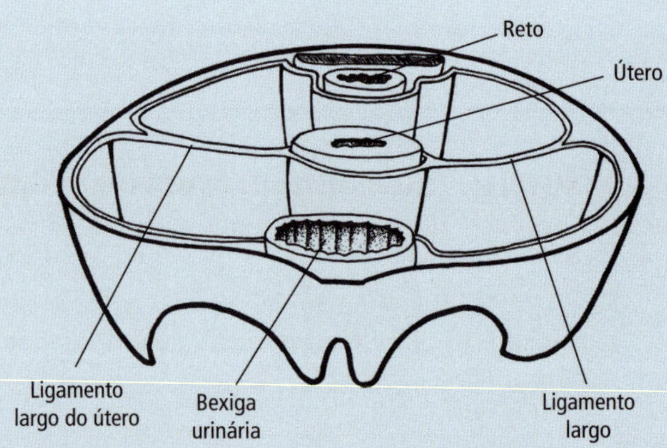

Figura 13.2 Comportamento do peritônio na cavidade pélvica feminina. Posição e relações do ligamento largo do útero. Corte transversal esquemático.

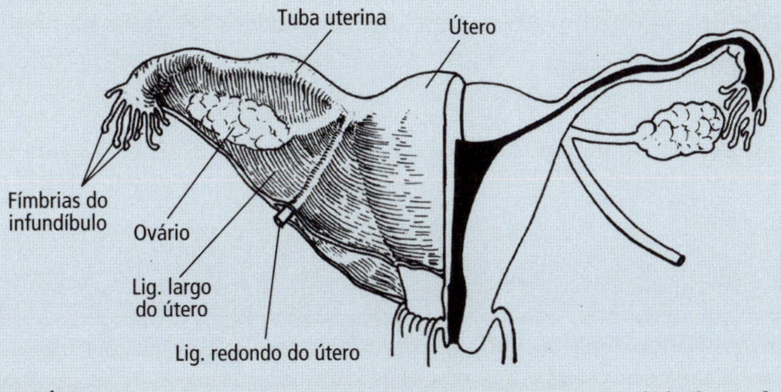

Figura 13.3 Órgãos genitais femininos internos vistos posteriormente. Do lado direito foi retirado o ligamento largo e foi feito um corte frontal para mostrar a luz do útero e da tuba uterina.

- ☐ **Ovários:** onde estão fixados? em qual compartimento da cavidade pélvica se projetam? No cadáver, suas características são diferentes daquelas do vivente por causa dos processos de fixação, e o próprio mesovário não é muito evidente. Quais as características dos ovários antes da primeira ovulação, após ovulações sucessivas e na velhice? Você será capaz de justificar porque o ovário não é revestido pelo peritônio? Você acha que a pílula anticoncepcional impede a ovulação ou a fecundação?
- ☐ **Tubas uterinas:** localize-as na borda superior do ligamento largo, onde estão incluídas. Identifique o **infundíbulo** e as **fímbrias**. Se a peça estiver em boas condições, será possível ver o diminuto **óstio abdominal da tuba**. Sendo a luz das tubas muito estreita, não será possível visualizar esta estreita passagem a não ser com o auxílio de técnicas especiais. Você sabe explicar a razão de dizer-se que a cavidade peritoneal é aberta no sexo feminino e **fechada** no sexo masculino? Normalmente, onde ocorre a fecundação? E o que é gravidez tubária?
- ☐ **Útero** (Figuras 13.1 e 13.3): volte a observar os ligamentos de fixação deste órgão. Note as relações do útero com as estruturas vizinhas: quais órgãos estão situados anterior e posteriormente a ele? Repare como em geral o útero está desviado para a direita ou para a esquerda. Numa hemipelve, onde o útero foi cortado sagitalmente, note como são espessas as paredes em relação à estreita **cavidade uterina** e veja como esta é contínua com a vagina. Identifique as partes do útero, não se preocupando, entretanto, com o **istmo**, difícil de distinguir-se nas peças fixadas. Repare que o cérvix faz projeção na vagina e nele identifique o **óstio do útero**. Como você definiria **canal do parto** – Que função desempenha o útero?
- ☐ **Vagina:** nas hemipelves, localize a vagina (Figura 13.1). Note como parte dela é pélvica e parte atravessa o assoalho pélvico. Observe novamente o cérvix do útero em sua parte superior. Verifique agora que a vagina faz um ângulo com o útero. Aproximadamente, de quantos graus é este ângulo? Veja importantes relações da vagina com estruturas vizinhas: a uretra é anterior e o reto posterior a ela. Onde se abre a vagina inferiormente? O que é o hímen? O hímen fecha completamente a abertura da vagina? Nas peças que você tem à sua disposição o hímen não é visto, mas você pode determinar com relativa precisão o local onde ele se situa. Faça isto. O que são **carúnculas himenais?**
- ☐ **Pudendo feminino ou vulva** (Figura 13.4): reconheça o **monte púbico**, os **lábios maiores** e os **lábios menores**. Ao nível da junção anterior dos lábios menores, procure localizar a **glande do clitóris**. Se você leu bem o texto, sabe o que é **vestíbulo da vagina**. Identifique-o, então, bem como as estruturas nele localizadas: **óstio externo da uretra** e **óstio da vagina**. Embora você não visualize em peças comuns as glândulas vestibulares maiores, procure ter uma ideia de sua situação e do local onde desembocam seus

ductos. O **clitóris** e o **bulbo do vestíbulo** não são vistos nas peças comuns que você tem em mãos – por quê? Mas podem ser vistos em preparações especiais na mesa neutra. Examine-os. Você é capaz de citar as funções das estruturas do pudendo feminino?

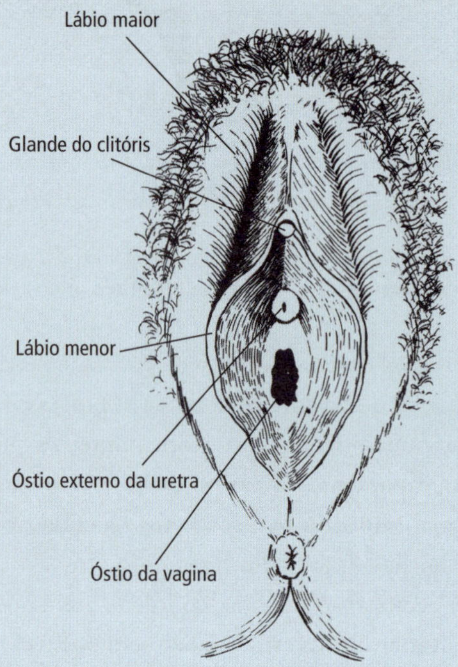

Figura 13.4 Órgãos genitais femininos externos (pudendo ou vulva).

- ☐ Tendo estudado os órgãos genitais femininos e suas funções e tendo identificado essas estruturas na prática, faça agora um exercício final: descreva o exato trajeto seguido pelos espermatozoides nesses órgãos, até o local da fecundação.
- ☐ **Mamas:** compare as peças de mama feminina (Figuras 13.6 e 13.7) com as de um ruminante, como a vaca. Neste animal, o tecido glandular é abundante, existindo pouco tecido adiposo; na proporção relativa, a mama feminina possui maior quantidade de tecido adiposo. Repare, na mama feminina, a **papila** e a **aréola**.

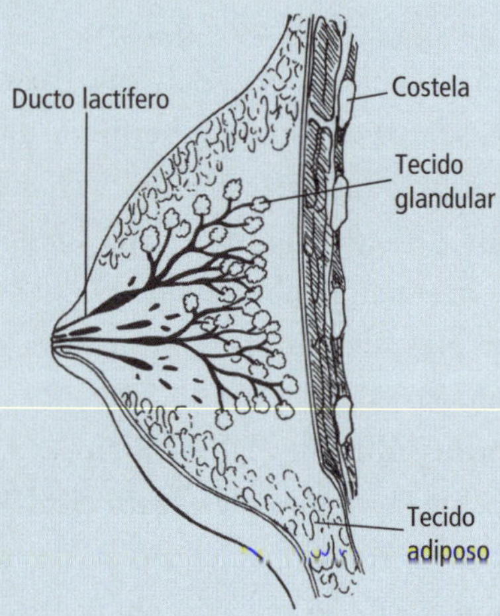

Figura 13.6 Mama em corte sagital.

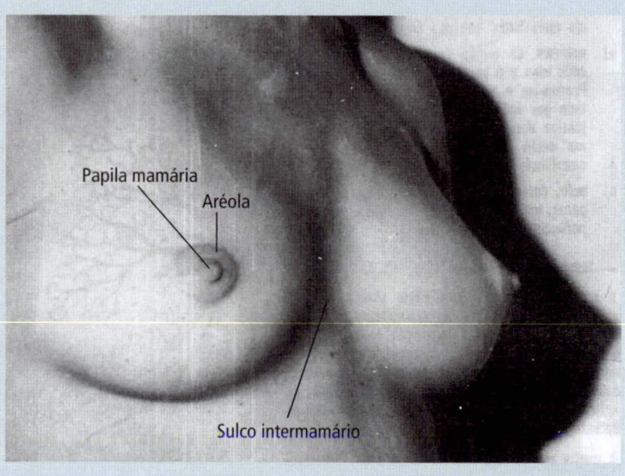

Figura 13.7 Fotografia de mamas.

☐ Para completar o seu estudo, examine os órgãos genitais da vaca. Repare como o útero apresenta **cornos** (Figura 13.8) e lembre-se que nos animais domésticos o corpo do útero é geralmente muito pequeno. Os cornos constituem a parte principal do útero e é neles que se desenvolve o embrião.

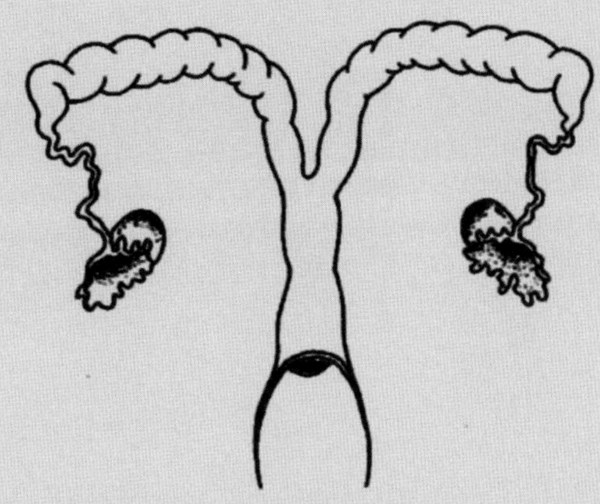

Figura 13.8 Órgãos genitais internos da vaca.

14 Sistema Endócrino

Objetivos específicos

Após o estudo deste capítulo o aluno deverá ser capaz de:

1. Conceituar sistema endócrino dos pontos de vista anatômico e funcional.
2. Citar a localização, a forma e os lobos da glândula tireoide.
3. Citar a localização das glândulas paratireoides, suprarrenais, pâncreas, hipófise, corpo pineal, ovário e testículo.
4. Identificar no cadáver ou em peças isoladas: glândulas tireoide, paratireoides, suprarrenais, pâncreas, hipófise, corpo pineal, ovário e testículo.
5. Identificar os lobos da glândula tireoide.

Conceito anatômico e funcional

As glândulas endócrinas, também chamadas "glândulas de secreção interna", estão representadas por órgãos localizados em diversas regiões do corpo. Por não terem ductos excretores, as glândulas endócrinas lançam seus produtos de secreção (**hormônios**) diretamente na corrente sanguínea. Esse fato, por um lado, atesta a relação fisiológica entre elas, mas, por outro lado, não há nenhuma conexão estrutural direta entre esses órgãos, como encontramos, por exemplo, entre os componentes dos sistemas digestório ou respiratório. Portanto, a rigor, não se poderia falar de um **sistema endócrino anatômico**, embora a expressão seja de uso corrente. Isso não exclui, todavia, o fato de cada glândula endócrina se desenvolver em íntima relação com um sistema orgânico específico, embora a falta de conexão anatômica entre elas seja obstáculo suficiente para tornar discutível o conceito de sistema endócrino, do ponto de vista anatômico. Por essa razão, a Nomenclatura Anatômica prefere não consignar a denominação "sistema endócrino", para registrar apenas **glândulas endócrinas**.

Os hormônios são os mensageiros químicos produzidos nas glândulas endócrinas cuja função, em última análise, é manter a homeostase, a manutenção de um meio interno sadio para fazer frente a um ambiente externo mutável e com variados graus de estresse. Houve um tempo em que se pensava que as glândulas endócrinas tivessem a exclusividade na secreção de hormônios. Mais recentemente, entretanto, foram identificados agrupamentos celulares e numerosas outras células disseminadas por todo o corpo capazes de secretar hormônios. Também se sabe, hoje, que há várias outras vias pelas quais um hormônio pode ser transportado até a estrutura que constitui o seu alvo, além do seu lançamento na corrente sanguínea pelas glândulas endócrinas.

Glândulas endócrinas

Embora existam vários hormônios secretados por um ou outro tipo celular, estão relacionadas a seguir apenas as principais estruturas que classificadas como glândulas endócrinas:

- glândula pineal;
- órgão subcomissural;
- glândula hipófise;
- glândula tireoide;
- glândulas paratireoides;
- timo;
- glândulas suprarrenais;
- ilhotas pancreáticas;
- ovários;
- testículos.

A Figura 14.1 mostra a localização topográfica de algumas das glândulas endócrinas.

Glândula pineal

É um órgão mediano, ímpar, que se localiza numa depressão entre os colículos superiores (Capítulo 5 – Sistema Nervoso), abaixo do esplênio do corpo caloso. No adulto, apresenta áreas calcificadas que permitem a sua visualização radiológica. Trata-se de um órgão neuroendócrino relacionado com a regulação de um biorritmo, o ritmo do sistema endócrino. Além disso, nos mamíferos, tem ação inibidora sobre as gônadas. A glândula pineal contém melatonina, sintetizada a partir da serotonina.

A compressão da região da **glândula pineal** – o **teto do mesencéfalo** – gera a **síndrome do mesencéfalo dorsal** (ou síndrome pré-tectal, ou síndrome de Parinaud), podendo ser causada por hidrocefalia, repercussões de acidentes vasculares cerebrais ou tumores. Entre a constelação de sintomas pertinentes, há principalmente **alterações do exame oftalmológico**, com anormalidades do movimento vertical dos olhos, alterações das capacidades de convergência e divergência, paralisia da fixação ocular para cima com retração das pálpebras (também chamado de **sinal do sol poente**), ptose bilateral, retração das pálpebras superiores, ***skew deviation*** e eventuais anormalidades da pupila.

Órgão subcomissural

É assim denominado por estar localizado abaixo da comissura posterior do cérebro. Sua secreção é lançada no líquido cerebrospinal. O órgão subcomissural interfere na homeostase hídrica e no equilíbrio salino, tendo sido considerado, inclusive, regulador da sede.

Glândula hipófise

É um corpo ovoide, cuja principal porção está situada na **fossa hipofisial** do osso esfenoide onde, geralmente, permanece no cadáver após a remoção do cérebro. Faz conexões com o **hipotálamo** e está ligada a ele por uma haste, o **infundíbulo**, que atravessa uma pequena abertura no diafragma da sela. O diafragma é uma lâmina da dura-máter que forma o teto da sela turca do osso esfenoide (Capítulo 5 – Sistema Nervoso).

Duas partes são identificadas na hipófise: a **adeno-hipófise** (lobo anterior); e a **neurohipófise** (lobo posterior) (Figura 14.2). A adeno-hipófise é côncava posteriormente (a neuro-hipófise se encaixa nessa concavidade) e compreende uma **parte distal**, que é a maior delas; uma **parte tuberal** e uma **parte intermédia**. A parte tuberal é uma extensão superior da parte intermédia ao longo do infundíbulo. A parte distal está localizada anteriormente à **fenda intraglandular**.

A situação particular da hipófise e suas relações são especialmente importantes sob o ponto de vista clínico. Tumores da hipófise não podem crescer nos sentidos anterior, posterior e inferior, já que a hipófise está situada numa caixa óssea. Assim, as suas relações superiores com o quiasma óptico e com os tratos ópticos tornam essas estruturas francamente vulneráveis na expansão dos tumores da hipófise que podem causar, com frequência, sintomas visuais.

A região da **hipófise** – também denominada **tituitária** – pode ser acometida por diversas patologias como adenomas (tumores benignos), tumores malignos e cistos. A expansão dessas massas para a região suprasselar gera, principalmente, **defeitos de campo visual**, sendo

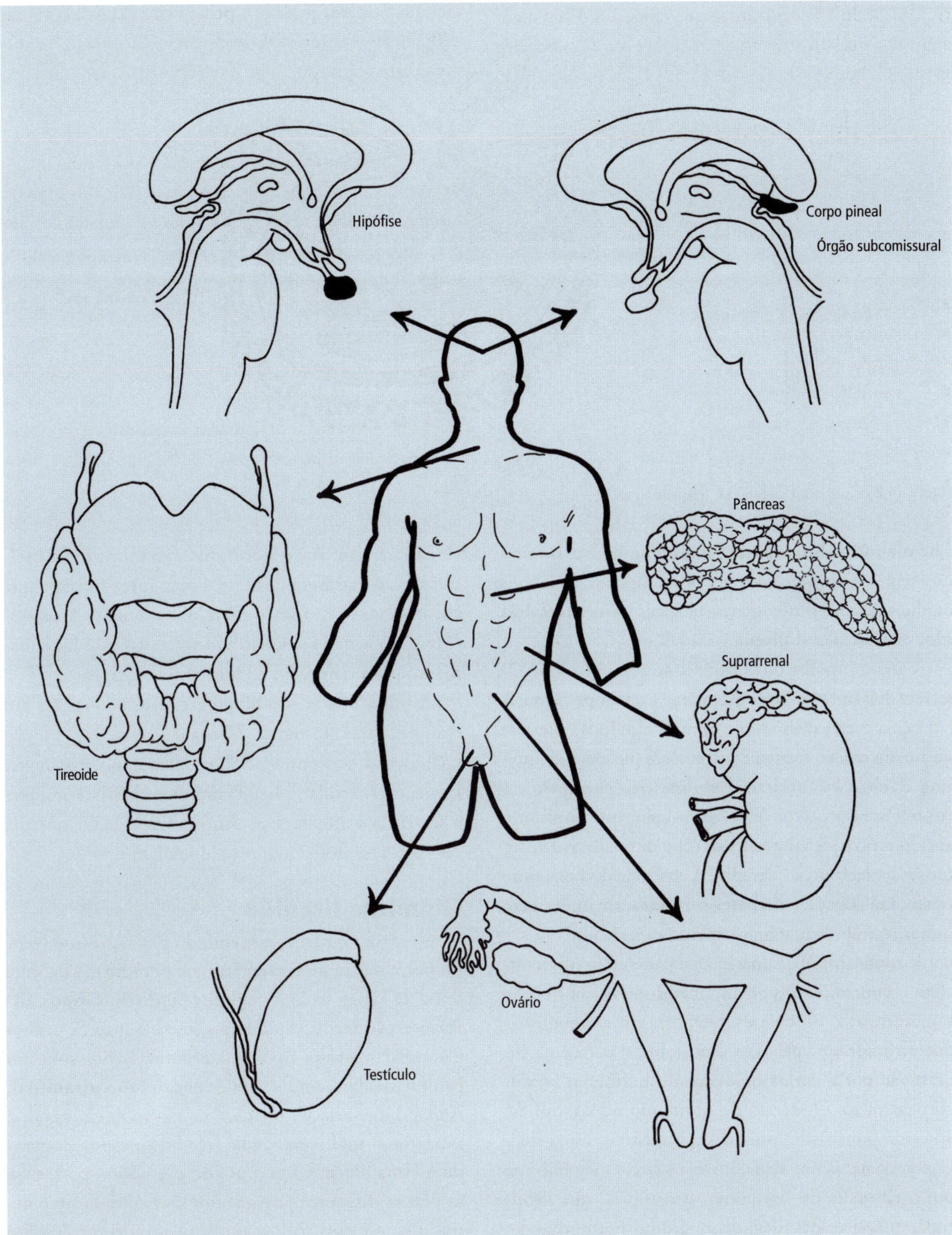

Figura 14.1 Algumas das glândulas endócrinas e suas localizações.

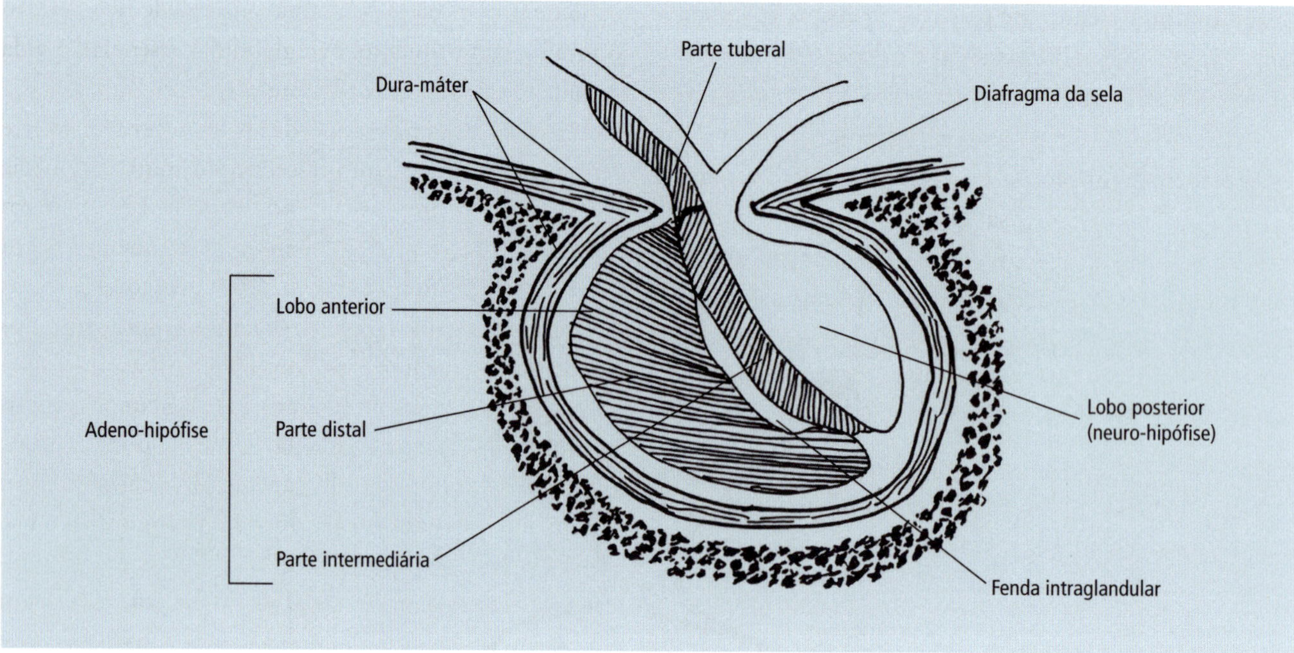

Figura 14.2 Arquitetura da hipófise (esquemático).

a **hemianopsia bitemporal** a mais comum. Nessa situação, tem-se uma perda dos campos temporais em ambos os olhos. Outros sintomas neurológicos incluem **cefaleia** (dor de cabeça) e **diplopia** (visão dupla).

A neuro-hipófise ou hormônio antidiurético (HAD) secreta dois hormônios: a **oxitocina**; e a **vasopressina**. A oxitocina exerce efeito sobre os músculos lisos, interfere na amamentação e causa contração da musculatura uterina. É, inclusive, utilizada em obstetrícia para provocar contrações do útero. A vasopressina é um hormônio antidiurético que atua sobre os túbulos renais, para promover na reabsorção da água. A ausência do hormônio causa uma doença, o **diabetes *insipidus***, em que o fluxo urinário se apresenta grandemente aumentado.

A adeno-hipófise (parte distal do lobo anterior) afeta o crescimento (por intermédio de seu hormônio somatotrófico, ou do crescimento), e o metabolismo dos carboidratos, pela sua ação sobre o córtex da suprarrenal por meio da produção do hormônio adenocorticotrófico. O excesso do hormônio somatotrófico, antes da puberdade, produz o gigantismo, e sua deficiência, o nanismo. Tem controle sobre o metabolismo por intermédio do hormônio tireotrópico, que regula a glândula tireoide. Além disso, produz hormônios gonadotróficos: um, o hormônio estimulante do folículo (HEF); e o outro, o hormônio luteinizante (HECI, hormônio estimulante das células intersticiais), que agem sobre os ovários e sobre os testículos. A adeno-hipófise estimula também a secreção das glândulas mamárias por intermédio do hormônio lactogênico.

A função da adeno-hipófise está relacionada a um complexo mecanismo de *feedback* envolvendo o hipotálamo e as concentrações dos hormônios no sangue. Em contrapartida, a neuro-hipófise apenas armazena e secreta a oxitocina e a vasopressina (HAD) que, na verdade, são produzidas pelo hipotálamo.

Glândula tireoide

Situa-se no plano mediano do pescoço, envolvendo parte da traqueia e da laringe. Tem forma de uma letra "H" (Figura 14.1), apresentando dois **lobos**, **direito** e **esquerdo**, unidos por uma ponte de tecido glandular, o **istmo**. Do istmo, eventualmente, sobe um prolongamento em forma de cone, o **lobo piramidal**. A glândula varia de forma e tamanho e, em geral, é um pouco maior nas mulheres do que nos homens da mesma idade. Com o uso do ultrassom, podem-se avaliar as dimensões e o volume da glândula tireoide, nódulos e cistos, o que é muito importante para o diagnóstico e o tratamento de eventuais patologias.

A **tireoide** é facilmente palpável ao exame físico em pacientes eutróficos. Para facilitar a palpação da tireoide, é comum pedir para o paciente engolir saliva, já que o movimento faz a tireoide se mover no pescoço.

A principal função da glândula tireoide é a regulação do metabolismo basal que envolve todas as partes do corpo, além de estar associada ao fenômeno do crescimento. As células da glândula tireoide captam o iodo na corrente sanguínea, onde ele está combinado com uma proteína, formando o iodeto de proteína. Esse iodeto é armazenado no coloide dos folículos como tireoglobulina. Durante a secreção, as enzimas proteolíticas fracionam a tireoglobulina armazenada, liberando os hormônios T3 e T4 (tiroxina). Ambos penetram novamente nas células, dirige-se à sua extremidade oposta, sendo liberados na corrente sanguínea. Esse processo é estimulado pelo hormônio tireotrófico secretado pela adeno-hipófise.

As alterações da secreção de hormônios pela glândula tireoide podem produzir diversos estados patológicos, de hipertireoidismo ou hipotireoidismo, gerando doenças de gravidade variável e que, eventualmente, podem necessitar de abordagem cirúrgica. A cirurgia também se faz necessária em casos de câncer, que não são incomuns. A tireoide pode ser ressecada parcial ou completamente e, no segundo caso, faz-se necessária a suplementação do hormônio tireoidiano pelo paciente para o resto da vida, que é feita por via oral. Na cirurgia, é preciso de cuidado na ligadura da artéria tireoidea inferior, em virtude da proximidade com o nervo laríngeo recorrente, cuja lesão pode causar desde uma rouquidão no paciente até paralisia completa das pregas vocais com insuficiência respiratória caso seja bilateral.

Em casos de **bócio** em que a tireoide está claramente aumentada, ela pode se estender para a região do tórax e causar um **bócio mergulhante**, que pode aparecer como uma massa mediastinal à radiografia de tórax e, eventualmente, causar sintomas compressivos na região.

Glândulas paratireoides

Estão situadas, geralmente, na metade medial da face posterior de cada lobo da glândula tireoide. Seu número varia de dois a seis e cada uma delas mede no máximo 6 mm de comprimento. São glândulas essenciais à vida porque regulam o metabolismo do cálcio.

As **glândulas paratireoides** podem ser facilmente lesionadas ou até mesmo ressecadas durante a cirurgia de remoção da tireoide (tireoidectomia). Elas também podem sofrer de patologias intrínsecas que impeçam seu funcionamento adequado. Quando acometidas, as paratireoides causam um desbalanço importante dos níveis de cálcio no organismo, gerando a hipocalcemia, que se apresenta de maneira aguda com sintomas neurológicos típicos: a **tetania**. A tetania pode ser leve, com dormência perioral, parestesias e câimbras; ou severa, com espasmo carpopedal, laringoespasmo e até mesmo convulsões. Dois sinais clássicos que remetem à tetania são o **sinal de Trosseau**, que é um espasmo carpal induzido; e o **sinal de Chvostek**, que é a contração dos músculos da mímica da face após estímulo do nervo facial anterior ao pavilhão auricular do mesmo lado.

Timo

Trata-se de um órgão linfoide, bilateralmente simétrico, bem desenvolvido até a adolescência, mas, no adulto, fica reduzido a uma massa fibroadiposa, de tecido conectivo amplamente infiltrado por tecido adiposo. Na infância, ele pode ser identificado radiologicamente no mediastino superior, sendo um órgão ativo na linfocitogênese e nas funções de imunidade durante esse período. Ele é a sede de formação dos linfócitos T, cuja maturação é regulada por hormônios, como a timopoetina e a timosina, produzidos pelas células epiteliais tímicas. Alguns autores, entretanto, não consideram o timo uma glândula endócrina.

O timo pode eventualmente ser fonte de patologias tumorais, sendo um dos diagnósticos diferenciais de massas do mediastino anterior.

Glândulas suprarrenais

São bilaterais e estão localizadas sobre a parte medial do polo superior dos rins onde podem ser facilmente visualizadas. Sua porção central é a **medula**, correspondente a 90% da massa glandular, e a periférica é o **córtex**, que corresponde a 10%.

Do ponto de vista funcional, o córtex da glândula suprarrenal secreta hormônios esteroides, derivados do colesterol, como o cortisol, a corticosterona (glicocorticoides), a aldosterona (mineralocorticoide), além de esteroides sexuais, como a androstenediona. Os glicocorticoides têm uma função ampla no organismo, sobre o metabolismo de glicídios, proteínas e lipídios, assim como agem na resposta inflamatória e nas reações de imunidade. A aldosterona regula o equilíbrio hídrico e eletrolítico do corpo e é o principal hormônio mineralocorticoide. Os hormônios mineralocorticoides são influenciados pelo teor de angiotensina II no sangue, a qual, por sua vez, é regulada pelas células justaglomerulares do rim, sensíveis às variações de volemia e à pressão sanguínea.

A medula das glândulas suprarrenais faz parte do contingente cromafínico do corpo e, assim, secreta as catecolaminas, noradrenalina e adrenalina. Assemelha-se, funcionalmente, à parte simpática da divisão autônoma do sistema nervoso (SN). É essa estrutura que, em momentos de estresse, secreta adrenalina e noradrenalina, lançando-as na corrente sanguínea.

O córtex suprarrenal está sob o controle parcial da adeno-hipófise. A remoção da hipófise não prejudica a parte da glândula suprarrenal que controla o equilíbrio eletrolítico, mas afeta definitivamente a parte que controla o metabolismo dos glicídios.

Ilhotas pancreáticas

O pâncreas é uma glândula mista e sua porção exócrina foi mencionada no Capítulo 10 – Sistema Digestório. A parte endócrina corresponde às **ilhotas pancreáticas** (de Langerhans), microscópicas, disseminadas na porção exócrina. Os lóbulos pancreáticos apresentam uma alta percentagem de células que secretam enzimas para a digestão e que os armazenam como grânulos de zimogênio, e pequena percentagem de células dos ductos intralobulares. O tecido endócrino, representado pelas ilhotas pancreáticas, participa dos lóbulos. Essas ilhotas acham-se disseminadas pelo pâncreas e são constituídas por quatro tipos de células: **alfa**; **beta**; **delta**; e **PP**. As células alfa produzem o glucagon, que aumenta o nível da glicose sanguínea. As células beta produzem insulina, essencial para uma adequada utilização de glicídios. A falta de insulina acarreta uma utilização incompleta de glicídios, resultando em um elevado nível de glicose no sangue e no aparecimento de glicose na urina (**glicosúria**). As células delta secretam a somatostatina cuja função está relacionada ao controle de outros hormônios, como a insulina e o hormônio do crescimento. Finalmente, as células PP (ou células F) são responsáveis pela secreção de peptídeos pancreáticos que parecem estimular o apetite e estão, ainda, envolvidos com as ações da insulina e da somatostatina.

Ovários

O ovário está descrito, com detalhes, no Capítulo 13 – Sistema Genital Feminino. Aqui, é suficiente dizer que os ovários, a partir da puberdade, estão sob a influência dos hormônios gonadotróficos da hipófise, produzindo estrogênio e progesterona. Esses hormônios desenvolvem o endométrio uterino até um estágio apropriado para receber o ovo em desenvolvimento. Além disso, influenciam também outras estruturas do organismo, como a hipófise, provavelmente por intermédio do hipotálamo, e as mamas. Sua ação também se faz sentir no desenvolvimento de células sanguíneas e dos caracteres sexuais secundários gerais, como a forma do corpo, a voz e a distribuição de pelos.

Testículos

O testículo foi descrito no Capítulo 12 – Sistema Genital Masculino. Trata-se de um órgão par, contidos no escroto. São as gônadas masculinas, como os ovários são as gônadas femininas. Além de produzir espermatozoides, o testículo produz a testosterona, um hormônio que atua sobre órgãos genitais acessórios (próstata, glândulas seminais e bulbouretrais) e tem um efeito sobre os caracteres sexuais secundários masculinos: crescimento de pelos púbicos, axilares e faciais; aumento da laringe (o que produz alteração no timbre da voz) e dos seios paranasais; e crescimento do esqueleto. A secreção da testosterona está sob controle do hormônio luteinizante (hormônio estimulante das células interesticiais) produzido pela hipófise.

Roteiro para aula prática de glândulas endócrinas

- ☐ As glândulas endócrinas são estudadas com pormenores na Histologia Especial e na Fisiologia Básica. Em um curso introdutório de Anatomia, entretanto, poucas informações morfológicas são realmente essenciais para aquele estudo. Elas se restringem à identificação das glândulas ***in situ*** e ao reconhecimento de suas características.
- ☐ Observe a região cervical do cadáver onde a **glândula tireoide** foi dissecada. Observe sua topografia, abraçando parcialmente a traqueia e a laringe. Identifique os **lobos direito** e **esquerdo** e o **istmo.**
- ☐ Em peças isoladas, identifique as glândulas **paratireoides**, situadas posteriormente à glândula tireoide.
- ☐ No Capítulo 5 – Sistema Nervoso, foi dito que a **hipófise**, geralmente, não se apresenta nas peças do sistema nervoso central (SNC), pois quando se retira o encéfalo do crânio rompe-se a haste que a prende a outras partes do hipotálamo. Por essa razão, para visualizar essa importante glândula endócrina, examine uma hemicabeça. (*)
- ☐ Em peças especialmente preparadas, identifique o **corpo pineal** situado no diencéfalo (mais precisamente no epitálamo, uma das partes do diencéfalo).
- ☐ Identifique no cadáver a **glândula suprarrenal**, situada sobre o polo superior do rim.
- ☐ O pâncreas já foi estudado no Capítulo 10 – Sistema Digestório.

(*) A hipófise ocupa a fossa hipofisal da sela túrcica do osso esfenoide, recoberta por uma prega da dura-máter denominada diafragma da sela. Essa prega é atravessada pela haste que une a hipófise a outras partes do hipotálamo. Nessas condições, a glândula fica "enclausurada" na sela túrcica, o que explica o rompimento da haste quando se retira o encéfalo do crânio.

15 Sistema Sensorial

Objetivos específicos

Após o estudo deste capítulo o aluno deverá ser capaz de:

1. Conceituar funcionalmente o sistema sensorial.
2. Definir as túnicas do bulbo ocular.
3. Definir e citar a função da córnea e da esclera.
4. Citar os componentes da túnica média.
5. Definir corpo ciliar e ligamento suspensor da lente.
6. Citar a função do músculo ciliar.
7. Definir a íris e citar sua função.
8. Definir retina e citar sua função.
9. Definir ora serrata, ponto cego, disco do nervo óptico e mácula da retina.
10. Descrever as câmaras do bulbo ocular e seus respectivos conteúdos.
11. Definir os meios dióptricos do olho.
12. Citar a localização da lente.
13. Citar os músculos extrínsecos do olho e a função principal de cada um deles.
14. Citar a localização e função dos órgãos anexos do olho.
15. Definir o órgão vestibulococlear e citar as suas partes.
16. Definir as partes do ouvido externo e citar suas funções.
17. Definir membrana do tímpano.
18. Definir ouvido médio e descrever seu conteúdo e capaz de: comunicações.
19. Definir tuba auditiva e citar sua função.
20. Descrever o ouvido interno e suas partes componentes com respectivas funções.
21. Citar o trajeto do estímulo sonoro até o local de interpretação do mesmo.
22. Explicar a correlação entre movimentos da cabeça e equilíbrio.
23. Identificar em modelo: túnicas do bulbo ocular, esclera, córnea, corpo ciliar, íris, pupila, processos ciliares, **ora serrata**, mácula, disco do nervo óptico, câmaras anterior e posterior do olho e nervo óptico.

24. Identificar em olho de bovino: pupila, íris, corpo ciliar, processos ciliares e a retina.
25. Identificar em peças preparadas: glândula lacrimal, canalículos lacrimais, saco lacrimal e ducto nasolacrimal.
26. Identificar em peças preparadas os músculos extrínsecos do olho.
27. Identificar em modelo: pavilhão, meato acústico externo, membrana do tímpano, ossículos do ouvido, janela do vestíbulo, janela da cóclea, tuba auditiva, cóclea, canais semicirculares, sáculo e utrículo.
28. Identificar em hemicabeça o óstio faríngico da tuba auditiva.
29. Identificar em peças preparadas o ouvido externo, médio e interno e as estruturas neles contidas.

Conceito

Para que o sistema nervoso (SN) possa exercer suas funções de integração e coordenação, comandando contínuos ajustes necessários para o perfeito funcionamento do organismo, é preciso que cheguem até ele informações provenientes dos meios interno e externo. Esses estímulos são captados por órgãos específicos, denominados **sensoriais** que, no seu conjunto, constituem o **sistema sensorial**. O elemento primário de qualquer órgão sensorial é o **receptor** que pode ser único ou consistir de um agregado de unidades. Assim, no Capítulo 5 – Sistema Nervoso, foram mencionados os órgãos relacionados com a sensibilidade geral (**exteroceptiva**, **interoceptiva** e **proprioceptiva**) e, nos Capítulos 9 – Sistema Respiratório e 10 – Sistema Digestório, foram feitas referências, respectivamente, aos órgãos sensoriais relacionados de forma direta com a **olfação** e **a gustação**. Na extremidade cefálica, entretanto, desenvolvem-se órgãos sensoriais altamente complexos, encarregados de captar o estímulo luminoso e o sonoro: são os **órgãos da visão** e **vestibulococlear**. Este capítulo diz respeito, particularmente, à anatomia desses órgãos sensoriais. A Nomenclatura Anatômica prefere registrar a denominação **órgãos dos sentidos**, preterindo a denominação **sistema sensorial**, que está sendo usada porque consagrada pelo uso.

Sensibilidade geral

Os estímulos provenientes do meio externo são captados por **receptores exteroceptivos**.

Os estímulos ambientais, exteroceptivos, são determinados por agentes químicos ou físicos do meio externo ao indivíduo, como calor, frio, luz, cor, som, odor, gosto, estímulos mecânicos e dor.

Estímulos originados no meio interno, ou seja, das vísceras ou das serosas viscerais ativam **receptores interoceptivos**. Os proprioceptores captam estímulos mecânicos oriundos do sistema locomotor e incluem, ainda, o órgão vestibular da orelha interna. Na prática, a sensibilidade pode ser superficial ou profunda. A superficial envolve o tato, a temperatura, a dor e a capacidade de discriminação entre dois pontos, já a profunda diz respeito à percepção do sentido de posição dos músculos e articulações (propriocepção), da dor muscular profunda e da sensibilidade à vibração. Existe também uma sensibilidade combinada, isto é, superficial e profunda, que envolve a **estereognosia**, ou seja, a capacidade de identificar a forma tridimensional ou espacial e a natureza de objetos familiares pelo sentido do tato. Essa sensibilidade táctil, de acordo com o neurônio utilizado para captar o estímulo, pode ser **epicrítica**, que é a percepção do tato fino ou discriminativo, a discriminação de dois pontos e a **sensibilidade protopática** envolvendo o tato grosseiro. De forma mais genérica, a sensibilidade cutânea pode ser associada a funções com variados graus de discriminação. A sensibilidade mais fina (tato fino, estereognosia e sensibilidade vibratória) segue por vias nervosas centrais distintas das vias nervosas centrais que conduzem sensações menos discriminativas (dor, temperatura, tato protopático). Quando se consideram os princípios que regem a lesão e a regeneração de nervos, a sensibilidade epicrítica, uma vez perdida, leva de 1 a 2 anos para voltar, e, mesmo assim, não volta completamente. Já a sensibilidade protopática volta muito mais rapidamente, em cerca de 2 meses.

Órgão olfatório

Como foi mencionado no capítulo referente ao sistema respiratório, o órgão olfatório está situado na **parte olfatória da túnica mucosa da cavidade nasal**, ou seja, na parte superior da parede lateral e do septo nasal. Essa área é denominada **região olfatória**. Nela, encontram-se as células olfatórias, neurônios bipolares, cujos prolongamentos periféricos alcançam a superfície do epitélio, constituindo, assim, as **vesículas olfatórias**. Os prolongamentos proximais das células olfatórias são finos filamentos axonais que se unem para formar feixes nervosos, os quais, por sua vez, atravessam a lâmina cribriforme do osso etmoide para fazer conexões com o **bulbo olfatório** do **nervo olfatório**, com a retransmissão subsequente de impulsos para os centros olfatórios no cérebro.

Órgão da visão

Descrição do órgão da visão:

a) O **olho** e os **órgãos acessórios**, ou anexos, que serão descritos separadamente.
b) As **vias ópticas** (Capítulo 5 – Sistema Nervoso).
c) Os **centros ópticos encefálicos** (Capítulo 5 – Sistema Nervoso).

Olho: o bulbo do olho

Está localizado na órbita e funciona como uma máquina fotográfica, isto é, dotado de um sistema de lentes que fazem convergir os raios luminosos para os fotorreceptores (Figura 15.1). Para que isso aconteça, o bulbo do olho apresenta mecanismos capazes de regular a quantidade de raios luminosos: **constrição** e **dilatação da pupila**; **refração da córnea**; **a lente**; o **mecanismo de acomodação**; e os **humores aquoso** e **vítreo**. O olho, pois, é um órgão par, esferoide, contido na cavidade da órbita, unido posteriormente à extremidade distal do 1º nervo craniano, o **nervo óptico**, e circundado por

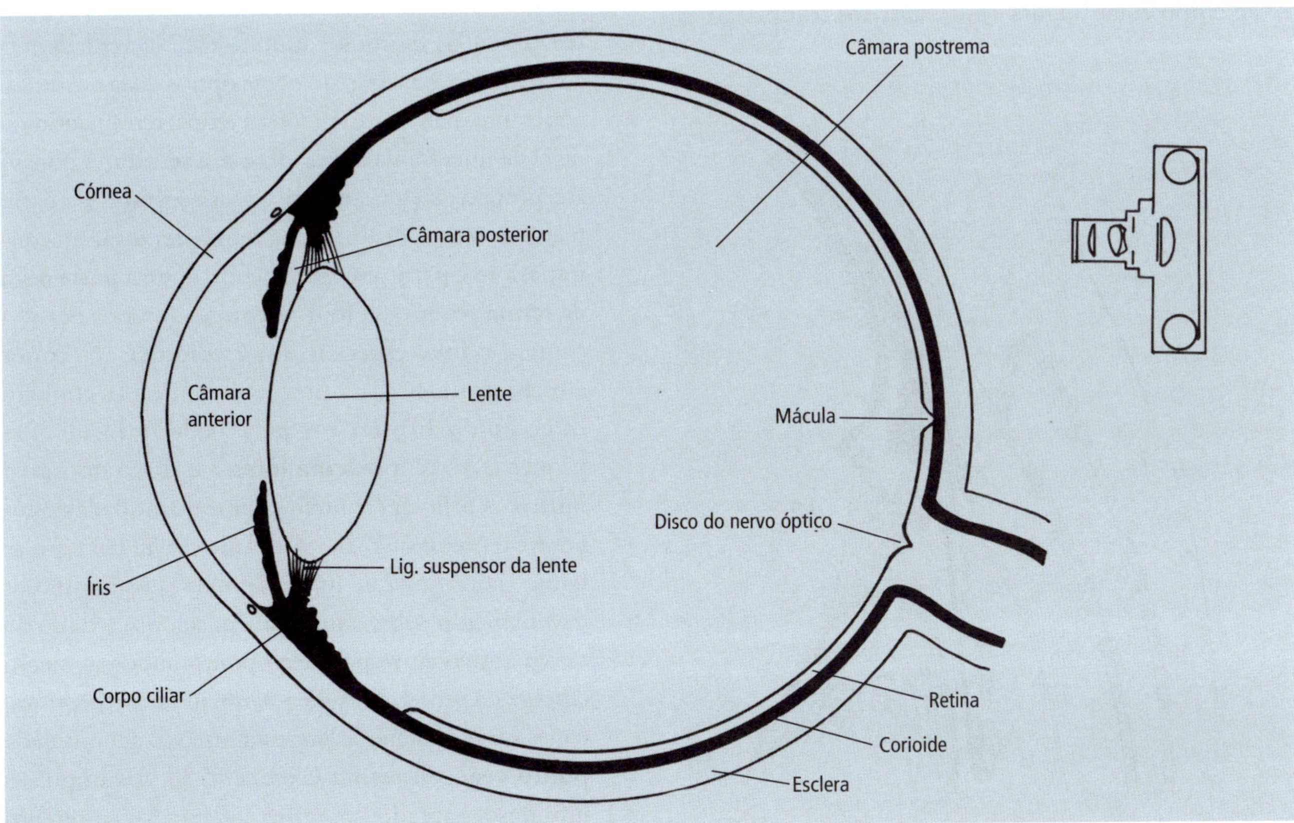

Figura 15.1 Corte transversal do olho. A corioide aparece em preto.

considerável quantidade de gordura. Sua parede apresenta três túnicas concêntricas (Figura 15.1):

a) **Túnica fibrosa:** a mais extensa, compreende a **esclera** e a **córnea**. Essa última é a parte anterior, transparente, da túnica fibrosa do bulbo do olho, e funciona como meio dióptrico, isto é, como meio de refração para os raios luminosos. A esclera é a parte opaca, posterior, da túnica fibrosa, servindo como meio de proteção e para a inserção de tendões dos músculos extrínsecos do olho. Tem uma coloração esbranquiçada e pode ser vista através da conjuntiva, como o "branco do olho".
b) **Túnica vascular:** corresponde à túnica média e contém numerosos vasos. Compreende três partes: **corioide**, **corpo ciliar** e **íris**. A corioide é posterior, de coloração marrom, e forra a maior parte da esclera. O corpo ciliar é um espessamento da túnica vascular e une a corioide com a íris. Apresenta uma série de elevações em sua superfície interna, os **processos ciliares**, nos quais se prendem fibras da **zônula ciliar** que se estendem até a periferia da **lente** (que era denominada "cristalino"). A lente está, portanto, presa ao corpo ciliar (Figura 15.2). Um dos componentes mais importantes do corpo ciliar é o **músculo ciliar** (músculo liso): quando se contrai, o corpo ciliar é deslocado anteriormente e isso diminui a tensão das fibras da zona ciliar. Nessas condições, a parte central da lente torna-se mais curva, aumentando o seu poder de refração e permitindo o foco para objetos mais próximos, fenômeno denominado **mecanismo de acomodação**. A **íris** é um diafragma circular, pigmentado, situado anteriormente à lente e apresentando uma abertura central, a **pupila**. O diâmetro da pupila varia com a quantidade de raios luminosos: à luz intensa, ela se fecha, dilatando-se quando há pouca luminosidade. Para isso, a íris apresenta um **músculo dilatador da pupila** e um **músculo esfíncter da pupila**.

   Ao exame físico ocular, examinar a **pupila** é de extrema importância, pois pode demonstrar disfunção dos músculos dilatador da pupila e esfíncter da pupila, podendo refletir disfunção nervosa decorrente de uma patologia de base (p. ex., tumor intracraniano, aneurisma cerebral, neuropatia diabética etc.).
c) **Túnica interna:** também denominada **retina** e apresenta uma estrutura microscópica complexa para poder captar os estímulos luminosos. Na verdade, ela contém uma expansão do nervo óptico. Essa estrutura, entretanto, não existe em toda a retina, terminando no nível de uma franja denteada, a **ora serrata**. A porção receptora da retina, posterior à **ora serrata**, é a parte maior da retina, denominada **retina nervosa**, em contraposição à parte anterior, menor, que é a **parte cega da retina** por não ter fotorreceptores. A retina nervosa contém células especiais, fotorreceptoras, os **cones** e os **bastonetes**. Essa porção é conhecida também como **fundo do olho**, em que se pode distinguir duas pequenas áreas, a **mácula lútea** e o **disco do nervo óptico**. A primeira contém grande quantidade de cones e é o ponto de maior acuidade visual. Para que se tenha visão nítida de um objeto, os raios luminosos devem incidir sobre a mácula. Por sua vez, o disco do nervo óptico corresponde ao ponto onde esse nervo emerge da retina. Essa área não tem fotorreceptores, cones ou bastonetes e, por essa razão, é denominada **ponto cego da retina** (Figura 15.1). Os impulsos luminosos captados na retina são levados ao cérebro pelo nervo óptico e as vias ópticas.

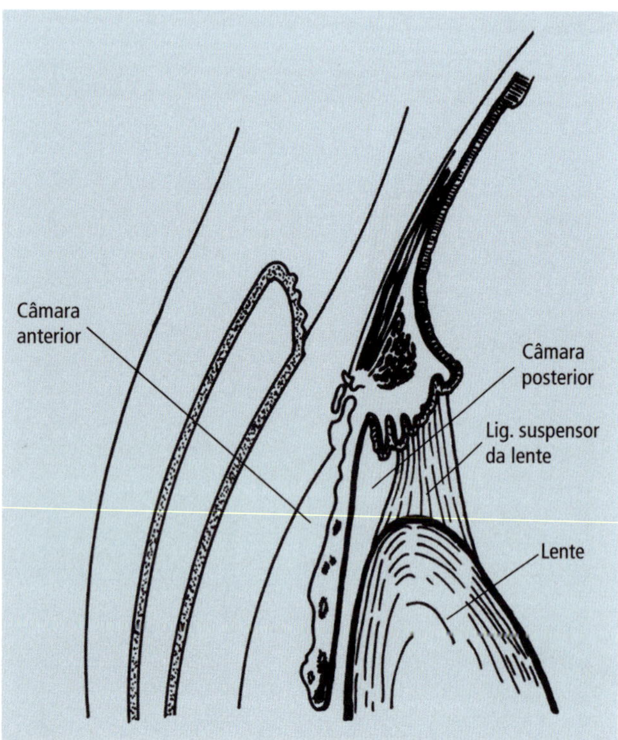

Figura 15.2 Corte sagital do olho (detalhe).

Em um paciente com **hipertireoidismo**, podemos observar a **exoftalmia**, também denominada "proptose ocular", na qual os olhos ficam mais salientes do que o normal.

Meios dióptricos do olho

O aparelho dióptrico ou refrativo do olho é constituído por órgãos pelos quais os raios luminosos passam sucessivamente, compreendendo a **córnea**, já descrita, o **humor aquoso**, a **lente** e o **corpo vítreo**. O humor aquoso tem uma composição aproximadamente semelhante à do plasma sem proteínas e, provavelmente, é formado pelos processos ciliares. Preenche as **câmaras anterior** e **posterior do olho**. A câmara anterior é o espaço situado entre a córnea e a íris, e a posterior, que se comunica com a câmara anterior através da pupila, é aquela que se localiza entre a íris, anteriormente, e a lente e zona ciliar, posteriormente (Figuras 15.1 e 15.2). A **lente** é uma estrutura biconvexa, transparente, capaz de produzir a refração de raios luminosos. Está situada posteriormente à íris e fixada aos processos ciliares pela zona ciliar. Sua convexidade, como foi visto, pode aumentar ou diminuir no mecanismo da acomodação, permitindo a visão de objetos mais próximos ou mais distantes. Finalmente, o corpo vítreo é uma substância gelatinosa, transparente, que ocupa os quatro quintos posteriores do olho, posteriormente à lente, espaço denominado **câmara postrema** (Figura 15.1).

Em um paciente com **catarata**, podemos observar a opacificação da lente ocular (**cristalino**).

Algumas considerações funcionais

Na corioide da maioria dos mamíferos, uma membrana iridescente, o **tapetum**, pode ser visto através da retina. Essa membrana é responsável pelo reflexo verde ou azulado, visto nos olhos de muitos mamíferos, como no gato. O eixo óptico do olho é a linha do eixo interno do bulbo do olho que, do vértice da córnea, passa pelo centro da pupila e termina na retina. Num olho normal e em repouso, o comprimento do eixo óptico e o poder de refração do dispositivo dióptrico devem ser tais que um objeto, colocado a uma distância infinita, projete a sua imagem, nitidamente, na retina. Nessas condições, o olho é considerado **emétrope**. Se não houver, no olho em repouso, uma correlação exata entre o poder de refração e o comprimento do eixo óptico, o olho é considerado **ametrópico**, isto é, o estado refrativo dos olhos é denominado **ametropia**. As ametropias mais frequentes são aquelas resultantes de um comprimento maior ou menor do eixo óptico – **miopia** e **hipermetropia**, respectivamente (Figura 15.3). Se o comprimento do eixo óptico for maior que o normal, o objeto projeta sua imagem aquém (na frente) da retina, e o olho é míope; se, no entanto, o comprimento do eixo óptico for menor do que o normal, o objeto projeta sua imagem além da retina, e o olho é hipermétrope. O uso de lentes adicionais (óculos) faz o foco incidir sobre a retina.

Anexos do olho

Os anexos do olho incluem **elementos de proteção** e **músculos motores**, denominados **extrínsecos do olho**.

Elementos de proteção

Compreendem os **supercílios**, os **cílios**, as **pálpebras** e a **glândula lacrimal**. Os supercílios impedem que o suor, escorrendo pela fronte, atinja o olho. Os cílios, implantados na margem livre das pálpebras, protegem o olho contra a penetração de partículas de

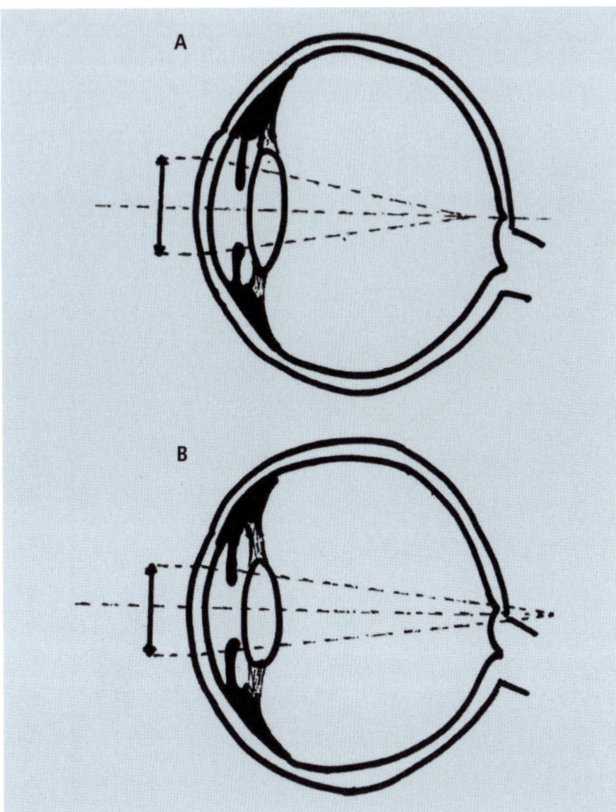

Figura 15.3 Em **A**, miopia. Em **B**, hipermetropia.

poeira. As pálpebras apresentam na sua superfície interna uma membrana rósea, muito delgada, denominada **conjuntiva**, que reveste também a porção anterior do bulbo ocular, com exceção da córnea. Quando as pálpebras estão fechadas, forma-se um espaço entre elas e o bulbo do olho, o **saco da conjuntiva**. A **glândula lacrimal** (Figura 15.4) está situada no ângulo lateral e superior da órbita e seus ductos se abrem na porção superior do saco da conjuntiva. A secreção lacrimal (lágrimas) umedece constantemente o olho, impedindo o ressecamento da córnea e, nesse processo, o movimento das pálpebras (piscar) é um auxiliar valioso. Como as lágrimas são produzidas continuamente, faz-se necessária a existência de um sistema de drenagem. Este está constituído, em cada olho, por dois **canalículos lacrimais** que se iniciam no ângulo medial do olho e desembocam, depois de curto trajeto, no **saco lacrimal**. O saco lacrimal, por sua vez, é continuado pelo **ducto lacrimonasal** que se abre no meato inferior da cavidade nasal (Figura 15.4).

Músculos extrínsecos do olho

As Figuras 15.5 e 15.6 ilustram, de maneira esquemática, os músculos extrínsecos do olho. São sete, dos quais seis estão fixados na esclera e um levanta a pálpebra superior (**músculo levantador da pálpebra superior**). Os músculos motores do olho compreendem os **músculos retos superior**, **inferior**, **medial** e **lateral**, e os **músculos oblíquos superior** e **inferior**. Com exceção dos retos lateral e medial, que são puramente **abdutores** e **adutores** do olho, respectivamente, as ações dos outros quatro músculos são complexas e não podem ser expressas simplesmente como um abaixamento (reto inferior) ou elevação (reto superior) do olho. Na verdade, dependendo da posição do olho, isto é, se aduzido, abduzido ou em posição primária, as ações dos músculos retos (superior e inferior) e dos oblíquos (superior e inferior) variam.

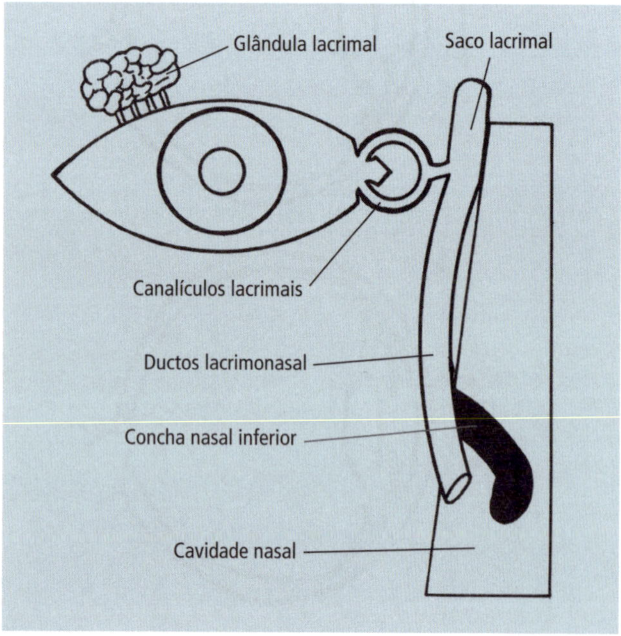

Figura 15.4 Vias lacrimais (esquemático).

Órgão da audição e do equilíbrio

Os órgãos responsáveis pela audição e pelo equilíbrio diferem morfológica e funcionalmente. É certo que, na escala filogenética, a função do equilíbrio precedeu a da audição, mas os órgãos responsáveis por aquelas funções acabaram ocupando o mesmo espaço, o **labirinto** da orelha interna. Por essa razão, são estudados em conjunto. Trata-se, portanto, de descrever aqui, não só órgãos capazes de perceber estímulos sonoros, mas também aqueles sensíveis aos estímulos provocados por alterações da posição da cabeça no espaço. Desse modo, o que se denomina **órgão estatoacústico**, ou órgão **vestibulococlear**, é o órgão não só da audição, mas também do equilíbrio, e compreende três partes: **orelha externa**; **média**; e **interna** (Figura 15.7). As orelhas externa e média estão envolvidas, exclusivamente, com a função auditiva. Em contrapartida, na orelha interna, encontramos os dois órgãos: da audição; e do equilíbrio.

Orelha externa (Figura 15.7)

Compreende a **orelha** e o **meato acústico externo**, canal que se estende até a **membrana timpânica**. A orelha, dobra cutânea em forma de concha, suportada por esqueleto cartilaginoso incompleto, prolonga-se com o meato acústico externo. Esse canal, cartilaginoso no terço lateral e ósseo nos dois terços mediais, é revestido internamente por pele, rica em glândulas ceruminosas.

As ondas sonoras captadas pela concha da orelha seguem pelo meato acústico externo até a **membrana timpânica**, lâmina conjuntiva flexível situada entre a orelha externa e a orelha média.

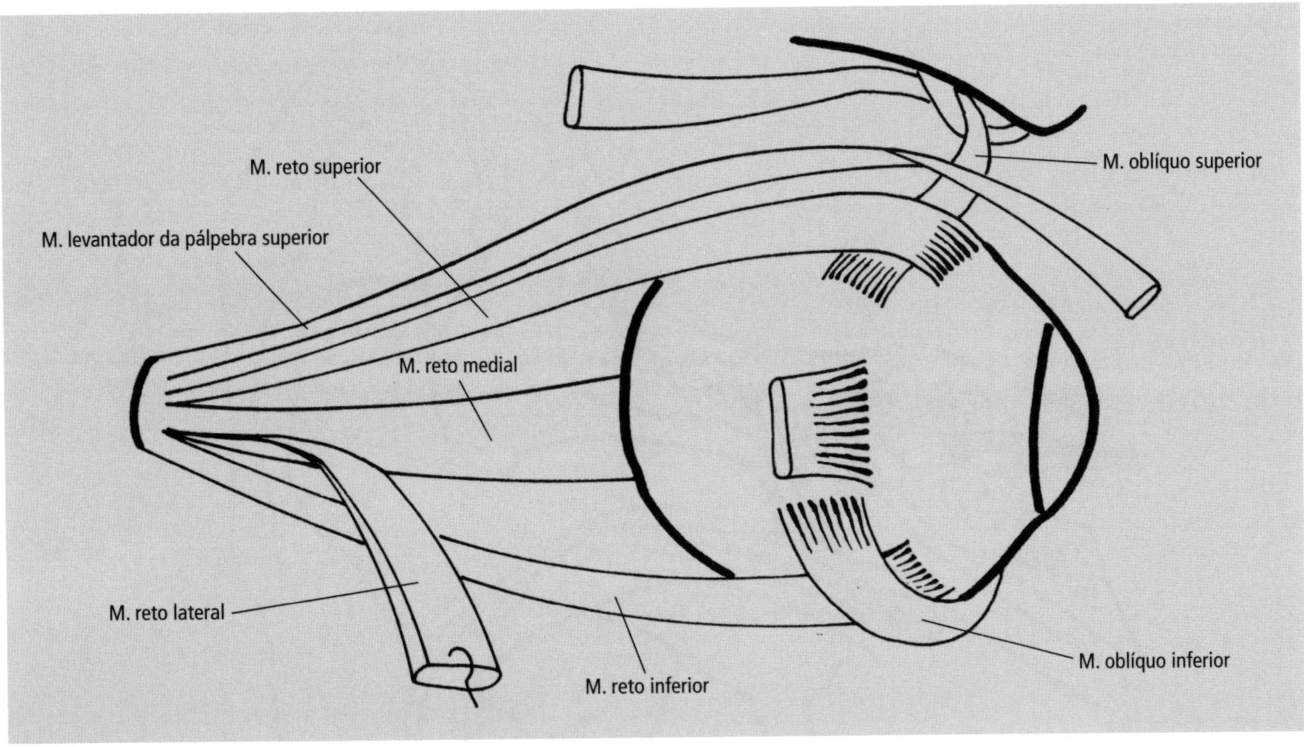

Figura 15.5 Músculos extrínsecos do olho vistos lateralmente.

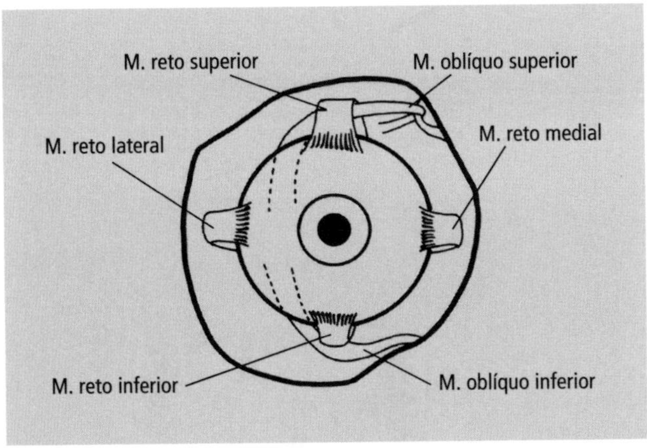

Figura 15.6 Músculos extrínsecos do olho vistos anteriormente.

Orelha média (Figuras 15.7, 15.8 e 15.9)

É uma pequena cavidade (**cavidade do tímpano**) cheia de ar e separada da orelha externa pela membrana timpânica. O princípio da audição repousa na utilização de estímulos sonoros que fazem vibrar a membrana timpânica e mais adiante dão início aos impulsos nervosos que devem ser conduzidos pela porção coclear do nervo vestibulococlear (8º par craniano) até as áreas auditivas do cérebro. Entre a membrana timpânica e o nervo existe, entretanto, a cavidade do tímpano do osso temporal (mais precisamente, na porção petrosa do osso temporal). Para que o estímulo cruze a orelha média, estende-se através dele uma cadeia de minúsculos ossos denominados "ossículos da audição". As Figuras 15.8 e 15.9 mostram como estes ossículos, o **martelo**, a **bigorna** e o **estribo**, se articulam entre si.

A base do estribo está aplicada a uma abertura oval da parede medial da orelha média denominada **janela do vestíbulo**. As vibrações da membrana timpânica são transmitidas pelos ossículos da audição à base do estribo e, desta, para a orelha interna. A tensão da cadeia de ossículos da audição é controlada por dois músculos, o **músculo tensor do tímpano** e o **músculo estapédio**. Logo abaixo da janela do vestíbulo, nota-se uma segunda abertura, a **janela da cóclea**, obliterada pela membrana do **tímpano secundário**. Não é demais relembrar que a orelha média comunica-se com a faringe através da **tuba auditiva**; essa comunicação permite estabelecer igualdade de pressão atmosférica em ambas as faces da membrana timpânica, condição essencial para o seu bom funcionamento (Figura 15.9).

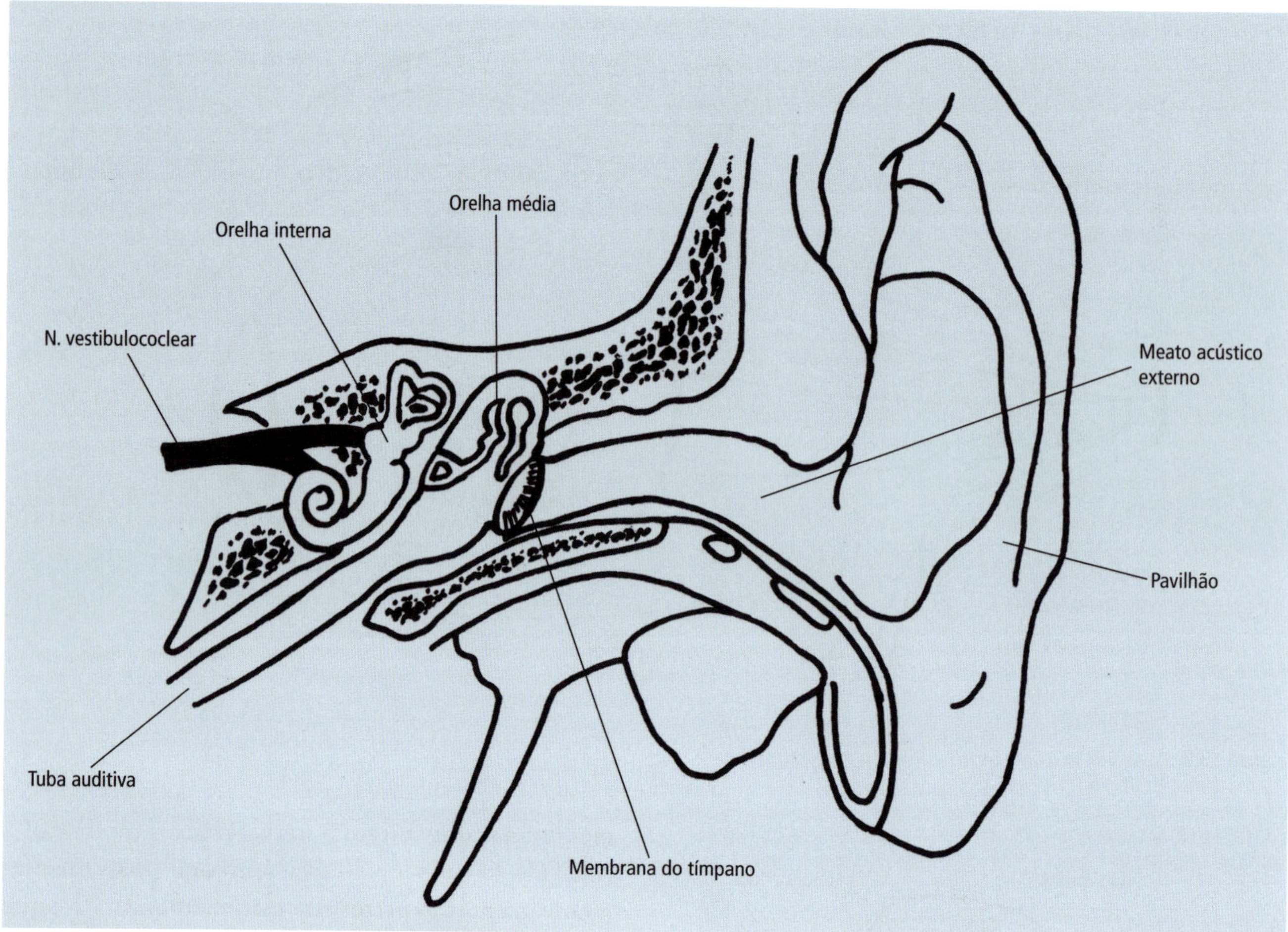

Figura 15.7 Orelha externa, média e interna (esquema geral).

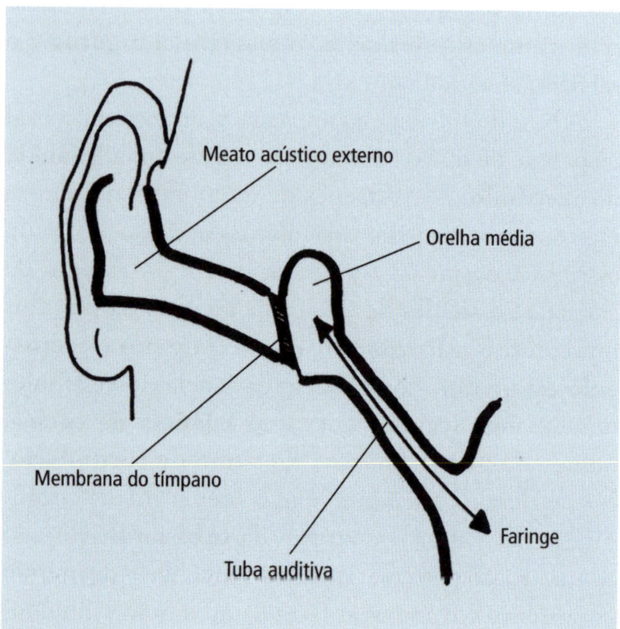

Figura 15.8 Orelha média e sua comunicação com a faringe através da tuba auditiva.

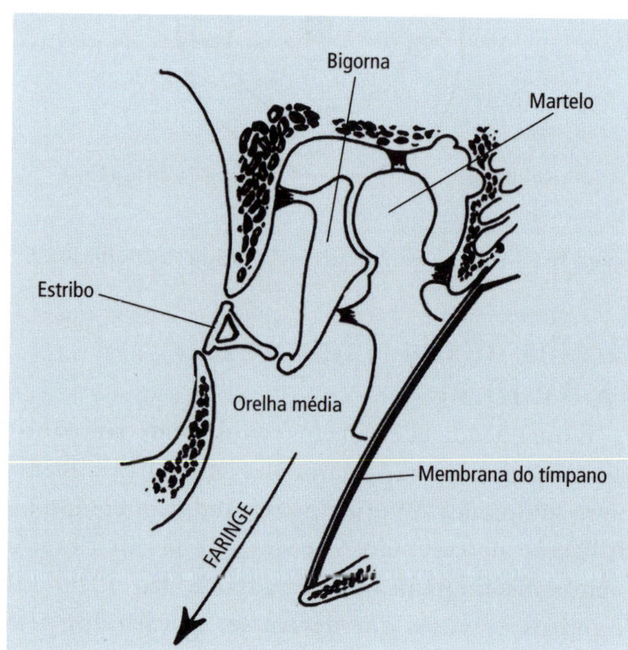

Figura 15.9 Ossículos da audição.

Orelha interna (Figuras 15.10 e 15.11)

Situado na parte petrosa do osso temporal, tem uma forma complexa e, por essa razão, é denominada **labirinto**. Na verdade, há dois labirintos: um **ósseo** que aloja o segundo, **membranáceo**. O labirinto ósseo consiste de três partes: a **cóclea**; o **vestíbulo;** e os **canais semicirculares**. A cóclea apresenta-se como uma espiral em torno de um eixo, o **modíolo**.

O **vestíbulo** é uma cavidade oval situada entre a cóclea e os canais semicirculares, apresentando duas vesículas membranosas, o **sáculo** e o **utrículo**. Os canais

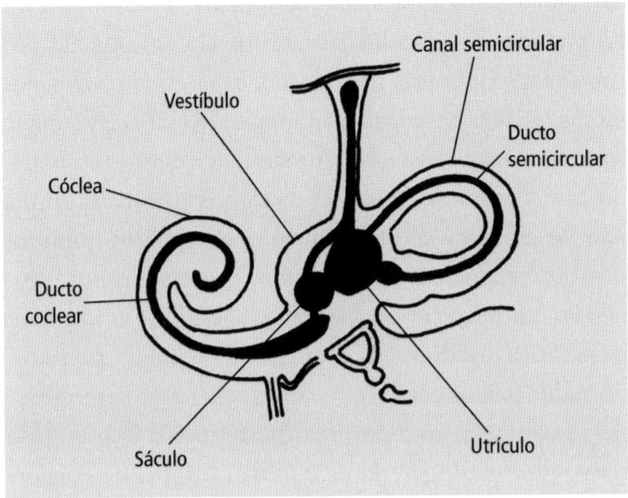

Figura 15.10 Orelha interna (esquemático).

semicirculares são três e dispõem-se de modo a ocupar os três planos geométricos, formando entre si ângulos de cerca de 90°.

Como foi dito, o labirinto ósseo aloja o membranáceo, existindo entre os dois um líquido, a **perilinfa**. O labirinto membranáceo, por sua vez, está cheio de **endolinfa**. As vibrações transmitidas pelos ossículos da audição à perilinfa, através da janela do vestíbulo, propagam-se ao labirinto membranoso e à endolinfa que estimula o órgão espiral (de Corti), sede dos receptores auditivos e situados no **ducto coclear** (cóclea membranáceo). Daí partem os impulsos nervosos, provocados pelas ondas sonoras, através de fibras da porção coclear do nervo vestibulococlear, em direção aos núcleos situados na ponte, de onde, por cadeias de neurônios, são levados ao córtex auditivo do cérebro, localizada no lobo temporal.

O sáculo, o utrículo e os ductos semicirculares estão relacionados com o equilíbrio (Figura 15.10). As duas primeiras estruturas são vesículas membranosas contidas no vestíbulo e unidas por um pequeno canal, o **ducto utriculossacular**; dentro dos canais semicirculares, ficam os **ductos semicirculares** (são parte do labirinto membranoso) que se abrem no utrículo. A extremidade que se abre no utrículo apresenta uma dilatação, a **ampola**. Nesta, situa-se um órgão sensorial

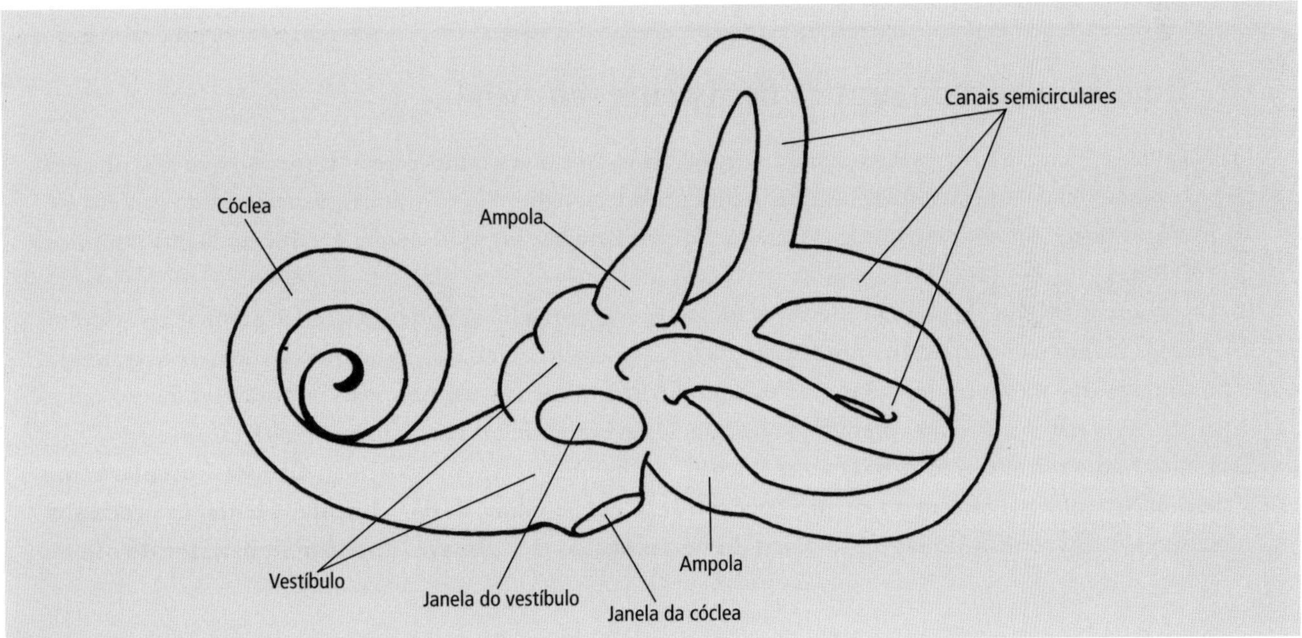

Figura 15.11 Labirinto ósseo: cóclea, vestíbulo e canais semicirculares.

específico, a **crista ampular**. No sáculo e no utrículo, encontramos as máculas, também associadas à recepção sensorial.

Ao exame físico, podemos nos utilizar do **teste de Rinne** e do **teste de Weber** para diferenciar entre uma perda auditiva neural e uma condutiva.

Equilíbrio e orelha interna

O sáculo, o utrículo e os ductos semicirculares estão envolvidos pela perilinfa e contêm endolinfa. Movimentos da cabeça movem a endolinfa, estimulando os receptores específicos referidos no item anterior: crista ampular; e mácula. Os impulsos aí originados são levados ao tronco encefálico pelas fibras da porção vestibular do 8º par craniano e, daí, ao cerebelo, levando-lhe informações sobre a posição e os movimentos da cabeça. Estes estão particularmente associados com a manutenção do equilíbrio e da postura do indivíduo, e a informação recebida do cérebro é correlacionada e integrada com impulsos captados no órgão da visão e nos receptores, os proprioceptivos, localizados em tendões, músculos e cápsulas articulares, produzindo uma resposta muscular que mantém o equilíbrio. Diversas experiências demonstram a função da porção vestibular do órgão vestibulococlear: animais nos quais se destrói essa porção perdem a habilidade para manter o equilíbrio. O "enjoo" sentido por certas pessoas quando viajam de carro, avião ou navio, decorre de um aumento da excitabilidade da porção vestibular da orelha interna.

Órgão gustatório

É o órgão das sensações gustativas, constituídas pelos **calículos gustatórios** que, na espécie humana, concentram-se nas **papilas valadas** da língua, embora também possam ser encontrados em outras papilas linguais, como nas **folhadas** e nos **fungiformes**, na superfície posterior da epiglote e na superfície oral do palato mole. As células providas de calículos gustatórios são estimuladas por substâncias químicas em solução, capazes de perceber as sensações de doce, salgado, amargo e azedo. Recentemente foi descrito um novo sabor: umami, que estaria relacionado com a sensação "picante" de alguns alimentos. Ainda não foi esclarecido o mecanismo pelo qual os impulsos nervosos se iniciam por estímulos provocados por substâncias químicas em solução. Mas sabe-se que os impulsos gustatórios dos dois terços anteriores da língua são transportados para o cérebro por fibras do nervo intermédio do nervo facial e os do terço posterior da língua, pelo nervo glossofaríngeo. Já os que têm origem na epiglote são transportados para o cérebro pelo nervo vago.

Roteiro para aula prática de sistema sensorial

- ☐ Na aula prática vão interessar somente os órgãos da visão e o vestibulococlear. É preciso que se tenha em mãos material de boa qualidade e cuidadosamente selecionado. Nesta prática a assistência do professor é indispensável e algumas estruturas deverão ser demonstradas, fugindo à regra geral seguida nos capítulos anteriores.
- ☐ Os laboratórios que disponham de modelos de gesso, borracha sintética, material plástico etc. devem entregá-los aos alunos. Geralmente esses modelos são desmontáveis e os estudantes podem, com o auxílio das ilustrações, mesmo esquemáticas deste capítulo, identificar as estruturas mais importantes. Esse estudo, entretanto, não é suficiente: preparações especiais devem ser feitas para complementá-lo.
- ☐ Utilizando modelo dos órgãos da visão, identifique as túnicas do bulbo ocular: **fibrosa, vascular** e **interna**. Reconheça a **esclera** e a **córnea**, a **corioide**, o **corpo ciliar**, a **íris**, a **pupila**, a **lente**, os **processos ciliares**, a **ora serrata**, a **mácula**, o **disco do nervo óptico** e as **câmaras anterior** e **posterior do olho**.

- ☐ Olhos de boi, pelo seu tamanho, servem muito bem para este estudo. Observe uma dessas peças cortadas frontalmente e identifique a pupila, a íris, o corpo ciliar e os processos ciliares. Note a coloração escura da retina. Em algumas peças, eventualmente, pode ter sido conservada a **lente**.
- ☐ Na mesa neutra peças foram especialmente preparadas para demonstrar anexos do olho. Com o auxílio da Figura 15.4, identifique a **glândula lacrimal**, os **canalículos lacrimais**, o **saco lacrimal** e o **ducto nasolacrimal**. Qual a função da **conjuntiva**? E da **secreção lacrimal**? Onde desemboca o ducto nasolacrimal?

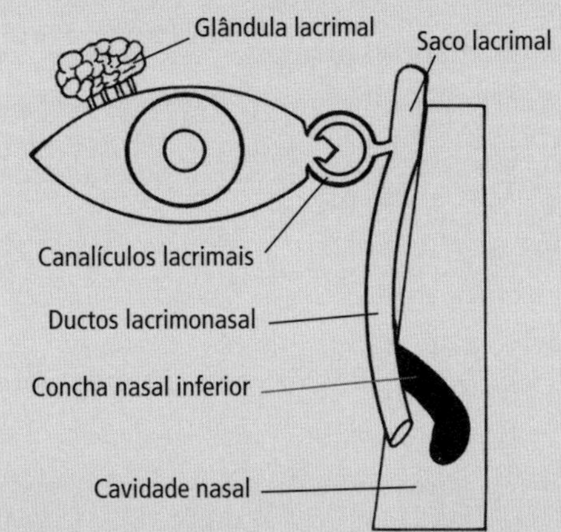

Figura 15.4 Vias lacrimais (esquemático).

- ☐ Observe agora uma peça onde foram dissecados os músculos extrínsecos do olho. Identifique os **músculos retos superior**, **inferior**, **medial**, **lateral**, os **músculos oblíquos superior** e **inferior** e o **músculo elevador da pálpebra superior**. Qual a função desses músculos em termos gerais?
- ☐ Tome agora um modelo de órgão vestibulococlear. Com o auxílio das figuras deste capítulo, identifique o **ouvido externo**, **médio** e **interno**. A seguir, reconheça o pavilhão, o meato acústico externo, a **membrana do tímpano**, os **ossículos do ouvido**, a **janela do vestíbulo**, a **janela da cóclea**, a **tuba auditiva**, a **cóclea**, os **canais semicirculares**, o **sáculo** e o **utrículo**.
- ☐ Em uma hemicabeça, identifique na nasofaringe o **óstio faríngico da tuba audiva**. Qual a função da tuba auditiva?
- ☐ Na mesa neutra peças especiais foram preparadas para que você possa identificar ***in situ*** o ouvido externo, médio e interno com as estruturas neles contidas. Essa identificação nem sempre é fácil: peça a assistência do professor. Ele pode também mostrar para você moldes do labirinto em liga de Wood e preparações isoladas dos ossículos do ouvido.

16 Sistema Tegumentar

Objetivos específicos

Após o estudo deste capítulo o aluno deverá ser capaz de:

1. Conceituar o sistema tegumentar.
2. Descrever as características morfológicas da pele, exemplificando as variações.
3. Citar as camadas da pele e suas características essenciais.
4. Explicar a existência das impressões digitais.
5. Definir tela subcutânea e citar suas características essenciais.
6. Citar as glândulas da pele, sua localização, distribuição e função.
7. Explicar a coloração da pele.
8. Citar as partes componentes dos pelos.
9. Citar a localização e função do músculo eretor do pelo.
10. Citar as partes componentes das unhas.

Conceito

Embora o estudo do sistema tegumentar seja eminentemente microscópico, algumas informações macroscópicas devem ser aqui registradas. Trata-se de um sistema que inclui a pele e seus anexos (pelos, unhas, glândula sudoríferas e sebáceas, e mamas), proporcionando ao corpo um revestimento protetor, que contém terminações nervosas sensitivas e participa da regulação da temperatura corporal, além de cumprir outras funções. O tegumento comum é uma capa elástica que separa as estruturas subcutâneas do meio ambiente. A existência de numerosos receptores especializados e de terminações nervosas livres faz da pele uma estrutura sensorial, tátil, térmica, dolorosa e de pressão. Nas áreas sujeitas à pressão, o estrato córneo da epiderme sofre hiperplasia e forma os **calos**. Além de a pele ser uma barreira contra infecções, a perspiração e a transpiração podem eliminar, com o suor, certa quantidade de ureia, ácido lático e um volume de água que equivale à função de meio rim. Aos dermatologistas, cabe a responsabilidade pelo diagnóstico e pelo tratamento das doenças que se manifestam por alterações cutâneas. Por razões didáticas, as mamas foram descritas no Capítulo 13 – Sistema Genital Feminino.

Pele

No adulto, a área total de pele corresponde a aproximadamente 2 m², apresentando espessura variável (1 a 4 mm) conforme a região: é mais espessa, por exemplo, nas superfícies anteriores e extensoras do corpo do que nas anteriores e nas flexoras. As áreas de pressão, como as regiões palmares e plantares, apresentam pele mais espessa; já nas pálpebras, ela é muito fina. A idade também condiciona a espessura da pele, mais delgada na infância do que na velhice. A distensibilidade é outra das características da pele que também variam de região para região: muito distensível no dorso da mão, do que na palma. A elasticidade, por sua vez, também diminui com a idade.

Nas queimaduras, a profundidade da pele acometida é usada para a sua classificação, bem como para determinar o tipo de tratamento. A porcentagem da área de superfície lesada também é fundamental para o tratamento do paciente.

A porcentagem de superfície corporal acometida em pacientes queimados, também denominada **superfície corporal queimada**, pode ser mensurada de várias formas: pela **regra dos nove**, em que cada parte da superfície tem um valor que é 9 ou 18 e, conforme acometidos, são somados; pelo **método da palma da mão**, em que se mede a superfície por meio da comparação com a superfície da palma da mão do paciente, equivalente a 0,5% da superfície total corporal; e pelo **gráfico de Lund-Browder**, método mais acurado, que é diferente para crianças e adultos. A estimativa da superfície corporal queimada é fundamental no manejo inicial de pacientes com queimaduras em grande extensão, já que determina a reposição volêmica dos mesmos.

Linhas de clivagem

São conhecidas também como **linhas de tensão**, ou **de fenda**, ou seja, são sulcos lineares da pele que indicam a direção das fibras musculares subjacentes. Essas linhas foram descritas por Langer, em 1861. Quando se punciona a pele, a curtos intervalos, com um instrumento cônico pontiagudo, produzem-se, no local atingido, lesões em fenda. Desse modo, foi possível determinar a direção das linhas de clivagem, tendo sido, inclusive, elaborados mapas que indicam as disposições regionais dessas linhas.

As **linhas de tensão**, também chamadas de **linhas de Langer**, apresentam uma disposição característica em cada região do corpo e tiveram grande importância ao pensarmos em incisões cirúrgicas. A incisão que respeita as linhas de Langer teria menos tensão em seu fechamento e, consequentemente, menor chance de deiscência (a abertura não intencional de uma ferida operatória) e melhor aparência cosmética. Embora o conceito esteja em desuso, seu valor histórico é indiscutível. Hoje, prefere-se a confecção de incisões que respeitam as linhas de tensão da pele relaxadas que corram perpendicularmente à direção de contração muscular.

Camadas da pele (Figura 16.1)

Duas camadas são identificadas na pele: a **epiderme**, mais superficial; e a **derme**, subjacente. Ambas apresentam complexa estrutura microscópica.

Na epiderme, são identificados cinco estratos: **córneo**; **lúcido**; **granular**; **espinal**; e **basal**. As diferentes camadas que constituem a epiderme mostram as fases pelas quais passam as células que, produzidas nos estratos mais profundos, sofrem um processo de corneificação

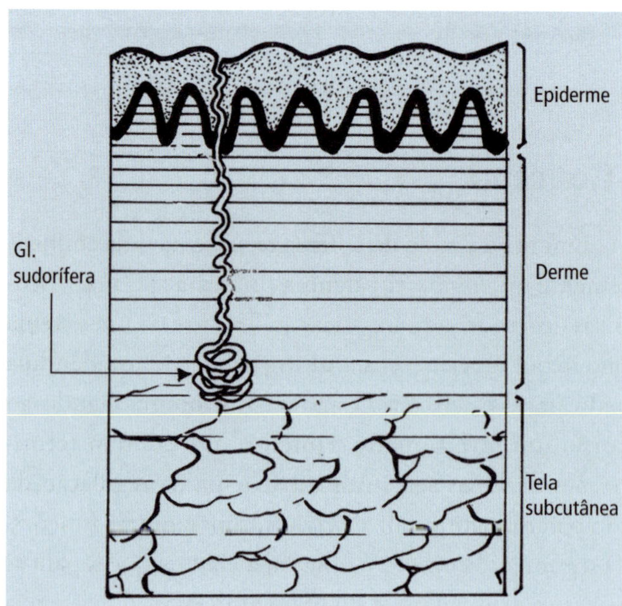

Figura 16.1 Camadas da pele (esquemático).

à medida que atingem os estratos mais superficiais. Em resumo, isso significa que as células da epiderme estão continuamente sendo substituídas: nas camadas mais superficiais, elas morrem e convertem-se em escamas de queratina, encontradas no estrato córneo, e que se desprendem da superfície epidérmica. O tempo de renovação da epiderme é de 26 dias; destes, 13 dias são para o ciclo celular, isto é, a progressão dos queratinócitos do estrato basal para o estrato córneo, e 13 dias para que se desintegrem e descamem. Na **psoríase**, uma condição patológica, o ciclo celular é de 1,5 dia e, por essa razão, o doente apresenta, na pele, placas com intensa descamação. A queratina é uma proteína que se hidrata facilmente e isso explica a tumefação da pele por imersão na água, fato que pode ser comprovado sem dificuldades.

A cor da pele é determinada por vários fatores que influem, em maior ou menor grau, em todos os tipos humanos, como a quantidade de pigmento, da vascularização e da espessura dos estratos mais superficiais da pele. Melanina e caroteno são dois dos pigmentos que influenciam a cor da pele. Por um lado, a pigmentação aumenta após inflamação, exposição ao calor, aos raios solares ou aos raios X. A exposição crônica ao sol estimula os melanócitos a produzirem melanossomas, dando, assim, o aspecto bronzeado à pele. Por outro lado, a falta do pigmento causa manchas brancas na pele, como no **vitiligo** e no **albinismo**.

A derme está situada profundamente, abaixo do estrato basal da epiderme, e neste encontram-se **folículos pilosos** e as **glândulas sebáceas** e **sudoríferas**, incluídas no tecido conectivo. Na derme, são identificados dois estratos: o **papilar**; e o **reticular**.

O estrato papilar é mais superficial, rico em fibroblastos, fibras colágenas, fibras elásticas, mastócitos e macrófagos. As fibras colágenas e elásticas conferem à pele uma capacidade de se distender quando tracionada, voltando ao estado original desde que cesse a tração. Justificando o nome, o estrato papilar mostra elevações, as **papilas dérmicas**, que se projetam na epiderme, razão pela qual esta apresenta, na superfície, uma série de cristas separadas por sulcos. Na polpa dos dedos, essas cristas da pele são muito visíveis, constituindo as **impressões digitais**, usadas para a identificação, uma vez que sua disposição difere de indivíduo para indivíduo.

O estrato reticular é mais profundo e mais espesso do que o papilar, caracterizado por apresentar feixes de fibras colágenas que podem se estender até a camada subcutânea.

A derme repousa sobre a **camada subcutânea**, antigamente denominada **hipoderme**, rica em **tecido adiposo** (gordura). Deve-se ressaltar, entretanto, que a quantidade de tecido adiposo varia nas diferentes partes do corpo, ausente em algumas, como nas pálpebras e no prepúcio. Geralmente, ela é mais espessa no sexo feminino do que no masculino e a sua distribuição é diferente nos dois sexos (caráter sexual secundário). A camada subcutânea contribui para impedir a perda de calor e constitui reserva de material nutritivo. Em certas áreas de indivíduos adultos, é possível identificar três estratos na tela subcutânea: **lamelar** (profundo); **médio** (a fáscia superficial); e **areolar** (superficial). O estrato lamelar é constituído por lojas achatadas, envolvidos por tecido conectivo, com eixo maior horizontal; o médio é a **fáscia superficial**, lâmina de tecido conectivo denso que separa o estrato lamelar do areolar; o areolar é constituído por lojas de tecido adiposo cujo maior eixo é perpendicular à superfície da pele. Entretanto, é preciso ressalvar que, em muitas áreas do corpo humano, podem estar ausentes o estrato lamelar e/ou a fáscia superficial.

A pele contém numerosas **glândulas sudoríferas** e **sebáceas** (Figuras 16.1 e 16.3). As glândulas sudoríferas localizam-se na derme, com importante função na regulação da temperatura corporal, porque sua secreção, o suor, elimina o calor por evaporação da água. Apresentam um longo e tortuoso ducto excretor que atravessa a epiderme e abre-se na superfície da pele por meio de um **poro**. As glândulas sudoríferas são especialmente abundantes nas palmas e nas plantas. Em certas regiões, como a axila e a dos órgãos genitais externos, existem glândulas muito semelhantes às sudoríferas, cuja secreção, entretanto, produz odor característico.

As glândulas sebáceas, localizadas na derme, estão ausentes nas regiões palmar e plantar. Via de regra, os ductos dessas glândulas abrem-se nos folículos pilosos. Sua secreção, conhecida como sebo, serve para lubrificar a pele e os pelos.

A inflamação da **unidade pilossebácea**, composta pelo **folículo piloso** e pela **glândula sebácea**, gera a **acne**, patologia extremamente comum, em geral causada por quatro fatores principais: hiperqueratinização folicular; produção exacerbada de sebo pelas glândulas sebáceas; proliferação de uma bactéria chamada *Cutibacterium acnes*, componente normal da flora da pele; e inflamação. A acne gera comedões, pápulas, pústulas e nódulos na pele.

Anexos da pele (Figuras 16.2 e 16.3)

Os pelos, as unhas e as mamas são considerados anexos da pele. As mamas foram descritas no Capítulo 13 – Sistema Genital Feminino.

Os pelos são uma característica fundamental dos mamíferos e cobrem considerável parte da pele, embora estejam ausentes em algumas regiões do corpo, como a palmar e a plantar. Os pelos que se desenvolvem inicialmente constituem a **lanugem**, que se desprende pouco antes do nascimento para dar lugar a pelos finos. Pelos longos desenvolvem-se na cabeça (couro cabeludo), nas axilas, na sínfise púbica e, no sexo masculino, também na face. Como ocorre com a pele, a coloração dos pelos depende da quantidade de pigmento neles existente.

No pelo, distinguem-se duas partes – a **haste** e a **raiz** –, estando a primeira acima da pele e a segunda alojada num tubo epidérmico denominado **folículo piloso**, situado profundamente na derme ou mesmo na tela subcutânea. A base do folículo é dilatada, constituindo o **bulbo piloso**. No ângulo obtuso formado pela raiz do pelo e a superfície da pele, encontra-se, geralmente, um feixe de fibras musculares lisas constituindo o **músculo eretor do pelo**, cuja contração provoca a ereção do pelo. Os ductos das glândulas sebáceas abrem-se no folículo piloso. A secção transversal da haste do pelo mostra uma **cutícula** externa, um **córtex**, de queratina dura, e uma **medula** central, de queratina mole. Os pelos contêm melanina no córtex e na medula. O cabelo branco não tem pigmento cortical e contém ar.

O excesso de crescimento de **pelos terminais** em mulheres é chamado de **hirsutismo**, que está profundamente ligado a uma produção excessiva de hormônios andrógenos. A **hipertricose**, que é o aumento corporal total do crescimento dos pelos, é uma condição diferente, rara, causada mais normalmente por algumas medicações ou doenças sistêmicas.

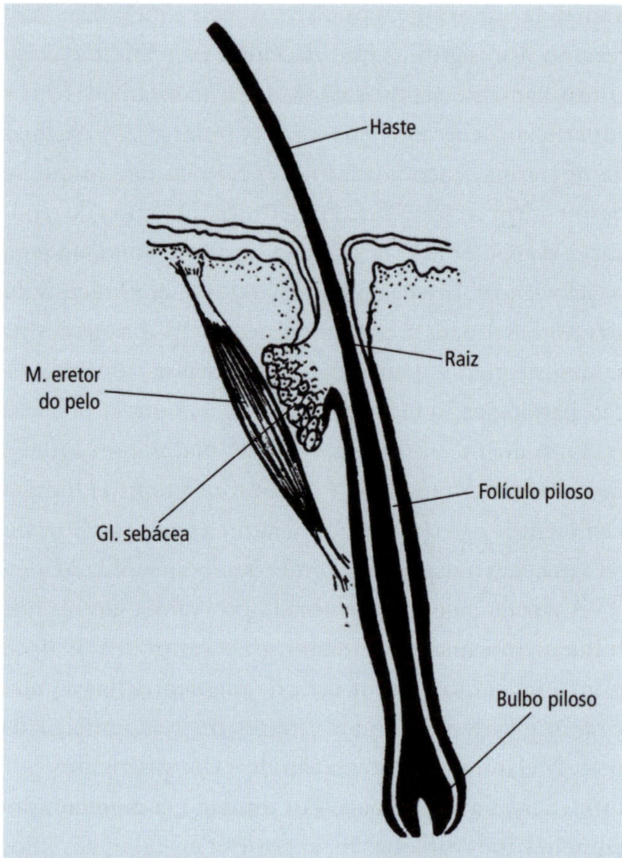

Figura 16.2 Corte de pele, no nível do folículo piloso (esquemático).

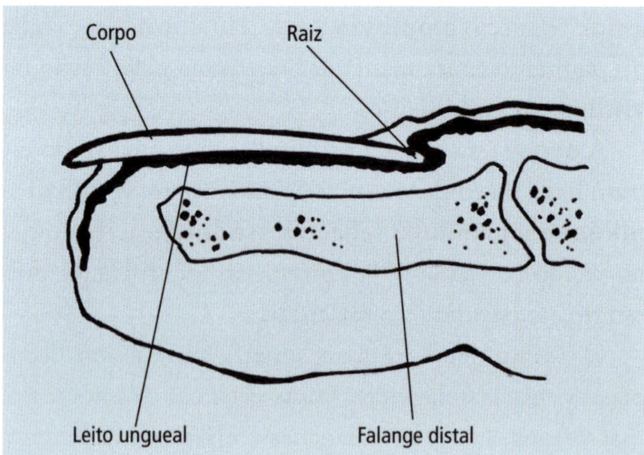

Figura 16.3 Corte sagital de unha em um dedo da mão (esquemático).

As **unhas** são placas curvas queratinizadas, dispostas na superfície posterior das falanges distais, com função protetora. Apresentam uma parte distal, exposta, o **corpo** e uma parte proximal oculta, a **raiz** (matriz).

Esta é coberta por um prolongamento ou por uma prega da camada córnea da epiderme, o **eponíquio**, conhecido como cutícula. A porção proximal do corpo da unha apresenta uma área da zona córnea que é opaca e aparece como meia-lua: é a **lúnula**. A unha repousa sobre o **leito ungueal**, que é abundantemente vascularizado e inervado. O crescimento das unhas é contínuo durante a vida, graças a um processo de proliferação e diferenciação de células epiteliais da raiz da unha, que gradualmente se queratinizam para formar a placa córnea.

As alterações das **unhas** são espelho de várias deficiências vitamínicas e patologias no organismo, podendo assumir diversos aspectos. Psoríase, dermatite atópica e líquen plano são doenças dermatológicas que podem ter acometimento das unhas, entre muitas outras.

Índice remissivo

F

G

P